Therapie

Säuglings- und Kindesalters

von

Dr. A. Jacobi,

Professor der Kinderheilkunde an der Columbia-Universität zu New York

---

Autorisirte deutsche Ausgabe der zweiten Auflage

von

Dr. O. Reunert.

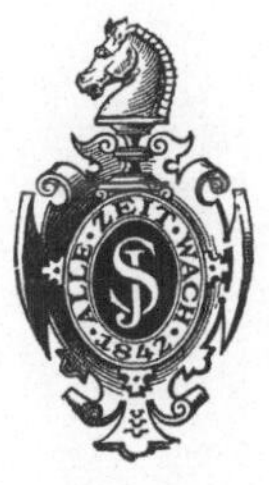

Berlin.
Verlag von Julius Springer.
1898.

„Die Frucht der Heilung wächst am Baume
der Erkenntniss. Ohne Diagnostik keine vernünftige Therapie. Erst untersuchen, dann
urtheilen, dann helfen."

C. Gerhardt.

ISBN-13: 978-3-642-98533-1   e-ISBN-13: 978-3-642-99347-3
DOI: 10.1007/978-3-642-99347-3

Softcover reprint of the hardcover 1st edition 1898

Vorwort zur ersten Auflage.

Während ich bisher nur mit Monographien und einzelnen Aufsätzen vor die Oeffentlichkeit getreten bin, habe ich mich jetzt auf den vielfach geäusserten Wunsch meiner Freunde hin entschlossen, in dem vorliegenden Buche eine zusammenhängende Darstellung der Therapie des Säuglings- und Kindesalters zu geben. Die Pädiatrie ist kein neuer Zweig der Medicin und war es auch nicht, als ich 1860 als Erster in Amerika systematisch klinische Vorlesungen über diesen Gegenstand abhielt. Meine Leser werden daher nicht erwarten, in den nachstehenden Ausführungen ausschliesslich Neues zu finden; vieles davon ist heute schon Gemeingut der Aerzte und auch von mir bereits früher gelehrt.

Der Diät und der Hygiene habe ich einen breiten Raum eingeräumt; ebenso habe ich die Wirkungsweise der Medikamente ausführlich besprochen, denn ich glaube an Medikamente und bin durch die Erfahrungen, welche ich während einer langen Reihe von Jahren gemacht habe, und die exakteren Untersuchungsmethoden der letzten Decennien in dieser Anschauung nur bestärkt worden. Was für den Chirurgen das Messer ist, sind für den Arzt, welcher innere Krankheiten behandeln will, die Medikamente. Beide muss man aber zu gebrauchen verstehen, sonst sind sie werthlos, und deshalb bilden ausreichende Kenntnisse, persönliche Erfahrung und ein gesundes Urtheil Vorbedingungen für die richtige Anwendungsweise dieser Hülfsmittel.

Da sich die Indikationen für die medikamentöse Behandlung aus der Aetiologie und Symptomatologie ergeben, bin ich in dieser Beziehung sehr ausführlich gewesen. Nicht weniger wichtig für eine rationelle Therapie ist ein gründliches Verständniss der Pathologie, der Entwicklung der Krankheit und ihres Einflusses auf den Patienten; daher habe ich auf die Differentialdiagnose einen besonderen Werth gelegt, ohne dabei ausführlicher zu sein, als für meinen Zweck absolut nothwendig erschien.

Mein Buch ist nur für solche Leser bestimmt, welche genügende Kenntnisse der in Frage kommenden Krankheiten besitzen und die Diagnostik wie auch die Materia medica beherrschen; unter dieser Voraussetzung konnte ich von der Angabe von Recepten absehen und mich auf eine genaue Dosirung der betreffenden Medikamente beschränken. Die Art der Anwendung bleibt dem Verständniss des Lesers überlassen.

Wenn ich das vorliegende Buch nicht als Lehrbuch bezeichnet habe, wozu ich dem Inhalt nach wohl berechtigt gewesen wäre, sondern den Ausdruck „Therapie" gewählt habe, so wollte ich damit besonders betonen, dass für den humanen und wissenschaftlichen Arzt die Verhütung und die Heilung der Krankheiten den Schwerpunkt seines Handelns bilden muss.

Die Vorarbeiten zu diesem Buche datiren lange zurück, der Inhalt der ersten Kapitel ist schon in den Archives of Pediatrics 1888 veröffentlicht. Daraus ergeben sich gewisse Ungleichheiten, welche aber mehr Aeusserlichkeiten als den eigentlichen Inhalt betreffen.

New York, Oktober 1895.

A. Jacobi.

Vorwort zur zweiten Auflage.

Bei der Bearbeitung der zweiten Auflage, welche sofort nach dem Erscheinen der ersten in Angriff genommen wurde, haben die in Besprechungen und mir zugegangenen Schreiben gemachten Bemerkungen thunlichst Berücksichtigung gefunden. Während zwischen dem Beginn meiner Arbeit und dem Erscheinen der ersten Auflage ein Zeitraum von acht Jahren liegt, bin ich dieses Mal zu meiner Freude in der Lage gewesen, das Buch in seiner vorliegenden Gestalt innerhalb weniger Monate zu vollenden.

Bei einer genauen Durchsicht hat sich eine völlige Umarbeitung einzelner Kapitel als nothwendig erwiesen, ausserdem sind einige neue hinzugefügt und die übrigen theils erweitert, theils verändert. Wenn ich auch von meiner in der ersten Auflage ausgesprochenen Ansicht nicht zurückgekommen bin, so glaubte ich doch mit Rücksicht auf die Bedürfnisse des praktischen Arztes bei der Besprechung der Dosirung der Arzneimittel ausführlicher sein zu sollen; aus dem gleichen Grunde sind im Texte eine Anzahl Recepte angegeben. Einen besonderen Werth habe ich auf eine möglichst koncise Darstellung gelegt und hoffe, auf diese Weise ein Werk der modernen Pädiatrie geschaffen zu haben, welches in gleicher Weise für den jüngeren Mediciner wie für den erfahrenen Arzt nutzbringend ist. Mein Buch soll, wie in verschiedenen Besprechungen der ersten Auflage richtig hervorgehoben wurde, ein persönliches sein, und der Leser findet daher meine eigenen Erfahrungen und Anschauungen zum Ausdruck gebracht.

New York, December 1897.

A. Jacobi.

Vorwort zur deutschen Ausgabe.

Durch die liebenswürdige Vermittlung des Herrn Verfassers erhielt ich die einzelnen Bogen der zweiten Auflage schon während ihrer Drucklegung, so dass diese deutsche Ausgabe verhältnissmässig kurze Zeit nach jener erscheinen kann. Bei der Uebertragung habe ich mich, soweit dies sprachlich möglich war, eng an das Original anzuschliessen versucht und hoffe, auf diese Weise nicht nur den Sinn der Ausführungen des Verfassers sondern auch seine lebendige Darstellungsweise wiedergegeben zu haben.

Bei der Anfertigung des Registers ist mit besonderer Sorgfalt verfahren, so dass der Leser in der Lage sein wird, sich rasch über einzelne Punkte zu orientiren und die reichen Erfahrungen des hochgeschätzten amerikanischen Kinderarztes ohne Mühe für sein therapeutisches Handeln zu verwerthen.

Hamburg, Mai 1898.

O. Reunert.

Inhalt.

*

**

I.

Die Ernährung des kranken Kindes.

Die Diätetik bildet einen integrirenden Bestandtheil der Therapie und muss bei Einleitung einer jeden Behandlung genau geregelt werden. Schon SYDENHAM war sich klar darüber geworden, dass eine Anzahl Kranker durch bestimmte Aenderungen der Lebensweise und Ernährung von ihren Leiden befreit werden könnten. Von den gleichen Principien liessen sich auch diejenigen Männer leiten, welche auf Grund praktischer Erfahrungen oder theoretischer Erwägungen therapeutische Schulen begründeten und für die Diätetik, die medikamentöse und chirurgische Behandlung bestimmte Regeln aufstellten. So hatte z. B. BROUSSAIS neben der Verordnung von Abführmitteln und Aderlässen die Nahrungsentziehung bei seinen Patienten so weit getrieben, dass GRAVES sich 1843 zu der Erklärung gezwungen sah, eine derartige „Aushungerung der Krankheit führe schliesslich den Tod des Kranken herbei". Von CHOSSAT wurde dann der Beweis geliefert, dass die Symptome der Inanition und des Fiebers sich in mancher Beziehung gleichen, und dass die Gefahren fieberhafter Erkrankungen durch eine solche Nahrungsentziehung gesteigert werden können.

Wenn man nun auch wie in der Therapie überhaupt für die Ernährung keine für alle Fälle gültigen Regeln geben kann, so muss doch bei den einzelnen Erkrankungen stets bestimmten Indikationen entsprochen werden. Für die richtige Beurtheilung der Fälle sind natürlich ausreichende Kenntnisse und ein klarer Blick ebenso nothwendig, wie die Erfüllung der Indikationen Sache des Taktes und der Erfahrung ist. Einige derselben sind ohne Weiteres klar; so wird man bei hochgradiger Schwäche einer weiteren Verringerung der Kräfte entgegenarbeiten, bei cerebralen Reizzuständen Aufregungen vermeiden, Blutungen, Bauchfellentzündungen, Dysenterie, Perityphlitis mit absoluter Ruhe behandeln, bei hyperästhetischem Magen jede Ueberernährung vermeiden, bei einer mit Gährungsvorgängen einhergehenden Gastro-Enteritis den Genuss der Milch völlig untersagen, Rekonvalescenten möglichst schonen und die akuten Infektionskrankheiten isoliren. Dagegen giebt es chronisch verlaufende fieberhafte Zustände, bei denen die Verdauung völlig normal ist und daher eine reichliche Ernährung angezeigt erscheint. Alle diese Indikationen gelten in gleicher Weise für Erwachsene wie für Kinder, nur besitzen die letzteren eine Reihe Eigenthümlichkeiten, welche vielfach nicht unerhebliche Einschränkungen solcher allgemeinen Regeln nöthig machen. Hier möchte ich von diesen nur wenige berühren. Der Missbrauch von Alcoholicis und Narcoticis, sexuelle Excesse und ähnliche Faktoren, welche in der Aetiologie der Erkrankungen Erwachsener leider so häufig eine Rolle spielen, kommen bei Kindern nur ausnahmsweise in Betracht. Die Herzschwäche, welche im Greisenalter eine Quelle steter Gefahr bildet und bei Erwachsenen überhaupt oft zu den bedenklichsten Erscheinungen Anlass geben kann, kommt bei Kindern im Anfang einer Krankheit nicht so häufig vor, da das Herz im Verhältniss zu dem übrigen Körper grösser und kräftiger ist und sich auch nur selten Gelegenheit zu Erkrankungen des Organs selbst findet. Andererseits besteht im jugendlichen Alter ein sehr reger Stoffwechsel, weil der Organismus nicht nur im Gleichgewicht erhalten werden muss, sondern auch ein steter Gewebsansatz stattfindet. Da Kinder aus diesem Grunde bei Inanition rasch zu Grunde gehen, so dürfen sie nie längere Zeit ohne Nahrungszufuhr bleiben, und es muss für eine normale Funktion der Verdauungsorgane gesorgt werden. Die physiologischen Vorgänge in gesunden Tagen und bei krankhaften Zuständen sind nach Möglichkeit zu ergründen. Natürlich ist es wichtig zu wissen, welche Nahrung das Kind zu sich nimmt, wichtiger aber, was davon verdaut wird. Die subjektiven Gefühle können durchaus nicht immer für die Auswahl der Speisen und den Zeitpunkt der Mahlzeiten massgebend sein, bei Appetitmangel ist nicht unter allen Umständen die Verdauung völlig aufgehoben, und auf der anderen Seite geben Klagen über angeblichen Hunger oder ein launenhaftes Verlangen nach bestimmten Speisen keinen sicheren Anhalt für die einzuschlagende Ernährung. Auch der Zustand der Zunge ist bei den häufig vorkommenden lokalen Processen im Munde des Kindes nicht von der gleichen Bedeutung wie bei vielen Erkrankungen Erwachsener.

Schon im ersten Lebensmonat hat der Mundspeichel eine ausgesprochene diastatische Wirkung, die in jedem folgenden Monat stärker wird; selbst Macerationen der Parotis, welche zu verschiedenen Zeiten nach dem Tode hergestellt werden, haben den gleichen Effekt. Dagegen kann man denselben mit dem Pankreas eines Kindes, welches drei Wochen gelebt hat, nicht erzielen, da sich hier diese Eigenschaft erst nach Ablauf von vier Wochen entwickelt und am Ende des ersten Lebensjahres noch nicht sehr ausgesprochen ist. KRÜGER fand (1891) bei einem siebenmonatlichen Fötus ein saccharificirendes Ferment, das bis zum normalen Ende des intrauterinen Lebens zunimmt, bei der Geburt allerdings nur in geringer Quantität vorhanden ist, am elften Monat aber bereits ebenso wirksam ist wie bei Erwachsenen.

ZWEIFEL arbeitete mit Macerationen verschiedener Drüsen. Die Submaxillardrüse eines Säuglings führte selbst nach einstündiger Einwirkung Stärke nicht in Zucker über; die macerirte Parotis eines sieben Tage alten Kindes hatte schon nach vier Minuten eine ausgesprochene Wirkung, während eine macerirte Parotis, welche von einem am achtzehnten Tage in Folge von Gastro-Enteritis verstorbenen Säugling stammte, erst nach $^3/_4$ Stunden wirkte. Ueberhaupt kein diastatischer Effekt wurde durch die Parotis eines zu früh geborenen Kindes und eines Säuglings, welcher an Diarrhoe und Atrophie zu Grunde gegangen war, erzielt.

Auffallend ist es, dass die verschiedenen Stärkearten nicht in der gleichen Zeit durch den Speichel in Traubenzucker übergeführt werden. Ueber die dazu nöthige Zeit weichen die Meinungen verschiedener Autoren von einander ab. SOLERA fand, dass bei der Kartoffelstärke die Saccharificirung am schnellsten vor sich gehe; der Kartoffel zunächst steht der Mais, dann folgt Weizen, und am langsamsten findet der Vorgang beim Reis statt. Nach MALAY wird rohe Stärke langsam, gekochte rasch verändert; er giebt ferner an, dass bei Kartoffeln 2—4 Stunden, beim Weizen $^1/_2$—1 Stunde, bei der Gerste 10—15 Minuten, beim Hafer 5 bis 7 Minuten und beim Reis 3—6 Minuten dazu nöthig sind.[1]

Die saccharificirende Fähigkeit des Speichels bleibt etwa eine halbe bis zwei Stunden im Magen erhalten, schwindet aber, sobald die Salzsäuresekretion begonnen hat, so dass dann keine Stärke mehr in Zucker übergeführt wird. Die erstere Thatsache ist von grosser Bedeutung, denn hieraus folgt, dass ungenügend gekaute und schnell verschluckte stärkemehlhaltige Nahrung noch im Magen der Einwirkung des Speichels unterliegt.

Die Absonderung der Salzsäure beginnt nicht sofort nach der Nahrungsaufnahme, sondern im Anfang der Verdauung werden zuerst organische Säuren, besonders Milchsäure gebildet, so dass die letztere schon aus dem Magensaft der ersten Verdauungsperiode dargestellt werden kann. So fand UFFELMANN bei einem nicht fiebernden gastrotomirten Knaben in der ersten halben

---

[1] Falls der Speichel nur eine ungenügende Wirkung entfaltet, wird man zu Medikamenten greifen müssen. Zur Verdauung der Stärke ist Taka-Diastase empfohlen und FRIEDENWALD (N. Y. Med. Journ. 29. Mai 1897) hat damit glänzende Erfolge erzielt. „Sie wird bei Hyperacidität angewendet, saccharificirt eine hundertmal so grosse Menge Stärke in zehn Minuten und ersetzt daher den Speichel vollständig. Ihre Wirksamkeit bleibt im Magen erhalten, die Sekretion des Magensaftes wird dadurch angeregt, die motorische Funktion des Magens gesteigert und so die Verdauung der Eiweissstoffe begünstigt."

Stunde nur Milchsäure und erst später Salzsäure.[1]) Bei hoch fiebernden Kranken, bei schweren Magenkatarrhen (und auch bei Magenerweiterung in Folge angeborener oder erworbener Pylorus-striktur) fehlt die letztere vollständig, und bei diesen Zuständen wird daher stärkemehlhaltige Nahrung besonders gut verdaut, da die diastatische Wirkung des Speichels. in ausgiebiger Weise zur Geltung kommen kann.

Aus diesen Ausführungen ergiebt sich Folgendes:

Bei ganz kleinen Kindern, welche an Diarrhoe oder Atrophie leiden, secernirt die Parotis wenig oder gar nicht. Unter keinen Umständen ist eine sehr reichliche Speichelmenge vorhanden. Deshalb soll gesunden kleinen Kindern nur wenig, kranken überhaupt keine stärkemehlhaltige Nahrung gereicht werden, besonders mit Rücksicht auf die fehlende diastatische Wirkung des Pankreas während der ersten Wochen.

Aller Speichel, welcher abgesondert und verschluckt wird, behält im Magen seine saccharificirende Eigenschaft, so lange hier noch keine Salzsäure vorhanden ist. Zur Absonderung derselben kommt es normaler Weise frühestens nach einer halben Stunde, bei fiebernden Kranken und Magenkatarrhen noch später oder gar nicht. Der einmal vorhandene Speichel entfaltet aber seine diastatische Wirkung fortwährend, und daher verlangen und verdauen Kinder und zum Theil auch Säuglinge neben Milch vegetabilische mehlhaltige Nahrung. Bei Zufuhr animaler Kost ist dagegen Salzsäure nöthig, und die Kinder haben deshalb Bedürfniss danach und verdauen sie auch recht schnell.

Bei Anämie, während der Rekonvalescenz und besonders in fieberhaften Erkrankungen liegt die Magenverdauung in Folge der mangelhaften Absonderung von Pepsin und Salzsäure danieder; um diese zu heben, bedarf es der Zufuhr beträchtlicher Wassermengen.

---

[1]) Dies stimmt auch mit den Resultaten der von Ewald und Boas ausgeführten Experimente überein, nur geben diese Autoren an, dass sie Salzsäure erst nach Einführung einer Stärkelösung in den Magen nachweisen konnten. Th. Rosenheim theilt später (Centralbl. f. d. med. Wiss. 12. Nov. 1887) folgende Resultate mit: nach Aufnahme von 50,0 Semmel und 150,0 Wasser erscheint im gesunden Magen sehr früh freie Salzsäure, $0,3\,^0/_{00}$ nach 15 Minuten und $1,0\,^0/_{00}$ nach 30 Minuten. Diese oder noch grössere Mengen werden bis zur völligen Elimination des Chymus gefunden. Milchsäure ist während der ganzen Zeit in der gleichen Menge, $0,3\,^0/_{00}$, vorhanden. Bei Carcinomen betrug die Salzsäuremenge nur $0,1\,^0/_{00}$, bei Hyperacidität $1,0\,^0/_{00}$. Milchsäure war in allen Fällen und in jeder Periode der Verdauung nachweisbar. Bei ausschliesslich aus Kohlehydraten bestehender Nahrung war die Salzsäuremenge geringer (nur $0,2\,^0/_{00}$ nach einer Stunde) und die Quantität der Milchsäure ziemlich beträchtlich, gleichgültig ob Speichel in den Magen gelangte oder ob dieses nicht der Fall war.

Ich habe diese Angabe hier citirt, um zu zeigen, wie schwer es ist, absolut sichere Untersuchungsergebnisse zu erhalten. Immerhin sprechen die Resultate der drei genannten Autoren nicht gegen die mitgetheilten Ansichten.

Der Nahrung kleiner Kinder muss viel Wasser zugesetzt werden, und zwar gilt das nicht nur für kranke, sondern auch für gesunde Kinder. Im ersteren Fall ist es aber um so nöthiger, da das für die Verdauung nothwendige Pepsin entweder gar nicht oder nur in unzureichender Menge abgesondert wird. Ausserdem wird ein Theil davon wahrscheinlich nicht genügend verwerthet, weil es seine Wirksamkeit nur bei Anwesenheit von viel Wasser entfaltet. Beweisend hierfür ist der Umstand, dass bei künstlichen Verdauungsversuchen das Eiweiss häufig unverändert bleibt, bis grosse Mengen von angesäuertem Wasser zugesetzt sind. Unzweifelhaft werden eine Reihe Verdauungsstörungen durch den Mangel an Wasser hervorgerufen, jedenfalls ist dies häufiger die Ursache als die Anwesenheit zu grosser Mengen, welche durch Resorption schnell eliminirt werden.

Aus den angegebenen Gründen rathe ich, unter allen Umständen der für die Kinder bestimmten Nahrung viel Wasser zuzusetzen. Dabei möchte ich noch besonders betonen, dass kleine Kinder fast nie Wasser ausser in der Milch oder den Milchsuppen erhalten, und dass im allgemeinen die Mütter und Wärterinnen kaum auf den Gedanken kommen, ein Kind könne durstig sein, ohne gleichzeitig Hunger zu verspüren. Es ist gar nicht zu bezweifeln, dass die Kinder sich oft unbehaglich fühlen und selbst krank werden, weil der überreizte und überlastete Magen die zu häufig und in zu kurzen Zwischenräumen zugeführte Nahrung nicht mehr verträgt. Ausserdem bilden sich bei der Verdauung gewisse Stoffe, besonders Peptone, welche diese selbst beeinträchtigen können und nur in stärkerer Verdünnung resorbirbar sind. Alle diese Gründe haben mich bestimmt, bei der Ausarbeitung der Vorschriften über Kinderernährung, welche das New Yorker Gesundheitsamt alljährlich veröffentlicht und vertheilt, anzurathen, dass Kindern, welche noch nicht sprechen können, jedenfalls während der heissen Jahreszeit öfter etwas Wasser gegeben wird. Wenn auch nur der leiseste Verdacht besteht, dass das Wasser Krankheitskeime enthalten könnte, oder wenn es einen besonders hohen Härtegrad besitzt, so muss es, ehe es der Milch oder der gemischten Kost zugesetzt wird, gekocht werden. Ueberhaupt dürfte es rathsam sein, Wasser, welches kleinen Kindern gegeben werden soll, in allen Fällen zu kochen, auch wenn dafür kein zwingender Grund vorzuliegen scheint.

Ausserdem ist die Verabreichung von Wasser bei Erkrankungen kleiner Kinder noch aus anderen Gründen indicirt. Häufig kommt es im Verlauf derselben zu mehr oder weniger hochgradigem Wasserverlust des Organismus; durch die Schweissabsonderung, durch Diarrhöen, bei allgemeiner Inanition und fieberhaften Erkrankungen wird der Wassergehalt der Gewebe und Blutgefässe verringert, so dass in Folge dieser Eindickung des Blutes die kleinen Venen an der Periphere oder in den inneren Organen thrombosiren können. Wird das Gehirn auf diese Weise in Mitleidenschaft gezogen, so treten Konvulsionen auf, oder es bildet sich ein Hydroencephaloid aus, sind die Extremitäten Sitz der Thrombosen, so entsteht in Folge dessen Oedem und Gangrän. Die Therapie besteht in der Zufuhr einer genügenden Quantität Wasser. Wenn die Kranken dasselbe erbrechen, so gelingt es in einer Reihe von Fällen, durch Wasserklystiere das Leben zu erhalten, da die Lymphgefässe des Rectum ziemlich beträchtliche Mengen, welche in Intervallen von einer oder zwei Stunden injicirt werden, rasch aufnehmen. In verzweifelten Fällen muss man zu subkutanen Infusionen einer $6\,^0/_{00}$ Kochsalzlösung — 200 bis 600 ccm werden in kurzer Zeit resorbirt — greifen.

Wenn der allgemeine Stoffwechsel danniederliegt, so befördert eine reichliche Wasserzufuhr die Ausscheidung von Harnstoff und Kohlensäure; werden nur geringe Mengen eines hochgestellten Urins secernirt, so verhütet sie die sonst unvermeidliche Reizung des Nierenepithels. Bei Laryngitis und Bronchitis wird dadurch eine Lösung des zähen Auswurfs begünstigt, die vermehrte Schleimabsonderung im Darm in Folge des Wassergenusses hat bei verschiedenen Formen der Obstipation eine günstige Wirkung. Durch die Verabreichung von Eis und Eiswasser oder geeisten kohlensäurehaltigen Getränken in kleinen aber häufig wiederholten Gaben kann die Hyperästhesie des Magens gebessert und das Erbrechen gestillt werden; warmes Wasser wirkt als Emeticum, Eingiessungen von heissem Wasser in das Rectum sind bei Kollapszuständen von ausgezeichneter Wirkung. Auf der anderen Seite erzielt man aber auch unter bestimmten Umständen durch Wasserentziehung günstige Resultate. So giebt es schwere Formen von Gastro-Enteritis mit unstillbarem Erbrechen und Diarrhöen, in denen es nur durch eine sechs bis acht Stunden durchgeführte völlige Abstinenz gelingt, das Leben des Kranken zu erhalten. Hier kann man nicht selten beobachten, dass erst durch diese anscheinend grausame Massregel eine Wendung zum Besseren eingeleitet wird.

Die Milch, welche Säuglingen und grösseren Kindern als Nahrung gereicht wird, bedarf stets eines Zuckerzusatzes, da die Kuhmilch hieran ärmer ist als die Frauen-, Stuten- und Eselsmilch. Sofort nach dem Melken der Kühe beginnt die Umwandlung des Milchzuckers in Milchsäure. Dieser Process und der allmählich sich vollziehende Uebergang des Fettes in Säure sind die eigentlichen Ursachen der Milchgerinnung. Die grosse Zuckermenge sowie der geringe Gehalt an Kasein (etwa $1\,^0/_0$) und Butterfett in der Frauenmilch, welche an den ersten Tagen secernirt wird, verleiht ihr die bläuliche Farbe und die abführende Wirkung, welche durch den beträchtlichen Salzgehalt noch verstärkt wird. Diese Eigenschaft der Milch tritt bei bestimmten Erkrankungen der Mutter besonders zu Tage; man findet z. B. bei anämischen Frauen eine ganz besonders grosse Zuckermenge, während die übrigen festen Bestandtheile der Milch — allerdings durchaus nicht immer — verringert sind. Bei den Säuglingen dieser Mütter treten dann oft äusserst hartnäckige Diarrhöen auf.

Die Umwandlung des Milchzuckers in Milchsäure geht äusserst rasch vor sich, und die Kuhmilch wird dann sofort sauer. Zuweilen reagirt sie schon nach dem Melken sauer, und sogar im Euter selbst ist diese Reaktion nachgewiesen; gewöhnlich ist dieselbe allerdings neutral. Unter diesen Umständen drängt sich uns die Frage auf, welche Zuckerart der Nahrung gesunder und kranker Kinder am besten zugesetzt wird.

Rohrzucker wird nicht so schnell verändert; er findet daher Verwendung, um der rascheren Umwandlung des Milchzuckers entgegenzuwirken und dient ferner zur Konservirung von Nahrungsmitteln überhaupt. Bei der Herstellung der kondensirten Milch hat man sich diese Entdeckung der Chemie zu Nutzen gemacht und durch grosse Quantitäten Rohrzucker trotz des ursprünglichen Milchzuckergehaltes eine bedeutende Haltbarkeit erzielt. Es ist also durchaus nicht gleichgültig, ob der Nahrung kleiner und grösserer Kinder Milch- oder Rohrzucker zugesetzt wird; ich bediene mich zu diesem Zweck immer des letzteren, und auch Biedert benutzt ihn bei seinem Rahmgemenge.

Da unter pathologischen Verhältnissen die Resorption des Zuckers langsamer vor sich geht als bei gesunden Individuen, und ausserdem während der meisten Erkrankungen speciell derjenigen des Intestinaltractus viel Ferment im Mund und Magen enthalten ist, so darf unter solchen Umständen nur wenig Zucker und dieser niemals in koncentrirter Form gegeben werden. Traubenzucker und Dextrin werden gleich gut resorbirt, Rohrzucker soll nach Pavy in Traubenzucker invertirt und theilweise resorbirt werden. Mässige Gaben sämmtlicher Zuckerarten werden, wie es scheint, bei nicht zu hohem Fieber in Kohlensäure und Wasser zerlegt.

Bei Brustkindern, welche in Folge eines relativ geringen Zucker- und zu grossen Kaseingehaltes der Milch an Obstipation leiden, wirkt Zucker ausgezeichnet. Man giebt den Kindern vor jeder Mahlzeit etwas Zucker in Wasser oder Haferschleim gelöst und kann auf diese Weise häufig die Verdauung regeln, während alle sonstigen Versuche keinen Erfolg hatten.

Der physiologische Effekt des Kochsalzes ist von der grössten Bedeutung; in dieser Beziehung kommt es nicht darauf an, ob es direkt mit der Muttermilch, als Zusatz zur Kuhmilch oder zu vegetabilischer Nahrung eingeführt wird. Kuhmilch und Pflanzennahrung enthalten mehr Kalium als Natrium und dürfen daher Kranken und Gesunden nie ohne einen Zusatz von Kochsalz gereicht werden. Ein Theil des aufgenommenen Chlornatrium wird in Lösung resorbirt, das übrige wird gespalten, so dass eine andere Natriumverbindung und Salzsäure entsteht. Da das Kochsalz auf diese Weise die Drüsensekretion anregt und zur Beschleunigung der Verdauung beiträgt, muss es bei Fällen, in denen die Magensaftabsonderung verringert ist, sowie im Beginn der Rekonvalescenz, wo die Darreichung stickstoffhaltiger Kost nothwendig wird, aber noch sekretorische und motorische Insufficienz des Magens besteht, in ausreichender Menge genossen werden. Ein etwa entstehender Säureüberschuss, welcher in den Darm übertritt, wird durch das Natrium der Galle im Duodenum gebunden, so dass zum zweiten Mal Chlornatrium entsteht, welches später wieder gelöst und resorbirt wird. Die Bedeutung des Chlornatrium für die allgemeine Ernährung besteht darin, dass es eine Steigerung der Harnstoff- und Kohlensäureausscheidung bewirkt, also eine Erhöhung des Stoffwechsels herbeiführt.

Ausserdem hat man daran zu denken, dass bei einem Zusatze von Kochsalz zur Milch weniger derbe Coagula entstehen. Daraus folgt, dass Kuhmilch niemals ohne einen solchen verabreicht werden darf, und dass derselbe auch bei einer Frauenmilch nothwendig wird, welche in ähnlicher Weise gerinnt.

Auch die habituelle Obstipation der Kinder wird durch Kochsalz günstig beeinflusst, da es die Nahrung leichter verdaulich macht und eine intensivere Einwirkung der Sekrete des Intestinaltractus ermöglicht.

Mässige Mengen Fett werden auch von nicht gar zu hoch fiebernden Kranken z. B. während eines Typhus verwerthet. Trotzdem ist es rathsam, dasselbe in geringerer Quantität zu geben, da, um nur ein Beispiel anzuführen, das Fett in den Fäces von Säuglingen, welche während einer Kapillarbronchitis mit Kuhmilch ernährt wurden, $40^0/_0$ der festen Bestandtheile ausmachte. Aus den folgenden Ausführungen wird man übrigens ohne Weiteres entnehmen, dass der Fettgehalt der Nahrung sehr leicht zu gross wird.

Die Menge der Fäces ist bei Säuglingen sehr beträchtlich, auch wenn es sich um Kinder handelt, welche ausschliesslich mit Muttermilch ernährt werden. Die Bestandtheile des Koths, welche als Detritus bezeichnet worden sind, enthalten nicht ausschliesslich unverdautes Kasein, sondern in der Hauptsache Fett und grosse Massen Darmepithel; dieser Detritus ist unlöslich in Wasser, Säuren und Alkalien, dagegen gut löslich in Alkohol und Aether. Kasein findet sich darin nur — dann allerdings in bedeutenden Quantitäten — wenn es in grossen Mengen eingeführt ist, oder wenn der Magen zu viel freie Säuren enthält.

Das Fett wird also selbst unter ganz normalen Verhältnissen nie vollständig resorbirt, es kommt auch bei gesunden Säuglingen leicht zur Entstehung und Ansammlung von Fettsäuren, von denen gar zu grosse Mengen die Verdauung und die Assimilation sowie die Sekretion der Verdauungssäfte beeinträchtigen können. Da nun ausserdem die natürliche Nahrung des Säuglings einen Ueberschuss von Fett enthält, so können wir aus alledem für die Praxis die sehr wichtige Schlussfolgerung abstrahiren, dass bei der Bereitung der für gesunde und kranke Kinder bestimmten Nahrung mit grosser Vorsicht zu Werke gegangen werden muss. Gar zu leicht kann man zu viel Fett geben, während es höchst unwahrscheinlich ist, dass oft das Gegentheil stattfindet.

V. und I. S. ADRIANCE haben durch genaue chemische und klinische Untersuchungen einige zwar früher schon bekannte, aber wohl noch nicht genügend gewürdigte Thatsachen in das richtige Licht gerückt. Sie wiesen nämlich nach, dass ein zu hoher Fett- und Eiweissgehalt der Muttermilch bei dem Säugling Symptome einer Magen-Darmerkrankung hervorrufen kann; im ersteren Fall ist durch eine stickstoffärmere Nahrung, im letzteren durch genügende Körperbewegung der Mutter Abhülfe zu schaffen. Ein übermässig grosser Eiweissgehalt des Colostrum bewirkt — besonders nach vorzeitigen Entbindungen – ebenfalls derartige Erscheinungen; daher sind zu früh geborene Kinder besonders gefährdet, und die für sie bestimmte Nahrung muss stark verdünnt und mit entsprechenden Zusätzen versehen werden.

Als „Fettdiarrhoe“ wird in deutschen Zeitschriften und Lehrbüchern eine Erkrankung beschrieben, deren Hauptcharacteristicum die Anwesenheit grosser Fettmengen in den Stühlen ist.

Normaler Weise enthalten die Fäces des Neugeborenen $10-12\,^0/_0$ oder zuweilen noch mehr Fett. Unter pathologischen Verhältnissen kann der Fettgehalt, selbst wenn die Nahrung fettfrei ist, auf $40-70\,^0/_0$ steigen.

Das Mikroskop weist bei schweren Erkrankungen in den Entleerungen fast ausschliesslich Fett entweder als Fettkügelchen oder als mehr oder weniger regelmässige Nadeln nach. Anatomisch handelt es sich in der Mehrzahl der Fälle um, einen einfachen Katarrh des Intestinaltractus. Man findet Veränderungen und Exfoliation des Epithels des Dünndarms, Schwellung der Duodenalschleimhaut, durch welche der Abfluss des Leber- und Pankreassekrets gehindert werden kann, und eine so hochgradige Hyperplasie der Mesenterialdrüsen, dass die Resorption und Cirkulation des Chylus unmöglich wird. In einigen wenigen Fällen sind ferner ähnliche Veränderungen des Pankreas gefunden worden wie bei gewissen Erkrankungen Erwachsener, welche die Emulgirung des Fettes beeinträchtigen.

Besserung kann nur durch Verringerung des Fettgehalts der Nahrung erzielt werden; die Verabreichung von Rahm und die beliebte Behandlung mit Leberthran ist in solchen Fällen gleich schädlich, da selbst unter normalen Verhältnissen nur eine bestimmte Menge Fett (Rahm, Butter, Leberthran) verdaut werden kann. Ein Fettgehalt der Nahrung von $25\,^0/_0$, wie er kürzlich (Berl. klin. Wochenschrift 14. Juni 1897) empfohlen wurde, ist jedenfalls zu hoch. Ehe die Assimilation des Fettes möglich ist, muss u. A. Oelsäure gebildet werden, und es ist aus diesem Grunde an Stelle des Leberthrans Lipanin empfohlen, welches $6\,^0/_0$ der Säure enthält; bei der Verabreichung desselben würde dem Organismus dann diese physiologische Darstellung der Oelsäure erspart werden. Es kommen wohl nur wenige Erkrankungen vor, bei denen in Folge einer sehr trägen Verdauung der erwähnte Process nicht vor sich geht, bei chronischer Dyspepsie aus den verschiedensten Gründen wird aber das Fett jedenfalls schlecht verdaut und resorbirt, so dass es hier durch das Lipanin ersetzt werden kann.

Welche Nahrung soll ein kranker Säugling oder ein krankes Kind erhalten? Die Frage ist von eminenter Wichtigkeit, da schon gesunde kleine Kinder in Folge von Diätfehlern leicht erkranken. In der überwiegenden Zahl aller Erkrankungen des Säuglingsalters ist der Intestinaltractus Sitz des Leidens, und ein Diätfehler im Verlauf einer Erkrankung kann die traurigsten Folgen haben. Aeltere Kinder sind in dieser Beziehung nicht im gleichen Maße gefährdet, und deshalb betreffen meine ersten Ausführungen das Säuglingsalter. Wenn aus dem Studium der Litteratur, welche den physiologischen und pathologischen Zuständen dieser Lebensperiode gewidmet ist, ein ihrem Umfang entsprechender Gewinn gezogen werden könnte, so würden wir jetzt über eine sehr bedeutende Bereicherung unserer Kenntnisse verfügen, denn an Arbeiten über die Hygiene, die Pathologie und Therapie des Kindesalters fehlt es nicht. Besonders die Hygiene, welche stets und so auch im Säuglingsalter die Grundlage der Therapie bilden muss, ist mit Eifer und Gründlichkeit von vielen Autoren, darunter von den hervorragendsten der neuesten Zeit, bearbeitet worden.

Für die Krankenernährung können keine neuen Gesichtspunkte ausschlaggebend sein. Das kranke Kind bleibt immer ein Kind, und die physiologischen Gesetze behalten auch unter diesen veränderten Umständen ihre Geltung. Neue Nährstoffe können nicht entdeckt oder erfunden werden, sondern es kann sich nur darum handeln, die gebräuchlichsten auf andere Weise zuzubereiten und zu mischen oder ihre Menge und Zahl zu beschränken. Daher kann ich mich hier nicht ausführlich über die Methode der Ernährung im Säuglings- und Kindesalter verbreiten, sondern muss in dieser Beziehung auf meine anderweitigen Publikationen verweisen. An dieser Stelle möchte ich nur einige Regeln wiederholen, ohne auf eine nähere Begründung einzugehen.

Die wichtigsten Ersatzmittel der Muttermilch sind Kuh- und Ziegenmilch. Mischmilch ist der Milch einer Kuh vorzuziehen. Kuhmilch muss vor dem Gebrauch gekocht werden. Kondensirte Milch wird nicht immer gleichmässig hergestellt und ist aus diesem und anderen Gründen nicht zu empfehlen. Ziegenmilch enthält zu viel Kasein und Fett und besitzt auch anderweitige Nachtheile. Abgerahmte Milch, welche nach Absetzen des Rahms zurückbleibt, ist stets säuerlich und daher unbrauchbar. Das Kasein der Kuhmilch ist demjenigen der Frauenmilch weder chemisch noch physiologisch gleichwerthig und auch weniger leicht verdaulich. Die Nahrung des Säuglings darf nicht mehr als $1^0/_0$ Kasein enthalten. Die Verdünnung der Milch mit Wasser allein dürfte in vielen Fällen unbedenklich sein, da eine Anzahl Kinder dabei gedeiht. Viel häufiger ist es aber nur scheinbar der Fall, denn Gewichtszunahme und Fettansatz sind nicht gleichbedeutend mit Gesundheit und Kraft. Besser ist es, durch den Zusatz von Mehlabkochungen die Milch zu verdünnen und dadurch gleichzeitig die grobflockige Abscheidung des Kaseins zu verhindern. Weiter oben ist schon erwähnt, dass selbst von ganz kleinen Kindern geringe Mengen Stärke verdaut werden, doch ist es wünschenswerth, nur Getreidesorten von geringem Stärkegehalt zu wählen. Gerste- und Hafermehl haben fast die gleiche chemische Zusammensetzung; da das letztere die Stuhlentleerung befördert, ist bei Neigung zu Diarrhöen die Gerste, bei Obstipation Hafermehl vorzuziehen. Für kleine Kinder sollen die kurz vorher gemahlenen Graupen abgekocht werden, da sich das Protein in der Hauptsache an der Innenwand der Zellhülle befindet. Das neugeborene Kind erhält die gekochte Milch (der etwas Salz und Zucker zugesetzt ist) mit der vier- bis fünffachen Menge Graupenschleim verdünnt, ein sechsmonatliches Kind verträgt eine Verdünnung zu gleichen Theilen. Gummi arabicum und Gelatine können auf dieselbe Weise verwendet werden und dienen nicht nur zur Verdünnung, sondern sind bei Einwirkung von Salzsäure zugleich Nährmittel. Für ihren Gebrauch bei akuten und chronischen Erkrankungen, in denen keine oder nur wenig Salzsäure im Magen secernirt wird, ist daher die Verabreichung kleiner Mengen dieser Säure in genügender Verdünnung Vorbedingung. Meine hier beschriebene Methode der Säuglingsernährung, welche bei Armen und Wohlhabenden gleich gut anwendbar ist, steht aber nicht allein da und passt auch nicht für alle Fälle. Ein Chemiker könnte vielleicht erwarten, dass sich die Vorgänge im Magen wie im Reagensglas abspielen, der Kliniker wird aber, wenn er bei seinen Verordnungen auch von noch so korrekten physiologischen Voraussetzungen ausgegangen ist, immer auf Abweichungen von der Regel gefasst sein. Bei den stets fortgesetzten Bemühungen zur Verbesserung der Säuglingsernährung und den Versuchen, auf diese Weise Darmerkrankungen zu verhüten und die excessive Mortalität und Morbidität zu verringern, ist durch kein Verfahren der gleiche Erfolg erzielt, wie durch das Sterilisiren und Pasteurisiren der Kuhmilch. Beide Massregeln haben sich logisch aus der von mir vorgeschlagenen Methode des Kochens der Milch ergeben, welche ich in den letzten vierzig

Jahren stets angerathen und in meiner „Infant Diet", in Gerhardt's Handbuch, in Buck's „Hygiene", in den „Intestinal Diseases of Infancy and Childhood" [1]), sowie in meinen klinischen Vorträgen ausführlich abgehandelt habe. Wenn man zu jeder Zeit unverfälschte, frische und keimfreie Milch erhalten könnte, wäre das Kochen der Milch unzweifelhaft nicht nur überflüssig, sondern sogar contraindicirt, denn hohe Temperaturen tödten nicht nur die gefährlichen Bakterien, sondern auch diejenigen Mikroorganismen ab, welche für eine normale Verdauung wünschenswerth sind. Ausserdem sind einige Autoren fest davon überzeugt, dass durch das Kochen chemische Veränderungen hervorgerufen werden. Mit einer solchen idealen Milch ist aber nicht zu rechnen, so lange es tuberkulöse Kühe giebt, Scharlachfieber und Diphtherie in den Meiereien vorkommen, die Keime dieser Erkrankungen durch die Hände und Kleider der Melker und Melkerinnen übertragen werden und das zum Reinigen der Gefässe benutzte Wasser mit Typhusstühlen inficirt wird.

Was kann und will man nun durch das Kochen erreichen? Es entweichen dabei die Gase, die Erreger des Abdominaltyphus, der Cholera asiatica, der Diphtherie und Tuberkulose werden abgetödtet und ebenso werden das Oidium lactis, welches die Verwandlung des Milchzuckers in Milchsäure und das rasche Sauerwerden der Milch veranlasst, sowie verschiedene Proteus- und Bacterium coli-Arten unschädlich gemacht. Diarrhöen und Erbrechen der Säuglinge können daher vielfach auf diese Weise verhütet werden, immer ist dies aber nicht der Fall, denn die gefährlichsten Bakterien werden weder durch Kochen noch durch die üblichen Sterilisirungsmethoden beeinflusst. Ausserdem ist die „Diarrhoe" nur ein Symptom, das die mannigfaltigsten Ursachen haben kann, und das Gleiche gilt von der „Cholera infantum". EBSTEIN hat darauf aufmerksam gemacht, dass auch Brustkinder besonders in südlichen Ländern und in Findelhäusern etc. hieran leiden. Die Aussentemperatur spielt bei der Entwicklung von Darmkrankheiten eine grosse Rolle, und in dieser Beziehung hat besonders ein plötzlicher Temperaturwechsel schlimme Folgen. So kann sich z. B. bei Säuglingen, welche aus einem heissen Eisenbahnwagen auf das Verdeck eines Schiffes oder aus dem warmen Bett in ein zugiges Zimmer gebracht werden, eine katarrhalische Enteritis entwickeln, die eventuell zu den schwersten Formen dieser Erkrankung führt, denn die pathologischen Ver-

---

[1]) p. 18. Ein für 24 Stunden ausreichendes Quantum Milch wird gekocht und in 100—200 g-Flaschen bis zum Rande eingefüllt. Die fest verkorkten Flaschen werden umgekehrt an einem kühlen Orte aufbewahrt; auf diese Weise hält sich die Milch länger als bei der gewöhnlichen Konservirung. Vor dem Gebrauch muss die Milch im Wasserbade erhitzt werden; wiederholt man das Aufsieden der gesammten Tagesmenge mehrmals innerhalb 24 Stunden, so wird der Eintritt der Gährung verzögert und die Verdaulichkeit erhöht.

änderungen des Epithels, welche durch einen solchen plötzlichen Wechsel hervorgerufen werden, ermöglichen das Eindringen der verschiedensten Infektionsstoffe. Gifte, welche im Futter der Kühe enthalten sind, eine für den Säugling unverdauliche Nahrung — entweder weil sie an und für sich unverdaulich ist oder weil Erkrankungen des Intestinaltractus die Verdauung verhindern — können die verschiedensten Arten der Diarrhöen herbeiführen. Uebrigens trägt nicht immer die eingeführte Nahrung die Schuld, denn nach den neuesten von W. Schild publicirten Untersuchungen (Zeitschr. für Hyg. und Inf. XIX) können im Darm des Neugeborenen schon 10 bis 17 (im Minimum 4, im Maximum 20) Stunden nach der Geburt Krankheitskeime gefunden werden. In das keimfreie Meconium des Neugeborenen dringt vom Mund aus das Bacterium coli, durch den Anus der Bacillus subtilis, proteus und fluorescens, und selbst bei Erwachsenen kann die Infektion auf demselben Wege zu Stande kommen. Von der Wäsche, dem Bade, der Luft, dem Blute aus kann eine lokale Infektion stattfinden. Was soll in solchen Fällen Sterilisiren der künstlichen Nahrung nützen, da ja die wirklichen Quellen der Gefahr nicht getroffen werden?

Selbst die natürliche Nahrung, die Muttermilch, ist nicht frei von Keimen, welche unter gewissen Umständen pathogen werden können. M. Cohn und H. Neumann fanden Bakterien in gesunder Muttermilch, nachdem sie vor der Entnahme die Drüse und die Warze mit Alkohol und Sublimat desinficirt hatten. A. Palleske wies den Staphylococcus albus bei der Hälfte der untersuchten — gesunden — Frauen, F. Honigmann (Zeitschr. für Hyg. und Inf. XIV) bei den meisten derselben nach, H. Knochenstein (Inaugural-Diss. 1893) kam bei acht stillenden Frauen, deren Brüste er im Wochenbett untersuchte, zu demselben Resultat. Nach seiner Ansicht waren die Keime, welche übrigens keine pathogenen Eigenschaften besassen, von aussen eingewandert. Wer möchte aber daran zweifeln, dass es bei nicht intaktem Epithel der Milchgänge zur Entstehung eines Mastitis hätte kommen können, wenn die staphylokokkenhaltige Milch mit einem kranken Magen oder Darm in Berührung gekommen wäre. Noch zahlreiche andere Untersucher haben dieselben Beobachtungen gemacht; die verschiedensten Kokkenarten, besonders der Staphylococcus pyogenes albus können in vielen (vielleicht allen?) Milchproben, welche von gesunden Frauen stammen, nachgewiesen werden. Bei kranken Frauen findet man ausserdem zahlreiche andere Bakterien, z. B. den Streptococcus albus, den Streptococcus pyogenes aureus (nach Cohn und Neumann bei Mastitis), den Pneumoniecoccus (nach Foa und Anderen bei Pneumonie der Mutter); Escherich züchtete aus der Milch fiebernder Wöchnerinnen die verschiedensten Bakterien. Ob eine derartige Milch gesundheitsschädlich ist, kann zur Zeit weder bejaht noch verneint werden.

Uebrigens kann man sich nicht in allen Fällen auf das Kochen oder Sterilisiren verlassen. Aerobe Bakterien wie die Heu- oder Kartoffelbacillen bilden sehr widerstandsfähige Sporen; sie finden sich im Kuhmist, im Staub der Ställe, des Bodens und der Strassen und auf dem Heu. Durch ihre Einwirkung wird die Milch alkalisch und bitter, das Kasein peptonisirt und verflüssigt und die Milch dadurch noch bitterer. Sie sind äusserst giftig, Reinkulturen erzeugen bei jungen Hunden letal endende Diarrhöen, und die Abtötung kann nur durch stundenlanges Sterilisiren (zuweilen erst nach 5 oder 6 Stunden) erreicht werden; selbst beim B. butyricus sind hierzu $1^1/_2$ Stunden nöthig. Ein derartiges lange Zeit fortgesetztes Sterilisiren ist aber abgesehen von der unsicheren Wirkung ein höchst umständliches Verfahren, das ausserdem die Milch qualitativ verschlechtern würde. Aus diesem Grund ist die Trockenfütterung der Kühe absolut nothwendig, denn nach sechswöchentlichem Austrocknen sterben diese Bacillen ab; die Stallungen müssen skrupulös sauber gehalten werden, es darf sich hier kein Schmutz oder Staub ansammeln, anstatt des Strohes ist Torfstreu zu verwenden, vor dem Melken müssen die Euter gewaschen und die Schwänze der Kühe aufgebunden werden, die erste Milch darf nicht zur Verwendung gelangen, und die in der Milch enthaltenen Verunreinigungen sind durch Centrifugiren zu entfernen. Trotzdem kann nicht mit Sicherheit für Unschädlichkeit der Milch garantirt werden. Flügge warnt deshalb in seiner Arbeit vor den Fabrikanten, welche ihre Milch in Flaschen aus leicht farbigem (braunem oder grünem) Glase liefern, da hierdurch die veränderte Farbe der Milch und die nach dem Erwärmen darauf schwimmende Butterschicht, welche sich nicht mehr vertheilen lässt, verdeckt werden soll.

Die vorstehenden Ausführungen sollen durchaus nicht vom Kochen der Milch abschrecken, sondern ich wollte nur darauf hinweisen, dass es bedenklich ist, sich auf eine einzige Vorsichtsmassregel zu verlassen, da es sich doch um so zahlreiche Ursachen der Verdauungsstörungen handelt. In der Mehrzahl der Fälle wird man sie allerdings durch Sterilisiren beseitigen; die gleiche Wirkung kann auch durch Pasteurisiren (Erhitzen der Milch für 30 Minuten auf 70^0 C) erreicht werden. Dieses Verfahren hat den Vorzug, dass sich Geschmack und Geruch der Milch wenig ändert, die Keime aber ebenso wie bei höherer Temperatur abgetödtet werden.

Bei der Verordnung sterilisirter oder pasteurisirter Milch wird man die Frage zu entscheiden haben, ob die Herstellung im Hause geschehen soll, oder ob es besser ist, den Bedarf aus einer Anstalt zu beziehen, wo grosse Quantitäten Milch sterilisirt und mit der Versicherung unbegrenzter Haltbarkeit verkauft werden. Flügge spricht bei dieser Gelegenheit sein Bedauern darüber aus, „dass wir uns in den letzten Jahren in Bezug auf die

Hygiene der Milch unrichtiger Weise von Männern haben berathen lassen, die weder Hygieniker noch Kinderärzte, sondern Chemiker, Landwirthe und Apotheker sind, und dass wir uns haben verleiten lassen, fast ohne Prüfung alles das als hygienisch richtig anzunehmen, was Jene uns an Milchpräparaten und an Lehren und Verfahren zur Milchbehandlung übergeben haben. So sind wir namentlich nach drei Richtungen zu völlig falschen Vorstellungen gelangt; erstens haben wir geglaubt, dass die durch $^3/_4$stündiges oder sogar noch längeres Kochen sterilisirte Milch meist keimfrei sei; zweitens dass, wenn zuweilen lebende Bakterien in der so sterilisirten Milch zurückbleiben, diese sicher unschuldiger Natur seien; drittens, dass sich eine Wucherung von Bakterien in der Milch stets durch sinnfällige Zersetzungserscheinungen verrathen müsse. Das ist grundfalsch."

SOXHLET, der die Milchsterilisirung in Deutschland eingeführt hat, erkannte sehr bald, dass durch Kochen die Gährung zuweilen nur theilweise aufgehoben wird und sich dann aus der Milchsäure Buttersäure bilden und durch den Genuss dieser Milch Flatulenz hervorgerufen werden kann. Sind aber in derselben gar widerstandsfähige Sporen zurückgeblieben, so bildet sie nach Elimination der Milchsäure einen bedeutend besseren Nährboden, und je länger eine solche Milch aufbewahrt wird, um so ungünstiger gestalten sich die Verhältnisse. Derartige Ereignisse gehören allerdings wohl zu den Seltenheiten, aber wenn auch nur ein einziger Todesfall auf solche schädliche Milch bezogen werden muss, so ist es mehr als genug. Aus diesem Grunde ist das tägliche Sterilisiren im Hause dem Bezug aus den erwähnten Anstalten vorzuziehen, denn die Verkäufer sind der Lage der Sache nach gar nicht im Stande, für die Güte ihrer Milch einzustehen.

Eine andere, weniger bedenkliche, aber doch durchaus nicht wünschenswerthe Veränderung, welche bei Konservirung der sterilisirten Milch berücksichtigt werden muss, ist die Abscheidung des Rahms. RENK (Arch. f. Hyg. XVII) fand, dass dieser Vorgang bereits in geringem Grade während der ersten Wochen stattfindet, später aber in solchem Maße fortschreitet, dass $43,5\,^0/_0$ des in der Milch enthaltenen Rahms ausgeschieden wird.

Der Sterilisation ist zum Vorwurf gemacht, dass sie chemische Veränderungen der Milch hervorrufe und sie dadurch qualitativ verschlechtere, doch widersprechen sich die Ansichten kompetenter Beobachter in dieser Beziehung. Immer und immer muss ich aber wiederholen — und ich kann mich dabei auf Thatsachen stützen — dass das Kochen, Sterilisiren und Pasteurisiren der Milch zwar sehr nützlich ist, dass dadurch aber niemals Kuhmilch in Frauenmilch umgewandelt werden kann und dass das einfache Sterilisiren aus der Kuhmilch niemals ein der Frauenmilch gleichwerthiges Produkt schafft. Steht uns keine Muttermilch zur Verfügung, so können wir allerdings die Kuhmilch nicht entbehren, denn es giebt kein anderes Ersatzmittel, welches so leicht in genügender Menge zu erhalten ist. Trotzdem ist es aber keine Frauenmilch. Es ist freilich durchaus nicht nothwendig, dass die Säuglinge bei einer derartigen Ernährung zu Grunde gehen oder erkranken. Aber wenn auch die meisten Kinder, welche mit Kuhmilch ernährt werden, gut gedeihen, so dürfen wir doch nicht vergessen, dass sie nur ein Surrogat der Muttermilch ist und gewisser Zusätze bedarf. HAMMARSTEN hat zuerst den chemischen Unterschied zwischen dem Kasein der Kuhmilch und demjenigen der Frauenmilch nachgewiesen. Alles, was damals über diesen Gegenstand bekannt war, habe ich in GERHARDT's „Handbuch der Kinderkrankheiten" Bd. V, 1875 (2. Aufl. 1882) zusammengestellt. Das Kasein der Muttermilch wird nicht so leicht durch Säuren oder Salze ausgefällt und löst sich in einem Säureüberschuss leichter als das Kasein der Kuhmilch; erst kürzlich hat WROBLEWSKI den Unterschied der Löslichkeit bei den beiden Milchsorten nachgewiesen. Das in dem Kasein der Frauenmilch enthaltene Nuclein (ein phosphorreicher Eiweissstoff) geht bei der Pepsinverdauung in Lösung über und wird vollständig verdaut, bei dem Kasein der Kuhmilch findet dieses nur theilweise statt, und es bildet sich ein ungelöstes und unverdautes „Paranuclein". Ausserdem enthält das Kasein der Frauenmilch noch einen anderen Eiweisskörper, welcher mit dem bekannten Kasein oder Eiweiss nicht identisch ist (H. KOPLIK, New York Med. Journ., 13. April 1895). Die Eiweisskörper der Frauenmilch setzen sich zu $63^0/_0$ aus Kasein und zu $37^0/_0$ aus Lacto-Albumin zusammen. Das letztere ist direkt resorbirbar, während sämmtliche Eiweissstoffe der Kuhmilch während der Verdauung gewisse Veränderungen eingehen müssen, damit die Assimilation möglich wird. Hierin ist also ein sehr wichtiger Unterschied der beiden Milchsorten gegeben. Ferner finden sich in der Frauenmilch ein an Schwefel reicher und an Kohlenwasserstoff armer Proteinkörper (WROBLEWSKI) sowie nach anderen Autoren Albumosen und Peptone.

K. WITTMAACK und M. SIEGFRIED haben kürzlich (Zeitschr. f. physiol. Chemie XXII) Arbeiten über das Nucleon (die Phosphorsäure des Muskels) in der Kuh-, Frauen- und Ziegenmilch sowie über den Phosphor in der Frauen- und Kuhmilch veröffentlicht. Da die von ihnen aufgestellten Behauptungen von E. SALKOWSKI bestätigt sind, so bin ich von ihrer Richtigkeit überzeugt. Kuhmilch enthält $0,057^0/_0$, Ziegenmilch $0,110^0/_0$ und Frauenmilch $0,124^0/_0$ Nuclein, in der Kuhmilch macht der Phosphor des Nucleon $6^0/_0$ der gesammten in der Milch enthaltenen Phosphormenge aus, in der Frauenmilch $41,5^0/_0$. In der Frauenmilch ist also der allergrösste Theil des Phosphors in organischen Verbindungen (Kasein, Nucleon) enthalten, in der Kuhmilch kaum die Hälfte und der Rest in Phosphaten. E. SALKOWSKI bemerkt hierzu: Diese Befunde sind von der grössten Bedeutung für die Ernährung des Säuglings. Da die Knochenentwicklung bei Brustkindern rascher vor sich geht als bei Päppelkindern, so ist der Schluss gerechtfertigt, dass das Nucleon für die Resorption und Assimilation des Phosphors von Wichtigkeit ist. Dasselbe gilt vom Calcium, das sich auch mit dem Nucleon verbindet. Obgleich Frauenmilch weniger Calcium als die Kuhmilch enthält, so wird aus jener mehr Calcium ausgenutzt, und das Nucleon spielt bei der Absorption desselben entschieden auch eine wichtige Rolle.

Also Kuhmilch ist nicht Frauenmilch und kann ihr nicht gleichgestellt werden. Das Sterilisiren ändert hieran nichts, sondern man kann dadurch nur den Gefahren entgegenarbeiten, welche aus der Anwesenheit der meisten pathogenen Keime und dem vorzeitigen Sauerwerden entspringen. Es ist entschieden ein Fehler, zur Säuglingsernährung an Stelle der Muttermilch ausschliesslich unversetzte gewöhnliche oder sterilisirte Kuhmilch zu verwenden, denn die Erfahrung lehrt, dass Verdauungsstörungen wie Obstipation und Diarrhoe sowie Konstitutionskrankheiten wie Rhachitis häufiger durch den dauernden Genuss solcher Milch hervorgerufen werden. Ebenso dürfte es mehr als ein Zufall sein, wenn sich bei Kindern, welche nur sterilisirte Milch nehmen, Skorbut entwickelt, jedenfalls wird dadurch die Entstehung desselben begünstigt.

Die Nothwendigkeit, das Kasein der Kuhmilch fein zu vertheilen und zu suspendiren und dabei ihren Nährwerth zu erhöhen, hat mich dazu geführt, immer — auch in den ersten Lebenstagen — einen Zusatz von einem Mehl zu empfehlen. Die Säuglingsernährung hat stets die weitesten Kreise beschäftigt, und es ist wohl kaum eine andere Frage so eifrig, ausführlich und leidenschaftlich behandelt worden. In medicinischen Zeitschriften, Büchern und Vereinen nahmen die Untersuchungen über die richtige Säuglingsernährung und über die empfehlenswertheste Methode für die Behandlung der Kuhmilch stets einen breiten Raum ein. Immer glaubte man wieder, nun endlich das erwünschte Ziel erreicht zu haben, wurde aber stets wieder enttäuscht. Unter diesen Umständen war es für mich nicht überraschend, sondern sehr erfreulich, in der Berliner klinischen Wochenschrift 1895 No. 10 von HEUBNER, welcher über diesen Gegenstand Jahre lang mindestens ebensoviel wenn nicht mehr als andere Autoren gearbeitet hat, einen Artikel „über die Ausnützung des Mehls im Darm junger Säuglinge" zu finden. Bei seinen Ausführungen geht HEUBNER erstens von den Untersuchungen SCHIFFER's, KOROWIN's und ZWEIFEL's aus (ich habe dieselben in meinen vor mehr als zwanzig Jahren erschienenen Schriften über diesen Gegenstand citirt), welche experimentell bewiesen, dass der Speichel (und das Pankreassekret) kleiner Kinder eine gewisse Menge Stärke verdauen kann, und so diese von mir lange vorher als empirisch gefundenen Thatsachen bestätigten. Zweitens stützt er

sich auf „JACOBI's praktische Erfahrungen" und kommt dann zu
dem Schluss, dass bei den Darmerkrankungen kleiner Kinder die
einfachsten Mehle, nämlich Reis- und Hafermehl (welche eine
feinere mikroskopische Struktur als Weizen haben) am meisten
zu empfehlen sind. Er resumirt sich dann schliesslich folgendermassen: „Ganz jungen Säuglingen bekommt die Verdünnung der
Milch mit dünnen Reismehlabkochungen besser als die mit reiner
Milchzuckerlösung. Probiren geht über Studiren." Nur in einem
Punkt stimmt HEUBNER jetzt nicht mit mir überein; wir finden
in seinen Ausführungen nämlich die Bemerkung, dass er „die
kolossalen Verdünnungen der Milch, wie sie JACOBI's Autorität
bei jungen Säuglingen empfahl, nicht gutheissen kann". Es bezieht sich dieses auf die von mir empfohlene Verdünnung der
für Neugeborene bestimmten Milch mit vier bis fünf Theilen Gersten-
oder Haferschleim, und ich hoffe auch in dieser Beziehung meinen
berühmten Kollegen noch auf meiner Seite zu sehen. Die Pepsinverdauung, der rasche Stoffwechsel, der durch die Eliminations-
und Exkretionsvorgänge herbeigeführte Wasserverlust macht es
uns zur Pflicht, kleinen Kindern, welche auf die Hülfe Anderer
angewiesen sind, in der Nahrung hierfür einen entsprechenden
Ersatz zu bieten. Aeltere Kinder wissen, wie sie ihn erhalten
können und verstehen sich selbst zu helfen. Ausserdem ist es eine
feststehende Thatsache, dass die Durchschwemmung der Nieren
mit grossen Mengen Wasser gewisse Beschwerden und bedenkliche Zustände beseitigt. Es handelt sich hier um die Bildung
der Harnsäureinfarkte, welche als ein physiologischer Vorgang
anzusprechen ist, in den ersten drei Lebenswochen auftritt und
die Entstehung von Nierengries, Nierensteinen (durchaus nicht
selten) und Nierenentzündungen zur Folge haben kann. Seitdem
mein Vorschlag, kleinen Kindern ausreichend Wasser zuzuführen,
mehr Anklang gefunden hat, höre ich dementsprechend auch
weniger über Nierenerkrankungen als früher.

Es scheint übrigens, als ob meine Ansichten jetzt mehr und
mehr Anhänger gewinnen. NORBERT AUERBACH, der werthvolle
Untersuchungen über die Schwierigkeit der Abtödtung des Heu-
bacillus und des B. butyricus angestellt hat, empfiehlt einen
grösseren Wasserzusatz zur Säuglingsnahrung als im allgemeinen
üblich ist. Im ersten und zweiten Monat giebt er 3 Theile Wasser
und 1 Theil Milch, im dritten und vierten 2 : 1, im fünften und
sechsten 1 : 1, im siebenten und achten 1 : 2. Diese Zahlen stimmen
allerdings nicht ganz mit den meinigen überein, aber sogar sie
werden meinen Gegnern ketzerisch erscheinen. Hierbei möchte
ich noch erwähnen, dass AUERBACH sich auch in einem anderen
Punkte mir anschliesst: er verwendet nämlich ebenfalls keinen Milchzucker, sondern Rohrzucker, den er in Tagesmengen von 20,0 und
— ebenfalls in Uebereinstimmung mit meinen alten Vorschriften —
bei Obstipation in grösseren Mengen geben lässt. Unzweifelhaft

leiten ihn bei der Empfehlung des Rohrzuckers die gleichen Gesichtspunkte, welche für mich massgebend sind. Zugegeben werden muss allerdings, dass mit der sorgfältigen Ausführung des Kochens, Sterilisirens und Pasteurisirens der Verwendung des Milchzuckers weniger Bedenken entgegenstehen.

Im Princip habe ich das Sterilisiren der Milch seit mehr als 40 Jahren in meiner Praxis ausüben lassen und diesen Gegenstand seit 35 Jahren in Vorlesungen, Büchern und Aufsätzen abgehandelt; die von mir benutzte Methode habe ich weiter oben beschrieben. Trotzdem ich stets betonte, dass durch häufiges Wiederholen des Kochens eine grössere Sicherheit geschaffen werde, haben sich noch kürzlich einige New Yorker Aerzte nicht gescheut zu behaupten, — einer von ihnen hat es sogar drucken lassen, obgleich er vorher auf seinen Irrthum aufmerksam gemacht war —, dass Jacobi ein Gegner der Sterilisation sei.

Nachdem A. Caillé die Soxhlet'sche Methode der Milchsterilisirung in New York eingeführt hat, bemächtigte sich die Industrie dieses Gegenstandes. Einer der Fabrikanten hat auf mein Anrathen den Vorschlag von Dr. A. Seibert, die Quantität der sterilisirten Nahrung und die Graduirung der Saugflaschen nach dem Körpergewicht des Kindes zu bemessen, verwerthet. In den meisten Fällen ist dieses Vorgehen zu empfehlen, denn gewöhnlich lässt sich der Gesundheitszustand nach der Gewichtszunahme beurtheilen. Eine Ausnahme bilden nur die fetten rhachitischen Kinder, bei denen eine rasche Gewichtszunahme eher als ein ungünstiges Zeichen aufzufassen ist. Ausserdem lässt der genannte Arzt in Uebereinstimmung mit mir Hafer- oder Gerstenschleim der Milch zusetzen und damit sterilisiren; sein Sterilisationsapparat empfiehlt sich durch seine Billigkeit, welche auch die Anschaffung in der ärmeren Praxis ermöglicht. Vor dem Sterilisiren (oder Pasteurisiren) sollte die Milch filtrirt werden, dazu sind nicht, wie es vielfach geschieht, Tücher nöthig, sondern man benutzt besser Verbandwatte.

Die Schriften und Vorträge von Dr. Rowland Godfrey Freeman sind für New York und speciell für die ärmere Bevölkerung von grossem Nutzen gewesen. Er hält das Pasteurisiren für eine genügend sichere Methode und giebt dafür einen durchaus brauchbaren Apparat an. Als Rathgeber von Nathan Strauss, welcher Tausenden eine einwandsfreie Milch verschaffte, hat er der Stadt grosse Dienste geleistet und mit dazu beigetragen, dass dieses grossherzige Unternehmen, welches hoffentlich Nachahmung finden wird, ermöglicht wurde.

Auch Rotch lässt die Milch pasteurisiren; in einem Vortrag, den er in der Bostoner Gesellschaft für Kinderheilkunde im Mai 1892 hielt,[1]) kam er zu folgenden Schlussfolgerungen, die

---

[1]) The Value of Milk Laboratories for the Advancement of our Knowledge

ich wegen ihrer grossen praktischen Bedeutung hier wiederholen möchte. Auf mich hatten dieselben einen so bedeutenden Eindruck gemacht, dass ich den Leiter einer derartigen Anstalt in Boston zur Gründung eines ähnlichen Institutes in New York ermuthigte. ROTCH äussert sich also folgendermassen:

„Vor allen Dingen müssen wir Aerzte die Gewissheit haben, dass uns Anstalten zur Verfügung stehen, in denen der Betrieb absolut sauber und steril ist, und dass in der procentuarischen Zusammensetzung der Milch keine Abweichungen vorkommen. Geringe Aenderungen in dem Verhältniss der drei am genausten bekannten Bestandtheile der Milch — Fett, Zucker, Eiweisskörper — sind für die Verdauung und Ernährung des Säuglings von der grössten praktischen Wichtigkeit (Fett 2,02—4,34, Milchzucker 5,70—7,10, Eiweisskörper 1,08—3,07; Salze 0,12—0,20). In Bezug auf die Fähigkeit, Nahrung zu verdauen, besteht bei Säuglingen ebenso gut ein Unterschied wie bei Erwachsenen, und daher finden wir zwischen den verschiedenen Arten der Muttermilch Differenzen, durch welche im einzelnen Fall die Natur der Idiosynkrasie des Kindes gerecht wird. Wenn wir uns diese Thatsache stets vor Augen halten, so wird es uns klar werden, dass bei der künstlichen Ernährung nicht eine einzelne Mischung für alle Fälle angebracht sein kann.“

In der Zusammensetzung der natürlichen Nahrung des Säuglings kommen bedeutende Schwankungen vor, und trotz dieser häufig sehr rasch vor sich gehenden Aenderungen der Muttermilch gedeihen die Kinder. Es ist daher auch ein Irrthum anzunehmen, dass das procentuarische Verhältniss der Bestandtheile der Milch nach unveränderlichen Regeln festzusetzen ist, während doch in den äusseren Verhältnissen und dem Gesundheitszustand der einzelnen Kinder Unterschiede bestehen. Für den lebenden Organismus, in welchem die Assimilation nicht nach den Regeln der Krystallisation vor sich geht, giebt es eben kein unabänderliches Gesetz. Den besten Beweis hierfür liefert die Differenz in der Zusammensetzung guter Milchsorten; nach den von ROTCH beigebrachten Zahlen kann der Fettgehalt zwischen 2,2 und 4,37 $^0/_0$, der Eiweissgehalt zwischen 1,08 und 3,27 $^0/_0$ schwanken, und diese Milchsorten sind trotz der grossen Differenzen doch „normal“.[1]

Die Resultate der neuesten chemischen Untersuchungen über den Fettgehalt der Kuh- und Frauenmilch sind zu Gunsten der

---

of Artificial Feeding. Arch. of Pedratrics. Febr. 1893. — The Hygienic and Medical Treatment of Children. Arch. of Pediatrics, Philadelphia 1896, p. 153—287.

[1] „Bei einer Berechnung, welche einen so hohen Kaseingehalt ergiebt, muss stets ein Irrthum untergelaufen sein, welcher durch die Schwierigkeit, Kasein und Zucker zu scheiden, hervorgerufen wird. Die in den meisten Analysen für die Milchzuckerbestimmung zur Verwendung gelangende Kupferprobe ist bei der Milchanalyse mit grösster Wahrscheinlichkeit unzuverlässig.“ ARTHUR V. MEIGS „Feeding in Early Infancy“ 1896, p. 6.

letzteren ausgefallen. Dadurch haben aber die allgemeinen Regeln über die Ernährung mit Fett — die Wirkung auf die Verdauung, das normale Vorkommen von Fett in den Fäces gesunder (mit Muttermilch) ernährter Kinder — keine Aenderung erlitten.

Der organische Stoffwechsel lässt sich eben nicht allein nach mathematischen und chemischen Formeln bestimmen, sonst hätte der Chemiker SOXHLET, dessen Verdienste im Uebrigen über jeden Zweifel erhaben sind, Recht, wenn er den Aerzten den Rath giebt, einen zu geringen Fettgehalt der Nahrung durch Kohlehydrate in Gestalt von Milchzucker zu ersetzen. Glücklicher Weise ist aber die Physiologie nicht mit der organischen Chemie identisch.

BIEDERT und ARTHUR MEIGS haben ihren Methoden diese modernen Milchanalysen zu Grunde gelegt. Der Erstere hat ein Rahmgemenge hergestellt, welches $1\,^0/_0$ Kasein, $2\,^0/_0$ Fett und $4\,^0/_0$ Zucker enthält; dasselbe wird mit Milch in verschiedenen Verhältnissen gemischt. Den Zusatz von Rahm begründet er u. A. mit der Nothwendigkeit einer stärkeren Verdünnung des Kaseins der Kuhmilch (ich erreiche dasselbe durch meine Mehlabkochungen). Dabei nimmt er die schwere Verdaulichkeit des Kaseins der Kuhmilch als bewiesen an.

In der „Kinderernährung" (2. Aufl. pag. 152 u. 170) empfiehlt BIEDERT den Säugling folgendermassen zu ernähren: Für jedes kg Körpergewicht werden 200 g einer Nahrung geliefert, welche 50 g Milch, 100 g Haferschleim und 8 g Zucker enthält. HEUBNER („Säuglingsernährung und Säuglingsspitäler" 1897, pag. 13) mischt 1 Theil Milch mit 1 Theil einer Mehlabkochung (1 Theelöffel auf $^1/_4$ l), welche $12,3\,^0/_0$ Milchzucker enthält. Hiervon giebt er bis zur vierten Woche täglich 600 g, bis zur siebenten 750 g und nach der achten 900 g, in acht bis zehn Mahlzeiten.

Die Mischung von Dr. MEIGS erfreut sich bei vielen Aerzten einer grossen Beliebtheit. Dieselbe wird folgendermassen hergestellt: „1 l frischer, nicht zu fetter aber auch nicht zu dünner — am besten gewöhnlicher Marktmilch — wird in einen hohen Krug oder ein anderes Gefäss gegossen und bleibt an einem kühlen Platze drei Stunden stehen. Ohne Schütteln des Gefässes wird die obere Hälfte dann abgegossen und dieser dünne Rahm wird für das Kind benutzt.

„Ausserdem wird eine $10\,^0/_0$ Milchzuckerlösung hergestellt und an einem kühlen Orte aufbewahrt; falls sie sauer wird, darf sie nicht benutzt werden.

„Drei Esslöffel jenes Rahms und drei Esslöffel des Zuckerwassers werden mit zwei Esslöffel Kalkwasser gemischt; das Ganze wird in der Saugflasche erwärmt.

„In der überwiegenden Mehrzahl der Fälle erzielt man mit dieser Nahrung gute Erfolge" (A. MEIGS' „Feeding in Early Infancy 1896").

Die Meigs'sche Nahrung ist in ihrer Zusammensetzung zu schwankend und wegen der Art der Rahmgewinnung sowie des Milchzuckerzusatzes zu sehr von Zufällen abhängig, als dass bei ihrem Gebrauch Irrthümer und Misserfolge ausgeschlossen erscheinen. Sie wird daher auch kaum in weiten Kreisen Anklang finden.

Nach der Ansicht von Dr. N. B. Coit ist Kuhmilch bei richtiger Zubereitung eine genügende Nahrung für das Kind und enthält Alles, was für eine kräftige Entwicklung nothwendig ist. Für die Säuglingsernährung giebt er folgende Vorschriften:

„In den ersten sechs Monaten die durch Absetzen gewonnene fettere Milch, $^1/_4$ l Rahm, $^1/_2$ l gekochtes Wasser, 50 g Milchzucker; vom sechsten bis neunten Monat $^1/_2$ l Rahm, $^1/_2$ l gekochtes Wasser, 60 g Milchzucker, vom neunten Monat bis zum Ende des ersten Jahres $^3/_4$ l Rahm, $^1/_4$ l gekochtes Wasser, 3 Theelöffel weissen Zucker.“

Dr. Rotch fährt (l. c.) fort: „Wir müssen über eine Methode verfügen, durch welche wir die Milch den individuellen Eigenheiten der Verdauung anpassen können.

„Durch Centrifugiren werden Verunreinigungen aus der Milch ausgeschieden und aus dieser selbst Rahm von konstanter Zusammensetzung und Magermilch gewonnen. Ueber Milchzucker, die Eiweissstoffe und die Salze der Milch besitzen wir so gute Kenntnisse, dass wir stets in der Lage sind, eine Mischung in jedem beliebigen Verhältniss herzustellen. Die Vorschrift für ein viermonatliches Kind würde lauten: 4 Theile Fett, 7 Theile Milchzucker, 1,50 Theile Eiweiss. Mit dieser Milch, der $10^0/_0$ Kalkwasser zugesetzt sind, werden acht 120 g-Gläser gefüllt und bei 75^0 C. zwanzig Minuten lang pasteurisirt. Das Kalkwasser genügt gerade, um in solcher Mischung die Kuhmilch leicht alkalisch zu machen.[1] Auf diese Weise ist es möglich, die für das Kind be-

---

[1] Die Kuhmilch ist entweder alkalisch, neutral oder sauer. Die Vorschrift, ihr immer $5^0/_0$ Kalkwasser zuzusetzen, damit die Reaktion alkalisch wird, ist also nicht richtig und nicht wissenschaftlich begründet. Und ferner, wie stark wird wohl die alkalische Reaktion durch einen Zusatz von 6 g Kalkwasser, die angeblich genau 0,0075 Kalk enthalten? Das Kalkwasser ist eine gesättigte wässerige Lösung von Calciumhydrat, das in seiner procentuarischen Zusammensetzung von der Temperatur abhängig ist. Bei 15^0 enthält es etwa $0,17^0/_0$, bei höherer |Temperatur weniger und bei Erhitzung bis zum Siedepunkt nur 1 Theil Kalk in 1300 Theilen Wasser; bei Abkühlung der Lösung löst sich der Kalk wieder. Wird die kalkhaltige Nahrung bei einer Temperatur von 27—33° C. gereicht, so ist der Kalk zum Theil ausgefällt. Die alkalische Reaktion von angewärmtem Kalkwasser wird schwächer, am stärksten ist sie in kaltem, sehr schwach in gekochtem Kalkwasser. Versuche, welche mit der gewöhnlichen Marktmilch angestellt wurden, ergaben folgende Resultate: Reaktion sauer, auch beim Kochen; durch den Zusatz von $^1/_{20}$ Theil Kalkwasser wurde die Reaktion nur wenig geändert und blieb sauer. Nach Kochen der Mischung war die Reaktion die gleiche. Nach Abkühlen und Schütteln reagirte sie ebenfalls sauer, aber etwas schwächer als vor dem Zusatz des Kalkwassers.

stimmte Nahrung dem Alter und dem Gesundheitszustand entsprechend zu modificiren.

Für ein sechsjähriges Mädchen mit katarrhalischem Ikterus lautete die Verordnung folgendermassen: 0,5 Theile Fett, 6 Theile Milchzucker, 4 Theile Eiweiss. Mit einer derartig zusammengesetzten Milch, der $10\,^0/_0$ Kalkwasser zugesetzt werden, sind zwölf 120 g-Flaschen zu füllen; zweistündlich wird eine Flasche gereicht. Für ein viermonatliches Kind, welches an Sommerdiarrhoe litt, wurde die nachstehende Vorschrift gegeben: 2 Theile Fett, 5 Theile Milchzucker, 1 Theil Eiweiss. Hiermit sind zwanzig 30 g-Flaschen zu füllen; jedesmal vor der Mahlzeit werden 10 g Kalkwasser zugesetzt. Die Sterilisation ist bei $100\,^0$ C. vorzunehmen.

Rotch liess sich bei der Ausarbeitung seiner Methode u. a. von folgenden Gesichtspunkten leiten: „Die Bestandtheile der Nahrung, welche die Natur für den Säugling ebenso wie für die Jungen aller Säugethiere bestimmt hat, sind ausschliesslich animalisch und nicht vegetabilisch; der Mensch ist in den ersten zwölf Monaten seines Lebens Carnivore. Bei einer von jeder pflanzlichen Beimischung freien animalischen Nahrung gedeiht, wie die Erfahrung lehrt, die grösste und stirbt die geringste Zahl der Kinder."

Aus allen meinen während der letzten dreissig Jahre erschienenen Schriften ergiebt sich, dass ich mich diesen Ausführungen nicht in allen Punkten anschliessen kann. Speichel und Pankreassaft werden nicht nur secernirt, damit sie unbenutzt wieder zur Ausscheidung gelangen, und die Natur bestimmt das neugeborene Wesen nicht ausschliesslich zur Pepsinverdauung. Rotch hat nur seine eigenen Erfahrungen verwerthet, ich bin aber auf Grund der meinigen zu einer abweichenden Ansicht gekommen. Trotzdem wollte ich nicht verfehlen, die Methode dieses mit Recht so hochgeschätzten und bekannten Autors ausführlich darzulegen. Seine Vorschriften, welche übrigens jederzeit nach meiner Methode modificirt werden können, sind durchaus gut, wissenschaftlich exakt und praktisch. Ausserdem haben sie sich bewährt, denn die Resultate sind gut, wenn wir auch nicht wissen, ob die sorgsame Behandlung der unter allen Kautelen präparirten Milch, die methodische procentuarische Zusammensetzung, das genau durchgeführte Pasteurisiren oder alle diese Faktoren zusammen gleichzeitig dazu beitragen. Ich habe eine Anzahl gesunder und kranker Kinder gesehen, denen der dauernde Genuss dieser präparirten Milch gut bekommen ist. Nur eine Beobach-

---

Ein Zusatz von Natr. bicarbonic., welchen Holt (ausser Kalkwasser) empfohlen hat, um das Sauerwerden der Milch zu verhüten, kann höchst gefährlich werden. Denn gerade diejenigen Bakterien, welche mit ihren Sporen am schwersten durch Kochen abgetödtet werden, wachsen am besten in einer stark alkalisch reagirenden Milch.

tung hat mich zuweilen stutzig gemacht. Das Wachsthum der Muskeln und besonders der Knochen schien mir verlangsamt, der Zahndurchbruch verzögerte sich um Wochen und Monate, und nicht selten war eine gewisse Weichheit der Schädelknochen auffallend. In vielen derartigen Fällen war ich gezwungen, Fleischsuppe oder Fleischsaft früher als ich es sonst zu thun pflege, zu geben. Zwei dieser Patienten vertrugen Phosphor nicht, bei allen übrigen erwies sich der Gebrauch dieses Medikaments nützlich. Alles in Allem genommen scheint die Methode aber zuverlässig zu sein und, soweit man es von Kuhmilch und dem Kasein der Kuhmilch verlangen kann, gute Erfolge zu erzielen. Bedauerlich ist es, dass sie jetzt nur den wohlhabenden Ständen zugänglich ist, denn es war eine recht beträchtliche Summe nöthig, um 125 arme Kinder in Boston mit dieser Nahrung zu versehen. Meine Methode hat ihr gegenüber den Vortheil, dass sie in der ärmeren Praxis ebenso gut zur Verwendung gelangen kann wie bei Wohlhabenden. Solange die Anstalten sich in ihren Cirkulären von zu weit gehenden Versprechungen frei halten — einmal traten sie schon recht anmassend auf — wird der Arzt auf diese oder eine ähnliche Weise für die seiner Obhut unterstellten Säuglinge eine einwandsfreie und meistens gut bekömmliche Nahrung beschaffen können. Sollte die Gewebsanbildung dabei nicht in genügender Weise vor sich gehen, so können der Mischung jederzeit Mehlabkochungen zugesetzt werden. Die günstige Wirkung derselben, welche schon vor langer Zeit auf empirischem Wege gefunden ist, hat SPRINGER in Paris kürzlich experimentell bestätigt. Er fand nämlich, dass die Knochenentwicklung durch eine aus verschiedenen Mehlen bereitete Suppe, welche eine Reihe Stunden gekocht hatte, befördert werden könne. Ein derartiges langes Kochen ist aber nicht nothwendig.

Wie ROTCH benutzt auch GÄRTNER[1]) in Wien die Centrifuge, um eine der Muttermilch ähnliche Nahrung herzustellen. Nach ESCHERICH enthält die letztere 1,82% Kasein, 3,10% Fett, 6,23% Zucker, während der Durchschnitt aus zahlreichen Analysen der Kuhmilch 3,76% Kasein, 1,81% Fett und 2,4% Zucker ergiebt. Die „Fettmilch" enthält 1,76% Kasein, 3% Fett und 2,4% Zucker. Dieselbe wird durch entsprechend eingerichtete Balance-Centrifugen so hergestellt, dass die Hälfte des Inhalts und mit ihm die Hälfte des in der Milch enthaltenen Kaseins, die Hälfte des Zuckers und der Salze, die sämmtlich durch das Centrifugiren nicht beeinflusst werden, entweichen, während die im Separator zurückgehaltene Milch einen doppelt so grossen Fettgehalt besitzt wie die ursprüngliche Milch. Der Unterschied zwischen der GÄRTNER'schen und

---

[1]) Ueber die Herstellung der Fettmilch, Wien 1894. ESCHERICH: Die GÄRTNER'sche Fettmilch, eine neue Methode der Säuglingsernährung. Wiener Med. Wochenschrift 1894.

ROTCH'schen Methode besteht darin, dass die erstere bei der überwiegenden Mehrzahl der Kinder (aber nicht bei allen), welche konstant zusammengesetzte Kuhmilch erhalten sollen, Verwendung finden kann, während die letztere die verschiedensten Veränderungen in den procentuarischen Zusammensetzungen gestattet und auf diese Weise dem Arzt die Möglichkeit giebt, zu individualisiren und die Nahrung den Bedürfnissen des gesunden oder kranken Kindes anzupassen. Die GÄRTNER'sche Milch hat stets die gleiche procentuarische Zusammensetzung, nur die Quantität wird allmählich gesteigert und die Anzahl der Mahlzeiten verringert. GÄRTNER hat dabei die Thatsache übersehen, dass Muttermilch (gar nicht vom Colostrum zu sprechen) in den ersten Monaten mehr Eiweiss und Salze und weniger Fett, später aber weniger Eiweiss und Salze und mehr Fett enthält. Trotzdem scheint nach meinen allerdings noch recht beschränkten Erfahrungen der Effekt ein guter zu sein, ich fürchte aber, dass wir hiermit die gleichen Beobachtungen wie bei der ROTCH'schen Milch machen werden. Die Gewebsanbildung wird nicht in genügender Weise vor sich gehen, und bei sorgsamer Ueberwachung der Kinder werden wir häufig gezwungen sein, Zusätze zu der Nahrung und Medikamente zu verordnen.

Die Misserfolge bei der Ernährung mit Vollmilch oder verdünnter Milch haben schon vor langer Zeit zur Verwendung von Fleischsuppen, Fleischthee und Eiern geführt. Bereits im Jahre 1818 berichtete BRETONNEAU, dass im Krankenhaus zu Tours bei denjenigen Kindern, welche mit einer Mischung von Bouillon und Milch ernährt werden, keine Tabes mesenterica mehr vorkam. VAUQUELIN war der Ansicht, dass die Kuhmilch durch einen solchen Zusatz der Muttermilch am ähnlichsten werde. Unter normalen Verhältnissen empfiehlt es sich, gegen Ende des ersten Lebensjahres den Kindern täglich eine Tasse Fleischbrühe (bei Neigung zu Diarrhoe Hammelfleischsuppe) geben zu lassen; besteht aber eine Anlage zur Entwicklung von Rhachitis, welche sich durch die an anderer Stelle besprochene rhachitische Obstipation, übermässige Fettentwicklung oder einen späten Zahndurchbruch verräth, so wird man eine derartige Ernährung schon bedeutend früher einleiten.

Noch immer hört man von einem hervorragenden Nährwerth des Beef-tea sprechen, obgleich wir jetzt wissen, dass er viel ärmer an löslichen Eiweissstoffen ist, als man früher annahm. Dagegen enthält diese Flaschenbouillon sehr viele Salze, so dass sie bei Sommerdiarrhöen leicht Schaden anrichten kann. Jedenfalls darf sie nie unverdünnt sondern nur mit Mehlabkochungen oder Eiweiss (im letzteren Fall ist höchstens ein geringer Zusatz von Salz nothwendig) gegeben werden.

Fleischsuppen besitzen, wenn man nur den Gehalt an Eiweissstoffen in's Auge fasst, keinen grösseren Nährwerth als Molken;

sie wirken aber durch die im Fleisch enthaltenen Extraktivstoffe, Kreatin und Kreatinin anregend. Eine Steigerung der Körpertemperatur tritt nach dem Genuss solcher Suppen nicht auf. Bei gastrischen Störungen, Gastritis und akuter Dysenterie ist ihre Verwendung contraindicirt. Durch Kalbfleischbouillon können Diarrhöen verschlimmert werden, Hammelfleischsuppen veranlassen Obstipation und sind daher hauptsächlich bei Diarrhöen zu verordnen. Eine Ochsenfleischbouillon mit $1{,}5—2\,^0/_0$ Eiweiss wird folgendermassen bereitet: Fleisch wird mit der sechsfachen Menge Wasser und etwas Kochsalz angesetzt, nach 10—12 Stunden wird die Masse langsam gekocht und dann ausgepresst. Noch besser ist folgende Modifikation des LIEBIG'schen Beef-tea. Zu $^1/_4—^1/_2$ Pfund feingeschnittenen Filets werden 6—7 Tropfen Salzsäure mit $^1/_4$ Liter Wasser gesetzt, das Ganze bleibt 2 Stunden stehen, wird während dieser Zeit mehrfach umgerührt und dann einige Minuten gekocht. Der durch Auspressen aus Rindfleisch gewonnene Fleischsaft enthält $6—7\,^0/_0$ Eiweiss, reagirt leicht sauer und verdirbt rasch.

Fleischpeptone sind zur Ernährung per os (und per rectum) verwendbar und werden mit heissem Wasser oder heisser Bouillon genossen; einige Theelöffel oder mehr können der täglichen Nahrung zugesetzt werden. Sollten die Präparate wegen des starken aromatischen Geruchs oder der Farbe von den Kranken nicht gerne genommen werden, so empfiehlt es sich, sie kalt zu reichen. Bei der Verordnung von Peptonen müssen aber stets die Verdauungsorgane sorgfältig kontrollirt werden. Das Endprodukt der Magenverdauung sind Albumosen, zur Bildung von Peptonen kommt es erst durch Einwirkung des Pankreasferments und vielleicht auch einiger Darmbakterien auf den Chymus. Die Ansicht, dass Albumosen und Peptone sich nur in Gegenwart von Salzsäure bilden können, ist unrichtig, denn sie entstehen auch bei Hunden, denen der Magen exstirpirt ist, und bei Menschen ohne Magensaftsekretion. Bei der Verordnung der Peptone liess man sich von dem Gedanken leiten, dass sie Ersatz für fehlende Produkte der Magenverdauung leisten könnten. Ihr Geschmack ist bitter, und sie werden, selbst bei Verabreichung per rectum, nicht immer gut vertragen, sondern veranlassen Erbrechen und Durchfall. Ein Theelöffel der meisten Peptone enthält 3—4 g Eiweiss, so dass durch einen solchen Zusatz der Nährwerth der Speisen eines Kranken, welcher einer reichlichen leicht verdaulichen Kost bedarf, nicht unwesentlich gesteigert werden kann. Dabei muss aber, wie schon erwähnt, der Zustand der Verdauungsorgane sorgsam überwacht werden; in fieberhaften Erkrankungen, bei Kongestionen und Katarrhen geht die Absorption nur langsam vor sich, ganz besonders schlecht werden dann Peptone resorbirt, es kommt zur Bildung von Dyspeptonen oder zu schwerer Autoinfektion.

Geschabtes rohes Fleisch ist in den letzten vierzig Jahren bei und nach erschöpfendem chronischem Gastro-Intestinalkatarrh sehr warm empfohlen worden. Es ist ungemein leicht verdaulich und verdient, wenn man die Gefahr der Taenienübertragung nicht zu hoch anschlägt, seinen Ruf als vortreffliches Kräftigungsmittel. Die weissen Fleischsorten enthalten weniger Fett, Hämoglobin und Extraktivstoffe als Rindfleisch. Die Thymus enthält $22^0/_0$ Eiweiss, $6^0/_0$ Leim aber nur $0,4^0/_0$ Fett, $1,6^0/_0$ Salze und $70^0/_0$ Wasser.

Fleischpulver (das Fleisch wird im Wasserbade getrocknet und dann fein gepulvert) und fein gepulvertes, hart gekochtes Eiweiss werden in Milch gern genommen und sind vortreffliche Zusätze zur Nahrung etwas älterer Patienten (3—4jähriger und grösserer Kinder).

Eier (Dotter und Eiweiss) werden als Zusatz zur Milch oder anstatt derselben auf die verschiedenste Weise benutzt. Eiweisswasser (ein Eiweiss wird mit etwas Salz in 200 g Wasser gehörig gequirlt) kann zwar nur vorübergehend zur ausschliesslichen Ernährung des Säuglings benutzt werden, ist aber bei schweren Darmkatarrhen ein unschätzbares Ersatzmittel der Milch, und kann, wenn die Kinder gleichzeitig noch andere Nahrung geniessen, auch längere Zeit verabreicht werden.

Die FALKLAND'sche Methode (Abrahmen und Peptonisiren der Milch) ist wegen ihrer Umständlichkeit nicht empfehlenswerth. ROBERTS erhitzt die Milch beinahe bis zum Siedepunkt und behandelt sie dann mit Pankreassaft und Natr. bicarbonic. Das Peptonisiren der Milch nach FAIRCHILD ist ein in Amerika vielfach gebräuchliches und recht empfehlenswerthes Verfahren. RUDISCH sucht die Kuhmilch für gesunde oder kranke Kinder und Erwachsene, besonders wenn sie wegen eines Magenkatarrhs nicht in der ursprünglichen Form verdaut werden kann, auf folgende Weise zu verbessern. Zu $^1/_2$ Liter Wasser werden 25 Tropfen verdünnte Salzsäure und 1 Liter Milch zugesetzt; wenn diese Mischung nur kurze Zeit gekocht wird, so ist sie recht schmackhaft und hält sich gut.

Somatose ist ein brauchbares Präparat, weil sich keine die Nieren reizenden Nucleine darin befinden und es eine ächte Albumose darstellt. Ein Theelöffel davon enthält eben so viel Eiweiss wie ein halbes Ei oder drei Esslöffel Milch. Bei Anämie, langsamer Rekonvalescenz und in den verschiedensten Krankheiten empfiehlt es sich daher, täglich einige Theelöffel in viel Wasser, Bouillon oder auch Milch zu geben. Als regelmässige Nahrung ist sie aber natürlich nicht verwendbar, ebenso wie es keinen Sinn hat, durch einen derartigen Zusatz Kuhmilch „der Muttermilch ähnlich machen zu wollen" (RIETH).

G. KLEMPERER wendet sich in einer kürzlich erschienenen Arbeit gegen die sämmtlichen künstlichen Nährpräparate (Berl.

klin. Wochenschr. 1897, Nr. 26), da sie in „fast" jedem Fall völlig nutzlos seien. Er bemerkt sehr richtig, dass die käuflichen Präparate zu theuer sind, meistens nicht die versprochenen Erfolge erzielen und unter gewöhnlichen Umständen daher nicht die Naturprodukte ersetzen können. Diesen Standpunkt habe ich stets eingenommen; der praktische Arzt aber, welcher eben so gut seltene wie gewöhnliche Krankheitsfälle zu behandeln hat, wird zuweilen gerne über solche Präparate verfügen, denn sie setzen ihn in den Stand, eventuell das Leben seiner Kranken, bei denen eine normale Verdauung nicht möglich ist, zu retten. Es giebt keine Nahrung, welche für jeden Magen oder jeden Fall in gesunden oder kranken Tagen passt, und deshalb kann eine möglichst grosse Auswahl unter den Präparaten nur willkommen sein. Aus demselben Grunde sind in seltenen Fällen, welche weder die auf's Sorgfältigste zubereitete Milch noch Hafer- und Gerstenschleim vertragen, künstlich präparirte Mehle, deren Amylum zum grösseren oder geringeren Theil in Dextrin übergeführt ist, unentbehrlich. Malzextrakt enthält Eiweiss, $53\,^0/_0$ Zucker, $15\,^0/_0$ Dextrin und kann daher mit Vortheil bei der Krankenernährung Verwendung finden; ein Esslöffel des Extrakts würde an Nährwerth einem Ei entsprechen. Ebenso wie der hierin enthaltene Zucker diätetisch benutzt wird, sollten Rohr- und Milchzucker und Honig häufiger Verwendung finden, als es bis jetzt geschieht. Fiebernde und schwächliche Kranke müssen in der Hauptsache mit Kohlehydraten ernährt werden, aber auch Gesunde können, wenn ihnen nur genügend stickstofffreie Nahrung geliefert wird, kürzere Zeit mit weniger Eiweiss auskommen als LIEBIG und VOIT für sie verlangen; nach HIRSCHFELD genügen dann 30 oder 40 g Eiweiss.

Der Alkohol wird in der Krankendiät des Säuglings- und Kindesalters jetzt vielfach benutzt. Bei katarrhalischen Erkrankungen und in den ersten Stadien fieberhafter Leiden soll er gar nicht oder doch nur in sehr kleinen Dosen verordnet werden, absolut contraidicirt ist er bei Meningitis, akuten Herzkrankheiten, Gastro-Enteritis, Peritonitis und akuter Dysenterie, dagegen angezeigt bei Kräfteverfall und allgemeiner Schwäche. Aus diesen Gründen habe ich in den schon erwähnten Vorschriften für die Säuglingsernährung in der heissen Jahreszeit, welche von der New Yorker Medicinalbehörde vertheilt werden, empfohlen, den Kindern — aber nur während der heissesten Tage — täglich einen Theelöffel Whisky zu geben. Ausserdem ist der Alkoholgebrauch in chronischen Krankheiten und bei langsamer Rekonvalescenz indicirt.

Der Alkohol ist ein Reiz- und Nährmittel, Antipyreticum und Antisepticum; er wird im Organismus in Kohlensäure und Wasser verwandelt und bildet daher auch ein Sparmittel. Sobald der Alkoholgeruch in der Exspirationsluft wahrnehmbar wird, darf er keine weitere Verwendung finden, oder die Dosis muss doch bedeutend verringert werden. Besonders häufig kann man z. B. diese Erscheinung im ersten Stadium der Pneumonie beobachten, wo er daher nur selten indicirt ist und auch schlecht vertragen wird. In genügend grossen Quantitäten gegeben, setzt er die Temperatur herab; nach BINZ sind hierzu 40,0 g (die etwa in 100,0 Whisky oder Cognac enthalten sind) nöthig. Die besten Erfolge werden bei den verschiedenen septischen Erkrankungen, besonders bei septischem Erysipel mit oder ohne Hirnerscheinungen, sowie bei Diphtherie erzielt. Hier ist es eigentlich unmöglich, zu viel zu geben, und man muss sein Augenmerk besonders darauf richten, dass die Dosen genügend gross sind. Wer sich nicht scheut, einem an Diphtherie leidenden Kind täglich 200 g Whisky zu geben, wenn 30 oder 60 nicht genügen, oder 300, wenn 200 nicht ausreichen, wird sich von der segensreichen Wirkung des Alkohols bei dieser Erkrankung bald überzeugen. Niemals aber darf er in koncentrirter Form verabreicht werden, denn die Magenschleimhaut verträgt keinen reinen Whisky und Cognac, und es müssen deshalb alle alkoholischen Getränke mit Wasser oder Milch verdünnt werden. Wein, Cognac und Whisky sind nicht gleichwerthig; in Amerika ist reiner Whisky am leichtesten und billigsten zu haben und wird von vielen Personen lieber genommen als die anderen alkoholischen Getränke, welche häufig verfälscht sind. Der Wein besitzt wegen seines Aethergehalts keine nennenswerthe antipyretische Wirkung; Fuselöl, Furfurol und Salicylaldehyd finden bei der Herstellung von Likören und künstlichen Bouquets, mit denen der Cognac sehr häufig verfälscht wird, Verwendung. Derartige Alcoholica wirken dann nicht stimulirend, sondern haben den entgegengesetzten Effekt.

Unter Dyspepsie versteht man eine Störung der Magenfunktion, welche zuweilen durch geringe pathologische Veränderungen in der Magenschleimhaut bedingt ist. Es besteht dabei völliger oder theilweiser Appetitmangel, und die aufgenommene Nahrung wird mehr oder weniger unverdaut wieder ausgeschieden; jedoch darf man sich in dieser Beziehung nicht allzuviel auf die Angaben der Mütter und Wärterinnen verlassen. Aeltere Kinder klagen über Druck in der Magengegend und leiden ebenso wie Säuglinge an häufigem Aufstossen. Bestehen die Ructus nur aus verschluckter Luft, so sind sie gänzlich geruchlos, kommen sie aber durch Gasentwickelung im Magen zu Stande, so können sie einen höchst widerwärtigen Fötor besitzen. Grössere Kinder klagen auch über Oppressionsgefühl und Stirnkopfschmerz, bei jüngeren tritt häufig Erbrechen auf.

Ausser den selten nachweisbaren anatomischen Veränderungen des Magens kommen für die Entstehung der Dyspepsie qualitative und quantitative Sekretionsanomalien, Abnormitäten in der Funktion des Nervensystems (z. B. beim Fieber) und am häufigsten eine schlechte Beschaffenheit der aufgenommenen Nahrung in Betracht.

Die Therapie besteht in erster Linie in völliger Nahrungsentziehung oder doch einer sorgsamen Ueberwachung der Diät. Die Milch muss gekocht, peptonisirt oder mit Salzsäure behandelt werden; durch den Zusatz von Mehlabkochungen und etwas Salz wird die Verdaulichkeit einer so zubereiteten Milch noch verbessert. In vielen Fällen ist Milch mit oder ohne Fleischsuppe die einzige Nahrung, welche die Kranken vertragen. Wenn, wie es bei Päppelkindern häufig der Fall ist, Hyperacidität des Magensafts besteht, so sind Alkalien zu verordnen. Ein Zusatz von etwas Natr. bicarbonic. zu der Nahrung genügt häufig, sicherer ist es aber, einige Minuten vor jeder Mahlzeit etwas Alkali (Magnesia, Natrium, Calcium) nach den an anderen Stellen gegebenen Vorschriften zu verordnen.

Als ein Symptom der Dyspepsie wurde auch das Erbrechen angeführt; beim Säugling ist das Auftreten desselben aber gewöhnlich nicht pathologisch. In Folge der vertikalen Lage, der mehr oder weniger cylindrischen Form des Magens und der verhältnissmässig geringen Entwickelung des Fundus üben die antiperistaltischen Bewegungen nämlich keinen Druck auf den letzteren aus, sondern es findet die Entleerung nach oben statt. Es handelt sich also hierbei eigentlich nicht um Erbrechen, sondern um Regurgitiren der Nahrung, welches die Kinder kaum belästigt.

Eine Behandlung ist in derartigen Fällen nicht nöthig, höchstens kann es sich um einige diätetische Vorschriften handeln. Man rathe den Müttern, dem Kinde seltener und minder grosse Mahlzeiten zu geben, lasse das Kind sofort nach dem Saugen ruhig in's Bett legen, vermeide alle schaukelnden Bewegungen und lasse es nicht auf dem Bauch liegend umhertragen.

Findet, wie es gewöhnlich der Fall ist, das Regurgitiren sofort nach der Nahrungsaufnahme statt, so ist die Milch noch flüssig, kommt es erst später dazu, so ist sie coagulirt. Wenn unter diesen Umständen ungeronnene Milch aufgegeben wird, so liegt ein Magenleiden vor; die Kinder — besonders Päppelkinder — werden dann unruhig und haben augenscheinlich Schmerzen. Diejenigen Fälle, in welchen mit dem Mageninhalt ein sauer reagirender Schleim entleert wird, erfordern die Verordnung antifermentativer Mittel, wie Argent. nitr., Wismuth und Resorcin; zuweilen genügt auch schon der Gebrauch der oben genannten Alkalien.

Gastritis (akuter Magenkatarrh). — Schwache und anämische Kinder, Rekonvalescenten und fiebernde Kranke disponiren zwar besonders zu dieser Erkrankung, doch kommt sie ebenso häufig bei Kindern, welche vorher völlig gesund waren, zur Entwicklung. Es besteht dabei stets eine verminderte Salzsäureproduktion und eine gewisse motorische Insufficienz des Magens.

Kalte und heisse Speisen, zu grosse Mahlzeiten, Säuren, Gewürze, reizende Medikamente, alkoholische Getränke, fettes Fleisch, Kuchen, verdorbene Nahrungsmittel können die Ursachen eines Magenkatarrhs sein und müssen daher sorgfältig vermieden werden. Die Dentition an sich führt nicht zur Entwicklung einer Gastritis, die Möglichkeit, dass ein plötzlicher Temperaturwechsel die Schuld trägt, ist nicht zu bestreiten, aber in der überwiegenden Mehrzahl der Fälle handelt es sich doch um Diätfehler; durch Aufnahme weiterer Nahrung, welche unter diesen Umständen nicht mehr verdaut werden kann, steigern sich die Schmerzen, das Erbrechen und das Fieber. Bei Neigung zu Konvulsionen sind kalte Umschläge auf den Kopf und völlige Nahrungsentziehung indicirt; warme Bäder wirken häufig recht günstig, doch darf das Kind, falls noch Krämpfe auftreten, nur äusserst vorsichtig gebadet und bewegt werden. Durch einen kalten Umschlag auf die Herzgegend kann die Temperatur des ganzen Körpers herabgesetzt werden; wenn die Kranken über grossen Durst klagen, so muss ihnen häufig Selters- oder Vichywasser, Apollinaris oder Salzsäure in Wasser (1:3000—10000) gereicht werden.

Feste Nahrung darf nicht genossen werden; ist dem Erbrochenen viel Schleim beigemischt, so empfiehlt es sich, Milch überhaupt nicht, in starker Verdünnung oder nach der Rudisch-schen Methode zu verordnen.

Bei Neigung zu Erbrechen giebt man Speisen und Getränke theelöffelweise, bei sehr grosser Empfindlichkeit des Magens ausschliesslich Schleimsuppen und Mehlabkochungen und als Medikament zweistündlich kleine Wismuthdosen.

Bei excessiver Säurebildung ist calcinirte Magnesia in kleinen aber häufig wiederholten Gaben das beste Mittel, ausserdem ist Natr. bicarbonic. und Opium in kleinen Mengen ($^1/_3$ — 1 mg stündlich bis zweistündlich) zu versuchen.

Der chronische Magenkatarrh entwickelt sich entweder aus der akuten Gastritis oder bildet sich direkt unter dem Einfluss länger wirkender Schädlichkeiten aus; die häufigsten Ursachen sind zu grosse und häufige Mahlzeiten, zu kalte oder zu heisse Speisen und zu schnelles Essen. Der Magen befindet sich entweder im Zustande der Hyperämie oder Anämie, er ist hyperästhetisch oder atonisch, der Magensaft ist quantitativ und qualitativ abnorm. Diese pathologischen Veränderungen im Magen können vor sich gehen, ohne dass die Nachbarorgane in Mitleidenschaft gezogen werden, andererseits können sonstige Erkrankungen theilweise oder ausschliesslich die Ursache der gastrischen Störungen sein. Ganz besonders gilt dies von Herz- und Lungenkrankheiten, welche zur Stauung in entfernteren Organen führen. Daher wird man bei manchem chronischen Magenkatarrh Erwachsener und Kinder in erster Linie die Behandlung dieses Grundleidens in's Auge zu fassen haben. Bei der Bestimmung der Diät ist besonders darauf zu achten, dass der Magen nicht durch zu häufige und zu grosse Mahlzeiten überlastet wird. Durch Medikamente versucht man entweder die Schleimhaut selbst zu beeinflussen (Alkalien, Wismuth), die Sekretionsanomalien zu heben (Pepsin mit Salzsäure, Resorcin) oder der Muskelinsufficienz entgegen zu wirken (Strychnin). Von der grössten Bedeutung ist es, dass die Kinder sich an langsames Essen gewöhnen und die Speisen lauwarm und nicht zu stark verdünnt geniessen, da in diesen Fällen die Resorption nur langsam vor sich geht. Zucker, Fett und Stärke sind nur in kleinen Mengen zu gestatten.

Bei Ulcus ventriculi (und duodeni) ist die Alkalisirung des Inhalts dieser Organe von der grössten Wichtigkeit. Abnorme Säure (Essigsäure, Buttersäure, Caprylsäure oder überschüssige Milchsäure) muss vor der Nahrungsaufnahme neutralisirt werden; dazu genügt aber nicht die gelegentliche Darreichung eines Antacidum, sondern dasselbe muss regelmässig zwei- oder dreistündlich und ausserdem wenige Minuten vor jeder Mahlzeit gegeben werden. Die kohlensäurehaltigen Natrium- und Magnesiumsalze eignen sich nicht zum längeren Gebrauch, da dieses Gas die Peristaltik anregt. Calcinirte Magnesia wird am besten stündlich bis dreistündlich in Dosen von 0,05—0,1 mit nicht zu kaltem oder noch vortheilhafter mit heissem Wasser genommen; grössere Dosen wirken abführend und sind daher nur bei gleichzeitiger Obstipation angezeigt. Wenn die Verordnung grösserer Mengen der Antacida nothwendig erscheint, so kann dem Magnesium Calc. carbonic. oder phosphoric. und Bismuth. subnitric. oder subcarbonic. zugesetzt werden. Kalkwasser ist bei diesen Zuständen so gut wie wirkungslos, da es zur Neutralisirung starker Säuren nicht genügt. Die angegebene medikamentöse Behandlung muss Wochen und Monate lang fortgeführt werden, ohne dieselbe habe ich trotz sorgfältigster diätetischer Vorschriften bei keinem Magen- oder Duodenalgeschwüre Heilung gesehen.

Jede Thätigkeit des erkrankten Organs involvirt für den Patienten neue Gefahren; deshalb müssen Magen und Duodenum möglichst ruhig gestellt und, so weit es angängig ist, in ihrer Funktion beschränkt werden. Aus diesem Grunde ist jede unverdauliche und feste Nahrung contraindicirt. Aeltere Kinder vertragen gewöhnlich gekochte Milch (zuweilen besser mit einem Zusatz von Natr. bicarbonic.), Hafer- und Graupenschleim, Reis- oder Arrow-root-Wasser, altes Weizenbrod und zuweilen auch geschabtes rohes Fleisch. In einigen Fällen müssen die Patienten ausschliesslich mit gekochter Milch oder Buttermilch ernährt werden; andere ziehen Kumys, peptonisirte oder nach RUDISCH präparirte Milch vor. Vor allen Dingen ist darauf zu achten, dass die Nahrung langsam genossen wird; hastig getrunkene Milch gerinnt zu grossen harten Coagulis, ist unverdaulich und daher schädlich; wird dieselbe Milch aber schluckweise oder löffelweise genommen, so vertragen die Patienten sie gut. Die für den Gebrauch der Kranken bestimmte Milch soll morgens gekocht und dann mehrere Male am Tage wieder bis zum Sieden erhitzt oder sterilisirt werden. Der Genuss ganz kalter Milch ist nicht rathsam, ein Zusatz von etwas Kochsalz dürfte sich empfehlen. Einige Kranke ziehen eine Mischung von Milch und Mehlabkochungen vor und vertragen dieselbe auch am besten. Auf diese Weise wird man die Kranken Wochen und zuweilen Monate lang ernähren müssen und, wenn man kleine aber häufigere Mahlzeiten giebt, auch gute Resultate erzielen.

Zwischen akuter und chronischer Enteritis (Intestinalkatarrh), deren Hauptsymptom die Diarrhöen sind, bestehen dieselben Beziehungen wie zwischen dem akuten und chronischen Magenkatarrh. Bei einem akuten Darmkatarrh, der einige Zeit angedauert hat, ist der ganze Darm betheiligt, und in den schwersten Fällen wird auch der Magen in Mitleidenschaft gezogen. Bei dieser gefährlichsten Form, der akuten Gastro-Enteritis, muss die strikteste Diät eingehalten werden: in schweren Fällen keine Milch in irgend welcher Form weder roh noch gekocht noch mit irgend welchen Zusätzen, in den schlimmsten Erkrankungen völlige Nahrungsentziehung für eine bis sechs Stunden oder länger, dann Schleim- oder Mehlsuppen theelöffelweise. Recht gut ist folgende Vorschrift: 150 g Graupenschleim, 5—10 g Whisky oder Cognac, ein Eiweiss, etwas Salz und Rohrzucker; von dieser Mischung giebt man der Schwere des Falls und dem Alter des Patienten entsprechend jede fünf bis fünfzehn Minuten einen Theelöffel. Später kann etwas gekochte Milch oder Hammelfleischsuppe zugesetzt werden; mit Eiweiss zusammen ist die letztere in der Rekonvalescenz mehr zu empfehlen als Ochsenfleischsuppe oder Beef-tea. Bei Erbrechen erreicht man mit völliger Nahrungsentziehung bessere Resultate als durch Eis, denn wenn dieses auch zuweilen auf den Magen einen beruhigenden Einfluss ausübt und dem Kranken angenehm ist, so hat es doch den Nachtheil, dass die Peristaltik dadurch angeregt wird. Der auf die gewöhnliche Weise hergestellte Beef-tea ist schädlich und darf höchstens in der Rekonvalescenz, dann aber nur mit Gersten- oder Reiswasser verdünnt, gegeben werden. Wenn im letzten Stadium der Erkrankung oder schon früher in Folge der sehr reichlichen und häufigen Entleerungen das Blut eingedickt wird, und die träge Cirkulation Thrombosenbildung (Hydroencephaloid) in den kleinsten Venen peripher liegenden Organen herbeigeführt hat, so muss der Flüssigkeitsverlust durch Zufuhr von Wasser per os oder, wenn dies unmöglich ist, per rectum ersetzt werden. In verzweifelten Fällen gelingt es zuweilen, durch ein- oder mehrmalige subkutane Infusion einer $6^0/_{00}$ sterilisirten Kochsalzlösung das Leben der Kranken zu erhalten. In dieser Beziehung lassen sich natürlich die Vorschriften nicht präcisiren, sondern es muss dem gesunden Menschenverstand und der Erfahrung des intelligenten Arztes ein weiter Spielraum gelassen werden.

Auch in chronischen Fällen darf gekochte Milch nur einen kleinen Theil der Nahrung ausmachen; Eiweiss in Wasser oder in Gersten- und Reiswasser ist vorzuziehen. Wenn auch dieses ausnahmsweise nicht vertragen wird, so geht man zu Mehl- und Schleimsuppen mit oder ohne Zusatz von Hammelfleischbrühe über. In seltenen Fällen erzielt man mit einem der besseren künstlichen Nährmittel, mit Eichelkaffee und Eichelkakao (ein- bis zweimal täglich) recht gute Erfolge. Die einzelnen Mahlzeiten sollen klein sein, dafür aber häufiger gegeben werden, eine gewisse Regelmässigkeit ist jedoch dringend anzurathen.

Die Obstipation kann die verschiedensten Ursachen haben; das Darmsekret kann zu spärlich abgesondert werden oder zu zähe sein, so z. B. in fieberhaften Zuständen, bei chronischer Hyperämie der Verdauungsorgane oder bei übermässiger Schweiss- und Urinsekretion. Ferner hat man dabei auf die Diät zu rekurriren, da die Verstopfung auch durch einen zu grossen Kaseingehalt der Milch, durch Zufuhr von zuviel Stärke, zu wenig Salzen oder Zucker veranlasst wird.

Ungenügende Peristaltik beruht auf Muskelschwäche in Folge von Rhachitis, auf ungenügender Körperbewegung, chronischer Peritonitis, Atrophie und Hydrocephalus.

Auf mechanische Weise kommt es durch cystische Tumoren, Intussusception, Volvulus und Atresie des Anus zur Stuhlverhaltung; ausserdem handelt es sich in einer Reihe von Fällen nur scheinbar um Verstopfung, diese sind aber auf ganz andere Weise wie die oben angeführten Formen zu erklären. Zuweilen sieht man nämlich Kinder, welche nach Angabe der Mutter obstipirt sind und nur jeden zweiten und dritten Tag geringe Stuhlentleerungen haben; häufig handelt es sich dabei um ganz kleine Kinder, welche abgemagert oder zuweilen auch atrophisch sind. Diese scheinbare Obstipation ist nur Folge einer unzureichenden Ernährung und schwindet bei genügender Nahrungszufuhr bald. Wenn die Obstipation durch einen zu grossen Stärkegehalt der Speisen veranlasst ist, so gelingt es durch Entziehung derselben rasch Abhilfe zu schaffen.

Das Gleiche gilt für diejenigen Fälle, in denen der zu grosse Kaseingehalt der Nahrung die Schuld trägt. In der Säuglingsnahrung soll niemals mehr als $1\,^0/_0$ Kasein enthalten sein, und dieses muss mit grossen Mengen glutinhaltiger Abkochungen (Hafermehl) gemischt werden.

Kinder, welche mit stärkehaltiger Nahrung oder Graupenschleim ernährt worden sind, müssen dafür Hafermehl erhalten.

Beruht die Obstipation auf ungenügender Zufuhr von Zucker,

so wird sie durch eine Steigerung derselben ohne Schwierigkeiten zu heben sein. Es gilt dieses nicht nur für Päppelkinder, sondern auch für eine Reihe Brustkinder; die Muttermilch ist dann weiss und dickflüssig und enthält viel Kasein. Um sie leichter verdaulich zu machen und um die Verstopfung zu beseitigen, genügt es, vor jeder Mahlzeit etwas Zuckerwasser oder gezuckerten Haferschleim zu geben. Bei älteren Kindern wirkt Honig, wenn es dadurch nicht zu abnormer Säurebildung im Magen kommt, recht günstig. Leberthran, zwei- bis dreimal täglich regelmässig genommen, ist ebenfalls zu empfehlen, selbstverständlich muss er aber rein sein und darf keine Zusätze wie phosphorsauren Kalk enthalten. Für ältere Kinder mit guter Magenverdauung ist kleiehaltiges Brod zu empfehlen; bei allen Kindern, welche an Obstipation leiden, ist die Zufuhr von Wasser in beträchtlicher Menge indicirt.

Die Rhachitis entsteht zuweilen in Folge von langdauernden Krankheiten des Verdauungstractus; deshalb ist die richtige Ernährung der Kinder zur Verhütung derselben von der grössten Wichtigkeit. In der Hauptsache sollen sie animalische Kost erhalten, doch darf nur mageres Fleisch genossen werden. Bei der sogenannten erethischen Form der Rhachitis müssen die zarten nervösen Kinder weniger mit Fleisch als mit den besseren Pflanzenmehlen (Gerste und Hafer) unter Zusatz von gekochter Milch und Salz ernährt werden. Die gleichen Indikationen gelten für die Krankheitserscheinungen, welche unter dem Namen der Skrophulose zusammengefasst werden. Grobes Brod, saure Speisen, unreife Früchte sind zu vermeiden; die Verabreichung von phosphorsauren Salzen in irgend einer Form ist aus folgenden Gründen zu unterlassen.

Foster fand bei seinen sorgfältig durchgeführten Versuchen, dass Säuglinge, welche mit Milch ernährt wurden, die mineralischen Bestandtheile derselben am schlechtesten (noch schlechter als das Fett) ausnützten. Von den Aschebestandtheilen der Milch überhaupt wurden $36,5^0/_0$, von dem Kalk $75^0/_0$ in den Fäces wieder ausgeschieden. Trotzdem gedieh das Kind und nahm in einer Woche 175 g zu. Hiernach scheinen die Salze für das Gedeihen der Kinder von keiner grossen Bedeutung zu sein. Ein $2^1/_2$jähriges Kind erhielt täglich 1,25 Calcium, davon wurden 0,92 in den Fäces und 0,03 im Urin ausgeschieden, sodass der Körper täglich 0,3, wöchentlich 2,1 und jährlich 1 kg Calcium ausnutzen konnte.

Fast die gesammte Kalkmenge wird in den Knochen deponirt, welche beim Erwachsenen $11^0/_0$, beim Kind etwas weniger enthalten.

Aus diesen Beobachtungen können einige praktisch recht wichtige Folgerungen entnommen werden.

Solange die Nahrung genügend Kalk und Phosphorsäure besitzt, ist es unnöthig, die Ernährung durch Medikamente oder Zusätze zu den Speisen, welche diese Substanzen enthalten, heben zu wollen. Die jetzt beliebte Kombination von Leberthran mit phosphorsaurem Kalk beruht also auf einer irrthümlichen Voraussetzung. Ausserdem ist schon vor langer Zeit auf empirischem Wege die Beobachtung gemacht, dass sofort nach der Aufnahme von Kalkpräparaten die Ausscheidung desselben durch den Stuhl und Urin gesteigert wurde.

Da nun in der Nahrung kein Mangel an phosphorsaurem Kalk besteht, so ist es besser, dem Organismus eine überflüssige Arbeit zu ersparen. Wenn durch diese Verordnung zuweilen scheinbar ein guter Effekt erzielt wird, so handelt es sich doch um eine andere Wirkung wie eigentlich beabsichtigt war. Die rhachitischen und anämischen Kinder, welchen phosphorsaurer Kalk, Eisen, Wismuth etc. verordnet wird, leiden gewöhnlich an primären oder sekundären Magenkatarrhen mit excessiver Säurebildung. Hier wirkt der phosphorsaure Kalk als Antacidum, da die Phosphorsäure frei wird und der Kalk die Magensäuren neutralisirt.

In fieberhaften Zuständen ist der Stickstoffverbrauch (Harnstoffausscheidung), die Ausscheidung von Kohlensäure, Wasser und Salzen gesteigert. Diese Verluste müssen ersetzt werden, doch ist hierbei mit grosser Vorsicht zu verfahren, da im Fieber auch gleichzeitig die Sekretion des Speichels, des Magensaftes und wahrscheinlich auch des Pankreassaftes verringert ist. Ausserdem ist die Magenschleimhaut hyperästhetisch (Uebelkeit, Erbrechen) und die Resorptionsfähigkeit aller Schleimhäute herabgesetzt. Säuglinge, welche an Kapillarbronchitis leiden, verdauen im Allgemeinen die Kuhmilch nicht genügend, in einzelnen Fällen wird allerdings die Assimilation nur wenig beeinflusst, und die Kinder nehmen dann weniger ab als bei anderen fieberhaften Krankheiten. Magen und Rectum resorbiren Peptone in geringer Menge, Zucker und Eiweiss werden bei nicht zu hohem Fieber ausgenutzt, Fette gelangen dagegen weniger zur Resorption und geben zur Bildung von ranzigen Säuren Anlass. Der Stärkegehalt der Nahrung muss wegen der mehr oder weniger verringerten Speichelabsonderung beschränkt werden.

Besonders ist darauf zu achten, dass die Kranken nicht zu grosse Mengen von Nahrung zu sich nehmen, da dieselbe dann direkt mechanisch reizen, zu Gährungsvorgängen Anlass geben und das Fieber unzweifelhaft steigern kann. So sehen wir häufig fiebernde Kinder mit heftigen Schmerzen, welche rasch wieder hergestellt werden, sobald durch ein Abführmittel ausgiebige Stuhlentleerungen herbeigeführt sind. Ebenso kann man bei Typhusrekonvalescenten wegen erneuter Temperatursteigerung und Milzschwellung an ein Recidiv denken, während es sich nur um eine Autoinfektion vom Darm aus handelt. In derartigen Fällen gehen dann alle Symptome rasch zurück, nachdem derselbe von den Fäkalien völlig befreit ist.

Bei fieberhaften Leiden soll die Nahrung flüssig und kühl, bei Erbrechen kalt, bei Erkrankungen der Athmungsorgane warm und bei Kollapszuständen heiss sein. Die Darreichung der Speisen findet am besten während der Remission des Fiebers statt, bei Intermittens darf zur Zeit der Frostanfälle nichts als gewöhnliches und angesäuertes Wasser und eventuell ein alkoholisches Reizmittel gegeben werden. In septischen Erkrankungen erhalten die Patienten während der Schüttelfröste je nach Wunsch kaltes oder heisses Wasser mit einem alkoholischen Getränke versetzt, sonst nichts. Leichte Erkältungsfieber (febris ephemera) können einige Zeit mit völliger Nahrungsentziehung (Wasser ausgenommen) behandelt werden. Fiebernde Patienten dürfen nicht im Schlaf gestört werden, falls es sich nicht um Sepsis und schwere Benommenheit handelt, da die Kranken hierbei nicht in natürlichem Schlaf, sondern in tiefem Sopor liegen, aus dem sie aufgerüttelt werden müssen. Besonders nothwendig ist ein solches Vorgehen bei Sepsis (in Folge von Diphtherie und anderen Erkrankungen), denn die Patienten können unter diesen Umständen nur gerettet werden, wenn sie häufig geweckt, kräftig ernährt und ausgiebig excitirt werden. In derartigen Fällen steigt die Temperatur auch gewöhnlich nicht bedeutend an, sodass hieraus keine Schwierigkeiten für die Ernährung erwachsen.

Bei Fieberzuständen von längerer Dauer ist eine reichliche Ernährung nothwendig und wird bei sorgsamer Ueberwachung des Kranken auch gut vertragen. Gleichzeitig wird ein erfahrener Arzt auch die individuellen Gewohnheiten des Patienten, seinen Kräftezustand, sein Alter und Geschlecht, die Konstitution sowie das Klima und die Jahreszeit für die diätetischen Vorschriften berücksichtigen.

Der Abdominaltyphus ist eine Wochen lang dauernde Krankheit, welche sich in der Hauptsache im Dünndarm lokalisirt und bei älteren Kindern unter recht hohem Fieber verlaufen kann. Aus diesen Gründen muss nicht nur nach den ersten Tagen eine ziemlich beträchtliche Nahrungsmenge zugeführt werden, sondern dieselbe muss auch im Magen verdaut werden können. Je höher das Fieber ist, desto sorgfältiger muss man bei der Auswahl zu Werke gehen, da mit dem Steigen der Temperatur auch die Magenverdauung leidet. Die Kranken sollen reichlich reines oder angesäuertes Wasser (Salzsäure, keine organischen Säuren) und Eiweissstoffe in Form von Milch und durchgerührten Mehlsuppen erhalten. Bei der Darreichung und der Dosirung von Excitantien muss man sich nach der Schwere des einzelnen Falles, nach der Widerstandsfähigkeit und dem Kräftezustand des Patienten und vor allen Dingen nach dem Zustand des Herzens richten. Tritt schon in einem frühen Stadium der Erkrankung Herzschwäche auf, so müssen ausser den Herzstimulantien (Digitalis, Spartein, Coffein, Kampher) alkoholische Reizmittel herangezogen werden. Bei Diarrhöen giebt man den Kranken neben Opium und Naphthalin Eiweiss, Arrow-root und Hammelfleischsuppe; die bei Kindern glücklicher Weise sehr selten auftretenden Darmblutungen indiciren entsprechend dem Kräftezustand des Patienten völlige Nahrungsentziehung für längere oder kürzere Zeit. Feste Speisen dürfen während der Krankheit und in den ersten zehn Tagen der Rekonvalescenz nicht genossen werden, Gemüse sind erst drei Wochen nach völliger Entfieberung zu gestatten. Wenn die Kranken Milch und Mehlsuppen zurückweisen, versuche man nach den oben gegebenen Regeln ihre Zubereitung zu ändern. Daneben können Hammelfleisch-, Ochsenfleisch- und Hühnersuppen oder Fleischsaft und Peptone in Wasser und Bouillon gereicht werden. Die meisten Recidive werden durch eine Vernachlässigung dieser streng einzuhaltenden Diätvorschriften verursacht.

Bei den übrigen akuten und chronischen Erkrankungen richtet sich die Ernährung nach den oben dargelegten allgemeinen Regeln; ich kann mich daher in dieser Beziehung kurz fassen.

Ein hereditär syphilitisches Kind darf nicht von einer Amme ernährt werden, dagegen ist das Stillen seitens der Mutter gestattet.

Bei Gehirnkrankheiten sind Alkohol, Kaffee, heisse Suppen und feste Speisen contraindicirt. Im Verlauf der Cerebro-Spinalmeningitis nehmen in Folge des andauernden Erbrechens und der Appetitlosigkeit die Kräfte und das Körpergewicht ab. Hier muss die Ernährung eventuell mit der Soltmann'schen Saugflasche oder der Schlundsonde (welche bei Brechreiz besser durch die Nase als durch den Mund eingeführt wird) energisch durchgeführt werden.

Bei Affektionen der Athmungsorgane soll nur flüssige Nahrung gegeben werden; diesen Kranken nach Jürgensen's Vorschlag gebratenes Fleisch und Brod mit Butter zu reichen, ist bei akuten entzündlichen Erkrankungen entschieden nicht angebracht. Die Speisen und Getränke sollen nicht zu kalt sein, Zucker und Süssigkeiten überhaupt dürfen in mässigen Mengen genossen werden, am empfehlenswerthesten sind Mehlabkochungen. Im Beginn der Erkrankung sind alkoholische Reizmittel zu vermeiden, dagegen wird ihr Gebrauch bei Schwäche- und Kollapszuständen, welche sich schon früher oder im weiteren Verlauf der Erkrankung entwickeln können, nöthig. Die Kapillarbronchitis komplicirt sich häufig mit einer Gastro-Enteritis; in derartigen Fällen wird Kuhmilch und häufig selbst Muttermilch nicht vertragen.

Akute Nierenkrankheiten contraindiciren den Gebrauch des Alkohols in jeder Form, besonders des Bieres, ferner Gewürze, Kaffee und Thee. Bei chronischen Nierenerkrankungen ist wegen des grossen Eiweissverlustes eine sehr ausgiebige Ernährung nothwendig, aber — entgegen den Angaben von OERTEL und LÖWENMEYER — dürfen Eier und Fleisch im ersten Stadium der Erkrankung überhaupt nicht und auch später nicht in irgendwie grösserer Menge gegeben werden. Die Diät besteht in der Hauptsache aus Milch und Mehlsuppen; Alkohol ist ausschliesslich als Excitans bei bedrohlichen Schwächezuständen, Salz nur zur Beförderung der Urinsekretion gestattet.

Im weiteren Verlauf der Erkrankung dürfen Peptone in kleinen Mengen verabreicht werden; Albumosen wie Somatose eignen sich als Zusatz zu der Nahrung, da sie gut vertragen und rasch resorbirt werden. Die Milch bildet in verschiedensten Formen und Zubereitungen den Hauptbestandtheil der Nahrung; sie enthält keine Nucleine, welche die Harnsäurebildung begünstigen, und keine Extraktivstoffe, welche den Genuss des Fleisches contraindiciren.

Akuter Rheumatismus. Hier besteht die Diät aus Milch und Mehlspeisen. Ausserdem können Pflanzensäuren (Limonaden) gegeben werden, falls die Patienten dabei die Milch vertragen.

Rectalernährung.

Da das Rectum zwar resorbirt aber nicht verdaut, so müssen alle Nährstoffe, welche auf diesem Wege dem Organismus zugeführt werden sollen, gelöst sein; dagegen hat die Injektion von Aufschwemmungen gewöhnlich keinen Zweck. Wasser kann stündlich bis dreistündlich in Mengen von 25—100 g eingespritzt werden und durch Wiederanfüllung der Lymph- und Blutbahnen lebensrettend wirken. Schwache Salzlösungen mit einem Zusatz von Traubenzucker und emulgirtes Fett werden resorbirt; alle Nahrungsstoffe, auch Milch müssen vor der Einspritzung mehr oder weniger peptonisirt sein. Albumosen (z. B. Somatose) und die oben erwähnten stark verdünnten Peptonlösungen gelangen ebenfalls rasch zur Aufsaugung, dickflüssige Lösungen werden dagegen nicht resorbirt, gehen in Fäulniss über und reizen die Schleimhaut. Eiereiweiss wird durch Zusatz von 1,0 Kochsalz resorptionsfähig; KUSSMAUL lässt zwei oder drei Eier mit Wasser schlagen und die Mischung, nachdem sie zwölf Stunden gestanden hat, mit einem Zusatz von Stärke injiciren. Die letztere wird z. Th. in Dextrin verwandelt; Fett kann bei einem Zusatz von Alkohol ebenfalls theilweise resorbirt werden. ANDREW H. SMITH empfiehlt Blut zu injiciren; dass andere Bestandtheile als das darin enthaltene lösliche Eiweiss, die Salze und das Wasser aufgesogen werden, kann man nicht erwarten. Der genannte Autor will aber beobachtet haben, dass die Stühle, welche am nächsten Tag entleert wurden, keine Reste des eingespritzten Blutes enthielten. Bei allen diesen Massregeln dürfen wir aber nicht vergessen, dass, wenn die Resorptionsfähigkeit des Rectum auch noch so gross ist, höchstens der vierte Theil der für Erhaltung des Organismus nothwendigen Nährstoffe auf diese Weise zugeführt werden kann, und dass es schliesslich doch zur Inanition kommt. Ausserdem liegen bei Kindern die Verhältnisse für Nährklystiere nicht so günstig wie bei Erwachsenen. Wenn man nämlich bei diesen an der Spritze einen elastischen Katheter befestigt, so gelingt es verhältnissmässig grosse Quantitäten (bis zu $^1/_2$ l), welche die Patienten auch bei sich behalten, zu injiciren. Dem gegenüber verhindert die Krümmung der kindlichen S-förmigen Flexur ein weiteres Vorschieben des Instruments, so dass dasselbe sich umbiegt. Ausserdem werden auch grössere Flüssigkeitsmengen von den schwachen oder widerstrebenden Patienten nicht gehalten. Wenn man den Unterkörper des Kindes erhöht lagert und dabei gleichzeitig Brust und Bauch durch ein weiches Kissen stützt, so kann man etwas mehr injiciren oder vielmehr langsam von oben nach unten einfliessen lassen. Dabei darf die Kontrolle des Abdomen durch die aufgelegte Hand nicht versäumt werden. Wird ein hartes Instrument benutzt, so kann man dasselbe eventuell weit oben im Abdomen fühlen; in diesem Falle ist mit dem Rohr ein grosser Theil der Darmschlingen nach oben geschoben.

Bei Bereitung der zu injicirenden Flüssigkeiten können noch folgende Vorschriften Verwendung finden. Boas empfiehlt für den Erwachsenen 250 ccm Milch, 2 Eigelb, 1 g Kochsalz, einen Esslöffel Rothwein und einen Esslöffel durch Diastase aufgeschlossenen Getreidemehls; Dujardin-Beaumetz nimmt ein Glas Milch, ein Eigelb, zwei oder drei Esslöffel flüssiges Pepton, fünf Tropfen Opiumtinktur und 1,0 Natr. bicarbonic. Diese Mischungen sollen nicht zu dünnflüssig sein und auf Körpertemperatur erwärmt werden. Bei sehr empfindlicher Rectalschleimhaut empfiehlt sich jedenfalls ein Zusatz eines schwachen Opiats; Alkohol und alle anderen Substanzen, welche das Rectum reizen können, dürfen nicht in grossen Mengen zur Verwendung gelangen. Dem Drängen und Pressen seitens der Patienten kann durch Druck auf das Perineum und Kompression des Sphincter entgegengewirkt werden.

Sondenernährung.

Wenn Kinder oder Säuglinge nicht schlucken können oder die Nahrungsaufnahme verweigern, so muss man zur Zwangsernährung übergehen. Zu diesem Zweck wird mehrere Male täglich eine dem Alter und der sonstigen Sachlage entsprechende Flüssigkeitsmenge ($^1/_4$—$^1/_2$ l oder mehr) mit Hilfe einer passenden Schlundsonde in den Magen eingebracht. Die Operation darf nur wenige Minuten dauern, und die Sonde muss so rasch herausgezogen werden, dass der Pharynx nicht gereizt wird.

Bei der Ernährung durch die Nase bedient man sich eines kleinen Trichters, der, um jeden Schmerz zu vermeiden, mit einem kleinen Stück Gummischlauch armirt ist. Dieses wird in das grössere Nasenloch eingeführt, und während ein Gehilfe den Patienten, welcher auf dem Rücken liegt, festhält, lässt man Flüssigkeit einfliessen, so, dass das Kind schlucken muss. An Stelle des Trichters kann auch eine Spritze ohne Stempel benutzt werden.

II.

Allgemeine Therapie.

Die Ansichten über die Therapie der Kinderkrankheiten haben die gleichen Wandlungen durchgemacht, wie sie uns in den übrigen Zweigen der Medicin entgegentraten. Auch dort schloss sich an die Zeit, wo man sich in der Polypragmasie nicht genug thun konnte, jene Epoche eines trostlosen und unfruchtbaren Nihilismus, ohne dass man sich darüber klar wurde, dass das Receptschreiben allein doch nicht den Arzt macht und nicht ausschliesslich hierauf die Gesundheit des Staates und seiner Bürger beruht.

Man hört und liest viel über die Schwierigkeiten der Diagnose und der Behandlung im Kindesalter, während doch die Verhältnisse nicht viel anders liegen wie beim Erwachsenen; denn hier werden wir oft absichtlich oder unabsichtlich getäuscht, das Kind aber, welches nicht sprechen kann, giebt uns freilich keinen Fingerzeig für die Untersuchung, macht jedoch auch sicher keine falschen Angaben. Dazu kommt, dass die Krankheiten der Kinder gewöhnlich nicht komplicirt sind und die Sache daher meistens mit einer einfachen Diagnose abgemacht ist. Die meisten derselben haben glücklicherweise die Tendenz zur Heilung, und viele verlaufen günstig, ohne dass der ganze Arzneischatz an ihnen versucht wird. Daher wird der verständige Arzt den kleinen Patienten und auch sich selbst am meisten nützen, wenn er in Fällen, wo er nicht zu einer Diagnose gelangt, von einer eingreifenden Therapie absieht.

Damit will ich aber nicht sagen, dass man bei den typisch verlaufenden Krankheiten, die sich über Tage oder Wochen erstrecken, die Hände in den Schooss legen soll. Im Gegentheil, nichts ist verkehrter, als wenn man z. B. beim Keuchhusten, wie das leider noch oft geschieht, nicht eingreift, weil die Krankheit nach einigen Monaten von selbst erlischt. Das ist freilich der Fall, aber wie manches Kind geht nicht während dieser Monate zu Grunde! Man muss sich doch darüber klar sein, dass jeder Tag dem kranken Kind neue Gefahren bringt, dass z. B. eine

Broncho-Pneumonie, die im zweiten oder dritten Monat zur Entwicklung kommt und tödtlich endigt oder zur Phthise führt, durch rechtzeitige Behandlung des Grundleidens möglicher Weise hätte vermieden werden können. Es wäre daher auch gar nicht zu verwundern, wenn man den Arzt für solche durch seine Schuld ungünstig verlaufende Fälle gesetzlich verantwortlich machen wollte.

Ebenso ist es absolut nicht zu billigen, wenn die Behandlung erst einsetzt, nachdem sich beunruhigende Symptome entwickelt haben. Denn die Verantwortlichkeit des Arztes wird wahrscheinlich nicht vermindert, wenn er einen Kollaps, den er hätte vorhersehen können, durch Analeptica zu bekämpfen sucht, oder wenn er am fünften und sechsten Tag der Pneumonie bei 160 bis 200 Pulsschlägen in der Minute Digitalis verschreibt. Eine solche exspektative Therapie, die während des ganzen Krankheitsverlaufes die wichtigsten Dinge nicht berücksichtigt, kann nicht die Sache des gewissenhaften und erfahrenen Arztes sein, sondern von ihm wird und muss man verlangen, dass er sich von Anfang an darüber klar ist, ob das Herz während einer Infektionskrankheit aushalten wird, oder ob er zu Excitantien greifen muss. Wie mancher Fall hätte wohl schon durch eine kleine Menge Digitalis, durch eine genügende Dosis Kampher, Moschus oder andere derartige Mittel gerettet werden können, wenn sie nur zur rechten Zeit angewandt wären!

Es ist aber auch eine dankbare Aufgabe, Kinder zu behandeln, denn sie sind, was sie scheinen, und sie scheinen, was sie sind. Hier giebt es in der Pathologie und der Therapie keinen Mysticismus, keine Suggestion oder Spiritismus. Ihre Natur und ihre Krankheiten sind einfach genug, man muss sie nur zu deuten verstehen. Sie sind aber — man kann wohl sagen glücklicher Weise — keine Miniaturausgaben der Erwachsenen, und man muss daher ihre Leiden wie auch ihre Eigenheiten und Grillen kennen.

Bei der Behandlung aller Kinder, der kleinsten wie auch der älteren, müssen wir uns immer und immer wieder daran erinnern, dass sie sehr rasch anämisch werden, dass es daher leicht zur allgemeinen Inanition und zur Herzschwäche kommt. Das darf man nicht vergessen und daher auch bei Behandlung lokaler Leiden nie den Allgemeinzustand aus den Augen verlieren.

Die beste Therapie ist die Prophylaxe. Die richtige Ernährung und Pflege des Säuglings verhütet die Entstehung der zahlreichen Magen- und Darmerkrankungen in der ersten Lebenszeit, die entweder rasch zum Tode führen oder doch den Keim zu späteren Leiden legen; aus diesem Grunde ist ein sehr beträchtlicher Theil meiner Arbeiten der Diätetik und Hygiene gewidmet. Die dahin gehörigen Fragen sind von der Therapie nicht streng zu trennen, und daher konnten im ersten Kapitel einige Bemerkungen über Medikamente ebenso wenig umgangen werden, wie ich jetzt bei Besprechung der Therapie die Diätetik nicht völlig unerwähnt lassen kann.

Gleichwichtig ist die sorgfältigste Berücksichtigung der Respiration, der Cirkulation und der Hautthätigkeit und soll deshalb an anderer Stelle noch eingehend besprochen werden. Die Klimatotherapie, Massage, Elektrotherapie, Orthopädie und Gymnastik werden in den Kapiteln über die Erkrankungen der Lungen, Muskeln, Nerven und Gelenke abgehandelt werden. Baden, kalte Waschungen, Bewegung im Freien und genügende Unterbrechung der Schulstunden sind von eminenter Wichtigkeit. Die beste Körperbewegung für das Kind ist das Spiel, und Turnstunden in schlecht ventilirten Räumen werden hiermit niemals erfolgreich konkurriren können. Die Sommerferien sind im Allgemeinen zu kurz und müssten 4 Wochen länger währen, die Schulen sollten Mitte Juni geschlossen und erst im Anfang des Oktobers wieder geöffnet werden. Vor einigen Jahren stellte die „Harlem Medical Association“ und die „Medical Society of the County of New York“ an die Unterrichtsverwaltung der Stadt das Ersuchen, die öffentlichen Schulen statt am ersten erst am dritten Montag des Septembers wieder beginnen zu lassen. Die Behörde erkannte auch die Berechtigung dieser Forderung und die Nothwendigkeit einer solchen Aenderung an und bestimmte deshalb (!), dass die Schulen am zweiten Montag im September beginnen sollten, so dass die Kinder eine Woche mehr in der Sommergluth der Stadt zubringen müssen und wie früher keinen Nutzen von den Sommerferien ziehen können. Die Ausflüge der „St. John’s Guild“, die Sammlungen für Ferienkolonien, die Sanatorien und die „Children’s Aid Society“ sind die ersten Schritte auf dem richtigen Wege.

Ueber das Baden oder vielmehr die Hydrotherapie möchte ich an dieser Stelle nur wenige Bemerkungen vorausschicken. In den letzten zehn Jahren hat kaum ein anderer Gegenstand das Interesse der Laien und Aerzte im gleichen Maße in Anspruch genommen wie die Frage über die therapeutische Verwendung des Wassers. Nur zwei Männer möchte ich hier nennen, welche für die Indikationsstellung und die Methoden der Hydrotherapie besonders bei der Fieberbehandlung massgebend gewesen sind, WINTERNITZ in Europa und S. BARUCH in Amerika. Die Indikation für eine künstliche Herabsetzung der Temperatur ist gegeben, wenn sich in Folge davon eine excessiv hohe Pulsfrequenz, Degeneration des Herzmuskels und der übrigen Muskulatur, der Nieren und des Gehirns entwickelt und durch grosse Trockenheit der Schleimhäute ihre Resorptionsfähigkeit zu leiden scheint. Besonders im Beginn solcher Erkrankungen entwickeln sich häufig Hirnsymptome, Delirien und Konvulsionen, während im weiteren Verlauf die gleichen Temperaturen verhältnissmässig gut vertragen werden. Aus diesem Grunde kann die Höhe der Temperaturen, ohne dass schon sonstige bedenkliche Symptome bestehen oder einzutreten drohen, keine Indikation für die Einleitung einer Behandlung abgeben. Auch zeigen nicht alle Kinder die gleiche Empfindlichkeit gegen hohe Temperaturen, welche übrigens bei einer Anzahl Erkrankungen, z. B. bei einigen Formen des Abdominaltyphus und der Autoinfektion vom Darm aus, eine Zeit lang ohne besonderen Nachtheil von den Patienten ertragen werden. Leider genügt aber das Ansteigen des Fiebers bis auf 39,5° häufig allein, um die Massnahmen vieler Aerzte, welche in der Temperaturherabsetzung das einzige Heilmittel für ihre Patienten erblicken, zu bestimmen.

Zur Temperaturherabsetzung stehen uns Medikamente und das Wasser zur Verfügung. Vom Chinin sind sichere Erfolge nur bei der Malaria und einigen septischen Fiebern — hier eventuell mit anderen Mitteln kombinirt — zu erwarten. Die Theerderivate, Antipyrin, Acetanilid („Antifebrin"), Phenacetin etc. wirken auf das Fieber ein und sind auch unter gewissen Umständen indicirt, nur darf man nicht vergessen, dass sie sämmtlich mehr oder weniger das Nervensystem und das Herz schädigen, ja selbst zu hämatolytischen Vorgängen Anlass geben können. Aus diesen Gründen muss man bei ihrer Anwendung mit grosser Vorsicht zu Werke gehen und häufig gleichzeitig Excitantien geben, um ihre schädlichen Nebenwirkungen auszugleichen.

Die Wasserbehandlung erniedrigt ebenfalls die Temperatur, hat aber bei richtiger Anwendungsweise keine der eben beschriebenen gefährlichen Eigenschaften. Vielmehr wird dadurch ein Reiz auf die Hautnerven ausgeübt, durch den reflektorisch der ganze Organismus, besonders die Herzthätigkeit, sehr günstig beeinflusst wird. Durch Anregung der Herzkontraktionen und Steigerung des arteriellen Druckes wird die Oxydation in den Geweben und die Diurese gesteigert und, wie es scheint, sogar der Hämoglobingehalt des Blutes erhöht. In dieser Beziehung besteht zwischen allen Autoren Uebereinstimmung, dagegen ist es unmöglich, über die Anwendung von kalten Abwaschungen mit oder ohne Frottiren und Anspritzen, über Einpackungen, Eisanwendung, heisse, warme oder kalte Bäder, über die Zeitdauer solcher Bäder und über die Höhe des Fiebers, bei welcher derartige Massnahmen indicirt oder angebracht erscheinen, für alle Fälle passende Regeln zu geben.

Die Anwendung kalter Bäder (16—24° C.) ist bei Kindern unter 8 Monaten nur ausnahmsweise angezeigt, kongenitale Herzleiden geben eine absolute Contraindikation. In den seltenen Fällen, wo sie zur Anwendung gelangen, wird man darauf achten, dass die Kinder dabei nicht frieren oder cyanotisch werden, sondern sie bei Auftreten dieser Erscheinungen sofort heraus-

nehmen. Einen guten Erfolg kann man sich nur davon ver-
sprechen, wenn bei der auftretenden Reaktion auch die Füsse
warm werden. Während sich die Kinder im Bade befinden,
muss die Haut, besonders diejenige der Extremitäten, frottirt
werden. Zwischen einem warmen Bade von 30—35° C. und der
Körperwärme eines fiebernden Kindes besteht eine so bedeutende
Differenz, dass man durch eine solche Massregel, welcher die
Kranken auch weniger Widerstand leisten, schon eine genügende
Herabsetzung des Fiebers erreicht. Uebrigens nimmt die Temperatur des Bades von Minute zu Minute ab und kann durch
Zugiessen von kaltem Wasser weiter herabgesetzt werden. Bei
kalten Einpackungen mit geeistem oder nicht geeistem Wasser
ist es nicht nothwendig und auch nicht angebracht, den ganzen
Körper in die Tücher zu hüllen, sondern man lässt besser Unterschenkel und Füsse frei. Eine einfach zusammengelegte Serviette
oder ein Handtuch wird um den Oberkörper, mit Ausnahme der
Arme, um die Brust allein, um Brust und Bauch, eventuell auch
gleichzeitig um die Oberschenkel gelegt, je nachdem man eine
mehr lokale oder allgemeine Wirkung erzielen will; diese feuchten
Tücher werden dann mit Flanell oder Wolle bedeckt.

Ein sehr wirksames Stimulans ist das kalte Wasser in Gestalt gut ausgerungener Umschläge, welche mit Flanell oder
Guttaperchapapier bedeckt 20 bis 50 Minuten liegen bleiben, bis
sich die Haut heiss anfühlt. Heisse Bäder (35—40° C.) wirken
ebenfalls stimulirend, dürfen aber nur selten verabreicht werden,
weil sie die meisten Patienten aufregen oder angreifen. Durch
kurz dauernde heisse Bäder mit oder ohne einen Zusatz von
Senf und kalten Umschlägen auf den Kopf werden die Hautgefässe dilatirt. Indicirt sind sie zuweilen bei Pneumonien,
Kollapszuständen, sowie zur Beförderung des Ausbruchs von
Exanthemen (Scharlach, Masern).

Noch einmal möchte ich hier wiederholen, dass durch Kochen
der Milch und des Trinkwassers eine Infektion auf diesem Wege
am sichersten vermieden wird. Hoffentlich hat das nach dem
Vorschlag von SOXHLET von CAILLÉ in New York und ROTCH in
Boston eingeführte Sterilisiren der Milch Erfolg.

Anstrengende geistige und körperliche Arbeit muss den
Kindern erspart bleiben, und aus diesem Grunde ist die Beschäftigung derselben in den Fabriken entschieden verwerflich.
Sie ist nicht nur eine Grausamkeit gegen das hülflose Kind,
sondern bildet zugleich eine Gefahr für den Staat, der nicht gedeihen kann, wenn seine zukünftigen Bürger im Interesse der
Industrie ausgebeutet und durch eine unvernünftige Gesetzgebung
in ihrer körperlichen und geistigen Entwicklung gehemmt
werden.

Bei allen therapeutischen Massnahmen muss man daran
denken, dass die Kinder sehr leicht aufgeregt werden, und dass

Furcht, Schmerz, Schreien und gewaltsame Abwehrbewegungen nur Cirkulationsstörungen und Kräfteverlust zur Folge haben. Deshalb dürfen Vorbereitungen für eine Lokalbehandlung nie vor den Augen der kleinen Patienten getroffen werde, und der schlechte Geschmack von Medikamenten ist nach Möglichkeit zu verdecken. Naphthalin, Jodoform, Naphthol, Rhabarber und andere derartige Mittel sind völlig zu vermeiden. Gerade in diesem Punkte wird viel gesündigt, und dies hat nicht zum wenigsten dazu beigetragen, in den letzten 25 Jahren den Bestrebungen der Homöopathen Anhänger zuzuführen. Das Wichtigste ist und bleibt aber natürlich ein glücklicher Krankheitsverlauf und die Genesung des Kindes; darum wird man auch, wenn es nöthig ist, nicht auf eine schlecht schmeckende Medicin Verzicht leisten. Stets ist der Zustand der Verdauungsorgane auf's Sorgsamste zu berücksichtigen; Erbrechen und Diarrhöen, die leicht zur Inanition führen, sind zu verhüten. Denn was hilft es, wenn man nach richtiger Indikationsstellung die entsprechenden Medikamente verordnet und der Kranke, während man seine Krankheit heilt, zu Grunde geht?

Das Eingeben von Medikamenten ist durchaus nicht immer leicht, und Takt und Erfindungsgabe der Pflegerin kann hier grosse Triumphe feiern. Auch hier gilt der alte Spruch „si duo faciunt idem, non est idem". Man wird die Pflegerin darauf aufmerksam machen, dass das Kind nicht schlucken kann, so lange der Löffel sich zwischen den Zähnen befindet, dass das Niederdrücken der Zunge und rasches Vorziehen des Löffels, sowie Zudrücken der Nase häufig zum Ziele führen. Von der Verwendung der Geschmackskorrigentien wurde schon gesprochen; zu erinnern ist noch daran, dass Syrup in der Wärme sauer wird, während sich Glycerin und Saccharin halten. Für die Verordnung von Chinin sei noch darauf aufmerksam gemacht, dass der Geschmack am besten durch versüssten Kaffee, Chokolade oder Syrupus Aurantii (0,1 Chinin. sulf. auf 1 Theelöffel jedes Mal vor dem Gebrauch mischen) gedeckt wird. Pulverförmige Mittel sollen nur gelöst oder doch gut durchfeuchtet eingegeben werden, da sie sonst durch Reizung des Rachens Erbrechen veranlassen können. Von Kapseln und Oblaten ist wegen ihrer Grösse ganz abzusehen, dagegen nehmen manche Kinder gern kleine gut überzuckerte Pillen. Bei Trismus, Tetanus, Narbenstriktur und absoluter Widersetzlichkeit der kleinen Patienten kann man eventuell Wochen lang die Medikamente durch die Nase oder per rectum beibringen.

Die Wirkung eines Medikaments ist von der Menge, sowie von der Schnelligkeit, mit welcher es resorbirt und wieder ausgeschieden wird, abhängig. In letzterer Beziehung bestehen grosse Unterschiede; so wird Curare rasch eliminirt (daher rasch auf einander folgende Gaben), ähnlich verhält es sich mit dem

Jodkalium, doch sind im Urin noch nach einigen Tagen Spuren davon nachweisbar. Phosphorsaurer Kalk erscheint sofort in den Fäces und im Urin, Kal. chloricum wird in wenigen Stunden durch die Nieren ausgeschieden, während die Entfernung des Silbers und Quecksilbers aus dem Körper unter bestimmten Umständen lange dauern kann.

Die Schnelligkeit, mit der die Resorption der Medikamente vor sich geht, entspricht einmal der Verdünnung der Lösungen, hängt aber auf der anderen Seite von dem Zustand der zur Aufnahme ausgewählten Fläche ab. Eine verhornte Oberhaut wird z. B. so gut wie nichts aufnehmen; deshalb wird man auch hier keine Einreibungen machen, sondern sich Stellen, wie die Innenseite des Armes und des Beines auswählen, wo die Epidermis dünn und das Lymphgefässsystem möglichst entwickelt ist. Eine hyperämische Magenschleimhaut, ein katarrhalisches oder ulcerirtes Rectum resorbiren ebenfalls sehr wenig, und die hier eingebrachten Medikamente dürften häufig ihren Zweck verfehlen.

Selbstverständlich richtet sich die Dosis nach dem Alter des Patienten, doch lassen sich dafür allgemein gültige Regeln schwer geben; im Durchschnitt kann man auf jedes Jahr ein Zwanzigstel der für Erwachsene üblichen Menge geben, aber es ist hier natürlich mit zahlreichen Ausnahmen zu rechnen. Ein schablonenmässiges Verfahren ist ebenso wenig bei der Verordnung von Medikamenten wie bei den Vorschriften für die Ernährung am Platze; hier wie dort hat man zu berücksichtigen, dass es zuweilen nicht genügt, die für Erwachsene passende Quantität zu vermindern, sondern dass gewisse Speisen resp. Medikamente von Kindern überhaupt nicht vertragen werden, und dass ebenso wenig bei allen Kranken durch die gleiche Dosis eine volle Wirkung erzielt wird, wie alle Menschen mit derselben Nahrungsmenge auskommen. Ausserdem kommen Idiosynkrasien gegen bestimmte Medikamente vor, die im speciellen Fall die Verwendung derselben verbieten. So giebt es Personen, die auf ganz kleine Mengen Opium sehr rasch reagiren, bei Anderen kommt es nach minimalen Mengen Quecksilber schon zum Speichelfluss; derartige Fälle können natürlich auch für einen umsichtigen und erfahrenen Arzt recht unangenehm werden. Zu berücksichtigen ist ferner, dass sich der Organismus an gewisse Medikamente sehr leicht gewöhnt, so dass man z. B. genöthigt sein kann, für Säuglinge verhältnissmässig grosse Dosen Opium zu verschreiben, nachdem sie es längere Zeit genommen haben. Andere Mittel wie die Antipyretica und Herztonica, also Antipyrin, Chinin, Digitalis, Strophantus, Spartein, Convallaria können Säuglingen und grösseren Kindern von Anfang an in grösseren Mengen gegeben werden, als man dem Alter nach wohl annehmen möchte. Bei Hirnhautentzündungen dürfen ruhig täglich drei bis sechs Gramm Jodkalium verabreicht werden, während man sich gerade bei dieser

Krankheit vor einem Herztonicum, dem Coffein, wegen seiner excitirenden und irritirenden Wirkung zu hüten hat. Die Quecksilberpräparate führen bei Kindern weniger leicht zur Stomatitis als bei Erwachsenen, und man kann daher Kindern von zwei Jahren, die an Croup leiden, stündlich oder zweistündlich 0,001 Sublimat in Lösung (1 : 6000—10000) fünf bis sechs Tage geben, ohne dass die Mundschleimhaut oder der Magen-Darmkanal darunter leidet. Bei sehr schweren Fällen hereditärer Syphilis muss eine ähnliche Therapie sogar Wochen lang fortgeführt werden.

Jede Verordnung soll unter möglichster Schonung des Organismus und in möglichst kurzer Zeit ein bestimmtes Ziel erreichen und gewissen Indikationen entsprechen. Leider können wir aber nicht immer auf diese Weise unserer Aufgabe gerecht werden, und es gelingt nicht stets auf direktem Wege das gewünschte Resultat zu erreichen oder alle Indikationen sofort zu erfüllen. Bei der Verordnung von Medikamenten liegen die Verhältnisse ganz ähnlich wie bei der Ernährung. Hier wollen wir durch Aufnahme von Speisen und Getränken die Verluste, welche der Organismus erlitten hat, ersetzen und das Wachsthum fördern, dazu bedürfen wir aber einer grossen Anzahl einzelner Mahlzeiten, von denen jede zur Erreichung des angestrebten Zweckes nothwendig ist; dort müssen wir häufig kleine Dosen der Medikamente Wochen, Monate, ja selbst Jahre lang reichen, bis die gewünschte Wirkung eintritt. Gar nicht zu umgehen ist z. B. eine solche Behandlung bei chronischen Erkrankungen des Blutes, des Nervensystems und bei Konstitutionskrankheiten. So beeinflusst der Phosphor die Rhachitis erst nach Wochen, die Anomalien der Blutbildung bei der Chlorose weichen erst einer Wochen oder Monate lang durchgeführten Eisentherapie, die perniciöse Anämie, die Sarkomatose und die Chorea bedürfen einer konsequent und lange durchgeführten Behandlung mit steigenden Arsendosen. Ebenso ist man bei Syphilis und chronischen Gewebshyperplasien gezwungen, Quecksilber und Jod oder beide Medikamente zusammen Monate und sogar Jahre lang fortzugeben, ehe Heilung erreicht wird. Ja selbst mit der Digitalis können wir den gewünschten Effekt nur erreichen, wenn wir das Mittel, welches nicht nur die Herzaktion kräftigt, sondern auch durch Einwirkung auf die kleinsten Gefässe des Organs seine Ernährung günstig beeinflusst, längere Zeit in kleinen Mengen nehmen lassen.

Dass die Dosis des Medikaments sich nach der Art und dem Ort der Applikation richtet, muss besonders betont werden, weil in der modernen Behandlung ein grosser Nachdruck auf lokale Diagnose und folgerichtig auch auf eine lokale Therapie gelegt wird. Bei subkutanen Injektionen ist die Menge kleiner, bei Applikation per rectum — wie später noch näher angeführt werden soll — etwas grösser als bei innerer Darreichung zu wählen. Die Einreibung von officineller Jodkaliumsalbe ist so

gut wie wirkungslos, denn das Jod wird erst nach Tagen aus-
geschieden, und man erzielt daher eigentlich nur den Effekt einer
Massage. Anders, wenn als Salbenconstituens Glycerin oder
Lanolin gewählt wird, da die Elimination dann schon nach einem
Tag, resp. einigen Stunden beginnt.

An dieser Stelle mögen einige Bemerkungen über die Organotherapie, — die Serumtherapie wird später abgehandelt — die
neue Behandlungsmethode, welche bei fehlender „innerer Sekretion" in Anwendung zu ziehen ist, Platz finden. Die letztere
Bezeichnung wurde zuerst von Schaefer und Oliver (Brit. Med.
Journ. 10. Aug. 1895) in Bezug auf die Nebennieren eingeführt
und hat sich seitdem das Bürgerrecht in der medicinischen Nomenklatur erworben. Man versteht darunter einige theils physiologische theils chemische vitale Processe an verschiedenen Theilen
des Organismus. Speichel-, Magen- und Pankreassaft sowie Galle
fallen, da sie durch Ausführungsgänge ihrem Bestimmungsort zugeführt werden, in das Gebiet der „äusseren Sekretion". Bei
der inneren Sekretion bedarf es weder solcher Ausführungsgänge
noch überhaupt einer drüsigen Struktur des betreffenden Organs,
sondern selbst dem Muskel und dem Gehirn fällt diese Aufgabe
zu, und das Sekret geht direkt in die Lymphe und das Blut über.
Leber und Pankreas scheinen eine äussere und innere Sekretion
zu besitzen, während der Schilddrüse, der Thymus, der Milz und
den Nebennieren nur die letztere eigen ist. Das Fehlen, die
Exstirpation oder die Funktionsunfähigkeit in Folge von Erkrankungen dieser Organe führt unter den Symptomen einer chronischen
Infektion, für welche sich zwei Erklärungen geben lassen, zum
Tode. Entweder bilden diese Organe Stoffe, welche für die Erhaltung des Organismus nöthig sind, oder sie besitzen die Fähigkeit, gewisse giftige Produkte des Stoffwechsels zu zerstören;
möglicher Weise sind diese beiden Faktoren gleichzeitig in Rechnung zu ziehen. Angeborener Mangel, Exstirpation oder tiefgehende Alterationen der Schilddrüse, des Pankreas, der Nebennieren führen z. B. Kachexie, resp. Diabetes oder Addison'sche
Krankheit herbei. Wir wissen ferner jetzt ganz sicher, dass das
Myxödem und einige Formen des Kretinismus durch Verabreichung thierischer Schilddrüse gebessert oder sogar geheilt
werden können (das Nähere findet sich an anderer Stelle gelegentlich der Besprechung des Myxödems, des Kretinismus, der
Basedow'schen Krankheit etc.).

Jedenfalls erfordert die Organotherapie Zeit und Geduld; gewisse Wirkungen können nur bei dauernder Anwenduug erreicht
werden. Myxödem und Semikretinismus treten wieder auf, sobald das Mittel völlig oder für längere Zeit ausgesetzt wird,
und eine dauernde Heilung wird hierbei erst erreicht werden
können, wenn eine in dem Körper des Kranken implantirte
Schilddrüse zur völligen Funktionsfähigkeit gelangt sein wird.

Leider kann sich die Chirurgie bis jetzt derartiger Resultate nicht rühmen.

Temperaturmessungen werden bei Kindern am bequemsten und sichersten im Rectum vorgenommen; ebenso kann die Ernährung und Applikation von Medikamenten auf diese Weise ausgeführt werden, nur darf man nicht vergessen, dass das Rectum bei jungen Individuen sehr gerade verläuft, dass die Konkavität des Kreuzbeins eine geringe und der Sphincter, dessen Kontrollwirkung sich nur allmählich entwickelt, noch schwach ist. Da aus diesen Gründen Einläufe leicht wieder ausfliessen oder ausgepresst werden, dürfen sie, wenn dies verhindert werden soll, absolut nicht reizend wirken, man wählt daher am besten eine 6—7$^0/_{00}$ Kochsalzlösung, die auch als Vehikel für die meisten Medikamente benutzt werden kann. Von der gewärmten Flüssigkeit spritzt man nicht viel mehr als 15,0 möglichst hoch in das Rectum ein, damit der Sphincter nicht in Funktion tritt. Für solche kleine Klystiere gebrauchen wir vortheilhaft Hartgummispritzen mit langem Ansatzstück, das gut eingeölt unter leicht drehenden Bewegungen eingeführt wird — ebenso sollte übrigens auch immer mit dem Thermometer verfahren werden —, damit es sich nicht in einer Schleimhautfalte fängt. Dünne Ansatzstücke sind aus diesem Grund zu vermeiden, und man nimmt auch für kleine Kinder ein dickeres Kaliber. Der Patient liegt dabei auf der Seite, nicht, wie es oft geschieht, auf dem Bauch, da sonst der Raum in dem kleinen kindlichen Becken fast auf nichts reducirt wird. Selbstverständlich ist vor der Injektion alle Luft aus der Spritze zu entfernen.

Bei Kindern ist das Rectum gewöhnlich leer, ev. ist etwa eine halbe Stunde vor dem medikamentösen Klystier ein Einlauf zur Entleerung zu geben. Für jenes selbst wählt man möglichst milde wirkende Mittel aus, denn die Resorptionsfähigkeit der Rectalschleimhaut wird durch die lokale Wirkung reizender Medikamente herabgesetzt. Man nimmt deshalb auch leicht lösliche Mittel, die stark verdünnt werden können, und vermeidet Säuren oder sonst irritirende Flüssigkeiten. Alkoholische Lösungen sind ebenfalls nur stark mit Wasser verdünnt zu gebrauchen, von den Chininsalzen sind nur die ohne Säurezusatz leicht löslichen, also Chinin. muriat., bisulphuric., carbamidat. und bromat. verwendbar. Natr. salicyl. und Antipyrin wirken in Klystieren gut und können in verhältnissmässig grossen Dosen gegeben werden. Als Regel gilt, dass per rectum etwas grössere Mengen als per os verabreicht werden.

Durch grosse Eingiessungen, die nicht gehalten werden, können bei Kindern rasch Entleerungen erzielt werden. Im Allgemeinen sind die Kothballen hier weich und leicht beweglich, wenn sich nicht in Folge verkehrter Behandlung (lange Zeit fortgesetzter grosser Dosen von Kalk, Wismuth, Adstringentien), durch einen übermässigen Kasein- und Stärkegehalt der Nahrung oder wegen der abnormen Länge des Colon descendens und der Flexura sigmoidea sehr harte Scybala angesammelt haben. Mit kleinen Quantitäten richtet man nur etwas aus, wenn wie z. B. durch reines oder mit der gleichen Menge Wasser verdünntes Glycerin ein Reiz auf die Schleimhaut ausgeübt wird. Bei den gewöhnlichen Einläufen können Mengen von 30 ccm bis über 1 l verbraucht werden, das Kind soll dabei auf der Seite liegen und der Irrigator nicht zu hoch gehalten werden, da sonst in Folge des raschen und gewaltsamen Einströmens des Wassers Schmerzen, Erbrechen und Ohnmachtsanfälle auftreten können. Wenn durch diese Wassereinläufe nicht der genügende Effekt erreicht wird, setzt man Salz oder Seife zu oder giebt zu $^1/_2$ l Seifenwasser einen halben Esslöffel Terpentinöl. Bei nervösen Individuen, die an Konvulsionen, Flatulenz und Obstipation leiden, kann ein Zusatz von Tinct. Asae foetidae und bei ganz hartnäckiger Verstopfung ein solcher von Glycerin genommen werden.

Ausser zu Darmentleerungen können Eingiessungen von beträchtlicher Menge heissen Wassers ($40-42^0$ C) mehrmals täglich gemacht werden, um bei starken Darmkatarrhen auf die gereizte Schleimhaut einzuwirken. Wenn sich hierbei im Stuhl viel zäher Schleim findet, so verwendet man mit gutem Erfolg eine $1^0/_0$ Sodalösung; bei sehr zahlreichen Entleerungen mit quälendem Tenesmus beseitigt ein Einlauf von dünnen schleimigen Lösungen oder Leinsamenabkochungen nach jeder Defäkation den Stuhldrang rasch.

Bei chronischen Katarrhen oder Ulcerationen sind ganz besonders derartige grosse Eingiessungen unter Zusatz von Adstringentien und Alterantien am Platz; wenn das Wasser auch fast vollständig wieder abfliesst, so bleibt doch genug von den gelösten oder suspendirten Medikamenten auf der Schleimhaut haften. Dazu können gebraucht werden $1^0/_0$ Lösungen von Zinc. sulph., Plumb. subacet., Ac. tannic., Argent. nitr., Ac. salicyl, Ac. carbol. Kreosot, doch sieht man von der Karbol- und Salicylsäure wegen der unangenehmen Nebenwirkungen besser ab; bei Verwendung von Argent. nitr. (1:100—300) ist vorher der Darm zu entleeren und später zur Neutralisirung des Höllensteins eine Kochsalzwasserinfusion zu machen. Um Anus und Perineum vor der Einwirkung des Medikaments zu schützen, wäscht man diese Theile vor dem Einlauf ebenfalls mit Salzwasser. Werden die genannten Mittel schlecht vertragen oder bleiben sie wirkungslos, so versucht man Bismuth. subnitr. oder subcarbonic. in Wasser oder einer Gummilösung.

Suppositorien dienen zur Einführung von Medikamenten in den Organismus oder zur Stuhlentleerung. Seifenzäpfchen werden von den Laien vielfach bei Verstopfung gebraucht und unter Zusatz von Medikamenten, wie von Atropin, als Geheimmittel verkauft. Ausserdem können die Suppositorien mit Vortheil neben Einläufen, die mehr für die lokale Behandlung passen, benutzt werden, um Allgemeinwirkungen zu erzielen. So

eignen sich die Zäpfchen besonders für Opiate und andere Narcotica; Extr. Hyoscyam. 0,03—0,06 mehrmals täglich wirkt auf
diese Weise bei Blasenkrampf eben so gut wie bei innerlicher
Darreichung, Chinin wird langsam gelöst und resorbirt, Extr. nuc.
vomic. leistet in Suppositorien oder Salben bei Prolapsus ani und
Schwäche des Sphincter gute Dienste.

Subkutane Injektionen werden entschieden noch nicht
häufig genug ausgeführt; für die Einspritzungen der vorher zu er-
wärmenden Flüssigkeit eignet sich die Bauchhaut besser als die
der Extremitäten, denn bei den nicht zu vermeidenden Bewegungen
und dem wenig entwickelten Fettpolster kommt es hier leicht zu
Entzündung, Schwellung und Eiterung. Wichtig ist dabei, dass
man scharfe aseptische Nadeln sowie warme Lösungen ohne
Niederschläge benutzt und die Injektionsstelle etwas massirt. Flüssigkeiten, die schon länger gestanden haben, werden vorher filtrirt,
besonders wenn sich Schimmelpilze darin entwickelt haben; als
gute Konservirungsmittel sind Alkohol, Salicyl- oder Hydrocyan-
säure zu empfehlen. Die Mengen müssen geringer und die Lösungen,
besonders wenn eine Aetzwirkung möglich ist, verdünnter als bei
Erwachsenen sein. Deshalb verschreibe ich z. B. nicht wie LEWIN bei
Erwachsenen eine $1^0/_0$ Sublimatlösung, sondern benutze eine Verdünnung von 1:500—300 und lasse davon wochenlang ein- bis
zweimal täglich bei schweren Fällen hereditärer Syphilis (Pemphigus an der Hand und den Fusssohlen) 8—10 Tropfen injiciren.
Brandy und Aether kann unverdünnt wie bei Erwachsenen gebraucht werden, nur muss man nach der oben angegebenen Regel
die Injektionsstelle auswählen und wirklich subkutan injiciren.
Chloralhydrat, das sich in der doppelten Menge Wasser löst, wird
besser in der vier- bis sechsfachen Verdünnung vertragen und
leistet so symptomatisch bei Krämpfen recht gute Dienste. Antipyrin wird am besten mit der sechs- bis achtfachen Menge Wasser,
Kampher mit der vier- bis sechsfachen Menge Mandelöl verdünnt.
Zu vermeiden sind wegen danach auftretender Entzündung und
Abscedirung gelöstes Digitalin, Extr. Digitalis und Secale cornut.,
während die leicht löslichen Alkaloide sich besonders für hypo-
dermatische Einspritzungen eignen. So ist eine minimale Morphiuminjektion bei Schmerzen in Folge von Pleuritis, Pneumonie oder
Peritonitis der inneren Darreichung bei weitem vorzuziehen.
Atropin kann aus denselben Gründen wie bei Erwachsenen dem
Morphium zugesetzt oder auch allein injicirt werden, eine Medikation, welche bei einem in meiner Behandlung befindlichen epileptischen Knaben prompten Effekt hatte, nachdem die innere
Darreichung gänzlich erfolglos geblieben war; in ähnlichen Fällen
wäre die Einspritzung womöglich während der Aura, sonst zweimal täglich zu machen. Apomorphin mur. ist in Dosen von
0,002—0,004 ein empfehlenswerthes Brechmittel; Pilocarpin, das
durch kritiklose Verwendung in Misskredit gerathen ist, hat bei

verständiger Anwendung entschieden Erfolge aufzuweisen, 0,003
—0,0075 haben in Fällen von Gehirnhyperämie und Oedem in
Folge von Nephritis eine ganz auffallend günstige Wirkung gehabt. Injektionen von Strychnin sulphur. leisteten mir bei Enuresis in Folge von Lähmung oder Schwäche des Sphincter vesicae,
bei Prolapsus ani und bei kongenitaler oder acquirirter Schwäche
des Sphincter mit Incontinentia alvi sehr gute Dienste, während
die interne Anwendung mich ganz im Stiche liess. In solchen
Fällen brauchen die Einspritzungen 0,0015—0,003 entsprechend
dem Alter des Kranken und der Schwere des Falles nur einmal
täglich gemacht zu werden, ebenso bei cerebralen und spinalen
Lähmungen, wo sie aber längere Zeit fortgesetzt werden müssen;
dagegen erfordern die leicht zum Exitus führenden postdiphtheri-
schen Lähmungen der Athmungsmuskeln häufigere Injektionen.
Alle zur Einspritzung dienenden Chininsalze müssen neutral reagiren; am brauchbarsten scheinen Chinin. bromatum, hydrochloricum
und wegen seiner guten Löslichkeit in 4—5 Theilen warmen
Wassers das Chinin. carbamidat. zu sein. Die Auswahl recht
löslicher Präparate ist nicht unwichtig, da das Wasser sonst
rasch resorbirt wird, und das Chinin als Fremdkörper im Unterhautzellgewebe liegen bleiben kann. Coffein natrio-benzoicum
und natrio-salicylicum ist ein vortreffliches Stimulans bei Herzschwäche und Lungenödem in Folge von Herzkrankheiten. Die
Mittel lösen sich leicht in Wasser; als Contraindikation für
ihren Gebrauch gelten gleichzeitig bestehende cerebrale Reizzustände oder Schlaflosigkeit. Injektionen von gut filtrirter So-
lutio arsenical. Fowleri in lebendes oder todtes Gewebe haben gewöhnlich keine üblen Folgen, doch kommen Abscesse danach vor
wie bei einem meiner Fälle von Milzsarkom. Dass grade in derartigen Erkrankungen das Arsen gute Dienste leistet, ist unzweifelhaft, aber die subkutanen Injektionen müssen sehr lange fortgesetzt werden, so dass sie sich für die Privatpraxis kaum eignen.
Bei langsamer Steigerung der Dosis kann das Mittel ohne Schaden
sehr lange gegeben werden, so dass man schliesslich zu Tagesdosen von 2—4 ccm (stark verdünnt, nach den Mahlzeiten) gelangt.

Seit Einführung der Serumtherapie wird von den subkutanen Injektionen ein weit ausgiebigerer Gebrauch gemacht als
früher. Nachdem die Möglichkeit der künstlichen Immunisirung
von Thieren gegen virulente Bakterien bewiesen war, fand man,
dass das Blutserum immunisirter Thiere[1] als Heilmittel bei Infektionskrankheiten dienen kann. Auf das Diphtherieantitoxin,
dessen Herstellung wir Aronson, Roux und Behring verdanken,
werde ich bei Besprechung der Diphtherie zurückkommen. Diese
Erkrankung und der Tetanus werden durch die entsprechenden

---

[1] Nicht zu verwechseln mit der kongenitalen Immunität durch die im
Blutserum der Neugeborenen enthaltenen „Alexine".

Antitoxine bis zu einem gewissen Grade entschieden günstig beeinflusst; durch die Entdeckung des HAFFKINE'schen Antitoxins besteht ferner begründete Aussicht, dass in absehbarer Zeit auch die asiatische Cholera an Bösartigkeit verlieren wird. Dagegen ist es weder MARMORECK noch anderen Forschern gelungen, ein dem Tetanus- oder Diphtherieantitoxin gleichwerthiges Antitoxin bei Streptokokkenerkrankungen (Puerperalfieber, Erysipel, Scharlachfieber, bestimmten Formen von Abscessen, Diphtherie und Angina) aufzufinden. Ebenso sind die von COLEY gemachten Erfahrungen über die günstigen Einwirkungen der bei Verimpfung des Erysipelcoccus und B. prodigiosus sich bildenden Antitoxine gegen Sarkomatose (nicht Carcinose) von anderer Seite nicht bestätigt worden. Bei verschiedenen anderen Erkrankungen, bei Abdominaltyphus, croupöser Pneumonie, Syphilis ist ebenfalls die Antitoxinbehandlung empfohlen, ohne dass bis jetzt greifbare Resultate dadurch erzielt sind. Auch die Versuche, auf diese Weise anstatt durch die Kälbervaccine eine Immunisirung gegen Variola zu erreichen, sind nicht von Erfolg gekrönt, denn es gelang nicht, die häufig mit Bakterien etc. verunreinigte Lymphe durch ein genügend koncentrirtes und wirksames Blutserum des geimpften Kalbes zu ersetzen.

In der Organotherapie sind wir nicht länger ausschliesslich auf die subkutanen Injektionen der Mittel angewiesen, seitdem die interne Verwendung der Extrakte und sonstiger bequem einzunehmender Organpräparate sich ebenfalls als wirksam erwiesen hat.

Die Cocaininjektionen nach SCHLEICH (Infiltrationsanästhesie) bedeuten einen grossen Fortschritt, da sie dem praktischen Arzt die Ausführung einer grossen Zahl von Operationen — mit oder ohne vorherige Anwendung von Aethylchlorid — erleichtern. In der Kinderpraxis werden vor allen Dingen Abscesse und Furunkel häufiger als sonst im Beginn incidirt werden können, während bei der Seltenheit der Neuralgien im jugendlichen Alter die Anwendung der Lösung zur Bekämpfung dieser Affektionen nicht häufig nöthig wird. Fast in allen Fällen gelangt folgende Zusammensetzung: Cocain mur. 0,1, Morph. sulph. 0,02, Natr. chlorat. 0,2, Aq. dest. 100,0 (5 : 1 : 10 : 5000) zur Verwendung.

Für die Inhalationstherapie stehen uns zwei Wege zu Gebote, entweder imprägniren wir die Luft des Krankenzimmers mit den Dämpfen der einzuathmenden Substanz, oder wir benutzen die verschiedenen — nebenbei gesagt recht häufig falsch konstruirten — Sprays und Zerstäuber. Das Einführen von Röhren in den Mund ist für Kinder ganz unpraktisch, denn selbst recht intelligente Erwachsene müssen sehr aufmerksam sein, damit die Medikamente auf diese Weise in die Athemwege eindringen und nicht im Munde liegen bleiben. Die Mundhöhle der Kinder ist ja nur klein, die fleischige Zunge versperrt die Passage und die Schlundmuskulatur erschlafft nicht. Sollen die Dämpfe wirklich in den Larynx gelangen, so müssen sie gleichzeitig durch Nase und Mund oder durch die Nase allein eingeathmet werden, denn so kommen sie jedenfalls am besten mit dem hintersten Theil des Pharynx und mit den Luftwegen in Berührung. Gewöhnlich werden die Verwendungen des Sprays bei Nasen- und Pharynxerkankungen so wenig eingehend vorgeschrieben, dass das einzige Resultat der Therapie Unruhe und Widersetzlichkeit der kleinen Patienten ist.

Der eigentliche Zweck der Inhalationen wird nur erreicht, wenn die Dämpfe oder Gase bis in die Lungen dringen; auf diese Weise wirken einfache Wasserdämpfe sehr gut bei Bronchitis und Pneumonie mit zähem Auswurf und erschwerter Expektoration sowie bei Diphtherie zur Lösung der Membranen und Erzeugung einer dünnen normalen Schleimsekretion. Für fibrinöse Bronchitiden empfiehlt es sich, die Patienten in ein Badezimmer zu bringen, wo die Luft andauernd mit Wasserdämpfen gesättigt ist. Bei entzündlichen Zuständen der Respirationsorgane leistet auch der Salmiak gute Dienste, von dem man in stündlichen Intervallen 1,0 oder mehr entsprechend der Grösse des Zimmers auf dem Ofen, auf glühender Kohle oder über einer Spirituslampe verbrennt. Es entwickeln sich dann dicke weisse Wolken, die den Insassen des Zimmers nicht unangenehm sind und eine reichliche Expektoration begünstigen. Terpentinöl wirkt ähnlich aber zugleich auch desinficirend; seine Verwendung ist besonders im Endstadium der Pneumonie bei erschwerter Expektoration und spärlicher zäher Schleimabsonderung indicirt. Um die Luft des Zimmers mit den Terpentindämpfen zu sättigen, wird ein mit Terpentinöl eventuell unter Zusatz von Sassafrasöl getränkter Schwamm neben dem Bett aufgehängt, oder es wird stündlich bis zweistündlich ein Esslöffel Terpentinöl auf Wasser gegossen, das Tag und Nacht auf dem Ofen oder einer Spirituslampe — nicht auf einem Gasofen wegen des Sauerstoffverbrauchs — kochend erhalten wird. Ein ähnliches Verfahren mit Terpentinöl allein oder mit der gleichen Menge Karbolsäure gemischt, ist bei Diphtherie und Lungengangrän zu versuchen. Die Inhalationen von Benzin, Kresolin und ähnlichen Substanzen sind vielfach gegen Keuchhusten empfohlen; bei den schwersten Formen dieser Erkrankung, besonders wenn Krämpfe auftreten, können häufig Chloroformeinathmungen direkt lebensrettend wirken. Auf diese Weise gelang es mir, ein sechsmonatliches Kind, bei dem es stündlich zu Konvulsionen kam, zu retten, nachdem vier Tage lang bei Beginn jedes Anfalles die Inhalationen vorgenommen waren. Asthmatiker empfinden zuweilen durch eine Mischung von Chloroform, Aether und Terpentinspiritus in verschiedenem Verhältniss (am besten 1 : 2 : 4) Erleichterung, ebenso wirkt hier das Amylnitrit günstig. Eine Verhütung epileptischer Anfälle scheint durch dieses Mittel nicht erzielt werden zu können, während es bei Ohnmachtsanfällen wegen seiner Einwirkung auf die Vasomotoren entschieden von

Vortheil ist. Inhalationen von Sauerstoff sind in letzter Zeit vielfach mit Erfolg bei schweren Pneumonien und hochgradiger Anämie gemacht, dort wegen der Erstickungsgefahr, hier zur Hebung des Stoffwechsels. Ueber Aetherinhalationen bei Santoninvergiftung stehen mir eigene Erfahrungen nicht zu Gebote. Bei Anämie, Keuchhusten und septischen Fiebern sind Ozoninhalationen sehr warm empfohlen, doch sind unsere Kenntnisse über die Wirkung sowie über eine schnelle und verlässliche Gewinnung dieses Gases noch recht unvollkommen. Nach einer Privatmittheilung von A. CAILLÉ ist, wie man bei jedem Fall von Chlorose und sekundärer Anämie konstatiren kann, unter Ozoninhalationen ein ausgesprochenes und schnelles Ansteigen des Hämoglobingehalts zu beobachten. Einen gleich günstigen Erfolg hat derselbe Autor bei einer Frau in mittleren Jahren, die an einer schweren Lungentuberkulose litt, beobachtet; nach drei Jahre lang fortgesetzten Ozoninhalationen kann jetzt keine Spur der ausgebreiteten Infiltration nachgewiesen werden; ebenso soll die Dauer und die Intensität der Keuchhustenanfälle dadurch unzweifelhaft verringert werden. Es fehlen nur noch billige Apparate zum Gebrauch in der Privatpraxis, denn die käuflichen sind viel zu theuer. CAILLÉ hat in seiner Abtheilung einen Apparat aufstellen lassen, welcher an die elektrische Strassenleitung angeschlossen ist; wird ein mit einem Gummischlauch armirtes Glasrohr zwischen den positiven und negativen Pol des Apparates gebracht, so kann den Patienten die nöthige Ozonmenge zugeführt werden.

Bei Lungentuberkulose werden die Inhalationen desinficirender Dämpfe — Karbolsäure, Terpentin, Eukalyptol — jedenfalls noch nicht so viel benutzt, wie es der Lage der Sache nach angebracht erscheint; der gewünschte Effekt kann aber nur erreicht werden, wenn die Lungen andauernd mit diesen stark verdünnten Substanzen angefüllt sind. Da nach den Untersuchungen von PRUDDEN eine zwölfhundertfache Verdünnung der Karbolsäure genügt, um die Leukocytenauswanderung bei entzündlichen Kránkheiten zu hemmen, so wird man sich damit begnügen können. FELDBAUSCH hat zu diesem Zweck kleine in die Nasenlöcher einzuführende Apparate konstruirt, durch welche die Patienten das Medikament einathmen. Unangenehme Empfindungen werden durch solche starkverdünnte Mittel natürlich nicht erzeugt.

Zur Betäubung von Kindern eignet sich das Chloroform besser als der Aether; die Wirkung geht aber rasch vorüber, und die Narkose muss deshalb bei Konvulsionen und während einer Operation häufig wieder begonnen werden. Bei kleinen Kindern ist die oberflächliche Athmung sehr hinderlich, bei Neugeborenen kommt hinzu, dass das Excitationsstadium nur kurz ist. Nachdem der Puls zuerst sehr beschleunigt war und die Pupillen sich verengert hatten, schliesst sich sehr bald ein Stadium an, in welchem Pulsverlangsamung und Pupillenerweiterung auftritt. Dagegen ist die Nachwirkung nicht so unangenehm wie bei Erwachsenen, denn die Kinder erbrechen weniger häufig und profus und jedenfalls auch leichter. Nach tiefen Narkosen pflegen die Kinder lange und fest zu schlafen, so dass man sie z. B. nach Tracheotomien — die ich nur im Stadium schwerster Kohlensäurevergiftung ohne Chloroform ausführe — genau beobachten muss. Durch die Trachealwunde sind die Kinder sehr leicht zu chloroformiren, es genügt, einen Schwamm oder einen Bausch Watte, auf den fünf bis sechs Tropfen Chloroform geträufelt sind, einen Moment vor die Kanülenöffnung zu halten. Ich selbst hätte, ehe ich diese Erfahrung gemacht, beinahe durch unvorsichtiges Chloroformiren beim Kanülenwechsel am dritten Tag ein Kind verloren. Selbstverständlich sind die kleinen Patienten vor der Narkose genau zu untersuchen, denn chronische Herz- und Lungenkranke vertragen dieselbe ebenso schlecht wie Erwachsene, aber die Diagnose wird bei ihnen kaum je Schwierigkeiten machen. Abzurathen ist auch von dem Chloroformiren bei sehr fetten Kindern sowie bei Operationen im Munde, da zur Erschlaffung des M. buccinatorius und masseter eine nicht unbeträchtliche und möglicher Weise nicht ganz unbedenkliche Quantität des Anästheticum gehört. Ausserdem ist es schwer zu verhindern, dass Blut in den Magen gelangt, was doch nicht ganz gleichgültig ist, oder dass durch Eindringen desselben in die Luftwege noch bedenklichere Erscheinungen auftreten.

Zur erfolgreichen Verwendung von Gurgelwässern muss immer eine gewisse Schulung und Selbstbeobachtung der Patienten vorausgesetzt werden, welche man bei Kindern unter 7—8 Jahren nicht erwarten kann. Der Effekt dieser Lösungen wird auch im Allgemeinen überschätzt, da nur die Uvula, der weiche Gaumen und der vordere Theil der Tonsillen bespült und im übrigen die Flüssigkeit einfach verschluckt wird. Eine Ausnahme bilden vielleicht die Adstringentien, die per contiguitatem auf die angrenzenden Gewebe einwirken können. Sicherer erreichen wir unseren Zweck aber jedenfalls, wenn wir Sprays anwenden, durch welche doch der ganze Pharynx getroffen wird, Pulver einblasen oder, da gewöhnlich bei derartigen Affektionen der Nasenrachenraum in Mitleidenschaft gezogen ist, Einspritzungen und Irrigationen in die Nase machen und den Spray hier einwirken lassen. Die Flüssigkeiten werden dann wieder ausgespieen oder verschluckt, was meistens nicht zu Bedenken Anlass geben wird; wenn diese Methoden bedenklich erscheinen, weil z. B. die eingespritzte Flüssigkeit in die Tube eindringt, so lässt man dieselbe mit einem Theelöffel, einer Pipette oder einem gewöhnlichen Tropfglas in die Nase eingiessen. Bei Diphtherie ist die schonendste Reinigung und Desinfektion des Nasenrachenraums jedenfalls die beste Methode.

Wenn Flüssigkeiten überhaupt nicht vertragen werden, so kann man Vaselin, Glycerin oder Cold-cream-Salben in die Nase einstreichen oder mit einem Haarpinsel eintragen. Sobald sich aber die Kinder gegen diese Art der Applikation heftig sträuben, wird man lieber davon Abstand nehmen, denn, wie schon oben erwähnt, werden die Kräfte der Kinder durch solche Abwehrbewegungen erschöpft, und die dabei nicht zu vermeidende Verletzung des gesunden Epithels kann die lokale Erkrankung nur verschlimmern. Dasselbe gilt für das Kauterisiren der Nase, und auch hier wird man durch geduldiges Zureden und vorheriges Cocainisiren häufig zum Ziel kommen.

Die anatomischen Eigenthümlichkeiten der kindlichen Körpergewebe kommen bei der Haut besonders zum Ausdruck; durch den stärkeren Wassergehalt und ihre verhältnissmässig geringe Dicke erklärt sich das eigenthümliche Verhalten gegen eine Reihe von Medikamenten und die starke Reaktion bei Anwendung relativ schwacher elektrischer Ströme. Aus diesem Grunde sowie wegen der Succulenz und der Dünne der Knochen sollen deshalb nur schwache Ströme zugeleitet werden; das gilt besonders für das Gehirn, weniger für das geschützter liegende Rückenmark. Durch die Galvanokaustik wird bei Kindern derselbe Effekt wie bei Erwachsenen erzielt, die Kontrolle ist bei den meisten Operationen z. B. in der Nase und an den Tonsillen, bei Angiomen etc. leicht auszuführen.

Sinapismen sind sehr gute Ableitungsmittel bei Kongestionszuständen in der Tiefe; sie können in Intervallen von mehreren Stunden wiederholt benutzt werden, wenn man sie nur nach einigen Minuten, sobald die Haut sich zu röthen beginnt, entfernt. Das Gleiche gilt für heisse Senfbäder, die bei ungenügend entwickelten akuten Exanthemen, inneren Blutungen, Hämorrhagien, Meningitis und Pneumonien vortreffliche Dienste leisten; sobald die Haut sich röthet, müssen die Kranken aus denselben herausgehoben werden.

Die in früherer Zeit so beliebten Vesikatoren, die bei Pleuritis, Herpes zoster und Gelenkrheumatismus eine grosse Rolle spielten, sind jetzt fast ganz verlassen. Sie wirken freilich manchmal nach der Entfieberung recht günstig, haben aber doch auch entschieden Nachtheile. Abgesehen davon, dass ein solches Pflaster auf einer fettarmen rauhen Haut nicht gut haftet, kann bei mangelhafter Hautcirkulation dadurch Gangrän entstehen, welche recht schwer zur Heilung zu bringen ist, oder es entwickelt sich auf der so empfindlichen kindlichen Haut Ekzem und Impetigo. Ausserdem sind derartige Vesikatoren schmerzhaft, besonders wenn sie am Rücken oder den Extremitäten angelegt werden, und die Kinder werden dadurch aufgeregt, nervös und schlaflos. Am schlimmsten ist es aber, wenn durch die Kanthariden Nierenaffektionen mit quälender Dysurie entstehen; ihre Behandlung besteht in ausgiebiger Kampherverwendung.

Absolute Contraindikationen gegen den Gebrauch der Kanthariden sind Diphtherie und alle Erkrankungen, welche sich während einer Epidemie damit kompliciren können, also auch alle Katarrhe des Rachens und des Larynx.

Wenn das Pflaster auf der Haut nicht recht haftet, so kann die gewünschte Wirkung durch Aufpinseln von Collodium cantharidatum erzielt werden. Vorheriges Waschen der Haut mit Essig oder ein für wenige Minuten aufgelegter Senfteig erhöhen den Effekt, ebenso Applikation eines Brei- oder Warmwasserumschlags über dem Blasenpflaster, der zugleich die Schmerzen mildert. Sehr kleine Kinder sollen ein solches Blasenpflaster nicht länger als eine Stunde auf derselben Stelle tragen, das Collodium cantharidatum ist daher bei ihnen auch nicht zu verwenden, während man ein Pflaster nach einiger Zeit auf eine andere Stelle legen kann.

Nachdem sich eine Blase gebildet hat, lässt man das Serum durch kleine Stichöffnungen ablaufen, ohne dass die umgebende Haut davon benetzt wird, denn das in dem Serum enthaltene Cantharidin kann lokal reizend wirken. Die Epidermis wird nicht entfernt und die Sekretion auch nicht durch reizende Salben unterhalten; zur Bedeckung eignet sich Vaselin besser als das leicht ranzig werdende animale Fett, darüber wird ein Verband von Borsäurewatte angelegt. Ausserdem können Vaselinsalben mit Opium, Blei, Zink und Streupulver (Zink, Wismuth, Jodoformamylum āā, oder Salicylamylum 1 : 5—10) dazu benutzt werden.

Bei vielen Hautkrankheiten sind Puder, Linimente, Salben und Bäder gebräuchlich. Bei der Empfindlichkeit und Zartheit der Haut hat die Benetzung mit Wasser häufig ein Erythem zur Folge und schadet daher bei manchen Entzündungen der Haut entschieden. Dieses ist z. B. beim akuten und chronischen Ekzem der Fall, und man verwendet daher an Stelle adstringirender Lösungen besser Salben aus Vaselin oder Cold-cream, denen Blei, Zink, Tannin, Wismuth, Salicylsäure oder Jodoform zugesetzt ist. Bei Exkoriationen, ausgedehntem Epithelverlust und stärkerer Sekretion leisten die erwähnten Pulver mit oder ohne Amylum oft gute Dienste. Metalloleate sind zu vermeiden, da sie die Haut reizen und neue Eruptionen herbeiführen.

Da die Haut der Kinder sehr dünn und succulent ist und die zahlreichen Lymphgefässe recht oberflächlich liegen, so dringen viele Medikamente verhältnissmässig rasch hindurch. Zur Herstellung derartiger Salben eignen sich thierische Fette, besonders das Lanolin, zu welchen $10^0/_0$ Wasser hinzugefügt wird. Doch darf nicht zu heftig gerieben werden, da die Haut dadurch gereizt und schmerzhaft wird.

Von kleinen Kindern wird Eis und Eiswasser nicht lange vertragen; bei der Dünne der Schädelknochen kann das Auflegen einer Eisblase auf die Stirngegend zu Kollaps führen, während sie am Nacken und Hinterkopf einen recht guten Effekt hat. Warme Umschläge und heisse Polster wirken bei Erkrankungen des Rumpfes und der Extremitäten oft wohlthätig, während das Auflegen derselben auf den Kopf nur unter sorgsamster Beobachtung des Kranken geschehen darf. Vollbäder werden häufig, lokale Bäder seltener nöthig; Fussbäder können im Liegen gegeben werden, doch wird man an ihrer Stelle meistens heisse Umschläge machen, die bequemer herzustellen, nicht eine sorgsame Ueberwachung des Kranken fordern und für Kinder daher empfehlenswerther sind.

Blutentziehungen, die früher ein beliebtes therapeutisches Verfahren bildeten, sind fast ganz abgekommen, obgleich auch heute wohl noch in manchen Fällen eine Indikation dafür bestände. Jedenfalls wollen wir nicht vergessen, dass die Blutmenge bei kleinen Kindern nur $1/_{20}$ des Körpergewichtes beträgt, und dass ein solcher durch Krankheit geschwächter kleiner Patient auch einen geringen Blutverlust nicht vertragen kann. Daher sind Aderlässe wohl ganz ausser Frage; ich werde jedenfalls nie wieder die V. jugularis eröffnen, wie ich es vor 25 Jahren einmal bei Krämpfen that, die auf Gehirnhyperämie beruhten und diese im Circulus vitiosus wieder verstärkten. Lokale Blutentziehungen waren früher ebenfalls mehr im Gebrauch als jetzt, obgleich die Neigung der Haut zur Entzündung und Furunkelbildung wohl bekannt war, und man in Folge der Aufregung bei den kleinen Patienten häufig eine Steigerung der Symptome, ja selbst Krämpfe auftreten sah. Ausserdem kam es zuweilen nach Abfallen der Blutegel zu Nachblutungen, welche man durch Styptica wie Tannin, Alaun, Liq. ferr. sesquichlorat., Ferr. subsulph., durch Kompression oder im schlimmsten Fall durch eine umschlungene Nath zu stillen sucht. Ein recht wirksames Stypticum ist eine 20—50$^0/_0$ wässrige Antipyrinlösung mit oder ohne einen Zusatz von Ac. tannic. Als Indikationen für derartige Blutentziehungen galten schwere Fälle von Pleuritis mit heftigen Schmerzen, Peritonitis und entzündliche Gehirnkrankheiten. Im letzteren Fall wurden die Blutegel am Proc. mastoid. oder am Septum narium angesetzt, und diese zuletzt genannte Stelle möchte ich für die seltenen Fälle von Gehirnkrankheiten bei Säuglingen und grösseren Kindern, die sich überhaupt für eine solche lokale Blutentziehung eignen, am meisten empfehlen.

III.

Behandlung des neugeborenen Kindes.

1. Asphyxie.

Die Prognose der Asphyxie und ihrer Therapie richtet sich nach ihren Ursachen; ätiologisch kommen hier in Betracht mehr oder weniger starke Kompression des kindlichen Kopfes, Vorfall oder Kompression der Nabelschnur, Aspiration von Fremdkörpern in Folge intrauteriner Respirationsbewegungen oder nach der Geburt, Apoplexie und Anämie des Fötus, Kohlensäureüberladung des Blutes, kongenitale Missbildungen und Erkrankungen, Morphium- oder Chloralvergiftungen, sowie sehr hohe Temperaturen der Mutter. Je nachdem nur einer oder mehrere dieser Faktoren in Rechnung zu ziehen sind, wird man die Fälle prognostisch verschieden beurtheilen und auch dem entsprechend behandeln.

Wird durch zu lange Dauer der Geburt, durch Vorfall der Nabelschnur, andauernde Kompression des Kopfes, frühzeitigen Fruchtwasserabfluss oder Fieber der Mutter das Leben des Kindes gefährdet, so besteht die beste Prophylaxe der Asphyxie in möglichst schleuniger Beendigung der Geburt. Sobald der Kopf aus der Vagina hervorgetreten ist, muss Sorge getragen werden, dass das auf der Unterlage angesammelte Fruchtwasser nicht in die Athemwege eindringen kann, und dass der im Mund befindliche Schleim mit einem feuchten Läppchen entfernt wird. Das Kind wird deshalb, ehe man sich um die Mutter bekümmert, auf die Seite gelegt, und die Zunge wird hervorgezogen. Vor der Abnabelung kann man versuchen, durch Schläge gegen die Nates, Kitzeln des Schlundes mit einer Feder oder durch Vorhalten von Ammoniak Athembewegungen auszulösen. Unter normalen Verhältnissen pflegen viele Geburtshelfer die Abnabelung erst vorzunehmen, wenn die Pulsationen in der Nabelschnur schwächer werden. Die sofortige Unterbindung und Durchschneidung derselben ist aber jedenfalls am Platze, wenn es sich um ausgesprochene Asphyxie handelt oder wenn die Nabelschnur nicht mehr pulsirt. Grenser hat vorgeschlagen, sie bei kräftigen asphyktischen Kindern nach der Durchschneidung nicht sofort zu ligiren und, wenn die Blutung hierbei nur gering ist, diese durch ein warmes Bad zu befördern. Das letztere Verfahren hat sich mir verschiedene Male als recht nützlich erwiesen.

Nach der Abnabelung wird der Mund noch einmal schnell und vorsichtig gereinigt, denn auch nachdem die Gefahr der Asphyxie beseitigt erscheint, kann durch Aspiration von Fruchtwasser, Meconium oder Vaginalschleim nach 2 bis 4 Tagen eine Bronchitis oder Pneumonie entstehen, welcher die Kinder zum Opfer fallen.

Die Einleitung der Respiration durch Einblasen von Luft in die Lunge wurde von SMELLIE schon 1762 versucht. Diese Insufflationen können nach Kathetrismus des Larynx oder direkt in den Mund und die Nase vorgenommen werden. Von den beiden letzteren Methoden ist die Einblasung in den Mund schon deshalb unbrauchbar, da hierbei die Zunge nicht hervorgezogen werden kann. Dieser Nachtheil fällt bei der Einblasung in die Nase fort, und man kommt auf diese Weise häufig zum Ziel. Man ist aber nie sicher, ob die Luft nicht in den Magen anstatt in die Lungen eindringt, und hierdurch werden selbstverständlich die Chancen für die spontane Athmung schlechter. Gelingt es auf diese Weise, die Lungen mit Luft zu füllen, so sind nach jeder Insufflation Exspirationsbewegungen durch Kompression der unteren vorderen — seitlichen Brustwand anzuschliessen.

Diese direkten Lufteinblasungen können aber unter Umständen bedenklich werden. So berichtet H. REICH, dass eine tuberkulöse Hebamme in dreizehn Monaten zwölf Kinder inficirt hatte, während in derselben Stadt bei einer anderen Hebamme kein einziger solcher Fall vorkam, und in den neun vorhergehenden Jahren nur zwei, in dem Jahr nach dem Tode dieser schwindsüchtigen Hebamme nur ein Fall von tuberkulöser Meningitis beobachtet wurde.

Ausserdem ist es bei diesen Einblasungen schwer, den Druck der eindringenden Luft genau zu kontrolliren, so dass es zuweilen dadurch zu Zerreissung des Lungengewebes und Emphysem gekommen ist. Diese Gefahr ist natürlich auch bei Anwendung des Katheters nicht ausgeschlossen, den man übrigens zugleich zur Ansaugung aspirirter Massen benutzen kann. Der RIBEMONT'sche und die übrigen Metallkatheter können nicht weit genug über die Stimmbänder vorgeschoben werden und sind daher weniger zu empfehlen als elastische Katheter, welche leichter einzuführen und besser zur Aspiration und Insufflation zu benutzen sind. Der Mandrin wird, nachdem der Katheter die Stimmbänder passirt hat, entfernt.

Weitere Massnahmen zur Bekämpfung der Asphyxie sind warme Bäder (38° C.), in denen das Kind gerieben wird, oder, falls dadurch nichts erreicht wird, abwechselndes Eintauchen in warmes und kaltes Wasser oder Anspritzen der Brust und des Rückens mit kaltem Wasser, während sich der übrige Körper im warmen Bad befindet; dabei können die sonstigen Wiederbelebungsversuche — Schlagen, Kitzeln, Elektrisiren — fortgesetzt werden. Zu hohe Temperaturen sind hierbei zu vermeiden, da sie Krämpfe und nach einigen Berichten auch Tetanus veranlassen können. Bei elenden kollabirten Kindern kann auch zuweilen ein guter Erfolg mit Eingiessungen von heissem Wasser (40—42° C.) in das Rectum erzielt werden.

Von den verschiedenen Methoden der künstlichen Athmung (MARSHALL HALL, SILVESTER, HOWARD, B. SCHULTZE, PACINI, WOIHLER, BANI, SCHÜLLER), sind die von SILVESTER und B. SCHULTZE angegebenen bei der Asphyxie der Neugeborenen am wirksamsten. A. BOTHER zieht die erstere vor („Infantile Mortality during Childbirth and its prevention". Philadelphia 1896).

Bei dem SILVESTER'schen Verfahren liegt der Asphyktische auf dem Rücken; Schultern und Nacken sind durch ein untergeschobenes Kissen oder zusammengerolltes Handtuch etwas erhöht, die Zunge wird hervorgezogen. Der Operateur ergreift die Arme dicht über den Ellenbogen und zieht sie langsam aber kräftig nach oben. Nachdem der Thorax auf diese Weise ausgedehnt ist, wird durch Herabführen und festes Andrücken der Arme an die Seitenwände des Brustkorbes die Exspirationsbewegung ausgeführt. Dieses Auf- und Abwärtsführen der Arme wird fünfzehn bis zwanzig Mal in der Minute rhythmisch wiederholt.

Nach B. SCHULTZE fasst man das Kind vom Rücken her so, dass die Zeigefinger in den Achselhöhlen, die Daumen auf den Schultern, die übrigen Finger an den Seiten der Brust liegen. Das Kind wird nun vorwärts geschwungen, dabei werden die unteren Extremitäten nach dem Bauch hin gebeugt, dieser drückt gegen das Zwerchfell, und die Lungen werden komprimirt. Nach dieser Exspiration wird das Kind wieder nach unten geschwungen und dadurch die Brust passiv erweitert (Inspiration). Diese Schwingungen können ebenfalls fünfzehn bis zwanzig Mal in der Minute wiederholt werden. Nur bei ungenügend entwickeltem Knochensystem eines zu früh geborenen Kindes versagt die Methode, da die Rippen zu weich und biegsam sind; contraindicirt ist sie bei Asphyxie, welche mit Kongestionszuständen komplicirt ist. Selbstverständlich muss bei derartigen Wiederbelebungsversuchen die nöthige Vorsicht beobachtet werden, damit das Kind dabei keine Verletzungen davonträgt. In „Lancet (8. Mai 1897)" ist z. B. über Verletzungen des M. infraspinatus und teres minor mit konsekutiver Rotation und Adduktion des betreffenden Armes berichtet.

Bei allen diesen Manipulationen ist der Körper durch wollene Decken oder Wärmflaschen möglichst warm zu halten; werden Schluckbewegungen gemacht, so kann man versuchen, einige

Tropfen Cognac, Whisky, Kampherwasser, Moschus oder einen Tropfen Tinct. Belladonnae in heissem Wasser einzuflössen oder ein Klysma von heissem Wasser (40—42°C.) zu geben. Wenn bei längeren Wiederbelebungsversuchen sich ausgesprochene Herzschwäche konstatiren lässt, so könnte vielleicht eine kleine Gabe Nitroglycerin ($^{1}/_{10}$ mg), die nach fünfzehn Minuten und einer halben Stunde zu wiederholen wäre, versucht werden, da es von allen Schleimhäuten rasch resorbirt wird. Ueber die Wirksamkeit des Mittels bei Asphyxie der Neugeborenen habe ich allerdings keine Erfahrungen, aber der schnelle Effekt bei Herzschwäche, Kollaps und Shock aus anderen Ursachen dürfte mindestens auch einen Versuch hierbei angezeigt erscheinen lassen. LABORDE lässt die Zunge des asphyktischen Kindes in rhythmischen Traktionen zehn bis fünfzehn Mal in der Minute hervorziehen und will auf diese Weise ausgezeichnete Resultate erzielt haben. Vorbedingung für einen Erfolg scheint aber eine völlig erhaltene Reflexerregbarkeit der Medulla oblongata zu sein.

Obgleich schon HUFELAND 1793 die Elektricität bei Asphyxie empfohlen hat, ist erst in neuerer Zeit von ZIEMSSEN bei einem durch Kohlenoxyd vergifteten Mädchen rhythmische Faradisirung des N. phrenicus und der übrigen für die Athmung in Betracht kommenden Nerven zur Auslösung von Respirationsbewegungen versucht worden. Der N. phrenicus versorgt das Zwerchfell, ausserdem wirken bei der Athmung mit der Plexus cervicalis, welche Aeste zum M. trapezius, levator scapulae und dem M. scalenus med. sendet, der Plexus brachialis, von dem der N. thoracicus anterior zum M. pectoralis major und minor, der N. thoracicus post. zu dem M. serratus post. sup. und den M. rhomboidei und der N. thoracicus longus zum M. serratus anticus major geht.

Seitdem hat man bei den verschiedensten Vergiftungen (Chloroform, Kohlenoxyd, Opium, Schwefelwasserstoff), bei Diphtherie und perniciöser Intermittens, bei Apoplexien, sowie auch bei Erhängten und Ertrunkenen oft die schnelle Wirksamkeit der Elektricität beobachten können.

Bei der Asphyxie der Neugeborenen ist die systematische Faradisirung des N. phrenicus zuerst von LAUTH und PERNICE versucht. Um den N. phrenicus allein zu treffen, soll man nach Angabe zahlreicher Autoren die eine Elektrode nahe dem M. sterno-cleido-mastoideus, die anderen am Nacken oder in der Gegend des Zwerchfelles aufsetzen. Es ist aber gar nicht zu vermeiden, dass hierbei auch der Vagus und Sympathicus und manche motorische oder sensible Nerven gereizt werden, und es liegt auch gar kein Grund vor, dies zu umgehen. Man benutzt deshalb am besten grosse, mit Salzwasser angefeuchtete Schwammelektroden. Kopf, Arme und Schultern des asphyktischen Kindes werden durch ein untergeschobenes Kissen etwas erhöht, die eine Elektrode wird fest aufgesetzt und mit der anderen irgend eine

Stelle der Körperoberfläche einen Augenblick berührt. Wenn nun durch eine tiefe Inspiration die Lungen ausgedehnt werden, so ist sofort eine künstliche Exspiration durch seitliche Kompression des Thorax anzuschliessen. Diese Manipulationen müssen mehrfach wiederholt und so lange fortgesetzt werden, bis das Kind laut schreit und jede augenblickliche Gefahr geschwunden scheint. Zu beachten ist, dass bei Auftreten einer Hustenbewegung die Elektrode zeitweise zu entfernen ist.

Dass aber die auf diese Weise erzielten günstigen Resultate häufig nicht von Dauer sind, kann nicht auffallen, wenn man bedenkt, dass die eigentlichen Ursachen der Asphyxie hierdurch nicht gehoben werden; die Belebungsversuche müssen daher eventuell wieder und wieder versucht und oft Stunden lang fortgesetzt werden.

Vor einer zu lange fortgesetzten oder zu häufig wiederholten Applikation des elektrischen Stromes kann aber nicht dringend genug gewarnt werden, da sonst durch Ueberreizung die Athmung sistirt wird. Häufig sieht man zuerst einen sehr günstigen Effekt, der sich in tiefen Inspirationen und kräftiger Herzaktion äussert, aber bald werden jene wieder oberflächlich, der Puls ist kaum fühlbar und die frühere cyanotische Färbung der Lippen und Nägel kehrt zurück. In solchen Fällen thut man gut, das Faradisiren auszusetzen und vorläufig andere Wiederbelebungsversuche zu machen; es ist deshalb auch entschieden gefährlich, den Strom, wie Lauth es vorgeschlagen hat, zwei oder drei Minuten lang einwirken zu lassen.

In einzelnen Fällen, bei denen die faradische Reizung nicht den gewünschten Erfolg hatte, haben andere Beobachter durch Benutzung des konstanten Stromes bessere Resultate erzielt.

Sind keine Schwammelektroden zur Hand, so kann man auch unbedenklich Metallelektroden benutzen. Obgleich bei dem Neugeborenen die Empfindlichkeit des Nervensystems noch gering ist, so erregt doch auch hier diese Art der faradischen Reizung, heftige Schmerzen, und es werden dem entsprechend sehr ausgiebige Kontraktionen des Zwerchfelles ausgelöst. Man darf dabei aber nicht vergessen, dass Schmerz und Muskelarbeit zusammen eher zur Ueberreizung und Erschöpfung führen, als Muskelkontraktionen allein. Die Hauptsache ist jedoch bei diesen Wiederbelebungsversuchen immer, dass man keine Zeit verliert und deshalb den Apparat, der gerade zur Hand ist, benutzt.

Diese Wiederbelebungsversuche müssen selbstverständlich fortgesetzt werden, so lange das Herz, wenn auch noch so schwach, schlägt. Auch wenn das Kind einmal geschrieen hat, kann man es noch nicht aus den Augen lassen; die tiefe inspiratorische Einziehung in der Zwerchfellgegend darf nicht mehr auftreten, das Kind muss laut schreien, sich lebhaft bewegen und die Augen weit geöffnet haben. Erst dann ist die Gefahr beseitigt, dass der durch ungenügende Innervation oder eine andere Ursache hervorgerufene asphyktische Zustand sich wiederholt, und dass durch Ansammlung von Schleim im Pharynx und Nasenrachenraum die Luftwege verlegt werden.

2. Atelektase der Lungen.

Die Atelektase kann angeboren oder erworben sein; im ersteren Falle handelt es sich um ein Verharren der Lunge in dem fötalen Zustand, im letzteren hat eine Ausdehnung der Alveolen stattgefunden, die Lungen sind aber später wieder kollabirt oder haben sich vielmehr wieder retrahirt. Auch die Ursachen dieses Zustandes sind angeboren oder erworben. Er kann begründet sein in Missbildungen und intrauterin entstandenen Erkrankungen der Respirations- und Cirkulationsorgane, z. B. in ungenügender Entwickelung der Lungen, Zwerchfellhernien, Hypertrophie der Schilddrüse, Pleuraergüssen, Lungensyphilis, Entzündung der Bronchialschleimhaut und der Lungen. Oder es kann sich um Erkrankungen des Nervensystems handeln, durch welche die Erregbarkeit des Athmungscentrums herabgesetzt wird, also um Blutungen, Hydrocephalus, Missbildungen u. dorgl. Und schliesslich sind es zu früh geborene Kinder mit schwachen Muskeln und weichen Knochen, bei denen die Lungen nicht gehörig ausgedehnt werden.

Die Behandlung deckt sich fast ganz oder vollständig mit derjenigen der genuinen Asphyxie. Es kommt eben Alles darauf an, dass Athmungsbewegungen ausgelöst werden, und diesen Zweck kann man, wie oben auseinandergesetzt, durch warme und kalte Bäder, durch kalte Anspritzungen im warmen Bad, durch Schwingungen, Schläge gegen die Nates und den elektrischen Strom zu erreichen suchen. Das Kind muss schreien, sonst stirbt es. Das gilt ganz besonders bei der durch Bronchitis entstandenen Atelektase, denn hier sind die kleinen Bronchien mit zähem, klebrigem Schleim angefüllt, der entfernt werden muss. Dieser Zustand findet sich nicht nur bei Neugeborenen, sondern auch bei älteren an Bronchitis leidenden Säuglingen, besonders wenn sie schlecht genährt und schwach sind. Ein einfacher Kunstgriff, um bei diesen eine tiefe Inspiration auszulösen, besteht darin, dass man ihnen Nase und Mund vier bis acht Sekunden verschliesst und so durch die Kohlensäureanhäufung auf das Athmungscentrum wirkt. Die Methode wirkt prompt und wird deshalb auch besorgten Müttern nicht grausam erscheinen.

Da ein grosser Theil dieser Kinder an Inanition leidet, so werden wir selbstverständlich die Ernährung mit der grössten Sorgfalt zu überwachen haben (cf. Kapitel I). Durch häufiges Einflössen von warmem oder heissem Wasser mit etwas Cognac

(3,0—15,0 pro die) oder etwas Kampherwasser kann man versuchen, den Kräftezustand zu heben, nach der oben entwickelten Theorie Nitroglycerin geben oder auch Klystiere mit heissem Wasser als Stimulans benutzen. Dabei lässt man das Kind häufig umhertragen oder doch im Bett oft von einer Seite auf die andere legen und nach den im vorigen Abschnitt angegebenen Regeln für eine gleichmässige Erwärmung der Haut sorgen.

Gerade unter solchen Umständen haben besonders bei zu früh geborenen Kindern die von CREDÉ, WINCKEL und TARNIER angegebenen Apparate (Couveusen) grosse Triumphe gefeiert. HOLT hat einen einfachen, praktischen und billigen Apparat angegeben. CHAPIN hat in den „Archives of Pediatrics", Mai 1897, einen von PUTNAM und ROTCH konstruirten grossen Inkubator aus Metall beschrieben, in welchem der Säugling auf einem Wasserbad liegt und gleichmässig erwärmt wird. In Ermangelung derselben wird der praktische Arzt aber auch mit gewöhnlichen Betten, Kasten, in welche heisse Steine und Flaschen mit heissem Wasser oder angewärmter Flanell oder Watte gelegt werden, durch Benutzung der vergitterten Oeffnung der Luftheizung, aus welcher die heisse Luft strömt, durch einen doppelwandigen Kasten mit heissem Sand oder ähnliche rasch zu improvisirende Apparate gute Erfolge erzielen. Nur muss dabei für Zuführung reiner kalter Luft gesorgt werden.

Selbst anscheinend ganz hoffnungslose Fälle mit oberflächlicher Athmung, cyanotischer Färbung der Haut und Schleimhäute können auf diese Weise erhalten werden, wenn man bei diesen Versuchen die genügende Ausdauer besitzt.

D'OUTREPONT rettete ein neugeborenes Kind von 32 cm Länge und anderthalb Pfund Gewicht, KOOP und REDMAN solche von 26 resp. 32 cm und 2 resp. $1^1/_4$ Pfund. AHLFELD berichtet von einem Kinde, das bei der Geburt in der neunundzwanzigsten Woche der Schwangerschaft nur $39^1/_2$ cm lang war und nach einigen Wochen schon saugen konnte, sowie über ein anderes, welches in der fünften Woche ebenso gross war, nur 1450 g wog und später die Brust nahm. Ich selbst habe eine Anzahl Kinder, welche bei der Geburt weniger als 3 Pfund wogen, gerettet, und in der einschlägigen Litteratur sind noch eine ganze Reihe ähnlicher Fälle aufzufinden. Hier mag nur noch der von MOORE 1880 im Philadelphia Reporter publicirte Fall Platz finden, der ein im sechsten Monat der Schwangerschaft geborenes Kind betrifft. Dasselbe war 22 cm lang und wog anderthalb Pfund, wurde nach einer halben Stunde zum Schreien gebracht, aber bewegte sich nicht. Nach fünfzehn Monaten soll das Kind angefangen haben zu laufen und neunzehn Pfund gewogen haben.

3. Kephalhämatom.

Hiermit bezeichnet man einen Bluterguss, der sich meistens zwischen Scheitelbein und Periost findet und gewöhnlich durch die vom unteren Uterussegment auf den Schädel ausgeübte Kompression entsteht, aber auch bei Steisslagen vorkommt. Als prädisponirende Momente sind jedenfalls anzusehen ungenügende Entwickelung der äusseren Knochentafel, Dünne der Blutgefässe, geringe Tiefe der Knochenrinne, in welcher sie verlaufen und Verschieblichkeit des Periosts. Bei der Untersuchung findet man einen cirkumskripten fluktuirenden Tumor, welcher nie eine Naht überschreitet. Nach einigen Tagen bildet sich von dem abgehobenen Periost ausgehend in der Peripherie ein Knochenring. Die Geschwulst nimmt während der ersten zehn Tage nach der Geburt an Grösse zu, bleibt dann eine Zeit lang stationär und wird im Verlauf von zehn bis zwanzig Wochen allmählich resorbirt. Als Residuum bleibt noch eine Zeit lang die erwähnte Knochenverdickung in der Umgebung, doch kommt auch dieser Ring gewöhnlich später zur Resorption, und nur in wenigen Fällen ist diese Verdickung im späteren Leben noch nachweisbar.

Seltener handelt es sich zugleich um ein internes Kephalhämatom, d. h. um einen Bluterguss zwischen Dura mater und Schädelknochen, der dann in derselben Weise wie die Apoplexien der Neugeborenen unter Krämpfen und Lähmungen zum Tod führen und Meningitis, Bildung von Cysten etc. veranlassen kann. Zwischen den beiden Blutergüssen braucht keine Kommunikation zu bestehen, doch wird in vielen Fällen eine Verbindung derselben durch eine angeborene Knochenfissur nachweisbar sein.

Nach dem beschriebenen Verlauf ist eine Therapie gewöhnlich völlig überflüssig. Man muss die besorgten Mütter nur darauf aufmerksam machen, dass es sich um eine gutartige Geschwulst handelt, welche bei exspektativem Verfahren ebenso wie der Knochenring allmählich verschwinden wird.

Kompressionsversuche sind absolut zu vermeiden, da bei etwaiger Kommunikation der Geschwulst mit der Schädelhöhle das Blut noch innen gedrückt werden würde. Soll durchaus irgend etwas geschehen, so kann eine unschuldige Salbe verschrieben werden. Dagegen ist vor einer Punktion zu warnen, denn sie wird in den ersten Tagen leicht neue Blutungen veranlassen, und man hat auch bei angeblich aseptischem Verfahren Infektionen beobachtet. Die gleichen Contraindikationen gelten in erhöhtem Maſse für die Incisionen, die nur bei schon bestehender Eiterung in Folge falscher Behandlung in Frage kommen. In solchen Fällen wird eine ausgiebige Incision und gründliche Desinfektion Schmerzen, Fieber und Entzündung zum Schwinden bringen. Ohne Eiterung könnte eine Punktion mit Aspiration des

Blutes oder eine Incision nur angezeigt erscheinen, wenn es sich um sehr grosse Tumoren handelt, bei denen die Resorption im Laufe mehrerer Wochen keine Fortschritte macht, so dass Nekrose des Knochens zu befürchten ist — solche Fälle habe ich aber in den letzten zwanzig Jahren nicht gesehen —, oder wenn man bei einem gleichzeitig bestehenden internen Kephalhämatom hofft, dass ein Theil des hier angesammelten Blutes abfliessen kann. Eine Indikation für diese Therapie geben auch die hierdurch veranlassten nervösen Störungen ab, welche, wie oben erwähnt, Asphyxie herbeiführen können. Bei der antiphlogistischen Behandlung kann es sich nur um kühle oder kalte Umschläge handeln; etwa sich entwickelnde Lähmungen erfordern eine entsprechende Therapie, deren Erfolge aber wohl meistentheils davon abhängig sein werden, ob es sich um ein grosses Extravasat gehandelt hat, das zur Zerstörung oder Kompression wichtiger Gehirntheile geführt hat, und ob sekundäre Veränderungen in den Nervencentren aufgetreten sind. Bei gleichzeitig bestehender Depression des Knochens hat JENKINS die operative Behandlung empfohlen und auch über einen glücklich verlaufenen Fall berichtet.

4. Hämatom des M. sterno-cleido-mastoideus.

In Folge der Brüchigkeit der kindlichen Blutgefässe kann es während des Geburtsaktes zu einem Bluterguss des M. sterno-cleido-mastoideus kommen. Man findet dann in der Mitte desselben oder auch weiter nach oben eine cirkumskripte Geschwulst von Haselnussgrösse oder auch noch bedeutenderem Volumen, die sich in Folge einer sekundären Entzündung der zerrissenen Muskelfasern hart anfühlt. Das Vorkommen derartiger Tumoren bei Neugeborenen ist nichts Aussergewöhnliches, man findet sie aber auch bei älteren Kindern, welche durch eine unvorsichtige Bewegung den Muskel zu stark gedehnt haben.

Im Anfang versucht man durch Auflegen von Eis die Blutung zum Stehen zu bringen, später können wegen der sekundären Entzündungserscheinungen kalte Umschläge gemacht werden. Die Hauptsache ist aber, dass der Kopf ruhig gehalten wird, und zu diesem Zweck lässt man das Kind am besten auf einem grossen Haarkissen, auf dem der ganze Körper einschliesslich des Kopfes ruht, tragen. Hat sich eine harte Schwiele ausgebildet, so kann sie ohne Funktionsstörung Jahre lang bestehen, bei grösserem Umfang aber auch ein mässiges Caput obstipum herbeiführen. In solchen Fällen wäre ein Versuch mit Massage, Galvanisiren oder mit Einreibung einer Jodkaliumsalbe (Kal. jodat., Aq. dest. āā 1, Adip. suill. 2, Lanolin 6—8) zu machen.

5. Sklerem.

Die Härte und Starrheit der Haut bei dieser Erkrankung beruht auf einer serösen Infiltration der Haut und des Unterhautzellgewebes; sie beginnt meistens an den unteren Extremitäten, breitet sich von hier über den ganzen Körper aus und verschont gewöhnlich nur die Brust. Die Haut erscheint zuerst etwas hyperämisch, dann gelblich und später ganz blass. Die Ernährung liegt sehr darnieder, und in Folge dessen ist auch die Ausscheidung von Meconium und Urin herabgesetzt; die Athmung ist oberflächlich, die Sensibilität fast ganz geschwunden, der Puls schlägt langsam (60—75) und wird erst im Terminalstadium wieder beschleunigt, die Temperatur sinkt bis auf 33⁰ C. und darunter. Die Prognose ist durchweg schlecht, und selbst Kinder, die an einer leichten Form erkrankt waren, können nach zwei bis drei Wochen an einer Pneumonie zu Grunde gehen.

Die Krankheit betrifft meistentheils zu früh geborene Kinder, bei denen es sich in Folge fötaler Gehirnerkrankungen um eine mangelhafte Innervation oder um eine Herzaffektion handelt.

Können die Kinder nicht saugen, so flösst man ihnen die Milch mit einem Löffel oder einem Tropfglas ein oder ernährt sie per rectum; als Analeptica sind Cognac und Whisky (4—6 Tropfen jede halbe Stunde), Tinct. Digitalis (1 Tropfen ein- bis zweistündlich) und Aq. camph. (10 Tropfen stündlich) am Platze. Durch eine vorsichtig aber methodisch durchgeführte Massage mit der erwärmten Hand oder einem warmen Tuch, ev. auch durch Galvanisiren des ganzen Körpers wird man versuchen, die Cirkulation anzuregen und die Resorption des Infiltrats zu befördern. Wenn möglich wird das Bettchen dicht an das Gitter der Luftheizung oder den Ofen gestellt, es ist dann aber dafür zu sorgen, dass den Lungen genügend frische, etwas angewärmte Luft zugeführt wird. Sonst umgiebt man das Kind mit umwickelten Wärmeflaschen, heissen Steinen und Sandsäcken, badet es häufig in Salzwasser von mindestens 38⁰ C. und sucht dabei durch Reiben und Massiren den Allgemeinzustand nach Möglichkeit zu heben.

6. Bäder.

Das erste Bad des Neugeborenen wie die Bäder der Kinder überhaupt bedürfen einer sorgfältigen Ueberwachung, da sie sich in Bezug auf Wärmeproduktion und Abgabe anders wie Erwachsene verhalten. Das neugeborene Kind erleidet unmittelbar nach der Geburt in Folge der ungenügenden Cirkulation und Respiration sowie durch den Wechsel der Umgebung einen Wärmeverlust von 0,4⁰ C. oder mehr. Dieses macht sich besonders bei schwächlichen Kindern bemerkbar, deren Temperatur langsamer wieder ansteigt. Temperaturmessungen in der Achselhöhe sind hierbei gar nicht zu verwerthen, da grade an der Körperoberfläche der Temperaturanstieg am spätesten bemerkbar wird, wie sie überhaupt bei Kindern nicht so genaue Resultate wie bei Erwachsenen geben.

Eine gewisse Abkühlung in der Zimmerluft ist auch bei der grössten Sorgfalt nicht zu vermeiden, schadet auch nichts, sondern wirkt durch Anregung der Reflexthätigkeit sogar günstig, aber eine länger dauernde und stärkere Temperaturherabsetzung kann für das unter ganz neue Bedingungen versetzte Kind natürlich nicht gleichgültig sein. Entsprechende Beobachtungen sind auch von Lassar bei Kaninchen gemacht, die an Albuminurie gelitten hatten und schon genesen waren. Wurden diese geschoren oder auch ungeschoren kälteren Temperaturen ausgesetzt, so trat die Erkrankung aufs Neue auf; bei der Sektion fanden sich dann ausgedehnte interstitielle Entzündungen der Leber, der Lungen, des Herzens und der Neuroglia, die Blutgefässe der Leber waren enorm dilatirt, die Arterien thrombosirt und die Venen von ausgewanderten Leukocyten umgeben. Ja, die Entzündung der Leber und der anderen Organe war sogar bei den Föten der schwangeren Thiere nachweisbar. Es ist dieses übrigens nur eine Bestätigung einer alten klinischen Erfahrung, welche trotz des Widerspruchs moderner Autoren zu Recht bestehen bleibt. Ich selbst verfüge z. B. über drei hartnäckige Fälle von Hämoglobinurie, welche jedes Mal nach Einwirkung von kalter und speciell von kalter feuchter Luft rekrudescirten.

Aus diesem Grunde ist darauf zu dringen, dass die neugeborenen Kinder rasch eingehüllt und vor Abkühlung geschützt werden. Ich selbst habe noch vor kurzer Zeit eine Pneumonie behandelt, welche sicher davon herrührte, dass Arzt und Wärterin sich ausschliesslich mit der ohnmächtigen Mutter beschäftigten und dabei das Kind vollständig vernachlässigten. Craig muss viele solche Fälle gesehen haben, denn er giebt die Vorschrift, kein Kind in den ersten 24—36 Stunden zu waschen, anzuziehen, zu stillen oder dergleichen mit ihm vorzunehmen, sondern es mit Fett einzureiben und in Flanell gewickelt liegen zu lassen.

Sorgfältig ist darauf zu achten, dass das Badewasser nicht zu heiss ist, da dadurch Trismus entstehen kann. Auf diese Weise gingen bei einer einzigen Hebamme in Elbing 99 von 380 Kindern zu Grunde; sie hatte die Badetemperatur immer mit der eingetauchten Hand geschätzt, und bei der Gerichtsverhandlung stellte es sich heraus, dass sie schliesslich den Temperatursinn verloren hatte. Man wird aber auch keine zu kühle Temperatur, nicht unter 32° C., wählen und dabei in den ersten Monaten bleiben. Von dieser Ansicht wird uns auch ein französischer Autor nicht abbringen, der behauptet, dass derartig gebadete Kinder „blass, zart, schlaff und ekzematös werden", und seine Ansicht durch die zoologische Entdeckung, „dass kein anderes Säugethier regelmässig warm badet" bekräftigen will.[1])

Im Verhältniss zum Kubikinhalt ist die Körperoberfläche der Kinder grösser als die des Erwachsenen, und auch die Zahl der peripheren Nervenendigungen und Kapillaren relativ bedeutender. Daher kommt es, dass bei Neugeborenen trotz der geringen Nervenirritabilität durch Kälte eine beträchtliche Reflexaktion ausgelöst wird, und dass auch ältere Säuglinge länger dauernde kalte Bäder nicht gut vertragen. Hieraus erklärt es sich auch, dass warme oder kalte Bäder und Einpackungen bei Kindern viel rascher als bei Erwachsenen wirken. Denn sowohl für die Temperaturerniedrigung als auch für die Reflexwirkung kommt nur die Grösse der Oberfläche, nicht das Körpergewicht in Betracht.

Nach einem halben Jahr, besonders in den Sommermonaten, sollen die Kinder nach dem warmen Bad mit lauwarmem, später mit kaltem Wassser abgewaschen und abgerieben werden. Wird das Kind gewaschen und nicht gebadet, so kann, besonders da nur einzelne Theile der Körperoberfläche gleichzeitig mit dem Wasser in Berührung kommen, eine niedrigere Temperatur gewählt werden. Bei dem allmählichen Uebergang zu kühleren Badetemperaturen kann die Wirkung noch durch Reiben der Haut im Bade gesteigert werden. Bei fieberhaften Erkrankungen wird durch ein kaltes Bad die Temperatur der Körperoberfläche prompt herabgesetzt; es ist aber durchaus nicht nothwendig, dass das Gleiche im Innern des Körpers stattfindet, und Messungen im Rectum lehren in solchen Fällen oft, dass die Temperatur hier ganz unverändert geblieben ist, während die Haut sich kühl anfühlt. Es kommt jetzt darauf an, hier für eine möglichst energische Cirkulation zu sorgen. Diese Absicht kann man durch ein heisses Bad oder, falls keine momentane Gefahr besteht, durch warme Einpackungen der Extremitäten und des ganzen Körpers erreichen. Als feststehende Regel ist zu beachten, dass ein kühles oder kaltes Bad, nach dem die Füsse nicht warm werden, nicht zu wiederholen ist.

7. Mamma. Mastitis. Perimastitis. Angioma.

Seit den Untersuchungen MENARD'S, SCANZONI'S und GUILLOT'S haben sich Kliniker, Physiologen und Chemiker in gleicher

---

[1]) Die allgemeine Regel über das Warmhalten des Körpers bezieht sich nicht auf das Köpfchen des Kindes. Hier ist künstliche Erwärmung nicht am Platze, und deshalb sind auch keine Feder- sondern Haarkissen zu verwenden; soll durchaus eine weiche Unterlage genommen werden, so gestattet man ein Federkissen, lässt dieses aber mit einem mehrfach zusammengefalteten Bettuch, das mit Sicherheitsnadeln befestigt wird, bedecken. Der Gebrauch von Luftkissen hat sich leider noch nicht genügend eingebürgert.

Weise mit der Milchdrüsenabsonderung der Neugeborenen beschäftigt.[1]) Dieselbe tritt bei Knaben und Mädchen gewöhnlich
gegen Ende der ersten Lebenswoche auf und bietet die charakteristischen Eigenschaften der Frauenmilch. Die oberflächlichen
Milchgänge sind mit Epithelien vollgestopft, die tiefer liegenden
dilatirt und enthalten ein kubisches Epithel und eine Colostrum
ähnliche Flüssigkeit. Diese Sekretion ist nicht immer vorhanden,
findet sich aber sehr häufig bei ausgetragenen wie bei zu früh
geborenen Kindern, auch wenn die Brustdrüsen nur rudimentär
entwickelt sind. Der Process schreitet fort, die Erweiterungen
(Ektasien) der Milchgänge nehmen Wochen lang an Grösse zu,
und es kommt erst allmählich gegen Ende des ersten Lebensjahres
zur Rückbildung. EPSTEIN bringt die Affektion in Zusammenhang
mit der lebhaften Epitheldesquamation der Haut, der Schleimhäute, der Talgdrüsen und Nieren der Neugeborenen und glaubt,
dass in den Brustdrüsen die Tendenz zur Zellenabstossung besonders ausgesprochen ist. Jedenfalls wird auf diese Weise die
Aetiologie dieser Affektion verständlich.

Bei exspektativem Verfahren kann die Schwellung und Sekretion schon nach einer oder zwei Wochen aufhören, dagegen
wird sie durch noch so zart ausgeführtes Auspressen der Drüse
nur befördert und kann dann fünf bis sechs Wochen anhalten.
In einzelnen Fällen mag hierdurch und durch die üblichen Einreibungen von warmem Oel kein weiterer Schaden angerichtet
werden, aber es ist nie vorauszusagen, ob es nicht dadurch zur
Entzündung und Eiterung kommt. Deshalb soll jede Kompression
der Drüse vermieden werden, denn ein noch so kleiner Abscess
kann sie für spätere Zeiten vollständig oder doch zum Theil
funktionsunfähig machen, eine für Frauen doch nicht gleichgültige
Sache. Deshalb hüte man sich vor jeder Misshandlung der Drüsen,
mache hydropathische Umschläge, die mit wasserdichtem Stoff,
Wolle oder Flanell bedeckt werden, lasse Bleiwasser auflegen oder
verordne eine Jodkaliumsalbe (1 : 5 Glycerin) ev. unter Zusatz von
Extr. Belladonnae. Bei Eiterungen darf mit der antiseptisch auszuführenden Incision nicht lange gewartet werden; dieselbe ist
radiär und möglichst weit von der Warze entfernt, anzulegen,
damit die grossen Milchgänge verschont bleiben. Gegen zurückbleibende Indurationen leisten häufige und vorsichtige Einreibungen
einer $10^0/_0$ Jodoformsalbe oder Einpinselungen von $5—10^0/_0$ Jodoformcollodium gute Dienste. Letztere können zweimal täglich
vorgenommen werden, nachdem vorher nur die sich ablösenden
Collodiumblättchen entfernt sind. Zuweilen ist ein nicht zu
starker galvanischer Strom von vier bis sechs Elementen von
Nutzen: empfehlenswerth ist auch hierbei die Benutzung von
Schwammelektroden, welche mit Salzwasser befeuchtet sind.

---

[1]) cf. JACOBI in GERHARDT's Handbuch der Kinderkrankheiten. 2. Aufl.
1892. Bd. I, Theil 2, p. 39.

Die Entzündung des umgebenden Bindegewebes, die Perimastitis, kommt selten primär vor, sondern ist meistens die Folge einer traumatischen Mastitis. Sie kann sehr gefährlich werden, wenn man nicht frühzeitig und unter allen Kautelen der Antisepsis incidirt. Ich selbst habe sehr ausgedehnte Vereiterungen des perimammären Bindegewebes gesehen, welche die Haut der Brust, des Rückens und der Achselhöhle unterminirt hatten, und schliesslich unter Gangrän, Erysipel oder Sepsis zum Tode führten. Häufiges Ausspülen oder Irrigiren mit schwachen antiseptischen Lösungen ist nothwendig, dabei darf aber keine Karbolsäure verwendet werden, weil bei Kindern hierdurch leicht Vergiftungen entstehen.

Bei jedem Kinde soll, auch wenn keine Mastitis besteht, die Brustdrüse untersucht werden. In dieser Gegend kommen nämlich sehr häufig Naevi vor, die sofort durch rauchende Salpetersäure, oder durch das Glüheisen zerstört werden müssen, da sie oft sehr rapid wachsen. Besonders für das weibliche Geschlecht sind derartige Naevi durchaus nicht gleichgültig. Die Salpetersäure eignet sich nur für oberflächliche Naevi, tiefsitzende und wahre Gefässgeschwülste erfordern die anderen genannten therapeutischen Massnahmen.

8. Behandlung der Nabelschnur.

Ueber die Indikationen für die Unterbindung der Nabelschnur, wodurch der fötale Kreislauf erst vollständig unterbrochen und umgewandelt wird, weichen die Ansichten der Geburtshelfer beträchtlich von einander ab. Die meisten legen die Ligatur an, nachdem das Kind einige Male geschrieen hat, andere warten bis die Vene kollabirt ist, und eine dritte Partei hält es für nothwendig, dass auch der Arterienpuls vollständig verschwunden ist. Es ist natürlich nicht ohne Bedeutung, ob eine grössere oder geringere Quantität Blut dem kindlichen Organismus entzogen wird, aber man soll auch hier nicht schablonenhaft verfahren, sondern individualisiren.

Wenn die Nabelschnur nach Aufhören der Pulsationen ligirt wird, so bleiben nach ZWEIFEL noch 192 g Blut in der Placenta, wird diese aber vorher nach dem CREDÉ'schen Verfahren exprimirt, nur 92. Das ist eine enorme Differenz; ihre Bedeutung springt aber erst recht in's Auge, wenn wir bedenken, dass bei einem wenig älteren Kinde die gesammte Blutung nur etwa $5\,^0/_0$ des Körpergewichts beträgt. Nach diesen Gesichtspunkten dürfte es sich empfehlen, die Abnabelung schlecht entwickelter blasser Kinder hinauszuschieben, während auf der anderen Seite auch Fälle vorkommen können, welche sich für die Blutentziehung eignen.[1]

----

[1] Archives of Pediatrics, März 1888, p. 130.

Die Aufnahme grosser Blutmengen hat aber auch ihre Schatten-
seiten, denn die Gefässwände der Neugeborenen sind so dünn
und leicht zerreisslich, dass sogar unter normalen Verhältnissen
spontan Hämorrhagien der Schleimhäute, der Nervencentren etc.
vorkommen. Und wenn auch die Zerstörung der überzähligen
rothen Blutkörperchen wie bei Transfusionen Erwachsener rasch
von statten geht, so gehört doch immer eine gewisse Zeit dazu,
und inzwischen kann es, wie NEUMANN, ILLING und ich selbst
beobachtet haben, zu solchen Blutungen kommen. Diese Gefahr
wie auch die anderweitig bestätigte PORAK'sche Beobachtung, dass
bei Blutüberfüllung stärkerer Ikterus auftritt, dürfte den von
HOFMEIER angegebenen Vortheil der späten Abnabelung aufwiegen.
Nach diesem Autor verlieren nämlich solche Kinder weniger an
Gewicht und nehmen rascher zu. Uebrigens sind diese Angaben
von anderer Seite nicht bestätigt, denn nach VIOLET beträgt der
Gewichtsverlust bei spät abgenabelten Kindern 690 g, im anderen
Fall nur 580 g.

Es ist durchaus nicht gleichgültig, welches Material zur Unterbindung der Nabelschnur benutzt wird, denn eine zu dünne Ligatur kann die Gefässe durchschneiden, während durch eine zu
dicke nicht die genügende Kompression ausgeübt wird. Man
macht zwei Unterbindungen, die eine 4—6 cm von der Bauchwand entfernt — nicht näher, um die nicht unbedeutende Muskelkraft des intraabdominellen Theiles der Nabelarterien zu vermeiden —, die andere etwa 2 cm weiter entfernt, und durchschneidet
die Nabelschnur zwischen beiden. Ein empfehlenswerther Vorschlag, der bei sulzreicher Nabelschnur stets zu befolgen ist, besteht darin, dass noch eine weitere Ligatur zwischen der ersten
und der Bauchwand angelegt wird, damit beim Schrumpfen sicher
keine Nachblutung aus ungenügend komprimirten Gefässen auftritt. Der Rest der Nabelschnur wird dann mit trocknem weichem
Leinen, Lint oder Watte bedeckt und auf der linken Seite des
Leibes mit einer weichen Flanellbinde befestigt, deren Touren
um das ganze Abdomen und einen grossen Theil der Brust geführt werden, so dass sie nicht abgleiten können.

Oel und Fett darf hierbei nicht benutzt werden, weil die
anzustrebende Mumifikation der Nabelschnur am besten bei Einwirkung trockner Wärme vor sich geht, während Feuchtigkeit
bei gleichzeitigem Luftabschluss die Entwicklung von Gangrän
begünstigt. Es gilt dies in gleicher Weise für eine vom Körper
abgetrennte wie für eine am Kadaver befindliche Nabelschnur,
so dass also eine mumificirte Nabelschnur durchaus nicht beweist,
dass das Kind gelebt hat, wie früher — noch lange nachdem
MECKEL 1853 die Unrichtigkeit dieser Ansicht bewiesen hatte —
von den Gerichtsärzten behauptet wurde. Man vermeidet aus
dem angegebenen Grunde Fett und Feuchtigkeit bei der Behandlung des Nabelschnurrestes so viel wie möglich und lässt täglich

Bismuth. subnitric., Zinkoxyd, Jodoform oder $10^0/_0$ Salicylpulver auf den Stumpf und um die Insertionsstelle pudern. Derartige antiseptische Mittel sind nicht ganz überflüssig, da die Abstossung nur allmählich und nicht gleichzeitig in der ganzen Dicke des Amnion und der drei Gefässe stattfindet.

Nach dem Abfallen des Nabelschnurrestes bleibt eine nur wenig nässende Fläche zurück; ihre Grösse und die Zeit, welche zur vollständigen Vernarbung verstreicht, hängt von der Dicke der Nabelschnur, der Intensität der Demarkationslinie und der reaktiven Entzündung ab. Die letztere ist gewöhnlich bei kräftigen Kindern recht ausgesprochen. Meistens ist der Nabelring nach einigen Tagen trocken, und in 12—15 Tagen nach der Geburt ist die Vernarbung vollendet. Durch Unvorsichtigkeit, lokale Reize oder Eindringen von Infektionsträgern kann es aber zur serösen oder eiterigen Sekretion und dadurch zur Verzögerung der Heilung kommen. Dann ist natürlich eine lokale Behandlung am Platze; auch hier wird man aus dem oben angeführten Grund von der Karbolsäure absehen und Blei, Zink und Alaunlösungen oder die schon empfohlenen Streupulver (Zinkoxyd, Wismuth, Alaun oder Salicylsäure mit Amylum, Jodoform) verwenden. Dass bei Erysipel- und Diphtherieepidemien hierbei mit besonderer Sorgfalt zu verfahren ist, bedarf eigentlich keiner besonderen Erwähnung. Liquor ferri sesquichlorat. und Ferrum subsulphuric. dürfen nicht gebraucht werden, da unter dem hierdurch gebildeten Schorf Anhäufung von Sekret stattfindet, durch dessen Resorption es zur Sepsis kommen kann. Ich habe gesehen, dass Kinder in Folge derartiger Aetzungen gestorben sind, und weiss auch, dass Frauen in gleicher Weise zu Grunde gegangen sind, nachdem sie wegen Uterus- oder Vaginalblutungen hiermit „misshandelt" waren.

9. Omphalitis.

In Folge von Traumen oder durch Infektion kann es in den ersten Lebenswochen zur Entzündung in der Umgebung der Nabelschnurinsertion kommen. Unter Schmerzen entwickeln sich Schwellungen, röthliche Verfärbung der Haut, Gangrän, Abscesse und eventuell Peritonitis. Die Therapie der Dermatitis besteht in Bleiwasserumschlägen, bei Tendenz zur Eiterung werden warme antiseptische (oder aromatische) Lösungen, z. B. die THIERSCHE Mischung (Ac. salicyl. 1, Ac. boric. 6, Aq. dest. 128) benutzt; hat sich aber schon ein Abscess gebildet, so müssen unter antiseptischen Kautelen ausgiebige Incisionen gemacht werden. Welches Antisepticum bei der Nachbehandlung gebraucht wird, ist gleichgültig, nur Karbolsäure ist zu vermeiden, und die Lösungen sind vor dem Gebrauch etwas zu erwärmen. Das Baden verursacht den Kindern Schmerzen und wird deshalb ausgesetzt. Man sorgt

ausserdem für eine gute Amme, giebt Stimulantien (1—2 Theelöffel Whisky täglich), lässt viel Wasser trinken und entleert den
Darm durch Einläufe. Die Hauptsache ist aber die lokale Behandlung mit Antisepticis und Incisionen.

10. Nabelgangrän.

Bei vorzeitig geborenen Kindern oder in Folge von komplicirenden Diarrhöen kann sich an die Entzündung der Nabel-
gegend Gangrän anschliessen, die beim weiteren Fortschreiten
nach innen Darmperforation bewirkt. Die Prognose ist, wenn es
nicht frühzeitig zur Bildung einer Demarkationslinie kommt,
schlecht. Die Behandlung besteht in antiseptischen Massnahmen
unter gleichzeitiger Excitation.

11. Arteriitis und Phlebitis umbilicalis.

Die Arteriitis, die häufigere Form der Nabelgefässerkrankungen,
führt oft zur allgemeinen Sepsis, zu Pneumonien, Pleuritis, Peritonitis, Arthritis und subkutanen Abscessen. Der Infektionsstoff
dringt von aussen durch die Lymphbahnen und von hier durch
das perivaskuläre Bindegewebe zuerst in die Adventitia der Arterien ein. Zuweilen ist es recht schwer, den Weg der Infektion
aufzufinden; BUDIN gelang es bei seinen Versuchen, septisches
Material durch die Nabelschnur in den Organismus einzupressen,
obgleich er unterhalb der Ligatur operirte. Da aus den Arterien
nur selten Eiter ausgedrückt werden kann, so ist die Diagnose häufig
erst bei der Sektion zu stellen. Die Erkrankung beginnt oft vor
der vollständigen Abstossung der Nabelschnur, da die Eintrock-
nung und Schrumpfung hier nicht überall gleichmässig stattfindet,
und die Infektionsstoffe daher in die neu entstandenen Einrisse
oder Wunden eindringen können.

Die Ursachen der Erkrankung sind Autoinfektion von der
unreinen Wundfläche aus, Infektion durch beschmutzte Hände,
Kleider oder Bäder, der Kontakt mit der septischen Mutter oder
sonstigen Infektionsstoffen z. B. Eiter der Ophthalmoblenorrhoe
oder zersetzten Lochien etc. Dementsprechend kann es sich bei
der Behandlung in der Hauptsache nur um eine sorgfältige Prophylaxe, also um strikte Antisepsis und Sauberkeit handeln. Das
Kind soll auch nicht im Bett der Mutter liegen und jedenfalls in
den ersten Tagen der Entbindung von der Wärterin besorgt werden, ehe sie die Mutter reinigt. Die Hände, welche mit dem
Körper des Kindes in Berührung kommen, müssen sorgfältig gereinigt und desinficirt werden, die Nabelschnur und Nabelwunde
ist nach den oben gegebenen Vorschriften zu behandeln. Durch
einen sorgfältig angelegten Verband ist jeder Kontakt mit den

Fäkalien des Kindes zu verhindern; diese Massregel ist schon bei normalen Entleerungen nöthig, muss aber, falls Diarrhöen auftreten, mit noch grösserer Sorgfalt durchgeführt werden, da unter diesen Umständen die Gefahr einer Infektion noch viel grösser ist. Eine an puerperaler Sepsis leidende Frau kann ihr Kind stillen, doch darf dasselbe nur zu diesem Zweck in das Zimmer gebracht werden und ist im übrigen gänzlich von der Mutter fernzuhalten. Für die innere Behandlung der Arteriitis gilt das bei der Omphalitis und Gangrän Gesagte.

Bei der Phlebitis besteht von Anfang an mehr Neigung zur Entwicklung von Peritonitis mit Meteorismus und Ikterus, und es gelingt hier auch öfter, Eiter aus dem Gefäss auszudrücken. Die Infektion findet entweder ebenfalls auf dem Wege der Lymphbahnen in dem perivaskulären Bindegewebe und der Adventitia statt, oder es handelt sich um einen geschwürigen Process in der Vene etwas oberhalb des Nabels. Die Therapie ist die gleiche wie bei der Arteriitis; die Prognose ist auch hier dubiös, doch kann Genesung erfolgen, wenn nicht zu grosse Mengen des Giftes resorbirt werden. Bei einem nur drei Pfund wiegenden Mädchen konnte ich als einzig mögliche Infektionsquelle eine kleine nicht secernirende Erosion oder Ulceration am Nabelstumpf nachweisen. Das Kind genas schliesslich, obgleich der Process bis zum Ende der zweiten Woche unter Temperaturen von 39,5° andauerte.

12. Puerperale Sepsis. Akute fettige Degeneration. Epidemische Hämoglobinurie.

Die in den letzten Kapiteln angegebene Therapie gilt zum grössten Theil auch für die puerperale Sepsis der Neugeborenen. Dieselbe besteht entweder schon vor der Geburt oder ist von der Mutter sofort nach der Geburt auf das Kind übertragen; die Symptome sind Nabelerkrankungen, Fieber oder Kollaps, Peritonitis, Pleuritis, Pneumonie, Meningitis, Ikterus, Diarrhoe, kurz alle bei Septico-Pyämie auftretenden Erscheinungen. Genesung ist hierbei so gut wie ausgeschlossen, und deshalb muss die Prophylaxe auf's Sorgfältigste gehandhabt werden.

Ebenso kommt ein günstiger Verlauf bei akuter fettiger Degeneration der Leber, des Herzens, der Nieren, der Lungen und Darmzotten, die unter multiplen Hämorrhagien, Ikterus, Cyanose, Erbrechen und Diarrhöen verläuft, kaum vor. Das Gleiche gilt von der epidemischen Hämoglobinurie (WINCKEL); der bräunlichrothe Urin enthält kein Blut, wohl aber Hämoglobin, Nieren- und Blasenepithelien, Cylinder und Kokken, im Uebrigen treten dieselben Erscheinungen wie bei der akuten fettigen Degeneration auf.

13. Nabelblutungen.

Blutungen aus den Nabelarterien können vor oder nach Abfallen der Nabelschnur stattfinden. Auch ohne Unterbindung genügt gewöhnlich die durch die Athmung ausgeübte Aspiration und die Kontraktilität der Gefässmuskeln, um derartige Hämorrhagien zu verhindern, aber durch Asphyxie, Atelektase, Pneumonie oder in Folge geringer Entwicklung der Muscularis kann eine Disposition zu ihrer Entwicklung gegeben sein. Aus diesem Grunde muss die Unterbindung sorgfältig ausgeführt werden; tritt die Blutung nach Anlegen der Ligatur auf, so muss eine weitere gemacht werden. Dass der intraabdominale Theil der Arterien die stärkste Muscularis besitzt, wurde schon oben erwähnt und auch aus diesem Grunde gerathen, die Durchschneidung der Nabelschnur nicht zu nahe der Bauchwand zu machen und der Sicherheit halber sofort eine zweite Unterbindung anzuschliessen. Bei Blutungen aus einer zu kurz abgeschnittenen oder abgerissenen Nabelschnur kann es unmöglich sein, die Gefässe einzeln zu fassen; in derartigen Fällen werden zwei lange Hasenschartennadeln kreuzweise durch die Bauchdecken gestochen, und es wird dann unter ihnen eine starke Ligatur angelegt. In dieselbe Lage kann man kommen, wenn die Blutung erst nach Abfallen der Nabelschnur entweder aus den Gefässen selbst oder aus der schlecht heilenden Granulationsfläche in Folge verkehrter Behandlung stattfindet. Die Wunde, welche vorher mit Jodoform oder Salicyl-Amylum bestreut ist, wird dann mit Borsäurewatte bedeckt und ein mässiger Kompressionsverband angelegt.

Derartige Fälle geben durchweg eine günstige Prognose, während dieselbe bei Hämorrhagien in Folge von Hämophilie, kongenitaler Syphilis, allgemeiner Sepsis oder akuter fettiger Degeneration höchst dubiös ist. Denn hier ist die Coagulationsfähigkeit des Blutes herabgesetzt, und alle Versuche, die Blutung zum Stehen zu bringen, können vergebens sein. Bei Ligaturen „en masse" bluten die Stichkanäle auf's Neue, Styptica haben fast gar keine Wirkung, Ausfüllen der Nabelgrube mit Gypsbrei und Anwendung des Thermokauter kann vielleicht manchmal helfen, aber die Mehrzahl der Kinder ist verloren.

Bei einem Zusammenhang mit Syphilis sind subkutane Sublimatinjektionen zu versuchen. Ueber eine von BIENWALD vorgeschlagene Behandlungsmethode will ich, ohne weitere Kritik zu üben, hier nur berichten. Er benutzte in einem Fall von Hämophilie frisches coagulationsfähiges Blut einer gesunden Person, brachte die Blutung zum Stehen und erzielte Heilung. A. E. WRIGHT behauptet, dass eine Lösung von Fibrinferment und Chlorcalcium eine styptische Wirkung besitzt.

14. Ikterus.

Bei dem raschen Uebergang vom fötalen zum extrauterinen Kreislauf wird eine Anzahl rother Blutkörperchen zerstört und das von ihnen stammende Hämatin in der Haut deponirt. Durch die Veränderungen, welche dieses normaler Weise durchmacht, kommt es dann zu einer gelblichen Verfärbung der Haut. Das Hinausschieben der Abnabelung und das Auspressen der Placenta hat das Zuströmen einer grösseren Blutmenge in den kindlichen Organismus und dadurch eine Steigerung dieses hämatogenen Ikterus zur Folge. Ferner kann die plötzliche Verminderung des in den Lebergefässen cirkulirenden Blutes durch Exosmose den Uebergang von Galle in die benachbarten Blutgefässe begünstigen und dadurch zu einem hepatogenen Ikterus führen. Diese Formen des Ikterus bedürfen keiner Behandlung, während bei Duodenalkatarrh, der bei Säuglingen ebenso wie bei Erwachsenen die Ursache der Gelbsucht sein kann, natürlich die Ernährung sorgfältig zu überwachen ist. Medikamente, wie der bei den Müttern beliebte Rhabarbersyrup, sind überflüssig oder schädlich; vielleicht kann man einigen von ihnen klar machen, dass sauer gewordene Kuhmilch und unvernünftige Ernährung der Kinder überhaupt, Erkältungen, festes Einwickeln noch schädlicher sind als ihre Medikamente. Die Prognose für den auf kongenitaler Obliteration der grossen Gallengänge, angeborener Lebercirrhose, akuter fettiger Degeneration oder epidemischer Hämoglobinurie beruhenden Ikterus ist infaust. Ebenso muss der bei septischer Infektion auftretende Ikterus als höchst bedenkliches Symptom angesehen werden, während bei hereditärer Lues eine antisyphilitische Behandlung zuweilen gute Erfolge hat, dann nämlich, wenn die interstitielle Entzündung sich auf die Leber beschränkt. Für die Behandlung, die lange fortgesetzt werden muss, kommen in Betracht Calomel 0,003—0,005 dreimal täglich, Einreiben von grauer Salbe 1,0 oder tägliche Injektionen einer 2 % Sublimatlösung 0,002 p. dosi, event. die Kombination zweier Mittel oder die gleichzeitige Darreichung von Jodkalium 0,2—0,3 täglich in drei Dosen nach dem Essen zu nehmen. Recht gut vertragen wird auch Sublimat innerlich $^6/_{10}$ mg zweistündlich in Wasser oder als Zusatz zu der Nahrung.

15. Melaena neonatorum.

Blutungen aus dem Darm (häufiger als aus dem Magen) treten am zweiten oder dritten Tag, doch auch später im Verlauf der ersten Woche auf. Eine Disposition zu ihrer Entwicklung wird durch Syphilis, akute fettige Degeneration, epidemische Hämoglobinurie, andere septische Erkrankungen, Asphyxie, Behinderung des Lungenkreislaufes, Herzkrankheiten oder hochgradige Kongestionszustände in Folge Offenstehens des Ductus Botalli geschaffen. Ein von hier oder vom Ductus venosus Arantii (LANDAU) stammender Thrombus kann embolische Geschwüre des Magens oder des Duodenum herbeiführen. Das Blut ist flüssig oder coagulirt und dunkelschwarz wie bei der Hämatemesis älterer Patienten; stammt es dagegen aus den Brustwarzen, so ist es mit der Nahrung innig gemischt und hat eine röthliche Farbe. Ein diagnostischer Irrthum kann auch vorkommen, wenn das Blut bei einer Operation im Munde oder bei Nasenbluten verschluckt ist; eine einzelne derartige Beobachtung ist kürzlich publicirt und vom Verfasser die Melaena ausschliesslich auf solche Ursachen bezogen worden.

Die hierbei aus dem Darm ausgeschiedene Blutmenge ist oft eine enorme, besonders mit Rücksicht auf die verhältnissmässig geringe Blutmenge des Neugeborenen ($5\,^0/_0$ des Gesammtgewichts). Die Fälle, wo es in Folge von geschwürigen Processen im Magen und Duodenum zur Hämatemesis kommt, geben eine sehr schlechte Prognose. Prophylaktisch ist für eine ausgiebige Athmung des neugeborenen Kindes und eine aseptische Nabelbehandlung zu sorgen. Die Therapie besteht in Applikation einer Eisblase auf das Epigastrium, während die Füsse gleichzeitig warm gehalten werden, ausserdem kann Liq. ferr. sesquichlorat. tropfenweise gegeben werden. Als Nahrung eignet sich nur gekühlte Milch, die Ernährung per rectum ist wegen der häufigen Entleerungen zwecklos. Bei hochgradiger Anämie und Kollaps könnte ein Versuch mit subkutanen Injektionen einer sterilisirten Kochsalzlösung gemacht werden; dagegen halte ich subkutane Injektionen von Secale cornut. für völlig zwecklos.

16. Trismus und Tetanus.

Die Prognose ist nicht so schlecht, wie man früher annahm, denn es ist von Anderen und auch von mir, obgleich ich nicht sehr viele derartige Fälle gesehen habe, Heilung beobachtet. Hauptsächlich kommt es darauf an, wann der Trismus einsetzt; geschieht dies erst einige Zeit nach Abfallen der Nabelschnur, so sind die Aussichten nicht ungünstig, ebenso wenn der Verlauf ein protrahirter ist und sich über fünf bis sechs Tage erstreckt. Dagegen geben die Fälle, welche mit hohen Temperaturen (41^0 und darüber), Respirationsstörungen und grosser Inanition einsetzen, eine schlechte Voraussage. Um eine Infektion zu vermeiden, hat man vorgeschlagen, die Frauen für die Zeit ihrer Entbindung und des Wochenbettes aus Gegenden, wo der Trismus endemisch ist, zu entfernen. Jedenfalls ist die sorgfältigste Prophylaxe in Betreff der Nabelwunde, durch welche die specifischen Krankheitskeime in den Körper eindringen, am Platz. Einige Fälle verlaufen milde, d. h. nicht tödtlich, vielleicht handelt es sich hier ätiologisch nur um die Einwirkung zu hoher oder zu niedriger Temperaturen — die Krankheit soll auch auf „rheumatischer" Basis entstehen — oder um Läsionen im Bereich des Gehirns oder der Medulla oblongata. Die Ernährung per os ist noch Tage lang nach den Anfällen unmöglich und muss deshalb durch die Nase oder in Form von Klystieren ausgeführt werden. Zuweilen können die kleinen Patienten schlucken, wenn die Nahrung nur erst in den Pharynx gelangt ist, und man kann daher versuchen, dieselbe mit einem kleinen Theelöffel oder einem Tropfglas einzuflössen. Medikamente dürfen nur in subkutanen Injektionen gegeben werden, so Atropin. sulf. $^6/_{100}$—$^1/_{10}$ mgr mehrmals täglich, Curare 0,001—0,002 oder Extr. Calabar. 0,03; in einigen Fällen leisteten mir auch Chloroforminhalationen und Chloral 0,06 bis 0,3 sechs bis zehn Mal täglich — gewöhnlich per rectum gegeben — gute Dienste. Hohe Temperaturen können mit Antipyrin oder Antifebrin unter gleichzeitiger Excitation durch Cognac und Whisky bekämpft werden, von Bädern und Einpackungen ist dagegen abzusehen, da jede Bewegung für das Kind schädlich ist, und es dürfen nur kalte Umschläge um einzelne Körpertheile gemacht werden, ohne dass der Kranke aus seiner Lage bewegt wird.

Diese Massnahmen sind durch die von Tizzoni und Cattani zuerst vorgeschlagenen Antitoxininjektionen nicht überflüssig geworden, sondern müssen mit ihnen kombinirt werden. Escherich[1]) beobachtete unter vier Fällen einmal Genesung, nachdem er drei mal 0,3 injicirt hatte, jede Dosis wurde dabei auf 48 Stunden vertheilt. Das von den Bacillen producirte Gift wird nicht sofort vollständig resorbirt, und die Invasion der Krankheitserreger dauert längere oder kürzere Zeit an. Aus diesen Gründen empfiehlt sich eine Behandlung der betreffenden Wunde (meistens handelt es sich um den Nabel) mit dem Ferrum candens, mit Jodtinktur, einer 1—2 $^0/_0$ Lösung von Jodtrichlorid, einer $^1/_2$ $^0/_0$ Lösung von Kaliumhydrat, einer $^1/_{20}$ $^0/_0$ Lösung von Acid. hydrochloric. oder einer 1 $^0/_0$ Kresollösung (Sahli, D. Med.-Zeit. Nr. 11, 1896). Für den Erwachsenen beträgt die Dosis des Antitoxins 20 ccm, für den Neugeborenen dementsprechend wohl etwa 1 ccm (Pediatrics 1. Juli 1897).

----

[1]) „Es ist ein getrocknetes aseptisches Serum." Nach Merck soll 1 Theil des Antitoxins in 10 Theilen Wasser gelöst werden. . . „Der Inhalt der kleinen Fläschchen wird (Erwachsenen) zur Hälfte als Anfangsdosis injicirt, der Rest wird in vier gleiche Theile getheilt, welche in längeren oder kürzeren Zwischenräumen entsprechend der Wirkung der ersten Dosis und der Schwere des Krankheitsbildes einzuspritzen sind." (James Stewart in Loomis und Thompson „A System of Practical Medicine".)

17. Blennorrhoe.

Um die Blennorrhoe zu verhüten, können noch während der Entbindung wiederholte Vaginalausspülungen mit $3\,^0/_0$ Karbolsäure oder $^1/_2 - 1\,^0/_{00}$ Sublimatlösung gemacht werden und dem Neugeborenen nach dem Bade einige Tropfen einer $2\,^0/_0$ Argent. nitric. oder einer $^1/_2\,^0/_{00}$ Sublimatlösung in die Augen geträufelt werden. Die Erkrankung entwickelt sich gewöhnlich in beiden Augen gleichzeitig; ist es nicht der Fall, so muss das gesunde durch einen antiseptischen Verband bedeckt und sorgsam vor der Infektion durch Schwämme, Handtücher oder beschmutzte Finger geschützt werden. Das Wichtigste bei der Behandlung ist häufiges Abspülen mit warmem Wasser und Abtupfen des Eiters mit Borwatte, während beide Lider vollständig .ektropionirt sind. Ausserdem sind täglich einmal Aetzungen mit Lapis mitigatus (Arg. nitr. 1 Natr. nitr. 1) oder einer $2\,^0/_0$ Höllensteinlösung mit nachfolgender Salzwasserspülung und möglichst trockene Eisumschläge alle zehn Minuten oder öfter anzuwenden. Bei Hornhautgeschwüren wird mehrmals täglich eine $^1/_2\,^0/_0$ Atropinlösung eingeträufelt.

18. Fungus umbilicalis (Granuloma). Adenoma.

Der zurückbleibende Stumpf der Nabelschnur muss häufig untersucht werden, da es bei langsamer Vernarbung zur Entstehung kleiner Granulationsgeschwülste kommen kann, welche gestielt oder ungestielt sind, rasch wachsen, keine Schmerzen verursachen und leicht bluten. In einzelnen Fällen werden sie erst sichtbar, wenn man die Hautfalten auseinanderzieht, bleiben daher sonst unentdeckt und können länger persistiren. Ausnahmsweise entsteht ein solcher Fungus nicht durch Granulationsbildung, sondern repräsentirt den Rest des Ductus omphalo-mesentericus (mit glatten Muskelfasern, tubulösen Drüsen und cylindrischen Zellen) oder der Allantois. In einem von VIRCHOW mitgetheilten Fall handelt es sich um ein Sarkom, bei mehreren von WALDEYER untersuchten Präparaten um Adeno-Sarkome.

Diese Tumoren werden nicht excidirt, sondern, wenn sie gestielt sind, abgebunden. Der nach der Abstossung zurückbleibende Rest, ebenso eine kleine flach aufsitzende Geschwulst, wird kauterisirt oder mit Adstringentien und Antisepticis behandelt. Dazu kann man Argent. nitr. mit nachfolgendem Neutralisiren durch Salzlösung, Liq. ferr. subsulph. ein- bis zweimal täglich oder auch Streupulver (Bismuth. subnitr., Jodoform, Salicylamylum 1 : 5) gebrauchen. Wenn das Granulom gross ist oder recidivirt, wird es mit der Scheere abgetragen, der Stumpf wird dann mit dem scharfen Löffel abgekratzt, und ein trockener antiseptischer Verband (Bismuth. subnitr., Dermatol, Aristol, Nosophen) angelegt. Ein persistirender Ductus omphalo-mentericus, welcher nach Abfallen der Nabelschnur als kleiner Tumor imponirt, darf nicht mit einem Granulom verwechselt werden, denn die Einleitung einer entsprechenden Behandlung würde Peritonitis oder Entstehung einer Darmfistel zur Folge haben. Der Verschluss des Ganges kann nur durch eine sorgfältig ausgeführte aseptische Operation erreicht werden.

19. Hernien.

Unter kongenitaler Nabelhernie (Exomphalus) versteht man einen in Folge von Entwicklungshemmung zurückbleibenden Spalt in der Medianlinie der Bauchwand. Handelt es sich um eine kleine Fissur und um einen Bruchsack, in dem sich einige Darmschlingen befinden, so ist eine Heilung unmöglich. Bei grösseren Hernien, welche neben den Darmschlingen einen grösseren oder kleineren Theil der Leber enthalten, kann aber, wie 24 von KOCHER[1]) zusammengestellte Fälle beweisen, die Reposition mit Erfolg ausgeführt und der Zustand beseitigt werden. C. BRENZ hat ausserdem über die Operation bei einem Mädchen, welches bei der Geburt 2700 g wog, berichtet. Nachdem er den Bruchinhalt unter ziemlich bedeutenden Schwierigkeiten reponirt hatte, fasste er den Sack mit Klemmpincetten, trug ihn oberhalb derselben ab, entfernte die Pincetten nach Anlegung von 3 Suturen und kauterisirte den Stumpf mit dem Glüheisen. Der Verband und die Nähte wurden am achten Tage entfernt und der Fall verlief günstig, obgleich schon 24 Stunden nach der Geburt peritonitische Erscheinungen aufgetreten waren. D'ARCY POWER berichtet über einen unglücklich verlaufenen Fall („Surg. Dis. Child." 1895).

Die erworbene Nabelhernie enthält Dünndarmschlingen und Peritoneum; sie kommt besonders bei mageren und schlecht entwickelten Kindern mit dicker Nabelschnur, durch Schreien, Husten oder starkes Pressen in Folge von Diarrhöen, Obstipation, Phimose oder Fissura ani zur Ausbildung. Die Reposition ist leicht auszuführen, die Konstruktion einer passenden Bandage aber schwieriger. Die gebräuchlichen Bruchbänder sind meistens unpraktisch, wenn sie nicht gar Schaden anrichten. Die Pelotte derselben muss jedenfalls grösser als die zu verschliessende Oeffnung und nicht zu hart sein. Man kann auch Kompressen aus Leinen oder Lint oder mit diesen Stoffen überzogene Korkplatten benutzen, welche an Binden angenäht oder mit Nadeln befestigt werden. An Stelle der Binden aus Leinen, Wolle oder Flanell

---

[1]) A. JACOBI, The Intestinal Diseases of Infancy and Childhood. Detroit 1887. p. 267.

werden dann vortheilhaft Cambricbinden benutzt. Das vielfach
zur Verwendung gelangende Heftpflaster reizt die zarte Haut
der Kinder.

Verhältnissmässig selten kommt es zur Inkarceration einer
Nabelhernie, doch liegen eine Reihe Berichte über erfolgreich
ausgeführte Herniotomien bei kleinen Kindern vor.

Die Inguinalhernie ist heilbar. Oft verschwindet der Bruch
von selbst, wenn der kurze gerade Leistenkanal der Neugeborenen
einen mehr schrägen Verlauf annimmt und sich das Fett in
der Umgebung vermehrt, vorausgesetzt, dass lange Zeit ein
passendes Bruchband getragen wird. Die Darmschlingen dürfen
während dieser Zeit niemals austreten, und deshalb soll das genau
passende Band, welches aber nicht drücken darf, nur abgenommen
werden, wenn das Kind ganz ruhig schläft. Bei der Untersuchung muss besonders auf den Hoden geachtet werden, welcher
hoch oben im Scrotum hinter der Hernie gefunden werden kann,
zuweilen handelt es sich auch um einen unvollständigen Descensus
des Testikels, der sich dann gewöhnlich noch im Leistenkanal
befindet. Die Vollendung desselben wird durch vorsichtiges
Hinunterdrücken der Hoden und Anlegung des Bruchbandes
über ihnen begünstigt.

20. Angeborene Stuhlverstopfung.

Angeborene Missbildungen des Intestinaltractus, wie Strikturen
oder vollständiger Verschluss, führen, falls nicht rechtzeitig
chirurgisch eingegriffen werden kann, zum Tode. In derartigen
Fällen, wie auch bei Anus imperforatus und Atresie des Rectum,
kann von einer Stuhlverstopfung im eigentlichen Sinne nicht gesprochen werden. Anders verhält es sich mit denjenigen nicht
seltenen Fällen, wo die Obstipation von anatomischen Eigenthümlichkeiten abhängt, welche dann zu diagnostischen Irrthümern
Anlass geben können. Das Colon descendens des Neugeborenen
ist nämlich verhältnissmässig lang, die Flexura sigmoidea misst
zuweilen 30 cm und legt sich deshalb im kindlichen Becken
in mehrere Schlingen. Auf diese Weise können die einzelnen
Schlingen auf einander drücken und sich gegenseitig komprimiren,[1]
so dass daraus eine hartnäckige Obstipation resultirt; es sind derartige Fälle berichtet, wo die Kinder gestorben sind entweder
unoperirt oder nachdem auf Grund einer falschen Diagnose eine
Colotomie ausgeführt war. Die Therapie dieser kongenitalen
Obstipation kann entsprechend der anatomischen Verhältnisse nur
in Einläufen bestehen, die mindestens täglich einmal bis zum

---

[1] A. Jacobi, The Intestinal Diseases of Infancy and Childhood. Detroit
1887. p. 184.

sechsten oder siebenten Jahre gegeben werden müssen. Um diese Zeit stellt sich das normale Verhältniss der einzelnen Darmabschnitte her, das Becken wird grösser und die Entleerungen gehen leichter vor sich. Abführmittel sind, da es sich um ein mechanisches Hinderniss handelt, zu vermeiden und nur dann anzuwenden, wenn die Obstipation zur Absorption von Fäulnissprodukten führt. In seltenen Fällen kann es dadurch zu hohem Fieber, Konvulsionen etc. kommen, und dann sind natürlich die Abführmittel am Platz. (cf. „Non nocere" in den Verhandlungen des 11. Internat. med. Kongr.)

IV.

Infektionskrankheiten.[1]

1. Tuberkulose.

Nach dem Bericht von L. EMMET HOLT wurde bei 1045 Autopsien im New Yorker „Foundling Hospital" und „Babies Hospital" in 119 Fällen $(14^0/_0)$ Tuberkulose gefunden. Aus dieser und anderen Statistiken ergiebt sich die Häufigkeit der Erkrankung im Säuglingsalter; ähnlich liegen die Verhältnisse im ersten und zweiten sowie vom zweiten bis fünften Jahr. Bei den erwähnten 119 Fällen waren die Lungen in 117, die Pleuren in 69, die Bronchialdrüsen in 108, das Gehirn in 40, die Leber in 77, die Milz in 88, die Nieren in 45, der Magen in 5, der Darm in 40, das Mesenterium in 38, das Bauchfell in 10, der Herzbeutel in 7, das Endokard in einem, die Thymus in 3, die Nebennieren und das Pankreas in je 3 Fällen erkrankt.

Die Uebertragung der Tuberkulose findet bei Kindern wie bei Erwachsenen entweder auf mechanischem Wege durch Husten, Verschlucken und Aspiration statt, das Virus, welches sich an einer Stelle eingenistet hat, geht per contiguitatem auf die benachbarten Theile über, oder die Lymph- und Blutbahnen übernehmen den Transport des Giftes, wobei es ganz besonders leicht zu einer allgemeinen Infektion des Körpers kommt. Bei Kindern werden die Knochen, Gelenke und Lymphdrüsen mit Vorliebe zuerst von der Tuberkulose befallen, unter Letzteren besonders häufig die Hals- und Mediastinaldrüsen, nicht aber im gleichen Maßse, wie vielfach angenommen wird, die Mesenterialdrüsen.

Die Bacillen können durch gesunde Epithelien in den Organismus eindringen, in der Mehrzahl der Fälle bilden jedoch erkrankte Haut- oder Schleimhautpartien die Eingangspforte. Wunden (Circumcision, Ekzeme, nicht aber Vaccinationsschnitte), sowie

---

[1] Mit wenigen Ausnahmen (Intermittens, Rheumatismus) sind die sämmtlichen hier abgehandelten Krankheiten direkt oder indirekt kontagiös. Da ich keine systematische Darstellung zu geben beabsichtige, werden sie alle in diesem Kapitel besprochen.

Geschwüre und Ulcerationen in der Nase und im Rachen erleichtern die Invasion der Krankheitskeime.

Die gewöhnlichsten Formen der Tuberkulose bei Kindern sind die akute Miliartuberkulose, die subakute käsige Pneumonie und die genuine chronische tuberkulöse Phthise mit Kavernenbildung. Die Verkäsung kommt aber nicht ausschliesslich bei der Tuberkulose, sondern auch als Endprodukt bei Eiterungsprocessen, bei Carcinomen und typhösen Infiltrationen vor. Tuberkulöse Abscesse der Lungen sind nicht sehr häufig, werden aber in jedem Lebensalter beobachtet; nach dem sechsten und achten Jahre sind sie nichts Ungewöhnliches, vor Vollendung des ersten Jahres aber entschieden selten. Gleichzeitig oder kurz vor dem Auftreten der Tuberkulose kommt es oft zur Entwicklung von Pleuritiden, die häufig recidiviren und möglicher Weise schon die primäre tuberkulöse Erkrankung darstellen.

Am häufigsten entwickelt sich aber bei Kindern die Tuberkulose aus einer käsigen Pneumonie, die sich an eine Bronchitis, eine Masern-Pneumonie angeschlossen hat und fast immer mit gleichzeitigen Drüsenaffektionen einhergeht. Der Sitz der Erkrankung ist vorzüglich der Unterlappen; die Affektionen der Oberlappen, welche den Verdacht auf Tuberkulose erwecken, beruhen in vielen Fällen auf interstitiellen Entzündungen. Sie führen zur Retraktion der betreffenden Thoraxparthie mit Dämpfung des Perkussionsschalles und Abschwächung des Athmungsgeräusches mit verlängertem Exspirium, ohne dass dieser Zustand die Gesundheit oder das Leben später ernstlich gefährdet.

Aus dem Gesagten ergiebt sich ohne Weiteres die Wichtigkeit der Prophylaxe, denn wenn Bronchitiden, Katarrhalpneumonien, Masern, Keuchhusten und Drüsenerkrankungen so häufig zur Entwicklung von Tuberkulose führen, so ist es selbstverständlich nothwendig, diese Krankheiten stets aufs sorgfältigste zu behandeln. Jede Bronchitis kann gelindert, manche Katarrhalpneumonie abgekürzt oder doch abgeschwächt werden, und fast bei allen Fällen von Keuchhusten dürfte ein rascherer Ablauf und eine Verringerung der Anfälle erzielt werden können. Dass typisch verlaufende Krankheiten stets behandelt werden sollen, wurde bereits an anderer Stelle betont, ebenso, dass die Exstirpation von Drüsen den Ausbruch einer späteren Miliartuberkulose verhüten kann. Leider sind wir in der Therapie derartiger Fälle so machtlos, dass die Prophylaxe von um so grösserer Wichtigkeit ist. Dass von einer Lokalerkrankung aus eine Ueberschwemmung des Organismus mit dem tuberkulösen Gift stattfinden kann, ist eine durch Experimente und klinische Beobachtungen längst festgestellte Thatsache. Einen recht beweisenden Fall habe ich noch vor einiger Zeit gesehen. Es handelte sich um ein kleines Mädchen mit exquisiter, sehr diffuser Hauttuberkulose, das an Empyem und Miliartuberkulose zu Grunde ging. Bei dem Kind, welches aus vollständig gesunder Familie stammte, war eine rechtsseitige Achseldrüsenschwellung entstanden, die schliesslich zur Eiter- und Fistelbildung geführt hatte. Auf dem Wege der Lymphbahnen wurde das Virus verschleppt, es kam zuerst zu ausgedehnten Ulcerationen auf der Brust, dann zu Metastasen an anderen Körpertheilen und schliesslich zur letal endenden allgemeinen Tuberkulose. Es ist hierbei vollständig gleichgültig, ob die primäre Erkrankung von Anfang an tuberkulös war, oder ob dies Folge einer sekundären Infektion gewesen ist, denn es steht unzweifelhaft fest, dass das Kind nicht gestorben wäre, wenn diese Drüse gleich im Anfang exstirpirt wäre.

Die gleiche Aufmerksamkeit erfordern natürlich auch die im Kindesalter so häufigen Knochen- und Gelenkerkrankungen; auch hier ist die rechtzeitige Vornahme der Operationen von der grössten Wichtigkeit.

Zur Entwicklung der Tuberkulose bei sonst gesunden Personen, Kindern wie Erwachsenen, disponiren nach übereinstimmenden Angaben aller Beobachter ungenügende Zufuhr von frischer Luft, Mangel an Bewegung, Ueberarbeitung ohne genügende Ruhe und Pausen, monotone Ernährung und dauernde psychische Erregungen. Die meisten dieser Ursachen sehen wir im Kindesalter ebenso häufig wie bei Erwachsenen einwirken, und es kann dann bei den anämischen, muskelschwachen und appetitlosen Individuen zur Infiltration kommen, ohne dass sich die Krankheit sofort durch Husten äussert. Aus diesen Gründen findet man die Tuberkulose so häufig bei den Insassen von Gefängnissen, besonders in Isolirhaft, bei Fabrikarbeitern, in Alumnaten und Seminaren, Waisenhäusern, grossen Pensionaten und in überfüllten öffentlichen Schulen, wo die Schüler mit Arbeit überbürdet und durch eine verkehrte Methode zugleich in ihrer Körperentwicklung gehemmt werden, denn es ist nicht recht wahrscheinlich, dass die Spaziergänge unter strenger Aufsicht ein Aequivalent für freies ungehindertes Spiel bieten und der Entwicklung des Körpers ebenso zweckdienlich sind. Wenn die Tuberkulose wirklich unter Seeleuten, Jägern, Bauern und Gärtnern so viel seltener ist als bei Fabrikarbeitern, Schullehrern und Schneidern, so wird man durch Rudern, Schlittschuhlaufen, Turnen, Tennis und Gymnastik im Freien manche Kinderbrust ausdehnen, dem Blut Sauerstoff zuführen, den Körper kräftig erhalten und das eindringende Gift wieder eliminiren können.

Eine grosse Empfänglichkeit für die Tuberkulose bietet ferner der empfindliche Organismus der Skrophulösen; weiter disponiren dazu Katarrhe, die durch andauernde sitzende Lebensweise oder Athmen schlechter Luft acquirirt sind. Auch durch den Verdauungstractus können die Bacillen eindringen, denn Koch hat nachgewiesen, dass sie den Magen passiren und dann eine primäre Darmtuberkulose veranlassen können.

Direkte Heredität ist bei Tuberkulose selten, doch spielt die hereditäre Disposition in der Aetiologie der Erkrankung eine grosse Rolle, und kann selbst von anscheinend gesunden Eltern auf die Kinder übergehen. Konstitutionelle Erkrankungen der Eltern in Folge von Skrophulose, Rhachitis und Syphilis können sich bei den Kindern als Tuberkulose äussern, und es muss daher bei diesen jeder Katarrh sorgfältig beobachtet werden. Die vorzeitige Ossifikation der Rippenknorpel, welche besonders häufig an der oberen Thoraxparthie auftritt, und die dadurch verursachte Verkürzung des Tiefendurchmessers der Brust führt zu einer Verengerung derselben und zur ungenügenden Ausdehnungsfähigkeit der oberen Lungenlappen. Dadurch wird schon frühzeitig die Sauerstoffzufuhr zum Blut gehemmt, und katarrhalische und entzündliche Lungenerkrankungen können dann leicht bedenklich werden. Hier ist nur durch eine schon früh begonnene Gymnastik Abhülfe zu schaffen. Eine direkte Uebertragung von den Eltern auf die Kinder ist nicht unmöglich, aber immerhin selten; das Kind soll deshalb nicht in demselben Zimmer oder Bett wie die tuberkulöse Mutter schlafen. Auch das Küssen ist zu vermeiden, da dadurch eine Infektion stattfinden kann, wenn es auch nicht so häufig der Fall ist wie z. B. bei der Diphtherie.

Die Entstehung der Lungenschwindsucht wird in fast allen Fällen, ausschliesslich auf die Einathmung der Bacillen zurückgeführt. Da sie an Bettzeug, Kleidern, Taschen- und Handtüchern, am Boden und an den Wänden der Zimmer haften und nach dem Eintrocknen von hier mechanisch losgerissen werden, so liegt natürlich die Annahme nahe, dass die noch virulenten Mikroben dann mit dem Zimmerstaub eingeathmet werden. Bei den akuten Exanthemen wird die Ansteckung entschieden auf diese Weise vermittelt; die Tuberkelbacillen sinken wie jeder fester Körper in ruhiger Luft allmählich zu Boden und können daher von Kindern besonders leicht eingeathmet werden. Die Verbreitung der Tuberkulose wird in erster Linie auf einen derartigen Infektionsmodus bezogen, und in Uebereinstimmung mit dieser landläufigen Ansicht berücksichtigen die Vorschriften und Belehrungen der Medicinalbehörden ausschliesslich diese Art der Uebertragung. Es ist nun aber durch Versuche bewiesen, dass der gewöhnlich im Zimmer herrschende Luftstrom nicht genügt, um die an den Wänden und Thüren mit dem Sputum haftenden eingetrockneten Bacillen loszureissen und dass hierzu stärkere Luftbewegungen, wie sie durch Fegen, Klopfen, Bürsten, ev. auch durch heftiges Zuschlagen der Thüren entstehen, nöthig sind. Unter dieser Voraussetzung können die angetrockneten Bacillen unzweifelhaft losgerissen werden und eine Infektion herbeiführen, durch Thierexperimente hat aber bis jetzt der Beweis für eine derartige Uebertragung nicht erbracht werden können. Die Medicinalbehörden werden daher wohl nicht umhin können, ihre dahin gehenden Vorschriften zu ändern, aufzuheben oder doch beträchtlich zu erweitern.

Noch kürzlich hat FLÜGGE (Zeitschr. f. Hyg. u. Infekt. XXV,
1897) eine grosse Reihe von Versuchen und Beobachtungen veröffentlicht, welche auch wohl durch weitere Nachprüfungen Bestätigung finden werden. Durch Schreien, Schneuzen, Husten,
selbst durch Sprechen werden mehr oder weniger winzige Sputummengen aus den Respirationsorganen entfernt — Jedermann kann
solche Vorgänge bei Gesunden und Kranken beobachten —, und
diese meistens minimalen feuchten Partikelchen schweben bei
einer Luftbewegung von 1—4 mm p. Sk. fünf Stunden in der
Zimmerluft. Auf diese Weise erklärt sich die Kontagiosität der
Lungentuberkulose besser als durch die Annahme, dass die Uebertragung ausschliesslich durch das eingetrocknete Sputum stattfindet.
Auf diese Weise wird auch die direkte Uebertragung vom Mann
auf die Frau und Kinder, von der Wöchnerin auf das neugeborene
Kind, von Patienten im Krankenhaus oder Sanatorium auf andere
Kranke verständlich. Dementsprechend werden unsere ärztlichen
und humanitären Massnahmen, welche auf ungenügender Kenntniss der wirklichen Verhältnisse beruhen, entsprechend abgeändert
werden müssen.

Es ist z. B. selbstverständlich, dass ein neugeborenes Kind
durch die schwindsüchtige Mutter in die grösste Gefahr kommt,
und ebenso wahrscheinlich, dass ein Sanatorium, ein Krankensaal
oder Hospital mit zahlreichen tuberkulösen Kranken den besten
Boden für gegenseitige Infektion bildet.

Eine tuberkulöse Mutter darf deshalb ihr Kind wegen der
aus der unmittelbaren Berührung entspringenden Gefahr nicht
nähren. Ausserdem ist ihre Milch ebenso schädlich wie diejenige
von tuberkulösen Kühen, welche auch ohne lokale Erkrankung
der Euter infektiös wirkt. Da etwa $2^0/_0$ aller Kühe tuberkulös
sind, so muss alle für die Kinder bestimmte Milch gekocht werden;
auf diese Weise wird sie jedenfalls zu weniger Bedenken Anlass
geben können, als Butter[1]) und Käse, die von solchen Thieren
stammen. Das Abkochen der Milch muss, wie ich es seit 40 Jahren
gelehrt habe, strikt durchgeführt werden, wenn auch nach einem
so zuverlässigen Beobachter wie BIEDERT der Fall vorgekommen
ist, dass einige Kinder mit der Milch tuberkulöser Kühe ernährt
sind, ohne zu erkranken. Das Fleisch tuberkulöser Kühe ist
nicht infektiös (Bacillen werden in den Muskeln nicht gefunden)
und giebt daher nicht zu den gleichen Bedenken Anlass wie die

---

[1]) Butter scheint verhältnissmässig ungefährlich zu sein. SCHUCHARDT und
RUBINOWITSCH fanden bei ihren Untersuchungen im KOCH'schen Institut in 80
Butterproben verschiedener Provenienz keine Tuberkelbacillen. Verimpfungen
von 28 derselben erzeugten bei Meerschweinchen Veränderungen, welche an
Tuberkulose erinnerten, aber mit derselben doch nicht völlig identisch waren.
(Deutsche Med. Wochenschr. 5. Aug. 1897.)

Milch. Immerhin ist das Halten derartiger Thiere nicht ungefährlich, wenn auch die damit verbundenen Gefahren vielleicht übertrieben sind. Hier erweist sich das KOCH'sche Tuberkulin, welches
sich für die Therapie der Tuberkulose nicht bewährt hat, zur
Prophylaxe der Erkrankung nützlich, da die nach den Injektionen
auftretende Temperatursteigerung diagnostisch verwerthbar ist.

Die Einförmigkeit der Ernährung, welche in der Aetiologie
der Tuberkulose Erwachsener entschieden von Bedeutung ist,
kommt bei Kindern, die im Allgemeinen an eine gleichmässige
Diät gewöhnt sind, nicht so sehr in Frage: Milch, Cerealien und
verhältnissmässig wenig Fleisch genügen für gesunde Kinder, ev.
kann etwas Rahm hinzugefügt werden, doch nur in geringen
Mengen, da er sonst nicht verdaut wird, oder Leberthran, der
das am leichtesten zu resorbirende Fett darstellt. Bei chronischer
Auszehrung ohne Fieber wird nach dem Vorgang von DEBOVE
mit Vortheil ein Versuch mit einer Ueberernährung zu machen
sein; die ungenügende Verdauung wird dabei durch künstlichen
Magensaft (Pepsin und Salzsäure) und milde Stomachica (Gentiana,
Nux vomica, verdünnte Alcoholica) zu unterstützen sein. Kann
das Kind sich nicht genügend Bewegung machen oder ist vollständige Bettruhe angezeigt, so versucht man es wie WEIR
MITCHELL mit der Massage. Nur bei Auftreten von Fieber muss
eine solche Mastkur unterbrochen werden, da in Folge der ge-
störten Magenfunktionen dadurch Temperatursteigerungen bewirkt
wurden. Dagegen ist unter solchen Umständen der Alkohol,
welcher bei der erethischen Form, bei leicht erregbarer Herzaktion und Hämaptoe contraindicirt ist, am Platz und wirkt als
Reizmittel zur Herabsetzung der Transpiration und bei Diarrhöen
vortrefflich.

Bei der Behandlung der Tuberkulose darf man sich nicht
auf eine einzelne Vorschrift verlassen, sondern muss bedenken,
dass zur Heilung einer solchen Krankheit eine ganze Reihe Faktoren zusammenwirken müssen. Ein Klimawechsel allein genügt
dazu ebenso wenig, wie das Trinken einer bestimmten Quelle
oder das genau vorgeschriebene Mengenverhältniss von Eiweissstoffen und Kohlehydraten in der Nahrung. Ungenügende Kleidung, schlechte Betten, ungeheizte und schmutzige Zimmer, unverdauliche Nahrung, starker Kaffee und Thee, warmer Kuchen
und kalte Getränke, zu kurze oder häufig gestörte Nachtruhe
tödten verhältnissmässig ebenso viele Menschen in unserem Klima,
wie an der Riviera und in Italien. Wir wissen leider nur zu
gut, dass unsere Patienten für ihre Aerzte (oder sich selbst?)
genug gethan zu haben glauben, wenn sie unseren Rath in Betreff eines Klimawechsels befolgt haben. Aber „Coelum non ani-
mam mutant qui trans mare currunt": Klimawechsel allein thut es
nicht, wenn nicht auch im übrigen günstige Bedingungen für die
Heilung der Krankheit geschaffen werden.

Da feuchte Luft einen besseren Wärmeleiter als die trockene darstellt, so ist auch der Wärmeverlust dort ein schnellerer. Aus diesem Grunde wird trockene Luft, auch wenn sie kälter ist, besser vertragen. Ausserdem scheint das Auftreten von Hämoptoe bei stärkeren Niederschlägen (im Frühling) häufiger zu sein, und nach Rohden soll auch ein schnell zunehmender Wassergehalt des Blutes das Entstehen von Hämorrhagien begünstigen. Daher müssen Kranke, die dazu neigen, das Trinken grösserer Wassermengen vermeiden und kein feuchtes Klima aufsuchen, während trockne Höhenluft hierbei entschieden sehr günstig wirkt. Jedenfalls darf sich ein solcher Patient nicht an einem Ort aufhalten, wo der Wassergehalt der Luft beträchtlichen Schwankungen unterworfen ist. Gleichförmiges Inselklima, das freilich nicht auf dieselbe Stufe mit einem trockenen Höhenklima zu stellen ist, ist deshalb bei Lungenblutungen auch nicht so bedenklich.

Die Differenzen in den Ansichten über Klimatotherapie rühren in der Hauptsache von einer missverständlichen Auffassung der Indikationen her. Kalte oder warme Luft ist an sich ebenso wenig ein Heilmittel wie trockene oder feuchte Luft. Die warme Luft wirkt nur günstig, weil der Kranke sich lange im Freien aufhalten kann. Die Hauptsache ist, dass die Temperatur gleichmässig bleibt, dass plötzliche Wechsel derselben vermieden werden, und dass die Atmosphäre frei von Mikroorganismen ist. Nach Miquel ist die Zahl derselben bei einer Höhe von 1600 Fuss sehr verringert, bei 2600 Fuss findet man nur wenige (Freudenreich), bei 6000 fast gar keine und die unbewohnten oder doch nur wenig bewohnten Orte sind überhaupt frei von Keimen. Dagegen geht diese Immunität in hochgelegenen, stark bevölkerten Städten und Dörfern verloren, und es ist daher unter der Fabrikbevölkerung des Jura bei 3500 Fuss Höhe die Tuberkulose sehr verbreitet.

Jedenfalls ist es nothwendig, dass die Kranken vor Wind und plötzlichem Temperaturwechsel geschützt sind, und deshalb, erfreuen sich hochgelegene Thäler (Colorado) mit Recht einer grossen Beliebtheit bei Lungenkrankheiten, während Davos, das im Sommer sehr staubig und windig und häufigem Temperaturwechsel ausgesetzt ist, sich für diese Jahreszeit nicht eignet. Waldreiche Gegenden und Seefahrten sind bei chronischen Lungenleiden von grossem Nutzen, da die Temperatur dort im Sommer verhältnissmässig kühl, im Winter dagegen warm ist.

Das Wesentliche des Höhenklimas ist nicht die Verdünnung, sondern die Reinheit der Luft und ihr Ozongehalt, der unter dem Einfluss einer starken Beleuchtung und einer üppig wuchernden Vegetation (speciell immergrüner Bäume, Therebinthinaceen), sowie bei Wasserverdunstung von grossen Flächen steigt. Aus diesen Gründen findet sich der Ozon in mittelhohen oder hohen Gegenden, in Nadelwäldern und auf oder nahe der See.

Bei der allgemeinen hygienischen Behandlung der Tuberkulose verdient die Haut besondere Beachtung, da Erkältungen in Folge plötzlichen Temperaturwechsels sicherlich für die Entstehung der Krankheiten von Bedeutung sind, trotz der gegentheiligen Ansicht der modernen Schule, welche sich keinen pathologischen Process ohne Bakterien denken kann. Durch diese Pflege soll die Haut zugleich geschützt und abgehärtet werden. Um das Erstere zu erreichen, lässt man Wolle oder Halbwolle direkt auf der Haut tragen, warnt vor nassen oder feuchten Füssen und ermahnt die Patienten, die Dicke ihres Unterzeuges nach der Jahreszeit zu wählen und es morgens und abends zu wechseln, eine Vorschrift, die auch der ärmeren Bevölkerung eingeschärft werden sollte. Dabei soll die Haut durch kaltes Wasser abgehärtet und gekräftigt werden, indem man zuerst mit wärmeren Waschungen beginnt und dann zu kälteren unter Zusatz von Alkohol übergeht (Alkohol allein ist zu vermeiden, da er der Haut das Wasser entzieht). Dieselbe Behandlung mit kälterem Wasser wird dann auch im Winter fortgesetzt. Wenn man zuerst mit einer Waschung beginnt, so kann man bald zu einem kurzen Uebergiessungsbad und zuletzt zu einem kurz dauernden kalten Vollbad übergehen. Durch nachträgliches Frottiren mit einem rauhen Handtuch, das der Kranke am besten selbst besorgt, wird ein angenehmes Wärme- und Kraftgefühl erzeugt.

In Betreff der medikamentösen Behandlung der Tuberkulose stehe ich durchaus nicht auf dem leider so verbreiteten nihilistischen Standpunkt. So halte ich z. B. das Arsen, das schon 1867 von ISNARD bei Malaria und Schwindsucht empfohlen wurde, für sehr nützlich. Er beobachtete, dass die arsenige Säure bei Eiterungen, Schwächezuständen, Abmagerung, Erbrechen, Diarrhoe, und Verstopfung Erwachsener vortrefflich wirkte, und erklärte sich diesen Effekt durch Beeinflussung des Nervensystems.

Arsen, das zugleich giftige, ätzende und antiseptische Eigenschaften — letztere allerdings im geringeren Grade als die Salicylsäure — besitzt, ist nun unzweifelhaft ein sehr mächtiges Heilmittel. Es wirkt günstig bei Malaria, chronischen Hautkrankheiten, Erkrankungen des Nervensystems und oft in ganz überraschender Weise bei Lympho-Sarkomen und bei Sarkomen; es soll ausserdem den Geschlechtstrieb und die Potenz verstärken, sowie bei Thieren Kraft und Muth steigern. Diese anscheinend verschiedenen Wirkungsweisen des Arsens erklären sich aus seinem physiologischen Effekt auf die Zelle, welcher dem des Phosphors an die Seite zu stellen ist. Denn auch das Arsen regt in kleinen Dosen häufig gegeben zur Gewebsneubildung an und befördert die Entwicklung von Bindegewebe, während grosse Mengen degenerative Processe herbeiführen. Alle Zellen und Gewebe werden durch das Arsen gekräftigt, so dass sie dem eindringenden chemischen oder parasitären Gift Widerstand leisten oder das schon eingedrungene Gift eliminiren oder abkapseln können. Aus diesem Grunde ist das Arsen besonders bei der Brüchigkeit der Gefässe, die zu Lungenblutungen führt, indicirt.

Die Dosis darf nur klein sein, sie beträgt für ein zwei- bis dreijähriges Kind 2 Tropfen der Sol. Fowl. täglich oder 0,001—0,0015 Ac. arsenicos., stark verdünnt auf drei Gaben ver- theilt und nach dem Essen gegeben. Mit dieser Medikation kann eventuell unter Zusatz von Stimulantien, Roborantien und Nar- coticis lange fortgefahren werden, wenn keine Vergiftungs- erscheinungen — Magen-Darmstörungen, lokale Oedeme — auf- treten. Im Allgemeinen wird man dieselben selten beobachten, besonders wenn gleichzeitig in richtiger Weise vom Opium Gebrauch gemacht wird.

Zur Kombination eignet sich ferner in fast jedem Falle die Digitalis, welche bei Wirbelthieren die Energie der Herzthätig- keit steigert, dadurch kräftigere Kontraktionen, höheren arteriellen Druck und Pulsverlangsamung bewirkt. Durch den gesteigerten arteriellen Druck wird die Nierensekretion erhöht, der Lungen- kreislauf und der Abfluss des Blutes aus den Venen begünstigt, die Bewegung des Lymphstromes und der Gewebssäfte wird be- schleunigt und durch alles dieses die Ernährung gehoben. In gleicher Weise werden das Herz selbst und die Blut- und Lymph- gefässe beeinflusst, so dass uns also in der Digitalis nicht nur ein Herztonicum sondern auch ein Mittel zur Hebung des allge- meinen Kräftezustandes zur Verfügung steht. Neben den Indi- kationen, welche sich aus diesen Ausführungen für die Anwendung der Digitalis ergeben, kommt für die Phthise noch in Betracht, dass es sich hier meistens um eine kongenitale oder erworbene Kleinheit des Herzens und bei Kindern um eine im Verhältnisse zur Aorta recht grosse Lungenarterie handelt. Insufficienz des Herzmuskels und dadurch hervorgerufener niedriger arterieller Druck führen leicht zu pathologischen Verhältnissen im Lungen- kreislauf, die den Gebrauch der Digitalis erfordern. Hierbei kommt viel auf die Wahl des Präparates an, denn das Infus und die Tinktur werden vom Magen nicht immer gut vertragen, Digitalin selbst ist kein lösliches Alkaloid sondern ein Glykosid, das durch längeres Liegen an Wirksamkeit verliert und für das auch eine grosse Differenz der individuellen Empfindlichkeit besteht. Ich verschreibe gewöhnlich das Extrakt, welches in Tagesdosen von 0,04 in Pillen oder in der Nahrung, eventuell auch kombinirt mit narkotischen Mitteln, Nux vomica, Arsen oder Eisen (falls kein Fieber besteht) Wochen und Monate lang gegeben werden kann. In solchen kleinen Mengen ist von dem Medikament natürlich kein sofort in die Augen springender Nutzen zu erwarten, sondern derselbe wird erst nach längerem Gebrauch bemerkbar werden, und es kann daher eventuell ein Zusatz von Strophantus, Spartei.1 oder Coffein nöthig werden, da diese Mittel rasch resorbirt

und eliminirt werden und schnell, aber dabei nicht kumulativ
wirken.

Von dem seit 1877 innerlich und zu Inhalationen verwandten
Kreosot darf keine direkte Einwirkung auf die Bacillen erwartet
werden. Dagegen sieht man dabei häufig Besserung des Allgemeinzustandes auftreten, der Appetit hebt sich, die abnormen
Gährungsvorgänge im Darm werden verringert und die Assimilation
wird dadurch erleichtert und die Diarrhöe zuweilen beseitigt.
Die Dosis schwankt; es sind davon fast unglaubliche Mengen
(10—15 ccm für Erwachsene) verordnet; für Kinder dürfte die
richtige Dosis 2—10 Tropfen (entsprechend dem Alter) betragen
und kann lange Zeit gegeben werden. Das fast geschmacklose
und daher leicht beizubringende Creosotum carbonic. ist in gleichen
Dosen ein gutes Ersatzmittel. Beide Medikamente dürfen nicht
weitergegeben werden, falls sich der Appetit nicht bessert, wenn
Lungenblutungen auftreten oder wenn bei den häufig vorzunehmenden Untersuchungen des Urins Eiweiss nachgewiesen wird.

In den letzten 7 Jahren habe ich an Stelle des Kreosots
das von Sahli, Schüler und Anderen empfohlene Guajakol benutzt, welches etwa 60 $^0/_0$ des besten käuflichen Kreosots bildet.
Die Tagesdosis für ein Kind beträgt 6—15 Tropfen nach dem
Essen in Zuckerwasser, Milch oder Leberthran. Meistens nehmen
die kleinen Patienten es gerne, anderenfalls kann man die verschiedenen Salze, das Guajacolum benzoicum (Benzozol), salicylicum,
cinnamyl., carbonic. versuchen; ich habe hauptsächlich das erste
und letzte Präparat benutzt. Fast alle sind geschmacklos und
gut einzunehmen, ihre Dosis ist die gleiche wie die des flüssigen
Guajakols. Mit dem Guajakol habe ich weniger Enttäuschungen
erlebt als mit den meisten anderen bei der Tuberkulose empfohlenen Mitteln einschliesslich des Leberthrans. Es ist ein gutes
Stomachicum, Appetit und Verdauung bessern sich, der Husten
wird allmählich loser, der Auswurf weniger eitrig, die Rassel-
geräusche werden feuchter und das Körpergewicht nimmt zu.
Im Gegensatze zum Kreosot, welches bei Kavernenbildung und
hektischem Fieber ungünstig wirkt, wird das Guajakol nicht nur
vertragen, sondern hat sogar unter diesen Umständen einen guten
Effekt. Nur wenige Kranke bessern sich nicht beim inneren
Gebrauch des Mittels; ausserdem ist empfohlen, bei hektischem
Fieber Brust und Bauch dreimal täglich mit reinem Guajakol zu
bepinseln. Dem Kreosot gegenüber besitzt es noch den Vorzug,
dass Blutungen oder Komplikationen seitens der Nieren keine
Contraindikation abgeben (cf. International Med. Magazine, Nov.
1892 und Transactions of the Climatological Association 1892).

Ich glaube nicht, dass das von Cohn, Scarpa, Le Tanneur,
H. Fraenkel und Anderen empfohlene Ichthyol (Ammonium
sulpho-ichthyolic.) es verdrängen wird. Erwachsene sollen 0,025
(Kinder entsprechend weniger) in Kapseln vor dem Essen oder

viermal täglich 20—50 Tropfen einer Lösung in gleichen Theilen
Wasser nehmen. Trotz eines Zusatzes von aromatischen Oelen
schmeckt es schlecht und kann den Kindern nur schwer beigebracht werden.

Nach KOCH's Misserfolg mit dem Tuberkulin sind verschiedene Antitoxine und Serumarten empfohlen. Das KLEBS'sche
Tuberkulocidin und das MARAGLIANO'sche Serum (welches kein
Antitoxin enthalten soll) haben ebenso wenig allgemeinen Beifall
gefunden wie das LIEBREICH'sche Cantharidin. Das neue KOCH'sche
Tuberkulin soll die unlöslichen Theile der Bacillen in der feinsten
mechanischen Zerreibung enthalten, während das frühere Präparat
ein Glycerinextrakt der Bacillen darstellte. Ueber die Wirkung
lässt sich Endgültiges noch nicht sagen. Ein Patient, welchem
ich steigende Dosen mit $^1/_5$ mg der Flüssigkeit beginnend und
bis zu 0,2 steigend gab, zeigte absolut keine Reaktion, obgleich
bei der Autopsie eine ausgedehnte Tuberkulose gefunden wurde.
KOCH selbst hat sich bei seiner neuen Veröffentlichung zurück-
haltender ausgedrückt als das erste Mal. Von dem neuen Tuberkulin soll nur bei ganz beginnender Lungenkrankheit ohne Komplikation mit Streptokokken oder Septikämie und geringem Fieber
(höchstens 38° C.) ein Erfolg zu erwarten sein. Unter diesen Umständen wird man bei der Schwierigkeit der Diagnose dieses
Krankheitsstadiums im kindlichen Alter wohl selten in die Lage
kommen, das Mittel benutzen zu können. Ueber die Wirkung
des von BEHRING in Aussicht gestellten Tuberkulins ist z. Z. noch
nichts zu sagen.

Ausserdem sind eine grosse Reihe Medikamente theils als
Specifica, theils zur symptomatischen Behandlung empfohlen. In
letzterer Beziehung lassen sich natürlich specielle Vorschriften
nicht geben, und es hängt von dem einzelnen Fall ab, ob Narcotica, Excitantia, Expectorantia und Antipyretica am Platze sind.
Bei jeder Tuberkulose kann zeitweilig der Gebrauch von Antipyrin,
Antifebrin, Natr. salicyl. und Chinin intern, per rectum oder in
Form von Injektionen nöthig werden, und man erzielt zuweilen'
bei diesem hektischen Fieber, nachdem ein einzelnes der erwähnten Mittel versagt hat, durch Kombination von Chinin mit
einem der anderen günstige Erfolge.

Durch die bakteriologischen Forschungen der Neuzeit haben
sich nicht nur die Anschauungen über die Aetiologie und Pathologie der Tuberkulose verändert, sondern es haben sich zugleich
neue Gesichtspunkte für eine auf antiseptischer Basis beruhende
Therapie ergeben. Wir besitzen freilich keine Mittel, welche die
Bacillen im Organismus abtödten, ohne der normalen Zelle zu
schaden, wohl aber milde Antiseptica, welche der verderblichen
Wirkung und der Vermehrung der Mikroorganismen Einhalt thun
können. Daher dürfen wir uns der Hoffnung hingeben, dass wir
später noch ein Mittel zur erfolgreichen Bekämpfung der destruk-

tiven Lungenprocesse finden werden; bis jetzt sind allerdings alle dahin zielenden Versuche mit Inhalationen von heisser Luft und Fluorwasserstoffsäure oder mit Schwefelwasserstoffklystieren negativ ausgefallen. Terpentininhalationen üben zuweilen durch Lösung oder Verminderung der eiterigen Sekrete eine günstige Wirkung aus, Kombinationen mit Eukalyptol und anderen Desinficientien können ausserdem zur Verringerung des Fötor bei Lungengangrän beitragen. Einathmungen von komprimirter Luft begünstigen bei chronischen Processen die Wiederausdehnung der Lungen.

Von Ozoninhalationen sind nach mündlichen Mittheilungen, welche ich A. Caillé verdanke, bessere Resultate zu erwarten, als dieser Autor 1892 (Arch. Ped., Aug.) berichten konnte.

Operative Eingriffe sind bei der Tuberkulose im Kindesalter noch weniger indicirt als bei Erwachsenen. Aeusserst selten dürfte es sich um die Eröffnung einer grossen oberflächlich liegenden Eiterhöhle handeln, da eine derartige Lokalisation nur ausnahmsweise bei jüngeren Individuen vorkommt; die Prognose ist hier übrigens stets infaust. Ausserdem handelt es sich bei der Kindertuberkulose stets um so disseminirte Processe, dass von einer Operation höchstens ein vorübergehender Erfolg zu erwarten wäre.

Die Kehlkopftuberkulose ist bei Kindern nicht sehr häufig, kommt aber vor. Nach Heinze soll es sich um keine Kontaktwirkung, sondern um eine Infektion auf dem Wege der Blutbahnen handeln; ich zweifle aber nicht daran, dass die expektorirten Massen häufig die Erkrankung verursachen und dass dann also die Kehlkopftuberkulose als ein sekundärer Process aufzufassen ist. Ausser entzündlichen Schwellungen in der Mucosa, der Submucosa, den Drüsen und zwischen den Muskeln, findet man kleine Granulationen und Ulcerationen an den Stimmbändern mit allgemeinem Katarrh, Oedem und phlegmonösen Processen. Die Symptome rühren von dem Katarrh und den Ulcerationen her und richten sich in ihrer Intensität nach der Lokalisation und der Schwere der Veränderungen. Zuweilen kann man im Anfang die Diagnose der Lungentuberkulose noch nicht stellen, und die Lokalerkrankung wird dann nur unter Berücksichtigung der Dauer der Krankheit, des Fiebers und der Abmagerung richtig erkannt. Bei der laryngoskopischen Untersuchung werden zuerst nur katarrhalische Erscheinungen wahrgenommen, und erst später sind Ulcerationen und Infiltrationen nachweisbar. Die Lokalbehandlung, welche die katarrhalischen Erscheinungen zu bekämpfen sucht, besteht in Inhalationen von Wasserdämpfen, Terpentin, Karbolsäure, Salmiak, warmen Umschlägen um den Hals und Opiaten zum Schlafen. Den Spray mit Milchsäure und die Anwendung von Jodoform kann ich nach meinen Erfahrungen weniger empfehlen als einen Höllensteinspray, wobei aber höchstens $2-5\,^0/_{00}$

Lösungen verwendet werden dürfen, da stärkere Koncentrationen
den Kranken Schmerzen bereiten. Die von den Ulcerationen an
der Epiglottis und den Aryknorpeln herrührenden Beschwerden
werden durch Pinselungen oder Inhalationen von Bromkalium,
Morphium, Cocain oder eine Mischung dieser Medikamente etwas
gemildert.

Für Kranke, die an Larynxphthise leiden, ist feuchte Luft
am zuträglichsten; es ist aber nicht nothwendig, dass sie warm
ist, da sie beim Durchtritt durch die Nase angewärmt wird.
Darum erscheint es dringend wünschenswerth, dass dieses Organ
vollständig normal ist, damit die Patienten nicht durch den Mund
inspiriren müssen. Aus dem angeführten Grunde schadet es ihnen
nichts, wenn die Fenster offen stehen, vorausgesetzt, dass durch
geeignete Massregeln Zug verhütet wird.

Zuweilen kommt es zu ausgedehnten Ulcerationen der Zunge
und des Pharynx, die eine sehr sorgfältige Behandlung verlangen.
Hier leistet der oben erwähnte Höllensteinspray (1 : 200), welcher
genau eingestellt werden muss, gewöhnlich gute Dienste. In
einigen Fällen sind aber die Beschwerden so gross, dass man
gezwungen wird, vor jeder Mahlzeit einen Cocainspray anzuwenden oder einen Tropfen einer Morphiumlösung auf die Zunge zu
bringen. Die Nase und der Nasenrachenraum müssen häufig mit
grossen Mengen einer $6\,^0/_{00}$ Kochsalzlösung ausgespült werden.

Wenn sich tuberkulöse Darmgeschwüre bis zum Rectum
erstrecken, so machen die lokalen Erscheinungen, besonders der
Tenesmus Warmwassereinläufe mit Gummi arabicum, Wismuth,
eventuell auch Opiaten nothwendig. Alle Speisen und Getränke
müssen warm genossen werden, dabei verordnet man Wismuth in
Dosen von 0,1—0,6 stündlich bis zweistündlich, um eine Deck-
schicht für die Darmgeschwüre zu schaffen. Das Tannin hat mir
nicht viel genützt, während das Naphthalin in Tagesdosen von
0,2—0,6 auf den ganzen Darm desinficirend wirkt und häufig
sehr rasch Erfolge erzielt. Wenn der Magen es nicht verträgt,
giebt man Resorcin 0,015—0,06 mehrmals täglich in Pulvern oder
Lösung, das trotz der grossen Löslichkeit gute Dienste leistet.
Zur Kombination mit den genannten Mitteln eignen sich Wismuth,
Blei und Opium, dagegen nicht das Sublimat, welches sich sehr
leicht löst, stark verdünnt werden muss, rasch resorbirt wird und
daher bei Erkrankungen der unteren Darmabschnitte nicht anwendbar ist. Salol (mehrmals täglich 0,1—0,5) ist gut zu nehmen
und recht wirksam.

Mastdarmfisteln sind bei Kindern sehr selten, und ich
selbst habe sie nur bei zwei tuberkulösen Mädchen von zehn
Jahren gesehen. Während sie früher ein Noli me tangere für
den Arzt bildeten, haben sich die therapeutischen Anschauungen
in den letzten zehn Jahren völlig geändert. Mögen sie eine zu-
fällige Komplikation der Grundkrankheit bilden, das Resultat einer

Infektion auf dem Wege der Blutbahnen darstellen oder durch
die in den Fäces befindlichen Bacillen veranlasst sein, welche in
das nicht mehr intakte Epithel eindringen: auf alle Fälle ist eine
möglichste frühzeitige Operation indicirt.

Lungenblutungen sind bei Kindern nicht so häufig wie
bei Erwachsenen, doch habe ich sie auch bei Kindern von drei
bis acht Jahren beobachtet und sah ein elfjähriges Mädchen in
einem solchen Anfall an Erstickung zu Grunde gehen. Das Auflegen von Eis oder einer Eisblase in der Gegend der Blutung
wirkt entweder direkt oder durch reflektorische Kontraktion der
blutenden Gefässe günstig. Subkutane Injektion vom Extr. Secal.
cornut. fluid. oder von Ergotin in Wasser und Glycerin führen
leicht zu Indurationen oder Abscedirungen; Einspritzungen von
Sklerotinsäure sollen diese unangenehme lokale Wirkung nicht
haben, sind aber schmerzhaft und werden deshalb mit Morphium
kombinirt; dieses selbst intern gegeben, hat objektiv und subjektiv einen guten Effekt. Auf die gleiche Weise kann auch
Ergotin mit Mineralsäuren und Digitalis oder letztere allein in
einmaligen Dosen von 0,1—0,3 verordnet werden. Zehn bis fünfzehn Tropfen verdünnte Schwefelsäure in Zuckerwasser werden
gern genommen und wirken günstig, Plumb. acetic. (0,01—0,03
ein- bis zweistündlich je nach Schwere des Falles und dem Alter
des Patienten) eventuell mit Morphium und Digitalis ist dem
Tannin vorzuziehen. Dringend nothwendig ist es, dass der Kranke
ganz ruhig im Bett liegt, möglichst tief inspirirt und den Husten,
wenn nöthig, unter Anwendung von Opiaten, unterdrückt. Die
zur Stillung der Blutung empfohlenen Inhalationen einer $1\,^0/_0$
Lösung von Liq. ferr. sesquichlorat., das reflektorisch wirken muss,
da ein Eindringen bis in die feinsten Bronchien ausgeschlossen
erscheint, haben sich mir nicht bewährt. Das Anlegen von Ligaturen um die Extremitäten, so dass die Venen, aber nicht die
Arterien komprimirt werden, ist zuweilen recht wirksam, doch
dürfen dieselben jedesmal höchstens eine halbe Stunde liegen
bleiben.

Nachtschweisse sind bei tuberkulösen Kindern von fünf
bis zwölf Jahren nicht ungewöhnlich und erfordern dieselbe Behandlung wie bei Erwachsenen. Es sind also zu versuchen
Waschungen mit Wasser, Essig, einer Mischung von Beiden und
von Alaun oder Einpuderungen (Ac. salicyl. 3 Theile, Zinc. oxyd.
10 Theile, Amyl. 90 Theile oder Ac. salicyl. 3 Theile, Amyl. 10
bis 20 Theile, Talc. 80 Theile). Innerlich wirken oft günstig
Ac. sulph. dilut. (10—15 Tropfen in Wasser), Atropin sulph. ($^1/_4$ bis
$^1/_2$ mg vor dem Schlafengehen), Agaricin (0,004—0,01), Duboi-
sin ($^1/_2$—1 mg), Kamphersäure (0,05—0,1) mit denen gleichzeitig Opium gegeben werden kann. Wird hierdurch der gewünschte Erfolg nicht erzielt, so ist, falls der Zustand des Magens
es erlaubt, Chinin in Dosen von 0,1—0,3 mit oder ohne Zusatz

von Ext. Secal. cornut. (die gleiche Menge oder Ext. Secal. cornut. fluid. (1,25—2,0) zu versuchen.

2. Syphilis.

Die Ernährung der hereditär syphilitischen Kinder bietet grosse Schwierigkeit, denn die Mütter, welche vor oder nach der Konception die Lues acquirirt haben, leiden gleichzeitig an Anämie, so dass ihre Milch auch nicht den genügenden Nährwerth besitzt. Im Allgemeinen wird man selten von Frauen, die vor Eintritt der Schwangerschaft inficirt sind, gefragt werden, ob sie nähren dürfen, da es gewöhnlich zu Aborten kommt; auch ist es glücklicher Weise nicht häufig, dass Frauen während der Schwangerschaft syphilitisch werden. Dann und wann tritt aber diese Frage doch an uns heran, und wir können uns in diesen Fällen nicht mit der billigen Phrase helfen, dass das Kind genährt werden kann, wenn es schon inficirt ist, aber nicht angelegt werden darf, wenn es noch gesund ist. Denn gerade diese Frage ist kurz nach der Geburt nicht zu entscheiden, da die ersten Zeichen der acquirirten und auch der hereditären (vom Vater stammenden) Syphilis erst nach einer Reihe von Wochen bemerkbar werden. Wir können also gar nicht wissen, ob ein solches neugeborenes Kind inficirt ist oder nicht, werden aber doch nicht den Muth haben, ihm, wenn es elend, schwach und schlecht genährt ist, die Muttermilch zu entziehen, denn das wäre gleichbedeutend mit einem Todesurtheil. Man lässt also eine Mutter, die während der Schwangerschaft syphilitisch geworden ist, ihr Kind nähren, auch wenn bei diesem noch keine Symptome aufgetreten sind. Die Vertreter einer entgegengesetzten Ansicht, welche nur Ausnahmen für schwächliche Kinder gelten lassen wollen, müssten es konsequenter Weise auch bei kräftigen Säuglingen zulassen, denn diese werden natürlich noch weit eher an. der Mutterbrust gedeihen. Jedenfalls sollen gleichzeitig Mutter und Kind einer gründlichen und lange Zeit fortgesetzten antisyphilitischen Behandlung unterzogen werden.

Dagegen kann das Stillen eines solchen Kindes durch eine Amme nicht gestattet werden, gleichgültig ob schon Symptome von Syphilis aufgetreten sind oder ob dies nicht der Fall ist, und ob bereits eine specifische Therapie eingeleitet war. Mindestens muss der Amme vorher klar gemacht werden, welcher Gefahr sie sich aussetzt.

Die Mutter eines hereditär syphilitischen Kindes ist entweder selbst syphilitisch, oder sie ist jedenfalls bezüglich des Kindes immun, kann also von ihm nicht inficirt werden. Sie kann und muss daher in beiden Fällen ihr Kind nähren, denn wenn sie selbst krank ist, verschlimmert sich dadurch das Leiden des Kindes nicht, ist sie es aber nicht, so kann sie eine Krankheit, an der sie gar nicht leidet, auch nicht übertragen und wird in keinem Fall von dem eventuell kranken Kinde angesteckt werden können. Dabei ist es, wie schon oben gesagt wurde, nothwendig, dass Mutter und Kind specifisch behandelt werden.

Für Ammen ist das Nähren eines syphilitischen Kindes höchst gefährlich, denn die Infektion durch die Warzen kann ebenso bedenkliche Folgen haben wie die Fingerinfektionen der Aerzte. Wollen sie sich trotz der Belehrung über die möglichen Folgen der Gefahr aussetzen, so wird man wenigstens auf den Gebrauch eines Warzenhütchens dringen und bei dem Kinde sofort die Behandlung einleiten. Auch wenn es sich nur um einen begründeten Verdacht und noch nicht um objektiv nachweisbare Symptome der Krankheit handelt, wartet man nicht bis zum Auftreten derselben, sondern leitet die Kur ein, da das Quecksilber von Kindern besser als von älteren Personen vertragen wird, und eine möglichst frühzeitige Bekämpfung der Syphilis von grösster Bedeutung ist.

Aus den angeführten Gründen wird man leider nur zu oft zur künstlichen Ernährung gezwungen. Dadurch wird die Prognose viel schlechter, und die Behandlung muss mit um so grösserer Vorsicht und Umsicht fortgeführt werden.

Die Prophylaxe der hereditären Syphilis fällt zum Theil mit derjenigen der Syphilis überhaupt zusammen. Die hygienischen Verhältnisse werden sicherlich nicht gebessert, wenn, wie es jetzt in New York geschieht, Unwissenheit und Frömmelei sich verbinden, um die venerischen Krankheiten in der ganzen Stadt zu verbreiten. Hier kann nur eine sorgfältige Ueberwachung und Kontrolle des „socialen Uebels“ Hülfe schaffen. Eine syphilitische Person darf nicht heirathen; ein Mann, der Syphilis acquirirt hat, muss zwei Jahre lang methodisch behandelt werden und kann erst heirathen, wenn seit dem letzten Auftreten syphilitischer Symptome drei Jahre verstrichen sind. Wenn in einer suspekten Ehe die Frau schwanger wird, sollen beide Gatten behandelt werden.

Die Prophylaxe erfordert eine Behandlung des Vaters und der Mutter; bei Endometritis syphilitica kommt es gewöhnlich zum Abort, oder sonst zeigt das neugeborene Kind sehr bald Symptome der Lues. Bei einer Ansteckung der Frau während der Gravidität kann entsprechend dem Zeitpunkt der primären und sekundären Erscheinungen der Fötus inficirt werden oder verschont bleiben. Jedenfalls ist hier eine specifische Behandlung nothwendig, die ich auch bei habituellem Abort, ohne dass Lues mit Sicherheit diagnosticirt werden kann, für angebracht halte. Gewöhnlich ist aber der Vater der schuldige Theil, und er muss intensiv behandelt werden, damit die später zur Welt kommenden Kinder verschont bleiben.

Bei der Behandlung der hereditären Syphilis sind die verschiedenen Quecksilberpräparate und in vielen Fällen auch die Jodpräparate in Anwendung zu ziehen. Die Indikationen, die Art der Anwendung und die Dosis hängt zum grössten Theil von der Lokalisation der Erkrankung — ob es sich also um Affektionen der Haut, der Schleimhäute, des subkutanen Gewebes, der Lymphdrüsen, der Muskeln, der Knochen, der Brust- und Baucheingeweide, des Nervensystems, der Sinnesorgane handelt — und dem Zeitpunkt, an dem sie manifest wird, ab. Die ersten Symptome zeigen sich gewöhnlich zwischen der fünften und achten Woche nach der Geburt; an der Nase, den Lippen und am Anus treten schmerzhafte Rhagaden auf, die Haut, speciell auch die der Hand- und Fusssohlen ist mit Roseolaefflorescenzen bedeckt, und die Kinder sehen dabei — allerdings nicht konstant — blass aus. Dann kommt es zu einem makulösen, squamösen, papulösen und vesikulösen Exanthem und schliesslich zu ·Ulcerationen und zu Gummigeschwülsten der Haut. Die Prognose ist bei dieser Form, besonders wenn die Kinder die Brust bekommen und die Behandlung langsam und systematisch durchgeführt wird, gut. Dieselbe besteht in der internen Darreichung von Calomel (0,003 — 0,01 dreimal täglich), das Monate lang fortgegeben werden kann. Wenn es wirklich einmal dabei zu Diarrhöen kommt, die nicht auf die Ernährung zu beziehen sind, oder die Verdauung sonst leidet, fügt man zu jeder Calomeldosis 0,003—0,005 Pulv. Doweri hinzu.

Ausserdem sind empfohlen Hydrargyr. bichlorat. und cyanat. in Dosen von $^6/_{100} — ^2/_{10}$ mg mehrmals täglich. Hydrargyrum jodat. flav. wird nicht so gut wie Calomel vertragen, und das von Lustgarten empfohlene Hydrargyrum tannicum oxydulatum scheint ebenfalls keine ·besonderen Vorzüge zu besitzen. Bei dem rein praktischen Zweck, welcher uns hier beschäftigt, gehe ich auf sonstige ähnliche Präparate nicht ein, sondern wiederhole nur, dass das Calomel bei der hereditären Syphilis sehr wirksam ist und völlig genügt. Mit Rücksicht auf die möglichen unangenehmen Nebenwirkungen bei der internen Darreichung des Quecksilbers ist auch der Gebrauch der grauen Salbe empfohlen. Da die kindliche Haut durch die Einreibungen leicht gereizt wird — die Oleate sind aus diesem Grunde nicht anwendbar —, so ist der Vorschlag gemacht, ein mit der Salbe bestrichenes weiches Stück Leder am Knie zu befestigen und die langsame Verreibung derselben den spontanen Bewegungen des Kindes zu überlassen. Auf diese Weise kann der Arzt aber die Behandlung nicht überwachen und ist nicht im Stande, die zur Resorption gelangende Menge zu bestimmen. Widerhofer ersetzt die Einreibungen durch ein etwa handtellergrosses Quecksilberpflaster, welches auf den Rücken gelegt und jede Woche erneuert wird und ist mit den Resultaten sehr zufrieden. Bei sehr ausgebreitetem Hautexanthem sind Sublimatbäder (1—2 g Sublimat auf das Bad) von Nutzen. Eine derartige Behandlung muss Wochen lang fortgesetzt werden.

Die gleiche Behandlung ist bei Säuglingen und grösseren Kindern (hier natürlich mit grösseren Dosen) einzuleiten, falls auf irgend eine Weise die Krankheit erworben ist. Derartige Ursachen sind die rituelle Circumcision, bei der Syphilis wie Tuberkulose übertragen werden kann, Saugen an den Warzen syphilitischer Mütter oder Ammen, die Impfung, Küsse, inficirte Instrumente und bei älteren Kindern sexuelle Berührungen. Wichtig ist es zu wissen, dass die acquirirte Syphilis bei Säuglingen und grösseren Kindern im allgemeinen schwerer verläuft als bei Erwachsenen, und dass bei der Therapie daher eventuell diejenigen Massregeln in Anwendung zu ziehen sind, die sich bei den gefährlichen Fällen von hereditärer Syphilis als schnell wirksam erwiesen haben.

Es kommen nämlich derartige Fälle vor, die einen von der gewöhnlichen Form abweichenden Verlauf zeigen, und bei denen man gewöhnlich auch schon sofort nach der Geburt die Diagnose stellen kann. Neben Pemphigus der Hand- und Fusssohlen (der allgemeine Pemphigus ist nicht syphilitischen Ursprungs) finden sich häufig Erkrankungen der inneren Organe und der Knochen, welche allerdings oft nur bei recht genauer Untersuchung gefunden werden. Besonders häufig sind die Knochen Sitz der syphilitischen Affektion; dieser Process, welcher mit den Veränderungen in Folge von früher überstandener Rhachitis grosse Aehnlichkeit hat, ist schon vor Jahren von WEGENER an der Verbindung zwischen Rippenknorpel und Knochen studirt. In der Leber, der Milz, dem Pankreas und den Lungen kommt es dabei entweder zu Gummigeschwülsten oder zu einer interstitiellen Bindegewebswucherung, die in der Leber gewöhnlich den Blutgefässen und Gallengängen folgt, zur Entwicklung von Ikterus führt und sogar vollständigen Verschluss der Gallengänge beim Fötus oder Neugeborenen zur Folge haben kann. In einem meiner Fälle sah ich auch als eines der ersten Symptome beträchtliche Milzvergrösserung und in zwei anderen Anschwellung der Hoden bei syphilitischen Neugeborenen auftreten. Gewöhnlich betheiligen sich die Blutgefässe frühzeitig an dem Process, und die zuerst von HEUBNER beobachtete syphilitische Arteriitis führt zu Blutüberfüllung und Blutungen (Petecchien und Purpura) der Haut, der Schleimhäute, der Darmmucosa, der Nieren, des Hirnschädels und der Thymus. Sicherlich sind auch zuweilen frühzeitig auftretende cerebrale Symptome und plötzliche Todesfälle bei Neugeborenen auf Gehirnblutung, Oedem oder Erweichungsherde, die im Anschluss an solche Gefässerkrankungen entstanden sind, zu beziehen. Endlich sind auch in solchen Fällen bei der Untersuchung die Sinnesorgane nicht zu vergessen, denn C. S. BULL hat z. B. einmal bei einem syphilitischen Neugeborenen eine Iritis und Choreoiditis nachgewiesen.

In derartigen Fällen genügt die systematische Calomelbehandlung nicht und das Quecksilber muss intensiver auf den Organismus einwirken; zu diesem Zweck werden sofort — gleichzeitig mit oder ohne eine interne Behandlung — subkutane Injektionen gemacht. Meine früheren Versuche, das von anderer Seite hierfür so warm empfohlene Calomel zu verwenden, habe ich wegen der häufigen Entwicklung von Abscessen und Indurationen aufgegeben und bin zum Sublimat übergegangen, das mir während der letzten zwölf Jahre in vielen solchen schweren Fällen von kongenitaler Lues ausgezeichnete Dienste geleistet hat. Ich benutze eine Lösung von 1 : 240 Aq. dest. und injicire ein bis zweimal täglich 1 — 2 mg, ohne dass dabei unangenehme Nebenerscheinungen bemerkbar werden. Ganz unsicher ist die indirekte Behandlung durch die Milch der Mutter oder Amme, welche Quecksilber nimmt, da wir über die Ausscheidung desselben durch die Milch und die darin enthaltene Menge keine genaue Kenntniss besitzen.

Bei früh auftretenden Drüsen- und Knochenerkrankungen ist eine kombinirte Behandlung einzuleiten und mit dem Quecksilber Jodkalium in Tagesdosen von 0,3 — 0,6 zu geben, gleichzeitig aber darauf zu dringen, dass die Therapie noch Monate nach Schwinden aller Symptome fortgeführt wird; denn sonst ist der Kranke der Gefahr ausgesetzt, dass es zu einem Recidiv entweder in der ursprünglichen Form kommt, dass sich eine zur Caries oder Sklerose führende Ostitis oder auch centrale und spinale Affektionen entwickeln. Nach Schwinden der Symptome darf man daher noch nicht auf völlige Heilung rechnen, sondern muss nach einem oder zwei Monaten die Behandlung von Neuem einleiten. Erst wenn im Verlauf mehrerer Jahre kein Recidiv aufgetreten ist, kann — ebenso wie bei den syphilitischen Erkrankungen Erwachsener — der Patient als genesen angesehen werden. Die syphilitische Arteriitis, Meningitis oder Gummata können Ptosis, Nystagmus, Facialislähmung, Hemiplegie, Hemichorea, Myelosclerosis oder Myelitis transversa und Idiotie zur Folge haben; eine syphilitische Entzündung des Labyrinthes mit Symptomen der Menière'schen Krankheit hat Knapp bei einem fünfjährigen Mädchen beschrieben, und auch die interstitielle Keratitis und die Retinitis beruht sehr häufig auf Lues; Fournier beobachtete eine derartige völlig schmerzlose Otitis media. In allen solchen Fällen muss eine energische kombinirte Behandlung eingeleitet werden. Ausserdem giebt es aber neben diesen gar nicht zu verkennenden Symptomen der Lues ganz entschieden eine Anzahl Erkrankungen, welche als Folgeerscheinungen einer noch nicht völlig geheilten Syphilis anzusprechen sind. Dahin sind gewisse Fälle von Skrophulose, Lymphadenitis und Rhachitis zu rechnen, deren Anamnese — wie eine Reihe meiner Kranken bestätigt — auf diese Aetiologie führt und es begreiflich macht, dass die alten Aerzte Quecksilber bei Skrophulose und Rhachitis empfohlen haben. Dass eine derartige Therapie zuweilen gar nicht zu umgehen ist, habe ich noch kürzlich wieder bei einem zweijährigen Kind erfahren, das an chronischer Adenitis cervicalis, besonders links, und Infiltration des linken Oberlappens litt. Nachdem das Kind ein Jahr lang ohne jeglichen Erfolg behandelt war, tauchte der Verdacht einer specifischen Erkrankung auf, der durch die Anamnese bestätigt wurde; eine sechs Wochen lang fortgesetzte gemischte Behandlung besserte dann die lokale Erkrankung und den Allgemeinzustand in ganz überraschender Weise.

3. Febris intermittens.

Die Erkrankungen älterer Kinder unterscheiden sich nicht von denen der Erwachsenen; auch bei ihnen kommen akute und chronische Formen, sowie die verschiedenen Typen (Febris quotidiana, tertiana, quartana etc.) vor, und die Folgezustände sowie die pathologisch-anatomischen Befunde sind die gleichen. Wir beobachten also auch hier allgemeine Anämie, Milztumoren, Hämorrhagien und amyloide Degeneration.

Dagegen ist die Diagnose bei Säuglingen und kleinen Kindern, wo es sich meistens um eine Febris quotidiana handelt, oft nicht leicht. Denn die Fieberanfälle treten häufig nicht regelmässig auf, die Fröste sind schwer zu erkennen, das Schweissstadium ist oft nicht sehr ausgesprochen, und der Milztumor kann gewöhnlich im Anfang nicht nachgewiesen werden, während doch schon längere Zeit sehr hohe Temperaturen bestanden haben. Diesem Alter ist ferner eigenthümlich, dass sich die Erkrankung oft an katarrhalische Zustände anschliesst, welche die Empfänglichkeit für das Krankheitsgift zu steigern scheinen, und dass sie durch Konvulsionen, welche die Erkennung des ersten Anfalles erschweren, eingeleitet wird. Nicht selten sind die Fälle maskirt, so sind intermittirende Pneumonien, Neuralgien und selbst Lähmungen beobachtet; HOLT sah ein intermittirendes Caput obstipum und ein intermittirendes Bronchialasthma, Andere darauf beruhende Diarrhöen und Erbrechen. Aus allen diesen Gründen wird die Diagnose oft nicht gestellt, auf der andern Seite wird aber auch nicht selten fälschlich eine Malaria angenommen; bei derartigen zweifelhaften Fällen kann die Untersuchung des Blutes auf Plasmodien die richtige Entscheidung ermöglichen. Da die Blutkörperchen sehr rasch zu Grunde gehen, so kommt es zu einer hochgradigen und schwer zu heilenden Anämie. Von Nachkrankheiten ist besonders die Glomerulo-Nephritis zu nennen.

Bei regelmässigem Verlauf giebt man einem dreijährigen Kind

0,3 Chinin zwei bis drei Stunden vor dem Anfall — die Plasmodien sind dann klein und beweglich —, im anderen Falle täglich 0,5 auf drei oder vier Einzelgaben vertheilt.

Die Verabreichung des Chinins bereitet wegen des schlechten
Geschmacks gewisse Schwierigkeiten; man vermeidet deshalb
wässrige Lösungen und giebt statt dessen Chinin. sulph. in Syr.
Aurant. (1 : 40), lässt aber die Mischung jedesmal frisch herstellen.
Das geschmacklose Chinin. tannic. kann in Pulvern gegeben werden,
doch muss eine grössere Menge als vom Chinin. sulph. $(2^1/_2 : 1)$ genommen werden. Für das Letztere eignet sich übrigens auch eine
Mischung von Chokolade, in der es grössere Kinder gerne nehmen,
oder eine solche mit Kaffee und Syr. simpl. Bei der Lösung ist
jeder Zusatz von Säure zu vermeiden, und man wählt deshalb
nur gut lösliche Präparate, wie das Chinin bromat., muriat., bisulphuric. oder carbamidat. Wenn das Medikament per os nicht
beizubringen ist, können Klystiere versucht werden, dagegen ist
der Effekt bei der Verabreichung in Suppositorien unsicher. Aehn-
lich steht es mit den so viel empfohlenen Einreibungen von Chinin-
salben, bei denen die zur Resorption gelangenden Mengen schwer
zu bestimmen sind, jedenfalls dürfen dabei nicht allein animale
Fette benutzt werden, sondern es muss ein bedeutend grösserer
Zusatz von Lanolin gemacht werden. Zu subkutanen Injektionen
greift man nur, wenn kein anderer Weg offen steht oder wenn
eine sofortige Wirkung erforderlich ist und wählt dann das in
fünf bis sechs Theilen Wasser lösliche Chinin. carbamidat., welches
weniger leicht als die anderen Salze zu Indurationen führt.

Bei der chronischen Form ist wie bei Erwachsenen das Arsen
das wirksamste Mittel entweder in Form der FOWLER'schen Lösung
(Anfangsdosis für ein dreijähriges Kind ein Tropfen) in der bei Besprechung der Anämie angegebenen Weise oder bei empfindlichem
Magen als PEARSON'sche Lösung (Natr. arsenicic. sol.), die beträchtlich
schwächer ist und daher in grösseren Dosen gegeben werden muss.
Werden diese Präparate nicht vertragen, so ist das Acid. arsenicos. zu
versuchen, welches man älteren Kindern in Pillen (dreimal täglich
Dosen von $^4/_{10} - ^6/_{10}$ mg), oder in Pulverform giebt. Zur Kombination
damit eignet sich u. A. auch das Wismuth, denn der unangenehme Geruch, welchen Kranke beim Wismuthgebrauch verbreiten und der
angeblich von dem darin enthaltenen Arsen ausgehen soll, rührt
nicht hiervon, sondern von den minimalen, darin enthaltenen
Mengen Tellur her. Bedingung für die Genesung ist ein über
Wochen und Monate fortgesetzter Gebrauch des Arsens, wobei
Vergiftungserscheinungen nicht häufig auftreten, am ehesten noch
nach der Sol. arsenic. Fowl.

Die Tinctura Eucalypti wird bei akuten und besonders bei
chronischen Erkrankungen verordnet; sie leistet dann und wann
in Mengen von 10—25 Tropfen dreimal täglich oder öfter gegeben
gute Dienste. Methylenblau ist in seiner Wirkung unsicher.

Auch bei Kindern kommen wie bei Erwachsenen Fälle vor, die jeder Behandlung trotzen, bei denen die Milzvergrösserung bestehen bleibt und Recidiv auf Recidiv folgt, so dass die Geduld des Kranken und des Arztes auf eine harte Probe gestellt wird. In diesen Fällen habe ich ausgezeichnete Erfolge vom Secale cornut. gesehen; von dem Extract. fluid. kann ein dreijähriges Kind wochenlang täglich von 1,25 — 4,0 oder vom Extr. cornut. solid. 0,2—0,6 täglich in Mixturen oder — ältere Kinder — in Pillen nehmen. Bei einer Reihe von Fällen konnte ich beobachten, dass Kinder, welche das Extr. fluid. nicht vertrugen, das Extr. Sec. cornut. solid. in Pillenform gut nahmen.

Die sich im Anschluss an die Malaria entwickelnde Anämie erfordert neben sonstiger medikamentöser und hygienischer Behandlung die Verordnung von Jod-Eisensyrup.

4. Typhus abdominalis.

Der Unterleibstyphus kommt zwar schon in den ersten Wochen des Lebens vor, ist aber im Allgemeinen während der ersten Jahre selten. Die meisten Fälle kommen zwischen dem 6. und 12. Jahre zur Beobachtung.

Die Krankheit kann aus verschiedenen Gründen ungünstig verlaufen. Hierher sind zu rechnen:

1. Geringe Widerstandsfähigkeit der kleinen Patienten in Folge konstitutioneller Erkrankungen wie hereditärer Syphilis, angeborener und acquirirter Anämie, Störungen der Magen-Darmfunktionen und chronischer Erkrankungen der Athmungsorgane, speciell auch durch chronische Bronchitis, Emphysem und Herzkrankheiten.

2. Eine sehr schwere Infektion, welche sich zuweilen durch sehr hohe Temperaturen im Beginn der Erkrankung und früh auftretende septische Erscheinungen äussert.

3. Abnorm hohe Temperaturen.

4. Ungenügende Herzkraft oder direkte Herzschwäche.

5. Sehr lang dauernde Diarrhöen, Darmblutungen, cirkumskripte oder allgemeine Peritonitis, Darmperforationen und ulcerative Endocarditis.

6. Komplikationen mit Meningitis und Nephritis.

7. Nachkrankheiten.

Die Diagnose ist in den ersten Tagen schwierig und kann zuweilen nur per exclusionem gestellt werden. Durch die charakteristische Temperaturkurve, das Aussehen der Zunge, die Beschaffenheit der Stühle, die Tympanie, den Milztumor, die (zwischen dem 6. und 11. Tag auftretenden) Roseolen und einen positiven Ausfall der Diazoreaktion wird dann jeder Zweifel gehoben. Eine

Pneumonie kann zuweilen erst nach Ablauf mehrerer Tage nachgewiesen werden, so dass die Differentialdiagnose in solchen Fällen erst nach einiger Zeit möglich ist. Die Unterscheidung eines schweren Typhus von einer Miliartuberkulose kann ebenfalls Schwierigkeiten bereiten; sobald sie sich aber in den Hirnhäuten lokalisirt hat, ermöglicht die Beschaffenheit des (langsamen und unregelmässigen) Pulses, das Auftreten von Erbrechen und Verstopfung und die verminderte Urinausscheidung eine richtige Deutung. In einer Reihe von Fällen stehen allerdings die geringen Allgemeinerscheinungen in gar keinem Verhältniss zu dem Fieber und den sonstigen objektiven Symptomen, und es giebt kaum eine andere schwere Krankheit von langer Dauer, bei welcher sich die Patienten zuweilen trotz des ausgesprochenen objektiven Befundes so wohl fühlen. Die WIDAL'sche Probe ist nicht obsolut beweisend und gewöhnlich auch erst in der zweiten Krankheitswoche anzustellen, ihr positiver Ausfall spricht aber für das Bestehen eines Abdominaltyphus. Ebenso kann der Nachweis der Typhusbacillen, falls die Unterscheidung von Bacterium coli commune sicher möglich ist, diagnostisch verwerthet werden.

Die Prophylaxe, welche gute Resultate aufweist, besteht in erster Linie in hygienischen Massregeln, also in Assanirung des Bodens, Anlegung einer Kanalisation etc., denn bei der Weiterverbreitung des Typhus und der Dysenterie spielt der Zustand der Aborte jedenfalls eine grosse Rolle, während bei anderen Krankheiten derartige Ausdünstungen durch Verschlechterung des allgemeinen Gesundheitszustandes vielleicht eine gewisse Prädisposition zur Aufnahme des Infektionsstoffes schaffen, nicht aber eine direkte Ansteckung bewirken können.[1]) Weitere Präventivmassregeln sind Kochen von verdächtigem Trinkwasser und aller Milch, Desinfektion der Abgänge der Kranken, auch wenn keine Diarrhöen bestehen, durch rohe Salzsäure, Karbolsäure, Eisenvitriol und Sublimat und Isolirung der Kranken.

Giebt es Abortivmittel beim Typhus, oder mit anderen Worten: sind wir im Stande das Inkubationsstadium zu unterbrechen? Die Frage ist von verschiedenen Seiten in positivem Sinne beantwortet, aber es wird bei einem nur wenige Tage dauernden angeblichen Typhus immer schwer sein, die Richtigkeit der Diagnose zu beweisen. Die Möglichkeit aber, dass der Vermehrung des im Blute kreisenden Infektionsstoffes durch antifermentative Mittel Einhalt gethan werden kann, ist jedenfalls nicht von der Hand zu weisen, und es liegt deshalb auch kein Grund vor, solche, im übrigen unschädliche Mittel wie Kreosot oder Salzsäure, wenn auch nur wegen ihrer Wirkung im Intesti-

---

[1]) A. JACOBI. The Production of Diseases by Sewer Air. Transactions of the Congress of American Physicians and Surgeons 1894; New York Med. Journ. 1894.

naltractus, nicht zu versuchen. Unzweifelhaft günstig wirken im Anfang grosse Calomeldosen, mag es nun sein, dass das Krankheitsgift dadurch direkt abgetödtet oder auf mechanischem Wege aus dem Darme entfernt wird; dieselben können ohne Schaden während der ersten Krankheitswoche (0,2—0,3 für ein dreijähriges, 0,4—0,5 für ein achtjähriges Kind) fortgegeben werden. Wenn auch schon durch die Resorption vom Munde aus Darmentleerungen erzielt werden können, so ist es in diesem Fall doch besser, das Pulver verschlucken zu lassen. Gute Dienste leistet das Mittel ferner bei der nicht selten im Verlauf der Erkrankung auftretenden Verstopfung, muss dann aber in kleineren Mengen gegeben werden; bei Diarrhöen in der zweiten oder dritten Woche ist es dagegen nicht indicirt.

Bei der Allgemeinbehandlung des Typhus haben wir uns ebenso vor einer Vernachlässigung des Kranken wie vor einer schädlichen Polypragmasie zu hüten, denn die sogenannte exspektative Therapie ist entschieden in der Hand derjenigen Aerzte, welche niemals von ihrer schablonenmässigen Handlungsweise abweichen, gefährlich und kann nur dann wirklich Gutes leisten, wenn wir gelernt haben, die Kranken und nicht die Krankheit zu behandeln.

Die Luft im Krankenzimmer muss kühl sein, Fenster und Thüren werden geöffnet, während der Kranke durch Bettschirme vor Zug geschützt ist. Er selbst wird mit einer leichten weichen Bettdecke bedeckt, die mit einigen Sicherheitsnadeln an der Matratze festgesteckt ist; schon im Beginn der Krankheit wird der ganze Körper mit Wasser ev. mit einem Zusatz von Alkohol gewaschen, das Haar wird kurz geschnitten. Wichtig ist es, den Kindern viel Wasser zu trinken zu geben; besonders wenn Zunge und Lippen trocken sind, lässt man sie häufig etwas verdünnte Salzsäure in Wasser (20 Tropfen auf ein Glas) nehmen und wäscht die Fissuren mit gesättigter Borsäurelösung oder pinselt sie einmal täglich mit einer (höchstens $1^0/_0$) Höllensteinlösung und legt dann eine Bor-Lanolinsalbe auf.

Die Diät der Kranken ist durchweg eine flüssige, und feste Nahrung wird nicht gereicht. Man giebt also gekochte oder nach Rudish präparirte Milch, Bouillon, durchgerührte schleimige Suppen, Fleischsaft und älteren Kindern das Weisse von ein bis zwei weich gekochten Eiern oder auch die ganzen Eier. Als Regel gilt, dass Eiweissstoffe wichtiger als Kohlehydrate sind, und dass die Nahrung im Magen völlig verdaut wird, so dass der Darm nicht dadurch belastet werden kann; zu diesem Zweck kann, wenn nöthig, eine kleine Menge Pepsin und Salzsäure zugefügt werden. Auch Peptone können von Nutzen sein, doch dürfen sie nicht den Hauptbestandtheil der Diät bilden. Ich gestatte feste Nahrung erst 10 Tage nach völliger Entfieberung.

Wegen der Neigung zur Bronchitis dürfen die Kranken

nicht zu lange die Rückenlage einnehmen, sondern müssen bald auf die eine, bald auf die andere Seite gelegt werden. Im Uebrigen ist aber grösste geistige und körperliche Ruhe die Hauptsache, und die kleinen Patienten sollen deshalb auch nicht zu viel aufgerichtet werden, ihre Bedürfnisse im Liegen verrichten. Um das Pressen beim Stuhl zu verhindern, macht man täglich warme antiseptische Einläufe (Thymol 1:2000).

Die Gefahren hoher Temperaturen hängen von der individuellen Empfindlichkeit und von der Dauer des Fiebers ab. Erstreckt sich dasselbe nur über eine bestimmte Zeit oder wechselt es wie bei Intermittens und Typhus recurrens mit Intermissionen oder Remissionen ab, so ist es an sich nicht gefährlich und erfordert kein therapeutisches Eingreifen, dagegen wird dieses nothwendig, wenn es sich um häufige Wiederkehr oder langes Anhalten hoher Temperaturen handelt. Damit man sich hierüber ein klares Bild machen kann, lässt man die Kranken mindestens viermal täglich messen, da sich beim Typhus gewöhnlich in der Kurve zwei Exacerbationen und Remissionen nachweisen lassen.

Andauernd hohe Temperaturen im Verlauf des Typhus oder ungewöhnlich hohes Fieber im Beginn machen eine Behandlung nothwendig, weil es dadurch zu bedenklichen Störungen der Herzthätigkeit und schweren nervösen Erscheinungen kommt. Ein kaltes Bad setzt die Temperatur und die Pulszahl herab, steigert den arteriellen Druck und beseitigt soporöse Zustände, aber es ist bei kleinen und grösseren Kindern von viel eingreifenderer Wirkung als bei Erwachsenen. Denn da die Körperoberfläche eine verhältnissmässig grosse ist, so geht auch die Abkühlung schneller und intensiver vor sich, es kommt leicht zu Cirkulationsstörungen, die Hauttemperatur kann nicht wieder ansteigen und die Blutgefässe sind hier kontrahirt, während die Temperatur im Innern des Körpers andauernd hoch bleibt und die Organe mit Blut überfüllt sind. In solchen Fällen kann eher ein heisses Bad die Wärmeabgabe seitens der Haut befördern und dadurch zur Erniedrigung der Temperatur im Innern des Körpers führen. Jedenfalls darf ein kaltes Bad nicht wiederholt werden, wenn nicht sofort eine Reaktion eintritt und die Füsse nicht warm werden. Darum verordnet man ein in solchen Fällen viel milder wirkendes und dem Kranken zuträglicheres warmes Bad oder bei sehr hohen bedrohlichen Temperaturen eine kalte Einpackung des Körpers, wie sie oben genauer beschrieben ist, hält die Füsse warm und giebt Stimulantien. Weitere Massregeln zur Herabsetzung der Temperaturen sind Auflegen eines nassen Tuches oder einer Eisblase auf das Herz und kühle oder kalte Uebergiessungen des Kopfes oder des Kopfes und der Schultern, ganz besonders wenn frühzeitig soporöse Zustände auftreten. Contraindikationen für das Baden sind allgemeine Kraftlosigkeit, Herzschwäche, eine kühle Hand und kalte Extremitäten, während die Innentemperatur hoch ist, und Darmblutungen.

Als Antipyretica stehen uns Natr. salicyl., Antipyrin, Antifebrin, Phenacetin und Chinin zur Verfügung; Kairin und Thallin sind nicht zu empfehlen, da ihre Wirkung nicht besser als die der genannten Mittel, ihr Effekt aber nur ein vorübergehender ist, und daher häufig wiederholte Gaben nöthig werden. Bei allen diesen Medikamenten ist wegen möglicher Weise danach auftretender Herzschwäche die grösste Vorsicht und die gleichzeitige Verabreichung von allgemeinen oder Herzstimulantien am Platze. Anstatt kleiner Mengen, die bei nicht genügendem Temperaturabfall häufig zu wiederholen sind, gebe ich lieber gelegentlich einmal eine grössere Dosis. Antipyrin kann innerlich, per rectum oder subkutan verabfolgt werden, die Tagesmenge für ein dreijähriges Kind beträgt 0,5—1,5 und wird auf zwei bis vier Gaben vertheilt, von denen die beiden ersten kurz nach einander, etwa in einem Zwischenraum von einer bis zwei Stunden zu nehmen wären. Antifebrin muss in kleineren Mengen ($^1/_8$—$^1/_4$ des Antipyrins) genommen werden und eignet sich wegen seiner schlechteren Löslichkeit nicht zur subkutanen Injektion und weniger als das Antipyrin zum Klystier. Phenacetin kann einem dreijährigen Kind in Mengen von 0,05—0,3 zwei bis dreimal täglich gegeben werden. Chinin wird nach den oben angegebenen Regeln verordnet, hat aber im Typhus leicht Magen-Darmstörungen, Diarrhöen und Tenesmus zur Folge. In Einzeldosen von 0,5 oder weniger giebt man es am besten zur Zeit der Remission entweder einmal täglich oder jeden zweiten Tag; besonders indicirt ist es, wenn die Milzvergrösserung noch in der dritten Woche bestehen bleibt. Häufig erweist sich eine Kombination des Chinins mit einem der anderen Antipyretica nützlich, wenn die Letzteren allein wirkungslos geblieben sind, ebenso wie ein lauwarmes Bad zusammen mit einem dieser Mittel zuweilen einen ganz ausgezeichneten Erfolg hat.

Tympanie und Meteorismus der Darmschlingen entsteht in Folge der Enteritis oder einer gleichzeitigen Peritonitis; die letztere, welche sich im Anschluss an die Darmgeschwüre entwickelt, kann circumscript bleiben oder allgemein werden. Therapeutisch sind zu versuchen kalte Umschläge, Eingiessungen von Eiswasser oder aromatischen Aufgüssen (Kamillen, Anis, Fenchel) oder von Wasser und Seifenwasser unter Zusatz von $^1/_2$—1 Esslöffel Terpentinöl und die Einführung eines dicken Katheters mit einem oder zwei Augen zur Entlastung der untersten Darmabschnitte. Die Punktion der aufgeblähten Darmschlingen mit einer feinen Nadel ist in den Fällen, wo sie nicht nöthig ist, ungefährlich, in denjenigen aber, bei denen sie wirklich indicirt wäre, nämlich bei hochgradiger Darmparalyse, entschieden bedenklich, da die Darmwand dann ihre Elasticität verloren hat und die kleinen Punktionsöffnungen sich daher nicht wieder schliessen. In Folge davon kann es dann, wie ich beobachtet habe, zum Austritt von Darminhalt und Peritonitis kommen.

Diarrhöen mässigen Grades, welche während der Erkrankung auftreten, bedürfen keiner Behandlung; die für das Initialstadium empfohlene Calomeldosis dürfte sie übrigens in vielen Fällen verhüten. Bei sehr zahlreichen Entleerungen können diejenigen Mittel, welche den ganzen Darmkanal passiren und die Entleerungen beschränken oder desinficirend wirken, von Nutzen sein; in Betracht kommen also Bismuth. subnitric. oder subcarbonic. (1,0—4,0 täglich), während das Bismuth. salicyl. häufig vom Magen schlecht vertragen wird und daher zu vermeiden ist, ferner Naphthalin (0,03—0,06 zweistündlich), das die Verdauung gewöhnlich nicht stört, den Geruch wie auch die Zahl der Stühle günstig beeinflusst und von mir wegen seiner desinficirenden Eigenschaften häufig schon im Anfang mit gutem Erfolg verordnet wird. Salol (0,05—0,15 zweistündlich), eventuell unter Zusatz von Opium (Tinct. Opii 0,03 —0,05 zwei- bis vierstündlich) wirkt ähnlich, noch besser wird das Resorcin, welches aber leider nicht den ganzen Darmkanal passirt, vertragen. Ausserdem lässt man in Zwischenräumen von 20—30 Minuten nasse Tücher, die mit Guttaperchapapier oder Wolle bedeckt werden, auf den Leib legen oder, wenn die kleinen Patienten sehr schwach und anämisch sind, warme Umschläge machen. Von den Adstringentien ist Plumb. acetic. (0,005 oder mehr p. dosi) am meisten zu empfehlen, denn Tannin und Alaun können leicht Magenstörungen hervorrufen.

Obstipation beobachteten wir bei unseren älteren und jüngeren Typhuskranken verhältnissmässig häufiger, als nach den Angaben europäischer und amerikanischer Lehrbücher zu erwarten steht; ist sie nicht zu hochgradig, so bedarf sie ebenfalls keiner Behandlung, da die Kinder gewöhnlich vor Beginn der Erkrankung nicht verstopft waren, und es sich daher dann nicht um eine sehr bedeutende Ansammlung von Fäces handelt. Bei gleich-, zeitig bestehender Peritonitis darf jedenfalls nichts dagegen gethan werden, und auch sonst werden starke Abführmittel besser vermieden. Zeitweise können geringe Mengen Ricinusöl ($^1/_2$—1 Theelöffel) oder kleine, öfter zu wiederholende Dosen Calomel (0,01—0,03) nöthig werden, wenn man nicht Eingiessungen von warmem Wasser mit oder ohne einen Zusatz von Terpentin vorzieht.

Bei Darmperforationen wird man nach besten Kräften die Euthanasie zu fördern suchen, Opium und Stimulantien geben und dabei kalte Umschläge auf den Leib machen, während die Füsse gleichzeitig warm gehalten werden.

Wegen der verhältnissmässig geringen Ausdehnung der Darmgeschwüre sind Blutungen bei ganz kleinen Kindern selten, während sich ihr Charakter bei älteren Kindern nicht von denen der Erwachsenen unterscheidet. Wenn eine Hämorrhagie aufgetreten ist, giebt man vorläufig keine Nahrung, lässt aber häufig kleine Quantitäten Getränke nehmen, macht kalte Umschläge, legt eine Eisblase oder, wenn diese nicht zur Hand ist, ein Eisstück auf das rechte Hypochondrium; dass dabei ein gewisses Gewicht auf dem Leibe lastet, schadet nichts, sondern kann im Gegentheil lokal günstig wirken. Heisse Eingiessungen haben keinen Effekt, dagegen kann Eiswasser auf reflektorischem Wege wirken. Innerlich sind zu versuchen Alaun oder Blei (0,015—0,03 stündlich) mit Opium oder Digitalis und, wenn der Zustand des Magens es gestattet, Secale cornutum innerlich, dagegen warne ich vor subkutanen Injektionen des Mittels oder seiner Präparate, die nach meinen Erfahrungen durchaus nicht unschädlich sind, sondern häufig zu Indurationen und Abscessen führen und dabei nur einen zweifelhaften Werth haben, denn die Darmblutungen bei Typhus stehen sehr häufig spontan. Ich habe danach mehrfach ausgebreitete Hautgangrän und Pyämie gesehen und erinnere mich z. B. eines kleinen Mädchens, bei dem ich etwa sechzig Abscesse im Verlauf von zwei Monaten zu incidiren hatte, bis es die nach einer einzigen Injektion entstandene Pyämie überstanden hatte; auch Injektionen von Sklerotinsäure sind empfohlen. Bei einer erwachsenen Person habe ich einmal wegen direkter Lebensgefahr in Folge des Blutverlustes eine Transfusion gemacht, doch starb dieselbe am fünften Tage an einer neuen Hämorrhagie. In derartigen Fällen haben subkutane Einspritzungen grosser Mengen sterilisirter $6^0/_0$ Kochsalzlösungen überraschende Erfolge und können bei sich daraus entwickelnden Kollapszuständen direkt lebensrettend wirken.

Es ist leicht verständlich, dass der Verlauf des Typhus, seine Komplikationen und Nachkrankheiten von der Beschaffenheit des Herzens beeinflusst werden, und dass dieses selbst durch eine so ernste und protrahirte Krankheit leicht in Mitleidenschaft gezogen werden kann; doch ist es unmöglich vorauszusagen, ob sich eine hochgradige Herzschwäche entwickeln wird. Neben der Infektion selbst und dem Fieber, die zur akuten Myocarditis oder Degeneration des Herzmuskels führen können, sind hierbei auch davon ganz unabhängige Ursachen wie kongenitale Herzschwäche und früher erworbene Herzleiden zu berücksichtigen. Die Symptome der Herzschwäche, bei welcher es zu vollständiger Insufficientia cordis kommen kann, sind Blässe der Haut und der Schleimhäute, purpurrothe oder cyanotische Färbung vorzüglich der Lippen, der Ohren und Fingerspitzen, ein marmorirtes Aussehen der Haut in Folge der venösen Stase, kalte Extremitäten und eine kalte Nase, ein langsamer oder noch häufig beschleunigter, dabei arhythmischer Puls und gespaltene oder embryonale Herztöne (gleich lange Pausen zwischen dem ersten und zweiten Ton). In anderen Fällen erkennt man die drohende Gefahr an dem raschen Folgen des zweiten Tones, so dass der Letztere kaum hörbar ist.

Die dabei auftretenden Gehirnerscheinungen beruhen auf Anämie, deren Symptome übrigens häufig denen der Hyperämie ähnlich sind, so dass diagnostische und therapeutische Irrthümer vorkommen können.

Bei der Behandlung ist die Prophylaxe von der grössten Bedeutung, denn bei einer Krankheit, welche sich über eine so lange Zeit erstreckt, muss man immer auf Auftreten von Herzschwäche gefasst sein und demgemäss handeln. Die Sache liegt hier ganz ähnlich wie in der Chirurgie, denn wenn auch in der vorantiseptischen Zeit eine grosse Anzahl Operationen nicht Sepsis oder Erysipel zur Folge hatten, so wird doch heute kein Chirurg irgend einen noch so kleinen Eingriff ohne antiseptische Massregeln ausführen, und wenn er es dennoch thäte, mit Recht für jedes Erysipel oder jede Pyämie verantwortlich gemacht werden. Herzschwäche und völliges Versagen der Herzaktion sind aber viel wahrscheinlichere Folgen von Infektionskrankheiten als das Auftreten der genannten Komplikationen nach Operationen; deshalb werden wir beim Typhus die Thätigkeit des Herzens sorgsam überwachen, damit es in Folge der zu hohen Ansprüche nicht hypertrophirt und seine Kraft nicht erschöpft wird.

Specielle Regeln über die Dosirung der Herztonica lassen sich nicht geben, und man kann nur im Allgemeinen rathen, Digitalis, Strophanthus, Convallaria, Spartein, Coffein etc. in mässigen Mengen zu geben, wie ich es an anderer Stelle ausgeführt habe und wie es der einzelne Fall verlangt. Digitalis, die oft nicht schnell genug wirkt, und Strophanthus werden nach längerem Gebrauch häufig vom Magen nicht mehr vertragen; dann ist ein Versuch mit Spartein. sulph. (0,006—0,03 zwei- bis vierstündlich), das leicht löslich ist, rasch resorbirt und eliminirt wird, zu machen. Coffein ist bei Gehirnhyperämie contraindicirt, die in der doppelten Menge Wasser leicht löslichen Präparate (C. natr.-benzoic. und natr.-salicyl.) sind zu Injektionen bei plötzlicher Herzschwäche sehr zu empfehlen (Dosis 0,05—0,2). Bei Bestehen von Komplikationen seitens der Lungen (aber auch wenn diese fehlen) wirkt Kampher innerlich genommen sehr gut. Bei Gefahr im Verzug sind subkutane Injektionen von einer $20\,^{0}/_{0}$ Kampheröllösung dringend zu empfehlen.

Ammonium carbonic. wird vom Magen schlechter als Kampher vertragen, Ammonium mur. ist vollständig wirkungslos; guter Brandy und Whisky in der richtigen Verdünnung (1 Theil auf 4—5 Theile Wasser oder Milch) wirkt ganz ausgezeichnet. Es ist eigentlich kaum nöthig, zu bemerken, dass derartige Alcoholica zwar in genügend grossen Mengen, aber doch nur nach strenger Indikationsstellung und nur so lange wie nöthig gegeben werden sollen, aber es wird in dieser Beziehung entschieden ein

grosser Missbrauch getrieben, und mancher Fall von Lebercirrhose bei Kindern, für den sich keine andere Aetiologie auffinden lässt, beruht unzweifelhaft auf einem solchen fortgesetzten
Alkoholgebrauch. Wenn eine rasche Wirkung erforderlich ist,
kann statt des Whisky oder Brandy Champagner, wenn die
Kinder diese Alcoholica nicht nehmen wollen, Tokayer, Madeira,
Sherry etc. gegeben werden. Bei gleichzeitig bestehender Diarrhoe
wirken kleine Opiummengen (0,03 Tinct. Opii zweistündlich für
ein dreijähriges Kind) auf beide Zustände günstig; über Moschus
als Herztonicum ist schon an anderer Stelle gesprochen. Nitroglycerin (vier bis sechs Dosen von $^3/_{10}$—$^6/_{10}$ · mg in kurzen
Zwischenräumen) hat häufig einen ausgezeichneten Effekt, wenn
der Puls kaum mehr fühlbar ist, das Herz aber noch schlägt.

Ungemein wichtig ist es, dass das Kind absolut ruhig gehalten wird, dass es auch bei der Nahrungsaufnahme nicht aufgerichtet wird und in horizontaler Lage an das Fenster oder
womöglich in's Freie geschoben wird, denn ein solcher Aufenthalt
unter schattigen Bäumen ist zuweilen bei anscheinend ganz hoff-
nungslosen Fällen von wirklich wunderbarer Wirkung.

Nicht minder nothwendig ist es, für Warmhalten der Haut
und besonders der Extremitäten zu sorgen; ein heisses Bad, eventuell mit aromatischen Zusätzen, und Einläufe von heissem Wasser
sind ganz vorzügliche Mittel gegen die Herzschwäche, müssen
aber natürlich äusserst vorsichtig gegeben werden, damit die
kleinen Patienten dabei nicht angestrengt werden.

Bei Komplikationen seitens des Gehirns lässt man das Haar
kurz schneiden, den Kopf kühl halten (Federkissen sind daher
nicht am Platze), und ihn häufig waschen oder vorsichtig über-
giessen, während der übrige Körper durch einen wasserdichten
Stoff geschützt wird. Kleine Kinder vertragen Eiswasserumschläge
auf den Kopf häufig nicht lange, kollabiren dann leicht und sind
deshalb dabei genau zu beobachten. Bei derartigen Zuständen
sieht man auch oft einen unverkennbaren Nutzen von heissen
Einwickelungen der Füsse und Senffussbädern; günstig wirkt
ferner Auflegen von kaltem Wasser oder Applikation eines Eis-
schlauches um den Hals.

Bei keinem Hirnsymptom, welches nicht durch die Infektion
selbst oder durch Anämie hervorgerufen ist, darf Alkohol, Opium
oder Coffein gegeben werden, wenn auch anderweitige Indikationen dafür zu bestehen scheinen. Neben Hochlagerung des
Kopfes kann bei ausgesprochenen meningitischen Erscheinungen
eine Blutentziehung durch Ansetzen einiger Blutegel am Processus
mastoideus oder besser am Septum narium angezeigt sein. Wenn
dagegen die Gehirnerscheinungen nur ein Ausdruck der Anämie
sind, ist Opium, das die Schlaflosigkeit und nervöse Erregbarkeit
sehr günstig beeinflusst, Codein, Amylenhydrat, Chloralhydrat
oder eine kleine subkutane Morphiumgabe am Platze. Ausserdem

.wirken bei derartigen Zuständen warme Bäder sehr günstig, während die Kälte in jeder Form entschieden contraindicirt ist.

Während der Rekonvalescenz muss die Ernährung auf das Sorgfältigste überwacht werden, und es dürfen jedenfalls vor dem zehnten fieberfreien Tag keine festen Speisen gegeben werden; dann geht man allmählich zu weissen Fleischsorten, leichten Mehlspeisen und Gallerten über, verbietet aber auch jetzt noch rohe Früchte. Weitere allgemeine Regeln sind, dass die Patienten das Bett frühestens vierzehn Tage nach der Entfieberung verlassen, dass grössere Kinder vorher nicht lesen, und dass jetzt ebenso wenig wie während der Krankheit Besucher zugelassen werden, denn gerade zu dieser Zeit ist das Gehirn äusserst empfindlich, und auch später auftretende abnorme cerebrale Zustände sind häufig auf die Nichtbeachtung dieser Vorschriften zu beziehen. Während dieser Zeit müssen die Entleerungen beobachtet und die Temperaturen gemessen werden, da man noch mit dem Auftreten von Recidiven zu rechnen hat; dieselben sind häufig die Folge von Diätfehlern, da es dadurch zur Reizung der Darmgeschwüre und zur Unterbrechung des Heilungsvorganges kommt. Ganz besondere Aufmerksamkeit verdienen diejenigen Fälle, in denen der Milztumor nicht bis zum Ende der dritten Woche zurückgeht; hier liegt die Gefahr einer erneuten Erkrankung sehr nahe.

Die grosse Zahl der Nachkrankheiten, welche sicherlich durch eine geeignete Behandlung zu verringern sind, beweist, dass die aufgeführten Massregeln durchaus nicht überflüssig sind. Multiple Abscesse der Muskeln, Ostitis, Epiphysitis und Arthritis kommen nicht selten nach Typhus vor, ebenso zuweilen Noma, immerhin treten Epiphysitis und Arthritis nicht so häufig nach Typhus wie z. B. nach Scharlach, und Noma nicht so oft wie nach Masern auf. Noch seltener sieht man Purpura als Nachkrankheit des Typhus, während eine Parotitis nichts Ungewöhnliches ist. Zuweilen entwickeln sich Thrombosen im Bereich der Extremitäten; Erysipel, Perichondritis des Kehlkopfes und Hautgangrän kommen ebenfalls nicht selten vor, doch können unzweifelhaft viele dieser Nachkrankheiten durch eine richtige Behandlung des Grundleidens vermieden werden, Nierenerkrankungen treten wie bei allen Infektionskrankheiten auch beim Typhus und zwar hier schon früh auf. Derartige konsekutive Nephritiden verlaufen meistens leicht und günstig; die schweren Fälle werden weiter unten abgehandelt.

Nach zahlreichen Mittheilungen soll eine Komplikation von Typhus und Malaria vorkommen. Dass, wie MANSON für China angiebt, Typhus-Malaria eine Erkrankung sui generis ist, wäre noch zu beweisen; jedenfalls liegt aber kein Grund vor, dass die Plasmodien und Bacillen nicht gemeinsam im Organismus hausen und ihre verderbliche Wirkung entfalten können. Ich

habe derartige Fälle gesehen, und wenn ich mich zu beiden
Diagnosen berechtigt glaubte, besonders wenn während oder nach
einem unzweifelhaften Typhus regelmässig Fröste und Fieber auftraten, einige Zeit Chinin gegeben. In einigen Fällen schienen
diese Attacken besonders schwer und hartnäckig zu sein.

5. Typhus exanthematicus. — Febris recurrens. — Weil's che Krankheit.

Die hygienischen und therapeutischen Massnahmen sind beim
exanthematischen Typhus die gleichen wie beim Abdominaltyphus. Da keine vom Intestinaltractus herrührenden Symptome
auftreten, so sind die Kranken während der Rekonvalescenz nicht
ausschliesslich auf flüssige Diät zu setzen.

Beim Rückfallstyphus kann in den Intermissionen feste
Nahrung gereicht werden. Wenn die Milz gross und schmerzhaft
ist, so wird eine Eisbehandlung zu versuchen sein. Komplicirende
Augen- und Ohrenerkrankungen sind entsprechend zu behandeln.

Die WEIL'sche Krankheit (Fieber, Milz- und Lebertumor,
Ikterus, Delirium, Coma, Erythem, Herpes labialis) hat selbst
BAGINSKY, der über ein sehr grosses Material verfügt, nur bei einem
Kinde gesehen (Lehrb. d. Kinderheilkunde, 5. Aufl., pag. 214).

6. Epidemische Cerebro-Spinalmeningitis.

Die epidemische Cerebro-Spinalmeningitis ist eine endemisch-
kontagiöse Krankheit. Sie erfordert von Anfang an und Wochen
und Monate nach der Genesung absolute geistige und körperliche
Ruhe. Die Prognose der in den ersten 24 Stunden nicht letal
endenden Erkrankungen ist allerdings weniger schlecht als bei
der tuberkulösen Meningitis, und das Gleiche gilt von einer Reihe
von Fällen, in denen eine Differentialdiagnose nicht mit absoluter
Sicherheit zu stellen ist; immerhin wird das Resultat durch die
lange Dauer in Frage gestellt. Geräusch und blendendes Licht
muss von den Kranken fern gehalten werden, jede körperliche
Anstrengung ist zu verhüten, der Nacken ist durch untergeschobene
Kissen zu stützen; bei hochgradiger Hyperästhesie dürfen die
Bettdecken den Körper nicht berühren. Die Funktion der Blase
muss überwacht werden. Ganz im Anfang der Erkrankung schafft
das Ansetzen von Blutegeln an die schmerzhafte Wirbelsäule
etwas Erleichterung, der Nacken soll bequem auf einer Eisblase
ruhen, eine andere wird auf das Hinterhaupt gelegt, und die Behandlung ausserdem durch eine abführende Calomeldosis einge-

leitet. Falls die übergrosse Empfindlichkeit der Kranken die Einreibung einer Quecksilbersalbe nicht contraindicirt, kann hiervon wie auch von der innerlichen Verabreichung von Jodkalium Nutzen erwartet werden. Dieses Medikament wird gewöhnlich in zu kleinen Mengen gegeben und hat daher nicht den gewünschten Effekt, 3,0—5,0 pro die oder mehr werden von einem fünfjährigen Kinde gut vertragen und sind zur Erzielung des Effekts nothwendig. Hochgradige Unruhe wird durch Brompräparate (1,0 bis 4,0 p. die) beseitigt, während nur in wenigen Fällen durch genügende Mengen Opium oder Chloral den Patienten Ruhe und Schlaf verschafft werden kann. Sinapismen dürfen stets nur wenige Minuten liegen bleiben, müssen aber häufig erneuert werden; im späteren Stadium der Erkrankung ist das Auflegen einer spanischen Fliege auf den Halstheil der Wirbelsäule indicirt. Jodtinktur und Jodoformsalben kann ich nicht empfehlen, ebenso wenig Salicylsäure und salicylsaures Natrium, die vielfach gerühmt sind und deren gute Wirkung nach meiner Ansicht durch eine falsche Diagnose zu erklären ist, denn rheumatische Erkrankungen der Muskeln und der Meningen werden oft für eine Meningitis gehalten. Die Folgezustände der Erkrankung, speciell die Lähmungen und Kontrakturen sind schwer zu beseitigen; aus dem ursprünglichen Leiden sind keine Indikationen für die Therapie abzuleiten. Trotz Hydrotherapie, Diaphorese und Elektrotherapie kann dauernde Taubheit daraus resultiren. Das Glüheisen ist vielfach angewendet worden, in dem akuten Stadium der Erkrankung ist es nutzlos oder schädlich, im chronischen dagegen hat es Erfolg.

Die Erweiterung unserer Kenntnisse über die Aetiologie der Infektionskrankheiten hat uns auch in der Prophylaxe gefördert. Nach H. JÄGER (Zeitschr. f. Hyg. XIX, pag. 351) findet sich bei $60^0/_0$ aller Fälle der Pneumococcus (und Diplococcus intracellularis?), daraus erklären sich die häufigen Komplikationen mit Pneumonien. Aus diesem Grunde verdient auch das Nasensekret, in dem der Pneumococcus so oft nachzuweisen ist, besondere Aufmerksamkeit, ein Umstand, der die preussische Regierung schon 1888 veranlasste, die Desinfektion der Wäsche und speciell der Taschentücher anzuordnen. Aus demselben Grunde kann die gewaltsame Aspiration des Schleims des Nasenrachenraumes bei der Expektoration für den Betreffenden selbst und auch für die Umgebung bedenklich werden. WEICHSELBAUM, HEUBNER und FÜRBRINGER halten den Meningococcus intracellularis für den Erreger der Krankheit. Derselbe kann auch in die Gelenke eindringen und die Entstehung sero-fibrinöser Exsudate veranlassen. Auch hierbei besteht eine Tendenz zur Resorption und zur Heilung, während bei der durch Strepto- und Staphylokokken hervorgerufenen Arthritis das Gegentheil der Fall ist.

7. Drüsenfieber.

Unter dem Namen „Drüsenfieber" haben PFEIFFER (1887), A. SEIBERT (1894), J. P. WEST (1896) und DAWSON WILLIAMS (1897) einen Symptomenkomplex beschrieben, welchen sie als Krankheit sui generis ansprechen. Das Alter der Kranken schwankte zwischen 7 Monaten und 13 Jahren (SEIBERT's Patient war 14 Jahre alt); die Parotis war frei. Die von WEST mitgetheilten 96 Fälle vertheilen sich auf 43 Familien und auf 3 Jahre; keiner derselben kam im Sommer vor. Viele Familien wohnten weit von einander entfernt, in einer Anzahl der Fälle konnte aber eine Ansteckung nachgewiesen werden. Die Inkubation betrug meistens 7 Tage, nach WILLIAMS, welcher mehrere Fälle in denselben Familien beobachtete, 5 bis 7 bis 15 Tage. Die Erkrankung beginnt mit Appetitlosigkeit, allgemeinem Unbehagen, zuweilen mit Erbrechen und geringen diarrhoischen Entleerungen. Nach einigen Tagen treten Schluckbeschwerden auf, es kommt aber (nach SEIBERT) nicht zur Bildung von Pseudo-Membranen im Rachen oder einer Entzündung der Zunge. In einzelnen Fällen trat Opisthotonus auf, welcher auf die Schwellung der Lymphdrüsen zurückgeführt wurde. Das Fieber ist im Allgemeinen gering, SEIBERT beobachtete normale Morgentemperaturen mit einem abendlichen Anstieg bis $39,5^{0}$. In einigen Fällen wurde über Leibschmerzen geklagt, bei den leichteren Fällen bestanden Diarrhöen, bei den schwereren Verstopfung. WEST sah niemals Nachkrankheiten und auch keine Recidive. Die längste Dauer der Erkrankung war 6 Wochen, in WEST's Fällen 16 Tage, WILLIAMS verzeichnet eine Durchschnittsdauer von 16 Tagen (4—27 Tage). WEST und SEIBERT berichten über je einen Todesfall bei 96 resp. 24 Erkrankungen. Das Hauptsymptom waren die Drüsenanschwellungen, welche meistens auf der einen (linken) Seite begannen, aber in wenigen Tagen auf die rechte übergingen. Die Drüsenanschwellungen erstreckten sich vom Kieferwinkel nach vorn und unten und konnten von einander abgegrenzt werden (WEST); ihre Zahl betrug vier (WEST), oder es waren viele kleine, harte, deutlich abgrenzbare Knoten besonders in der tiefen Nackenmuskulatur zu fühlen (SEIBERT). Die hinteren Hals-, Achsel- und Inguinaldrüsen konnten in $75^{0}/_{0}$, die Mesenterialdrüsen in $37^{0}/_{0}$ der Fälle gefühlt werden; die Leber war in 78 Fällen (nach WILLIAMS in $90^{0}/_{0}$), die Milz in $53^{0}/_{0}$ (nach WILLIAMS in $50^{0}/_{0}$, nach SEIBERT in keinem Fall) vergrössert. Nach WILLIAMS waren (bei gleichzeitigem Husten) die Tracheo-Bronchialdrüsen geschwollen. In keinem Fall kam es zu Oedem, Eiterung oder persistirender Vergrösserung der Drüsen. In der Sektion für Kinderheilkunde der New Yorker Medicinischen Akademie sprach KOPLIK, der selbst unter seinen zahlreichen Fällen nie eine derartige Beobachtung gemacht hat, gelegentlich

der Diskussion über diesen Gegenstand die Vermuthung aus, dass
es sich um eine vom Darm ausgehende Infektion handeln könne,
da die lokalen Symptome in der linken Seite beginnen. Ich habe
die Erkrankung vorläufig unter die typischen Infektionskrankheiten eingereiht, da Berichte über Ansteckung und ein Inkubationsstadium vorliegen.

8. Febris catarrhalis.

Die Febris catarrhalis ist eine Krankheit, welche als
Reflexwirkung durch „Erkältung", durch Abkühlung, durch einen
plötzlichen Uebergang von der Hitze in die Kälte, besonders bei
starkem Transspiriren aufzufassen ist. Es gehört also weder die
„Febris ephemera" der Säuglinge und Kinder, für welche keine
Ursache aufgefunden werden kann, hierher, noch sind darunter
fieberhafte Zustände, welche auf einen verdorbenen Magen, auf
Fäulnissvorgänge im Darm oder auf eine Kokkeninvasion in den
Rachen oder die Nase bezogen werden müssen, zu verstehen. In
einer Reihe von Fällen beginnt die Erkrankung mit Frost oder
hohem Fieber, Muskelschmerzen, Anorexie, Schweissen, Kopfschmerzen und geringer katarrhalischer Angina, in anderen ist
die Temperatursteigerung und das Transspiriren nur gering, und
Abgeschlagenheit, Schlaflosigkeit und Verstopfung beherrschen
das Krankheitsbild. Am zweiten oder dritten Tag tritt häufig
ein Herpes labialis auf und, nachdem die Kranken am vierten
oder fünften Tag stark geschwitzt haben, beginnt die Genesung.
Die Unterscheidung einer gastrischen, hepatischen und cerebralen
Form nach den hervorstechendsten Symptomen ist überflüssig.
Die Behandlung besteht in Bettruhe bei Zimmertemperatur von
$18-24^0$ C., Trinken von grossen Quantitäten (besonders heissen)
Wassers oder heisser Limonade, falls es sich um ältere Kinder
handelt, und in der Verordnung eines Abführmittels (Ricinusöl).
Ausserdem sind zu versuchen Tinctura Aconit. ($^1/_4-^1/_2$ Tropfen
stündlich oder zweistündlich), Liquor Ammon. acetic. ($3-10$
Tropfen zweistündlich in heissem Wasser) und bei starken Kopf-
schmerzen und hohem Fieber Phenacetin in Dosen von 0,03—0,06.

9. Cholera asiatica.

Die Prognose ist für Säuglinge und fast für alle Kinder bis
zum fünften oder sechsten Jahre infaust. Während einer Epidemie wird die Diagnose durch das charakteristische Aussehen der
Stühle und des Erbrochenen, durch das Auftreten des Stadium
algidum (kalte Füsse, Cyanose, Pulslosigkeit, Anurie) und schliesslich durch den positiven Nachweis des Kommabacillus gesichert.

Für die Differentialdiagnose kommen in Betracht: Vergiftungen mit Arsen und Tartarus stibiatus sowie sehr akute Nephritiden. Bei den letzteren kommen ebenfalls kopiöse zahllose desquamirte Epithelien führende Reiswasserstühle vor.

Die Behandlung ist im Allgemeinen die gleiche wie bei Erwachsenen. Nach vielen vergeblichen Versuchen hat HAFFKINE jetzt eine Methode der Schutzimpfung gefunden; sollten die günstigen von ihm in Indien erzielten Resultate sich weiter bestätigen, so wird bei gleichzeitiger sorgfältiger Ueberwachung der Mekkaer Pilgerfahrten dieses drohende Schreckgespenst bald aus der Welt geschafft sein. — Während einer Epidemie muss jedes an Durchfall oder Erbrechen leidende Kind sorgfältig behandelt werden. Alle Speisen und Getränke, alles zum Mundspülen dienende Wasser soll gekocht sein. Schwächliche oder dyspeptische Kinder werden am besten von dem betreffenden Ort entfernt; in allen Schulen ist darauf zu achten, ob unter den Kindern Diarrhöen auftreten. Besteht der Verdacht auf Cholera, so wird das Kind zu Bett gebracht und erhält stündlich kleine Calomeldosen (0,005—0,01), bis die Stühle die charakteristische Farbe zeigen. Von weiteren Mitteln kommen in Betracht: Kreosot (in Wasser), Salol (0,05 bis 0,5 2—3stündlich) und Salzsäure in Wasser nach Aussetzen des Calomels. Die Extremitäten sind warm zu halten, ist der Leib heiss und schmerzhaft, so wird er mit kalten Tüchern, die häufig zu wechseln sind, bedeckt, ausserdem sind Excitantien (Alkohol, Coffein, Kampher, Moschus) in ausgiebiger Weise intern oder subkutan zu verwenden, die Kranken werden warm gebadet und frottirt. Diaphoretica, speciell subkutane Injektionen von Pilokarpin, sind wegen der Herzschwäche contraindicirt; selbst bei anscheinender Besserung muss man auf plötzliche Verschlimmerungen und Kollapszustände gefasst sein. Die CANTANI'sche Enteroklyse besteht in möglichst hohen Eingiessungen warmer oder · heisser 3—5 $^0/_{00}$ Tanninlösungen. Zur Hebung der Herzthätigkeit lässt CANTANI subkutane Salzwasserinfusionen (Natr. chlorat. 6,0, Natr. carbonic. 1,0, Aq. dest. 1000) machen. Opium wird während der ganzen Krankheit schlecht vertragen. Hohe Temperaturen und Delirien machen das Auflegen von kalten Tüchern auf den Kopf nöthig; sonstige Komplikationen wie Pneumonien, Parotitis, Nephritis erfordern eine entsprechende Behandlung.

10. Dysenterie.

Die Dysenterie ist direkt kontagiös, wird aber nur durch die Stuhlentleerungen, z. B. bei Benutzung desselben Nachtgeschirrs übertragen, denn auch hier kann, wie bei allen bacillären Erkrankungen des Intestinaltractus der Anus die Eingangspforte bilden. Wie beim Typhus kann auch bei der Dysenterie die

Infektion von Klosets und Kanalisationsanlagen ausgehen. Man unterscheidet eine katarrhalische, eine follikuläre und eine diphtherische Form, die getrennt vorkommen können, meistens bildet aber die erste derselben nur das Initialstadium der schwereren Erkrankungen. Zur Zeit kommen für die Therapie die Mikroorganismen, welche sie selbst oder die dabei auftretenden Komplikationen hervorrufen, der LÖFFLER'sche Bacillus, das Bacterium coli oder die Amöben nicht in Betracht.

Zur Vermeidung der Uebertragung sind alle an Dysenterie leidenden Patienten zu isoliren. Während der Sommerhitze sind die Kinder vor Erkältungen (die systematische Anwendung von kaltem Wasser ist auch hier das beste Prophylacticum) und vor dem Genuss von unreifem Obst zu behüten.

Die Dysenterie erfordert wegen der heftigen Schmerzen und der im akuten wie auch im chronischen Stadium drohenden Gefahren eine sehr energische Behandlung. Man beginnt dieselbe mit einem rasch wirkenden Abführmittel, Ricinusöl in genügender Menge oder Calomel 0,05—0,3, das den Darm zugleich desinficirt. Während der ersten Zeit der Erkrankung wird nur flüssige Nahrung — Milch und durchgerührte schleimige Suppen — gereicht, später kann man dann, wenn der Zustand der kleinen Patienten es erfordert, zu Gallerten, Ochsen- oder Hammelfleischbouillon, Eiern, alkoholischen Getränken und zu tonisirenden Mitteln übergehen.

Starke Schmerzen im linken Hypochondrium werden durch Eis gemildert; kleine Kinder vertragen aber hier Kälte ebenso schlecht wie das Auflegen einer Eisblase auf den Kopf. Deshalb und wegen der Möglichkeit einer — übrigens auch bei Erwachsenen vorkommenden — Idiosynkrasie gegen die Kälte ist sorgfältige Beobachtung des Kindes nöthig. Zuweilen erreicht man durch warme Wasserumschläge oder Breiumschläge viel rascher eine Herabsetzung der Empfindlichkeit und der Temperatur.

Bismuthum subnitricum und subcarbonicum bilden auf der Schleimhaut nicht nur eine deckende Schicht, sondern haben zugleich eine antifermentative Wirkung, so dass sie bei diesen Zuständen, in genügend grossen Mengen (4,0—6,0) gegeben, von entschiedenem Nutzen sind; es schadet auch nichts, wenn bei solchen grossen Dosen das Mittel während seiner Passage durch den Darm zum Theil gar nicht verändert wird. Als Zusatz zu dem nicht unangenehm schmeckenden Medikament eignen sich Tannin (besser Ac. gallic.) und Opium. Gleichzeitig sind die Entleerungen genau zu überwachen und bei stark saurer Reaktion, die bei den leichtesten Darmstörungen auftritt, Alkalien zu geben. Bei derartigen Erscheinungen ist es zweckmässiger, die gekochte Milch mit gleichen Theilen Kalkwasser zu versetzen. Im Allgemeinen ist Calcium carbonicum dem Magnesium und dem Natr. carbonic. oder bicarbonic. vorzuziehen, da sich beim Gebrauch dieser Mittel leicht stärkere Diarrhöen einstellen. Bei guter Magenverdauung kann auch ein Versuch mit Natr. salicyl. gemacht werden, das mit der neutralisirenden eine antipyretische und desinficirende Wirkung vereinigt. Ferner wären zu versuchen Salol. (0,05—0,1) oder Resorcin (0,015—0,06), von denen das letztere zwar besser vertragen wird, aber mit grosser Wahrscheinlichkeit die untere erkrankte Darmparthie nicht erreicht.

Opium und seine Alkaloide sind bei der Behandlung der Darmgeschwüre ganz unentbehrlich; die dagegen vorgebrachten Bedenken sind entschieden übertrieben, und die dabei beobachteten unangenehmen Zufälle beruhen entweder auf einer absolut zu hohen Dosis oder einer Idiosynkrasie der Patienten. Bei Dysenterie sind, wie bei der Peritonitis, grössere Mengen Opium nöthig und werden hier auch besser vertragen als bei den gewöhnlichen Diarrhöen, die durch Katarrh oder Ulcerationen im Dünndarm, Coecum und oberen Theil des Colon hervorgerufen sind. Es kommt hauptsächlich darauf an, die Schmerzen zu lindern, die Peristaltik zu hemmen und die starke seröse Sekretion zu vermindern; dieses Alles wird am besten durch die innere Darreichung des Opiums erreicht. Klystiere mit Opium können auch günstig wirken, aber bei starkem Tenesmus, grosser Hyperämie und ausgedehnten Ulcerationen ist der Effekt ein zweifelhafter, und ausserdem ist es schwer, die zur Resorption gelangende Menge des Opiums dabei genau zu bestimmen. Ich benutze mit Vorliebe die Tinktur, Opium in Substanz oder als DOWER'sches Pulver, und bin nur selten zu subkutanen Morphiuminjektionen übergegangen. Der Effekt ist leicht zu überwachen, wenn man mit kleinen Mengen beginnt, sie nicht zu oft wiederholt und die weitere Dosirung nach der so erzielten Wirkung richtet. An Stelle des Opiums allein kann dasselbe zeitweise mit einem Zusatz von Hyoscyamus und Belladonna gegeben, oder es können diese Mittel allein verordnet werden; bei sehr starkem Tenesmus lässt man den austretenden Mastdarm mit einer Morphiumlösung bepinseln.

Adstringentien, die auch mit Opium kombinirt werden können, sollen mit der entzündeten oder ulcerirten Schleimhaut in Kontakt kommen, nachdem sie den Darmkanal unverändert passirt haben. In Betracht kommen das Tannin (0,3—1,0 täglich) für längeren Gebrauch, Gallussäure und die sie enthaltenden Pflanzenstoffe, wie Ratanhia und Katechu, Plumbum subaceticum (0,05—0,6), Argentum nitric. (0,015—0,03 nicht länger als eine Woche wegen der Gefahr der Argyrie, die ich selbst in zwei Fällen sah). Alle diese Mittel werden am besten in Pillenform genommen und vertragen; vorzüglich eignen sich dafür keratinirte Pillen, welche im Magen nicht gelöst werden. Einem ausgedehnteren Gebrauch derselben steht zur Zeit noch ihr verhältnissmässig hoher Preis im Wege.

Auch das Naphthalin, über dessen Dosirung und Anwendungsweise beim Typhus das Nähere mitgetheilt ist, hat mir bei akuten und chronischen Darmgeschwüren sehr gute Dienste geleistet, und wir dürfen wohl von allen diesen örtlich wirkenden Medikamenten auch bei den sich hauptsächlich im Darm abspielenden Infektionskrankheiten, z. B. bei der asiatischen Cholera, Gutes erwarten. Naphthalin nehmen Erwachsene in Dosen von 1,0—5,0 (in Pulvern, Kapseln oder Pflanzenschleimen), Kinder 0,03 —0,15 zweistündlich in Pflanzenschleim. In einigen Fällen verbietet sich der Gebrauch sehr bald durch Verdauungsstörungen; ausserdem ist der Geruch entschieden unangenehm.

Das Fieber steigt selten so hoch, dass die Anwendung der Antipyretica nöthig wird, gewöhnlich kommt man mit häufig zu wiederholenden Einläufen aus, muss aber dann und wann bei sehr kleinen Kindern doch zu Antipyrin oder Antifebrin greifen, um excessiv hohe Temperaturen, welche für die jungen Patienten gefährlich werden können, herabzusetzen. Etwa sich anschliessende Lähmungen erfordern Galvanisiren des Rückenmarks und der Extremitäten mit grossen Elektroden; die täglichen Sitzungen dürfen nicht über 10 Minuten ausgedehnt werden (Stromwendung nach 5 Minuten). Später können auch die gelähmten Muskeln mit dem faradischen Strom behandelt und dabei zugleich Strychnin und Phosphor (täglich 0,002 für ein vier- oder fünfjähriges Kind) oder beide Mittel kombinirt gegeben werden. Das Strychnin ist bei subkutanen Injektionen am wirksamsten.

Bei der Lokalbehandlung der chronischen Dysenterie kommen in erster Linie Eingiessungen oder Klystiere in Frage, durch die Entleerung des Darmes, Herabsetzung der Empfindlichkeit der erkrankten Mucosa und Heilung der Darmgeschwüre erzielt werden soll. Welche Flüssigkeit, welche Menge und Temperatur zu wählen ist, hängt von den zu erfüllenden Indikationen — sehr häufig handelt es sich nicht um eine, sondern gleichzeitig um mehrere derselben — und besonders von der Empfindlichkeit der Darmschleimhaut ab, denn zuweilen ist die Eingiessung grosser Mengen vollständig unmöglich, während dieselben in anderen Fällen gut vertragen werden. Bei kleinen Quantitäten ist es gleichgültig, mit welcher Spritze das Klystier gegeben wird, vorausgesezt, dass die Flüssigkeit langsam und ohne Schmerzen einströmt; bei grossen Mengen hat man aber darauf zu achten, dass Reizung durch zu starken Druck vermieden wird, und gebraucht daher am besten einen Irrigator, der nicht zu hoch, etwa 15 bis 50 cm über dem Anus, gehalten wird. Auf die Temperatur der Flüssigkeit kommt nicht immer viel an; die Einen empfehlen eiskaltes, die Anderen lauwarmes Wasser, aber in der Praxis zeigt es sich, dass man auch hier individualisiren muss, und dass ein Theil der Fälle niedrigere, ein anderer höhere Temperaturen verträgt, und dass es schliesslich auch solche giebt, die ganz heisse Eingiessungen erfordern.

Nach meinen Erfahrungen wirkt bei den meisten Kranken das lauwarme Wasser am günstigsten; häufig ist die Darmschleimhaut so empfindlich, dass selbst kleine Mengen kalten Wassers sofort wieder ausgestossen werden, während es allerdings auch Patienten giebt, die enorme Quantitäten von kaltem oder lauwarmem Wasser vertragen. Zur einfachen Entleerung genügt oft Wasser allein, doch ist eine $^3/_4$—$1\,^0/_0$ Kochsalzlösung häufig wirksamer. Zusätze von Kalium bitartaricum oder Ricinusöl hatten in meinen Fällen so unangenehme Nebenwirkungen, dass ich seit langer Zeit davon Abstand genommen habe; dagegen ist bei starker Schleimabsonderung im Rectum und dem übrigen Darm eine Lösung von doppeltkohlensaurem Natron sehr nützlich. Um den Darm von den angehäuften Fäkalien oder den pathologischen Sekreten zu reinigen, genügt meistens nicht eine Eingiessung, sondern dieselbe muss täglich mehrmals wiederholt werden und kann bei starker Schleimabsonderung und hochgradigem Tenesmus nach jeder Entleerung gemacht werden. In vielen Fällen wird man statt dessen Leinsamenabkochungen oder Gummischleim mit Vorteil verwenden, derartige Eingiessungen habe ich zur Entleerung und Linderung zuweilen Wochen lang machen lassen. Handelt es sich nur um hochgradigen Tenesmus, so genügen gewöhnlich kleine Mengen, etwa 30—60 g dünnen Gummischleims, Stärkelösung oder Leinsamenabkochung mit Tinct. Opii oder besser noch Extr. Opii, um dem Kranken Erleichterung zu schaffen. Auch Glycerin ist zu diesem Zweck empfohlen worden; unvermischt oder nur wenig verdünnt hat es aber reizende, ja sogar ätzende Eigenschaften, und wenn man es daher überhaupt gebrauchen will, so wird man die Stärke der Verdünnung genau bestimmen müssen.

Um den lokalen Heilungsvorgang zu befördern, sind kleine Quantitäten bei der grossen Ausdehnung der Ulcerationen nicht genügend, und man muss recht grosse Mengen verwenden. Fast alle Adstringentien werden gebraucht, so sind Zinc. sulf., Alaun, Plumb. subacetic., Argent. nitr., Tannin, Kal. chlor., Ergotin, Salicylsäure, Karbolsäure, Kreosot empfohlen. Von den gebräuchlichen Adstringentien ziehe ich $1\,^0/_0$ Lösungen von Alaun oder Tannin vor, auch eine $^1/_2$—$1\,^0/_0$ Kreosotlösung hat sich bewährt, während Salicylsäure häufig den Schmerz verstärkt, anstatt ihn zu mildern. $^1/_2$—$1\,^0/_0$ Karbolsäurelösungen wirkten oft günstig, ich bin aber schon seit langer Zeit im Gebrauch derselben recht vorsichtig geworden, da besonders bei sehr jungen Patienten ihre giftigen Eigenschaften zu fürchten sind.

Bei nicht ganz akuten Fällen ist das Argent. nitr. ($^1/_4$—$1\,^0/_0$ Lösung) zu empfehlen; vor der Eingiessung muss der Darm mit reinem Wasser ausgespült und an dieselbe eine Irrigation mit einer Kochsalzlösung zum Neutralisiren des Höllensteins angeschlossen werden. Auch ist es wünschenswerth, dass der Anus

und der unterste Theil des Rectum mit derselben Lösung abgespült wird, da sonst auch die schwächsten Lösungen, die den
gereizten Sphincter berühren, heftigen Tenesmus auslösen.

Wenn es sich nur um wenig ausgedehnte oder um Ulcerationen in den untersten Darmabschnitten handelt, genügen geringe
Flüssigkeitsmengen, sonst macht man, während der Kranke auf
der Seite oder in der Knie-Ellenbogenlage liegt, grosse Eingiessungen und sucht, wie bei den Ernährungsklystiren einen an
den Irrigator angefügten elastischen Katheter möglichst weit in
den Darm hinauf einzuführen. In einer Reihe leichter und schwerer
Fälle, bei denen weder die gebräuchlichen Adstringentien noch
der Höllenstein irgend welchen Effekt hatten, habe ich in den
letzten zwanzig Jahren mit Erfolg vom Bismuth. subnitr. Gebrauch
gemacht. Nachdem der Darm vorher ausgespült ist, lasse ich
zwei- bis dreimal täglich 30—100 g einer Mischung von Wismuth
mit Wasser (1 : 6 — 10) injiciren und erziele damit sehr günstige
Erfolge, obgleich der grösste Theil der Flüssigkeit sofort wieder
abfliesst.

Die erwähnten Medikamente können auch in Form von Suppositorien eingebracht werden, müssen aber dann, damit die Schleimhaut nicht gereizt wird, einen niedrigen Schmelzpunkt besitzen.
Ein Zusatz von Opium ist stets anzurathen; die Empfindlichkeit
der Rectalschleimhaut wird dadurch herabgesetzt, sobald es wirklich zur Resorption gelangt. Vorbedingung hierfür ist, dass mindestens ein Theil der Schleimhaut gesund ist. Falls die Kranken
die Suppositorien nicht vertragen, so kann Bepinseln der Schleimhaut mit einer Morphiumlösung oder Einspritzen einer kleinen
Menge Olivenöl mit Opiumtinktur versucht werden. Cocain lindert
bei örtlicher Anwendung den Schmerz, aber das Medikament wird
rasch absorbirt und darf wegen seiner giftigen Eigenschaften nur
mit grosser Vorsicht benutzt werden.

11. Scarlatina.

Nirgends ist eine sorgfältige Prophylaxe so wichtig wie beim
Scharlach, denn die Mortalität ist hier sehr gross, in einigen Epidemien sogar excessiv, und auch, wenn das Kind am Leben
bleibt, können sich eine grosse Anzahl Nachkrankheiten anschliessen,
die entweder tödtlich enden oder zu dauernden Gesundheitsstörungen führen und so die Freude am Leben untergraben. Hier
sind zu nennen Herzkrankheiten, Drüsenaffektionen, eitrige Ohren-
entzündungen und Nephritis; das Auftreten der Letzteren ist nicht
an die zweite oder dritte Krankheitswoche gebunden, wenn es
auch freilich das Gewöhnliche ist, denn ich habe sie am sieben-
unddreissigsten Tag der Krankheit einsetzen sehen, und BÄUMLER
berichtet von einem Kinde, bei dem die hämorrhagische Nephritis
erst am vierundvierzigsten Tag auftrat.

Die sorgfältigste Prophylaxe ist ferner auch angebracht, weil die Kinder keineswegs so leicht von dieser Krankheit befallen werden wie z. B. von den Masern, welche nur selten ein in dem inficirten Haus befindliches Kind verschonen. Das Virus des Scharlachfiebers haftet weniger leicht, Kinder unter einem Jahr erkranken selten — dann aber sehr schwer — daran, und meistens handelt es sich um Kinder unter fünf Jahren. Nach dieser Zeit nimmt die Empfänglichkeit für das Krankheitsgift von Jahr zu Jahr mehr ab, so dass ein Kind, welches in den ersten sechs Jahren vom Scharlach verschont geblieben ist, für die Zukunft eine gewisse Immunität dagegen besitzt.

Das Scharlachfieber ist unzweifelhaft eine kontagiöse Erkrankung; das Gift ist so schwer zerstörbar und haftet so lange an Kleidern, Betten und Möbeln, dass es auf weite Strecken hin durch Menschen, Handtücher, Spielzeug, Briefe, ja sogar durch Haustiere und Esswaaren übertragen und verschleppt werden kann. Die Uebertragung ist während der ganzen Krankheitsdauer von Beginn der Inkubation bis zum Schwinden der letzten Symptome möglich; die erstere kann wie bei der Diphtherie und beim Erysipel nur wenige Stunden oder bis zu neun Tagen dauern; das Scharlachfieber unterscheidet sich also in dieser Beziehung wesentlich von den Masern, den Blattern und den Varicellen. Die letzten Symptome gehen zuweilen erst lange nach dem vierzigsten Tage, an dem man freilich gewöhnlich die Krankheit für beendigt ansehen kann, zurück; die feine Schuppung, die in der zweiten Woche beginnt, kann gänzlich geschwunden sein, aber die häufig bis zum Ende der siebenten oder achten Woche dauernde Desquamation in grösseren Lamellen (besonders an Händen und Füssen) vermittelt ebenso gut die Ansteckung wie jene oder wie der Athem und der Auswurf des Patienten in der ersten Krankheitsperiode. Das Gift wird häufig so langsam eliminirt, dass SPOTTIS-WOOD CAMERON meint, die Krankheit wäre selten vor Ablauf der achten und zuweilen noch nicht einmal in der dreizehnten Woche beendet. Ob der Urin und die Dejektionen das Scharlachfieber verbreiten können, ist nicht bestimmt zu sagen; so lange hierüber Zweifel bestehen, müssen sie aber als gefährlich angesehen und demgemäss erst nach vorgenommener Desinfektion entfernt werden.

Individuen mit offenen Wunden scheinen eine gesteigerte Empfänglichkeit für das Krankheitsgift zu besitzen; ebenso muss die Möglichkeit zugegeben werden, dass bei Ekzemen das freiliegende Corium die Eingangspforte bilden kann. Ich glaube, dass ich zwei Patienten verloren habe, weil ich sie während einer Scharlachepidemie operirte; in dem einen Falle handelte es sich um ein Kind, das am vierten Tage nach einer Resektion des Femurkopfes erkrankte und starb, im zweiten Falle brach die Erkrankung 36 Stunden nach einer Tonsillotomie aus.

Polikliniken und Schulen sind Brutstätten des Scharlachfiebers;

ein einziger Kranker, welcher sich im Wartezimmer aufhält, kann, bis der Arzt ihn gesehen und den Fall diagnosticirt hat, ein Dutzend Existenzen vernichten. Während einer Epidemie sollten die Schulen geschlossen werden. Kinder aus einem Hause, wo Scharlach herrscht, dürfen die Schule nicht besuchen; diejenigen, welche isolirt und der Infektion nicht wieder ausgesetzt waren, sollen erst nach Verlauf von zehn Tagen und nach gründlicher Desinfektion der Kleider, welche sie vorher getragen haben, zugelassen werden.

Die täglichen Revisionen der Schulen, welche nach jahrelangem Drängen der Aerzte jetzt endlich von der New Yorker Medicinalbehörde eingerichtet sind, werden unzweifelhaft zur Hebung des allgemeinen Gesundheitszustandes erheblich beitragen, und es ist zu hoffen, dass dieses gute Beispiel auch in anderen Städten Nachahmung findet. „Die Inspektoren haben jeden Schüler, welchen der Lehrer von den übrigen Kindern isolirt, genau zu untersuchen und dafür Sorge zu tragen, dass diejenigen, welche an ansteckenden Krankheiten leiden oder darauf deutende Symptome aufweisen, nach Hause geschickt werden. Es bezieht sich dies besonders auf Masern, Diphtherie, Scharlachfieber, Croup, Keuchhusten, Mumps, kontagiöse Augenkrankheiten, parasitäre Krankheiten des Kopfes und des übrigen Körpers und alle sonstigen Leiden, welche nach ihrer Ansicht den Ausschluss vom Schulbesuch angebracht erscheinen lassen."

Einreiben des Patienten mit Speck, Vaselin und ähnlichen Substanzen schützt das Wartepersonal in gewisser Beziehung, denn man verhindert auf diese Weise, dass die sich abstossenden Epidermisschüppchen durch die Luft fortgeführt werden. Das in derselben Absicht ausgeführte Abseifen und Baden des Kranken gewährt nicht dieselbe Sicherheit, da das Krankheitsgift die ganze Haut bis auf das Rete Malpighii durchdringt.

Die Kranken müssen mit ihrem Pflegepersonal streng isolirt werden, und zwar im Winter, wo die warme Luft nach oben steigt und das Virus in die höher gelegenen Räume verschleppt, im obersten Stockwerk. Jeder, der das Krankenzimmer betritt — Pflegerin oder der Arzt — soll während des Aufenthaltes dort besondere Kleider, mindestens aber einen Rock aus Leinen oder Gummi tragen; der Arzt hat, ehe er den Patienten verlässt, seine Hände zu desinficiren. Das Krankenzimmer muss häufig gelüftet werden, dabei ist durch Aufstellen von Bettschirmen Zug zu verhüten. Wäsche und Kleidungsstücke sollen nie trocken, sondern in Wasser oder besser in desinficirender Flüssigkeit eingeweicht, entfernt und im Waschraum sofort mit Seifenwasser gekocht werden. Die bei den infektiösen und kontagiösen Krankheiten für die Desinfektion der Zimmer, der Möbel und der etwa gebrauchten öffentlichen Fuhrwerke geltenden Regeln müssen beim Scharlachfieber auch auf Briefschaften ausgedehnt werden.

Die Benutzung eines Zeltes — bei schönem Wetter — gewährt einen besseren Schutz als die Isolirung in irgend einem Zimmer; mit Ausnahme der Blattern und der Diphtherie giebt es keine Krankheit, für welche die Errichtung eigener Hospitäler nöthiger wäre als für das Scharlachfieber.

Bei dieser Gelegenheit möchte ich die Vorschriften der New Yorker Medicinalbehörde für die Verhütung kontagiöser Krankheiten (Scharlach etc.) in extenso mittheilen, da sie alles, was bei unseren socialen Verhältnissen und dem jetzigen Stand der Dinge zur Prophylaxe in den Städten und auf dem platten Lande geschehen kann, enthalten. Eine möglichst weite Verbreitung dieser Vorschriften ist deshalb jedenfalls dringend wünschenswerth.

„Diphtherie, Scharlachfieber, Masern.

„Diese Erkrankungen sind äusserst ansteckend. Die Diphtherie wird gewöhnlich durch das feuchte oder eingetrocknete Sekret der Nase und des Rachens von Kranken auf Gesunde übertragen. Scharlach und Masern werden durch das Nasen- und Rachensekret und die desquamirten Hautpartikelchen weiter verbreitet. Da diese Sekrete und Schuppen die Krankheitskeime enthalten, so leuchtet die Nothwendigkeit einer entsprechenden Desinfektion ohne weiteres ein.

„Vorschriften zur Verhütung weiterer Erkrankungen in Familien, nachdem eine Person Diphtherie, Scharlach oder Masern acquirirt hat.

„1. Womöglich soll der Kranke nur von einer Person gepflegt werden, ausser ihr und dem Arzt betritt Niemand das Krankenzimmer. Die Pflegerin kommt mit den übrigen Familienmitgliedern nicht in Berührung, diese selbst sollen während der Krankheit keine Besuche empfangen oder machen.

„2. Das Nasen- und Rachensekret muss in Tüchern aufgefangen werden, welche sofort in eine Karbollösung (80,0 Ac. carbol. pur. werden in $4^1/_2$ l heissen Wassers gelöst, diese Lösung kann event. noch zur Hälfte verdünnt werden) zu legen sind. Alle Taschen- und Handtücher, Servietten, Bett- und Leibwäsche, Nachthemden etc., welche irgendwie mit den Kranken in Berührung gekommen sind, müssen ebenfalls vor der Entfernung aus dem Zimmer in diese Lösung gelegt werden. Hierin bleiben sie zwei bis drei Stunden und werden dann in Wasser oder Seifenwasser gekocht.

„3. Bei Diphtherie und Scharlachfieber müssen zur Verhütung einer Uebertragung die Rachen- und Nasenausspülungen, Pinselungen etc. mit grosser Vorsicht ausgeführt werden, damit dabei nicht das Gesicht oder die Kleider der Pflegerin mit dem Sekret beschmutzt werden.

„4. Die Pflegerin muss nach derartigen Ausspülungen etc. sowie vor dem Essen ihre Hände stets gründlich in Karbolwasser und darauf in Seifenwasser desinficiren.

„5. Alle mit Sekret beschmutzten Flächen sind sofort reichlich mit Karbolwasser abzuspülen.

„6. Der Kranke muss eigene Teller, Tassen, Gläser, Messer, Gabeln, Löffel erhalten; diese Gegenstände dürfen unter keiner Bedingung aus dem Krankenzimmer entfernt und zu anderen Utensilien gelegt werden, ehe sie nicht in Karbolwasser und darauf in heissem Seifenwasser gewaschen sind. Das benutzte Seifenwasser wird in das Kloset gegossen und die Schüssel darauf mit Karbolwasser ausgewaschen.

„7. Das Krankenzimmer ist mehrmals täglich zu lüften und häufig auszukehren, vorher wird der Boden mit feuchtem Zeitungspapier, Sägespänen oder Theeblättern bestreut, um das Aufwirbeln des Staubes zu verhüten. Nach dem Ausfegen wird der auf den Möbeln etc. liegende Staub mit feuchten Tüchern abgewischt. Der Kehricht ist zu verbrennen, die Tücher sind in Karbolwasser zu legen. Bei kaltem Wetter wird der Kranke während des Lüftens mit einem über den Kopf gelegten Betttuch oder einer Flanelldecke vor Zug geschützt.

„8. Wenn die Erkrankung frühzeitig als kontagiös erkannt wird, so ist nach Bestätigung der Diagnose seitens des Medicinalbeamten anzurathen, dass alle Gegenstände, welche zum Gebrauch und zur Pflege des Kranken nicht absolut nothwendig sind, vor allen Dingen Polstermöbel, Teppiche und Gardinen aus dem Krankenzimmer entfernt werden.

„9. Sobald bei Scharlachfieber und Masern die Rekonvalescenz und die Desquamation beginnt, ist der Körper einmal täglich mit warmem Seifenwasser abzuwaschen und darauf mit Oel oder Vaselin einzureiben, bis die Haut wieder vollständig normal ist.

„10. Nach der Wiederherstellung wird der Patient gebadet und das Haar mit heissem Seifenwasser gewaschen. Er verlässt das Krankenzimmer, nachdem er mit reiner Wäsche, welche während der Krankheit nicht dort gelegen hat, versehen ist. Nach Meldung an die Medicinalbehörde erscheinen die städtischen Desinfektoren, um das Zimmer, die Betten, Kleidungsstücke etc. zu desinficiren. Vor Vollendung der Desinfektion darf kein Gegenstand aus dem Zimmer entfernt und dieses selbst nicht betreten werden.

„11. Das gesammte Pflegepersonal nimmt ebenfalls ein Bad, wäscht sich die Haare, legt reine Kleidung an; dann erst kann die Isolirung aufgehoben werden. Die während der Krankheit benutzten Kleidungsstücke werden mit dem Krankenzimmer etc. desinficirt.

„Desinfektionsmethoden.

„1. Desinfektion der Hände und des übrigen Körpers. Normallösung No. 1 wird mit der gleichen Menge Wasser verdünnt. Mit dieser Flüssigkeit wäscht die Pflegerin ihre bei der Pflege kontagiöser Kranker beschmutzten Hände, darauf folgt gründliches Waschen mit Seifenwasser. Ebenso sind alle verunreinigten Körpertheile des Kranken selbst zu behandeln. Die Nägel sind stets zu reinigen und die Hände vor dem Essen sorgfältig zu desinficiren.

„2. Verunreinigte Kleidungsstücke, Handtücher, Servietten, Bettzeug etc. bleiben zwölf Stunden in der Normallösung No. 1 liegen, durch häufiges Umrühren derselben sucht man einen möglichst innigen Kontakt mit den betreffenden Gegenständen zu erreichen. Sie werden dann ausgerungen und eine Stunde in Seifenwasser gekocht.

„3. Speisen und Getränke sind nach dem Kochen frei von Krankheitskeimen. Während einer Cholera- oder Typhusepidemie ist die Milch sowie das zum Trinken oder Reinigen bestimmte Wasser kurz vor dem Gebrauch zu kochen; der Genuss von Früchten, frischen Gemüsen und Eis — abgesehen von dem für den Kranken verordneten — ist zu vermeiden.

„4. Alle Abgänge werden bei kontagiösen Krankheiten in irdenen Gefässen, in welchen sich Normallösung 1 oder 3 befindet, aufgefangen. Mit besonderer Sorgfalt müssen die Stühle und das Erbrochene bei Cholerakranken desinficirt werden, da hierin allein die Krankheitskeime enthalten sind. Die Menge der Desinfektionsflüssigkeit muss jedenfalls viermal so gross sein wie diejenige der Abgänge. Diese bleiben mindestens eine Stunde in der Lösung und können dann in das Wasserkloset gegossen werden. Bett- und Leibwäsche, welche mit den Abgängen beschmutzt ist, wird sofort in Normallösung 1 gelegt; das Pflegepersonal desinficirt die Hände nach den oben gegebenen Regeln.

„5. Klosets, Ausgüsse etc. Nach Fortgiessen der Abgänge ist jedesmal in den leeren Klosettopf mindestens 1 l von der Normallösung 1 zu giessen; die Abgänge selbst sind vorher zu desinficiren. Ausgüsse werden mindestens einmal täglich mit derselben Lösung durchgespült.

„6. Der Patient soll eigenes, nur für seinen Gebrauch bestimmtes Essgeschirr erhalten. Dasselbe darf erst aus dem Krankenzimmer entfernt werden, nachdam es mit Lösung 1 gewaschen und in starkem Seifenwasser gekocht ist. Das Waschwasser wird in das Wasserkloset gegossen. Speisereste bleiben eine Stunde in einem Gefäss mit Kalkmilch und werden dann ebenfalls in das Kloset gegossen.

„7. Beschmutzte Fussböden, Möbel aus Holz etc. werden mit

Lösung No. 2 gründlich gewaschen. Polstermöbel, Vorhänge, Teppiche, welche mit den Abgängen der Kranken verunreinigt sind, werden in der Desinfektionsanstalt desinficirt oder verbrannt.

„Frische Luft, Sonnenlicht und absolute Reinlichkeit verringern die Gefahr der Ansteckung für das Pflegepersonal und befördern die Genesung des Kranken.

„Anmerkung. — Karbolsäure ist trotz ihres höheren Preises den übrigen Lösungen im Allgemeinen vorzuziehen. Spielt der Kostenpunkt eine grosse Rolle, so kann sie, abgesehen von der Desinfektion der Abgänge, des Essgeschirrs, der Metallgegenstände und stark verunreinigter Leib- und Bettwäsche durch Sublimat ersetzt werden. Auf die grosse Giftigkeit desselben ist stets aufmerksam zu machen.

„Desinfektion und Desinfektionsmittel.

„Zweck der Desinfektion ist die Vernichtung der kleinen Lebewesen, welche die ansteckenden Krankheiten hervorrufen. Damit möglichst wenig Gegenstände mit den Infektionsträgern in Berührung kommen, empfiehlt es sich, schon im Anfang der Krankheit alle überflüssigen Polstermöbel, Vorhänge etc. aus dem Krankenzimmer zu entfernen.

„Die besten Desinfektionsmittel sind:

„1. Hitze. — Durch längere Einwirkung hoher Temperaturen werden alle Lebewesen abgetödtet. Alle Krankheitskeime werden durch (mindestens $^1/_2$ Stunde lang fortgesetztes) Kochen abgetödtet.

„2. Karbolsäure, Normallösung 1 besteht aus 180,0 Ac. carb. pur. auf $4^1/_2$ l heissen Wassers.

. „Die käufliche rohe dunkelfarbige Karbolsäure genügt nicht. Die reine Karbolsäure darf nicht mit der Haut in Berührung kommen; die Lösung soll beim Gebrauch so heiss wie möglich sein.

„3. Sublimat. — Normallösung 2 besteht aus 4,0 Sublimat, 4,0 Salmiak und $4^1/_2$ l Wasser. Die Lösung ist in Gefässen aus Glas, Steinzeug oder Holz (nicht aus Metall) aufzubewahren.

„Die Lösungen sind, innerlich genommen, sehr giftig, bei äusserlichem Gebrauch aber unschädlich.

„4. Kalkmilch. — Normallösung 3 besteht aus 1 l frisch gelöschtem Kalk und 5 l Wasser. Um den Kalk zu löschen, giesst man auf ein Stück Aetzkalk eine kleine Menge Wasser, der Kalk wird dabei heiss und zerbröckelt; der gelöschte Kalk stellt ein trockenes weisses Pulver dar, welches zur Bereitung der Normallösung 3 benutzt wird.

An der Luft gelöschter Kalk ist für Desinfektionszwecke unbrauchbar.

„Die Geheimmittel, für welche Reklame gemacht wird, und deren Zusammensetzung nicht bekannt ist, sind oft wirkungslos und unzuverlässig. Es darf auch nicht vergessen werden, dass Substanzen, welche üble Gerüche beseitigen, deshalb nicht Desinfektionsmittel zu sein brauchen."

Die medikamentöse Behandlung leichter Fälle kann exspektativ sein; in vielen Fällen genügt die Verordnung kühlender Getränke — zehn bis zwölf Tropfen Ac. mur. dilut. auf einen Becher Wasser. Die Nahrung muss flüssig oder mindestens halbflüssig sein und soll in der ersten Woche nur aus Milch und Abkochungen von Pflanzenmehlen bestehen. Obstipation im Beginn der Krankheit wird leicht durch Calomel oder ein vegetabilisches Abführmittel gehoben, Diarrhöen besonders im späteren Stadium erheischen die Anwendung von Wismuth, Opium, ev. von Adstringentien wie Blei und jedenfalls den Gebrauch der antifermentativ wirkenden Medikamente (Resorcin, Salol, Naphthalin), bei einer leichten Stomatitis oder Pharyngitis wird ein- bis zweistündlich 0,03—0,05 Kal. chloric. gegeben. Die durch Streptokokken oder Diphtheriebacillen hervorgerufenen Rachenaffektionen bei Scharlach müssen frühzeitig behandelt werden. Die Häufigkeit der Rachendiphtherie bei Scharlach schwankt in den verschiedenen Gegenden, Jahreszeiten und Epidemien; nach einigen Beobachtern kommt sie in $15\,^0/_0$ aller Fälle vor. RANKE fand im Münchener Kinderhospital bei $65\,^0/_0$ aller frisch aufgenommener Fälle Pseudo-Membranen; in $53,7\,^0/_0$ aller leichten und schweren (mit Beteiligung des Kehlkopfs) Fälle wies er Diphtheriebacillen, in $38,8\,^0/_0$ Streptokokken nach. Die ersteren wurden auch in den meisten Fällen, wo es erst in den späteren Stadien der Erkrankung zur Entwicklung der Pseudomembranen kam, gefunden. Aus diesen Gründen empfiehlt RANKE die Anwendung des Antitoxins auch für zweifelhafte Fälle. Ich komme hierauf sowie auf die Allgemein- und Lokalbehandlung der mit Bildung von Pseudo-Membranen einhergehenden Erkrankungen bei Besprechung der Diphtherie zurück. Ihr Auftreten am vierten oder fünften Tage ist selten bedenklich, während der am ersten Tage oder vor der Eruption des Exanthems erscheinende diphtherische Belag als ominöses Zeichen angesehen werden muss; hier kommt es denn oft sehr rasch zu Drüsenanschwellungen und zu bedenklichen auf Sepsis deutenden Symptomen. In manchen Fällen wird man durch einen Eisschlauch um den Hals diese Schwellungen zur Rückbildung bringen, wenn aber die Gangrän der Drüsen nicht mehr verhindert werden kann und es im Centrum zur Eiterbildung gekommen ist, sind tiefe Incisionen und die lokale Verwendung von Karbolsäure wie bei der genuinen Diphtherie am Platze. In leichten Fällen ist der Gebrauch von Jodoformkollodium (1 : 8—12) von guter Wirkung.

Bei hohen Temperaturen ist eine sehr eingreifende Behandlung nicht nöthig, solange daraus nicht funktionelle oder organische Störungen des Herzens und des Gehirns resultiren. Wenn diese Organe normal arbeiten, ist eine gegen das Fieber gerichtete Therapie daher überflüssig, dagegen wird man bei schnellem und schwachem Puls neben gleichzeitiger Verwendung von Herztonicis, Chinin, Waschungen mit kaltem Wasser allein oder mit einem Zusatz von Alkohol, kalte Umschläge in der Herzgegend oder ein warmes Bad versuchen; Antifebrin und Antipyrin sind bei diesen Zuständen nicht zu empfehlen. Delirium, Somnolenz und Konvulsionen, die in Folge hoher Temperaturen auftreten können, erfordern, besonders wenn der ganze Körper einschliesslich der Füsse heiss ist, dieselbe Therapie, dagegen habe ich niemals gesehen, dass Antipyrin bei kongestiven oder entzündlichen Zuständen des Gehirns die Temperatur erniedrigte. Die letzteren können als direkte Folge der Infektion oder in einer etwas späteren Periode der Krankheit im Anschluss an Rheumatismus entstehen. In beiden Fällen gelten für die Behandlung die sonst üblichen Vorschriften, also Auflegen einer Eisblase auf den Kopf, Ableitungen nach den Füssen (Sinapismen) und nach dem Darm (Calomel), in einzelnen Fällen Blutegel am Septum narium oder Proc. mastoid. und bei einem Zusammenhang mit Rheumatismus Natrium salicylicum. Die aus dem Zustande des Gehirns sich ergebende Indicatio vitalis ist hier von der allergrössten Bedeutung.

Wenn die angeführten Symptome mit oder ohne hohe — im Rectum gemessene — Temperaturen einsetzen, während die Extremitäten kalt bleiben und die Haut marmorirt und cyanotisch ist, so sind mit Rücksicht auf die Schwere der Infektion starke Stimulantien, Ammoniak, Moschus und Kampher, die besser als Alcoholica wirken, innerlich zu verwenden. Daneben können subkutane Einspritzungen von Kampher in Oel und von Spartein sulph. häufig und in grossen Dosen gemacht werden. Die bei niedrigen Temperaturen einsetzenden Vergiftungserscheinungen werden auch durch Opiate (wiederholte Morphiumgaben von 0,001 bis 0,003) günstig beeinflusst. Grosse Hitze des ganzen Körpers macht lauwarmes Baden mit Anspritzen des Kopfes von kaltem Wasser oder Auflegen von kalten Tüchern nothwendig, während eine kühle Haut und ein frequenter, filiformer Puls heisses Baden, kräftiges Reiben der Haut, heisse Eingiessungen und Stimulantien indiciren.

Sehr häufig kommt es vor oder gleichzeitig mit dem Exanthem zu Erbrechen; ist es nicht zu heftig, so wird eine besondere Behandlung nicht nöthig, die Nahrung wird für einige Stunden vollständig entzogen, und es darf nur Eiswasser theelöffelweise genommen werden, oder man lässt alle fünf bis fünfzehn Minuten Eispillen schlucken. Bei sehr hartnäckigem und erschöpfendem Erbrechen werden sich kleine stündlich bis zweistündlich zu wiederholende Opiumdosen oft nützlich erweisen; in den seltenen Fällen, welche jeder anderen Therapie trotzen, leistet Cocain mur. (0,003—0,004) oder Ac. arsenicos. (zweistündlich $^2/_{10}$—$^3/_{10}$ mg) oft gute Dienste.

Eine der frühesten Komplikationen des Scharlachfiebers ist der Rheumatismus, der oft schon am dritten oder fünften Tage auftritt und sich zuweilen nur auf die Muskeln, dann gewöhnlich auf die der unteren Extremitäten beschränkt. In anderen Fällen werden die Gelenke ergriffen, doch ist die Schwellung verhältnissmässig gering. Ueberhaupt sind bei Kindern die Symptome des Gelenkrheumatismus im Allgemeinen weniger entwickelt als bei Erwachsenen, doch stets in einem solchen Grade vorhanden, dass sie nicht verkannt werden können. Bei diesem Rheumatismus muss sofort die entsprechende Therapie — Einwicklung der Gelenke mit Watte und zwei- bis dreistündliche Gaben von Natr. salicyl. 0,25—0,5 — eingeleitet werden, da bei Säuglingen und Kindern leichter als bei Erwachsenen im Anschluss daran eine Endocarditis auftritt. Sicherlich sind die meisten Fälle von Endocarditis, welche als Residuen der Scarlatina zurückbleiben, nach einem Gelenkrheumatismus entstanden.

Endocarditis und Pericarditis ohne Rheumatismus sind seltene Ausnahmen; eine ulceröse Endocarditis habe ich ausserdem nur gleichzeitig mit allgemeiner Sepsis, Caries der Knochen, Sinusthrombose und anderen Symptomen einer allgemeinen Pyämie gesehen.

Eitrige Entzündungen der Gelenke sind sehr selten und kommen ebenfalls nur als Theilerscheinungen einer allgemeinen Pyämie vor. Dagegen beobachtet man häufig eine Affektion der Epiphysen, die sich von der oben geschilderten Erkrankung unterscheidet und in einer hochgradigen Hyperämie oder möglicherweise auch in einer Entzündung besteht. Bei einer ganzen Reihe von Infektionskrankheiten, besonders aber bei Scharlacherkrankungen sind während der Rekonvalescenz oder auch lange nachher schmerzhafte Schwellungen der Gelenkgegenden beschrieben worden. Diese Epiphysitis ist die Ursache des schnellen Wachsthums von Kindern, welche Scarlatina überstanden haben; sie kann aber auch zu ernsteren Störungen von dem einfachen „Wachsthumsschmerz" bis zur Eiterung und Lösung der Epiphyse von der Diaphyse führen. In allen diesen Fällen muss während der Rekonvalescenz und nachher das Gelenk durch gut gepolsterte Schienen gestützt, Quecksilberpflaster, Jodoformkollodium und absolute Ruhe verordnet und dabei Phosphor (dreimal täglich $^3/_{10}$ mg oder mehr) gegeben werden.

Komplikationen mit Pneumonie und Pleuritis sind recht häufig;

die letztere kann eitrig sein, wodurch sich dann das Fortbestehen
der hohen Temperatur erklärt. In jedem Falle, mag es sich um
eine eitrige oder nicht eitrige Entzündung handeln, ist ein exspektatives Verfahren contraindicirt, und es sind allgemeine stimulirende Mittel und Herztonica am Platze; beim Pyothorax wird
operatives Eingreifen nöthig.

Hämorrhagien sind nicht häufig und müssen als ein ominöses
Zeichen angesehen werden. Zuweilen treten sie gegen Ende der
Krankheit auf und machen dann den Eindruck einer allgemeinen
Purpura, in anderen Fällen handelt es sich um Muskelblutungen
(dritte Woche oder später), aus denen sich eine mehr oder weniger
ausgebreitete Myositis entwickelt, oder auch um Schleimhaut-
blutungen. Häufig entstehen sie in Folge embolischer Processe
und kompliciren sich mit lokaler Gangrän. Dagegen treten spontane Thrombosen der Extremitäten oder Wangen (Noma) beim
Scharlach nicht so häufig wie bei Masern auf.

Pemphigusblasen während der Eruptionsperiode weisen auf
eine sehr hochgradige Paralyse der Vasomotoren hin, sind sehr
bedenklich und indiciren die oben beschriebene ausgiebige Excitation. Dagegen ist das Auftreten von Urticaria mehr lästig
als gefährlich, und Einreibungen mit Speck, Vaselin oder Glycerin,
welche den Scharlachkranken meistens grosse Erleichterung schaffen,
genügen gewöhnlich. Zuweilen hat das Waschen mit schwachen
alkalischen Lösungen (Natr. bicarbonic. $1^0/_0$), mit kohlensaurem
Wasser aus Siphons oder Ac. carbol. ($1^0/_0$) eine gute Wirkung.
Bei sehr heftigem Brennen empfiehlt sich auch ein Versuch mit
einer Naphthol-Vaselinsalbe (5 : 100—150).

Das über die Allgemeinbehandlung der übrigen Infektionskrankheiten Gesagte gilt auch für das Scharlachfieber, ich kann
also, was diesen Punkt und speciell was die Behandlung der Herzschwäche betrifft, auf meine Ausführungen bei Besprechung des
Typhus verweisen. Beim Scharlach und bei den akuten Exanthemen überhaupt ist aber mit Rücksicht auf die Betheiligung
der Haut ausserdem eine besondere Indikation zu erfüllen, und
die Hygiene der Körperoberfläche ist hier noch wichtiger als bei
anderen Erkrankungen. Im Verlauf der Krankheit und speciell
während der Desquamation müssen wiederholt warme Seifenbäder
gegeben werden, ausserdem hat man darauf zu achten, dass die
Temperatur des Bettes und des Zimmers gleichbleibt. Das letztere
ist kühl zu halten, der Patient selbst aber warm zu bedecken;
diese Massregel ist hier besonders wichtig, weil sich Wochen lang
zu jeder Zeit eine Nephritis entwickeln kann. Diese höchst bedenkliche Komplikation kann zwar auch während der Kranke im
Bette liegt in Folge der ausgedehnten Epitheldesquamation oder
der bakteriellen Invasion auftreten, aber Kälteeinwirkung und
plötzlicher Temperaturwechsel werden ihre Wichtigkeit in der
Aetiologie für Diejenigen behalten, welche die klinische Beob-

achtung nicht neben der mikroskopischen Untersuchung vergessen.

Bei dieser Gelegenheit möchte ich, während ich die weitere Besprechung der Nephritis auf eine andere Gelegenheit verschiebe, darauf hinweisen, dass man gut thut, die Behandlung der scarlatinösen Nephritis mit mässigen Calomeldosen (0,03—0,05), die während der ersten zwei bis drei Tage event. zu wiederholen sind, zu eröffnen. Treten hierbei zu starke Durchfälle auf, so verordnet man kleine Opiumgaben nach jeder flüssigen Entleerung.

Die zahlreichen anderen Komplikationen wie Otitis media, Purpura, Noma, Onychie, Keratomalacie werden in den betreffenden Kapiteln besprochen. Durch Kombinationen mit anderen Erkrankungen (Keuchhusten, Masern, Varicellen, Blattern, Abdominaltyphus) erfährt die Therapie keine Aenderungen. Nach unseren heutigen Kenntnissen ist jedenfalls von specifischen Mitteln beim Scharlach nichts zu erwarten; weder das Magnesium- und Natriumsulfit, noch das Natr. benzoic. oder die Belladonna haben die von ihnen erwartete Wirkung gehabt. Ueber die Möglichkeit einer specifischen Antitoxinbehandlung lässt sich zur Zeit noch nichts Bestimmtes sagen, das Gleiche gilt von dem MARMOREK'schen Streptokokkenantitoxin. Jedenfalls wäre ein Antitoxin das einzigste Mittel, von dem bei foudroyant verlaufenden Fällen etwas zu erwarten ist. Es kommen nämlich derartige Erkrankungen vor, welche am ersten Tage und zuweilen schon in den ersten Stunden trotz heisser Bäder, Abführmittel und ausgiebigster Excitation unter den Zeichen schwerster Intoxikation zu Grunde gehen.[1])

12. Morbilli.

Das Virus der Masern scheint flüchtiger zu sein als dasjenige irgend einer anderen Krankheit, die Uebertragung findet am häufigsten während des Prodromalstadiums statt, und das Gift dringt mit der grössten Wahrscheinlichkeit durch die Bronchialschleimhaut in den Körper ein. Die Inkubation, in deren Beginn zuweilen etwas Fieber besteht, kann dreizehn Tage dauern, während dieser Zeit und während des ganzen Verlaufs ist die Krankheit ansteckend.

Während die Erkrankung in den ersten sechs Lebensmonaten selten beobachtet wird, kommt sie später häufig vor, und auch

---

[1]) HUBER und BLUMENTHAL (Berl. klin. Wochenschr. 1897, No. 31) sind bei ihren Studien über die antitoxische und heilende Wirkung des menschlichen Blutes nach Infektionskrankheiten zu einigen positiven Ergebnissen gekommen. Sie glauben specifische Heilverfahren gefunden zu haben, welche in stärkerer Koncentration bei Scharlach, Masern und auch bei Pneumonie mit Erfolg zu verwenden sein würden.

das wiederholte Auftreten bei schon früher daran Erkrankten ist nichts Ungewöhnliches. Die Mortalität ist oft sehr niedrig, erreicht aber in manchen Epidemien eine Höhe von 33 $^0/_0$; besonders gefährlich sind immer Epidemien an bis dahin immunen Orten und in Gegenden, die lange Zeit von der Krankheit frei waren. Demnach wird man die Frage, ob die Gesunden von den Kranken isolirt werden sollen, zum grössten Theil nach der Schwere der Epidemie entscheiden.

Die Temperatur des Krankenzimmers soll behaglich, aber etwas wärmer als für Scharlachkranke sein. Das Tageslicht muss gedämpft werden, doch braucht keine absolute Dunkelheit zu herrschen. Die Kinder bleiben eine Reihe von Tagen im Bett und sollen nur, wenn sie sehr unruhig sind, warm eingehüllt aufgenommen werden. Die Befolgung der alten Regel, dass der Kranke eine Woche nach Schwinden des Fiebers im Bett und dann zehn bis vierzehn Tage im Hause bleiben soll, ist auch heute noch zu empfehlen. Rückfälle sind nichts Ungewöhnliches; Kinder mit hereditärer tuberkulöser Belastung sind nach Möglichkeit vor der Ansteckung zu schützen; bei kalter regnerischer Jahreszeit ist natürlich besondere Vorsicht am Platz.

Für leichte Erkrankungen genügt gewöhnlich eine hygienische Behandlung, doch werden sich in jedem einzelnen Fall besondere Indikationen ergeben. Bei Otitis, Bronchitis, Pneumonie oder Dysenterie muss der Kranke selbstverständlich im Bett bleiben, so lange diese Komplikationen bestehen. Bei warmem, trocknem Wetter und geeigneten Bodenverhältnissen können die Patienten früher ausgehen, als es sonst wohl angebracht wäre.

Im Beginn muss zuweilen die Obstipation bekämpft werden; gewöhnlich genügt ein Einlauf, sonst verordnet man Ricinusöl oder Ext. Cascar. sagrad. Dagegen sind Drastica, und Glycerininjektionen wegen der zuweilen vorhandenen Neigung zu Diarrhöen und Dysenterie zu vermeiden.

Krämpfe im Beginn der Krankheit brauchen nicht immer zu Besorgniss Anlass zu geben, da sie bei Kindern zuweilen an Stelle der Schüttelfröste auftreten. Immerhin sind sie nicht gleichgültig, weil sie zu Hämorrhagien Anlass geben können; aus diesem Grunde sucht man die Anfälle durch Chloroformeinathmungen zu coupiren und giebt, falls die Kranken sich nicht beruhigen, Chloralhydrat innerlich oder im Klystier. Wenn sich unter diesen Umständen der Ausbruch des Exanthems verzögert, so sind warme Bäder indicirt. Der Kopf ist kühl, die Füsse sind warm zu halten.

Wenn das Nasenbluten nicht zu heftig ist, so ist eine Behandlung unnöthig, event. kann es durch Tamponade gestillt werden.

Die Cirkulationsorgane werden bei den Masern nicht oft in Mitleidenschaft gezogen; Pericarditis und Endocarditis kommen selten vor, doch hat BAGINSKY über einen Fall von eitriger Pericarditis und Myocarditis berichtet. In sehr schweren Epidemien tritt nicht selten Herzschwäche auf, die nach den beim Scharlach und Typhus gegebenen Regeln zu behandeln ist. Unter diesen Verhältnissen kommt es auch häufiger als bei anderen Infektionskrankheiten zur Entwicklung von Thrombosen. Die Thromben bilden sich in der Vulva, der Haut, dem Unterhautzellgewebe, im Gesicht (Wasserkrebs Noma), und an den peripheren Partien der Extremitäten vorzüglich der Beine auf. Purpura ist eine seltene, Hautgangrän eine nicht ungewöhnliche Komplikation und verursacht ebenso wie die Noma einen fötiden Geruch, gegen den stark desodorisirende und desinficirende Mittel wie 1 $^0/_0$ Thymollösungen und Jodoform in Pulver oder Salbe anzuwenden sind. Die Behandlung der Noma wird noch an anderer Stelle besprochen werden.

Die sogenannten hämorrhagischen Masern sind durchaus nicht immer bösartig, oft handelt es sich nur um Austritt von Hämatin in das Exanthem. Komplikationen mit einfachen Erythemen oder Pemphigus sind gewöhnlich ohne Bedeutung.

Bekanntlich werden die Respirationsorgane bei den Masern am meisten in Mitleidenschaft gezogen. Der stets vorhandene Nasenkatarrh, welcher schon früh zu einer Vergrösserung der Halslymphdrüsen führen kann, muss dann mit vorsichtig auszuführenden Injektionen von Salzwasser oder Borsäurelösungen behandelt werden. Gleichzeitig bestehende Conjunktivitis erfordert warme oder kalte Umschläge und mehrmals täglich Eintröpfelungen einer 2 $^0/_0$ Cocainlösung. Ein mässiger Bronchialkatarrh kann, wenn der Husten nicht sehr heftig ist, exspektativ behandelt werden, bei sehr heftigen Hustenanfällen muss aber Morphium in genügenden Mengen gegeben werden, denn dieselben können auch, ohne dass es sich um kongestive Zustände oder Entzündungen handelt, zur Entwicklung von Bronchiektasien und Emphysem führen; ganz besonders ist dies bei einer Komplikation mit Keuchhusten zu fürchten. Eine Bronchitis ist selten gefährlich, vorausgesetzt dass es sich nicht um eine Bronchitis capillaris handelt, dagegen muss die häufige Komplikation mit Broncho-Pneumonien prognostisch ernst beurteilt werden. In einer Reihe von Fällen entwickeln sich bei derselben sehr schnell bedenkliche Zustände, und die Cyanose sowie der kleine Puls machen eine energische Behandlung nothwendig. In solchen Fällen beseitigen zuweilen Sauerstoffinhalationen die augenblickliche Gefahr, ausserdem sind warme Bäder mit kalten Ausspritzungen anzuordnen, denn die Kranken, besonders wenn es sich um kleine Kinder handelt, müssen schreien, sonst ersticken sie. Hier sind die stimulirenden Exspektorantien wie Kampher, Benzoesäure, Ammonium carbonic. am Platz, Ammonium muriat. genügt aber nicht; herzschwächende Mittel, wie die Antimonpräparate sind zu vermeiden. Gleichzeitig kann der

Gebrauch von Stimulantien wie Digitalis, Spartein, Moschus nöthig werden.

In allen Fällen kommt es zur Entwicklung eines Larynxkatarrhs und zuweilen auch durch Kokken oder Diphtheriebacillen zur Bildung von Pseudomembranen; im letzteren Falle ist die bei der Diphtherie angegebene Behandlung einzuleiten; bei sehr heftigen croupösen Symptomen muss die Luft des Krankenzimmers mit Wasserdampf gesättigt werden; ausserdem lässt man die Patienten möglichst viel Wasser (hauptsächlich alkalische Wässer) trinken, giebt kleine Dosen Jodkalium innerlich und Opiate besonders vor dem Einschlafen. In Verbindung mit dem Nasenkatarrh kommt es dann und wann zur Entwicklung einer Otitis; nach SCHWARTZE sollen 3 $^0/_0$ aller Fälle von Otitis auf Masern zurückzuführen sein.

Während der ganzen Zeit ist sorgfältig auf den Zustand der Nieren zu achten, denn wenn die Nephritis bei Masern auch nicht häufig vorkommt, so ist sie doch oft genug beobachtet, um die grösste Aufmerksamkeit in dieser Beziehung zu rechtfertigen.

Aus den Komplikationen seitens des Gehirns bei Masern ergeben sich keine besonderen Indikationen; die Behandlung derselben wird an anderer Stelle besprochen. Nicht selten kommt es im Anschluss an Masern zu einer tuberkulösen Meningitis.

13. Rötheln (Rubeola).

Ueber die Existenz der Rötheln als Krankheit sui generis besteht noch immer eine Kontroverse, und es giebt viele Aerzte, die sie als solche nicht anerkennen wollen. Der Ausschlag hat gewöhnlich Aehnlichkeit mit Masern, zuweilen auch mit einem Erythem, Urticaria oder Scharlach. In vielen Fällen wird von gleichzeitig bestehenden katarrhalischen Erscheinungen der Athmungsorgane und des Halses, sowie von Drüsenschwellungen und Fieber berichtet, und die Erkrankung dann als Rubeola morbillosa beschrieben. Solche Fälle möchte ich aber in Uebereinstimmung mit zahlreichen Autoren als leichte Masern und nicht als Rötheln auffassen. Wenn es wirklich eine eigne derartige Krankheit giebt, so erfordert sie jedenfalls keine besondere Behandlung.

14. Mumps.

Die Inkubation dauert vierzehn Tage bis drei Wochen, von einer Prophylaxe durch Isolirung der Kranken wird daher selten die Rede sein können. Da die Infektion wahrscheinlich durch den Ductus Stenonianus stattfindet, so muss eine gute Mundpflege als das beste Präventivmittel angesehen werden. Häufig fühlen

sich die Patienten so wenig krank, dass sie ausser Bett bleiben
können. In vielen Fällen genügt es, die Geschwulst mit Watte
zu bedecken; bei grossen Schmerzen lässt man narkotische Mittel
anwenden oder eine Eisblase auflegen, die zwar den Krankheitsverlauf nicht abkürzt, aber doch die Schwellung zum Rückgang
bringt; auch das Bestreichen der ganzen Fläche mit Jodoformkollodium (1 : 8—10) hat sich mir in einer Reihe von Fällen nützlich erwiesen. Bei Tendenz zur Eiterung sucht man diese durch
warme Umschläge zu befördern und macht rechtzeitig unter antiseptischen Kautelen grosse Incisionen. Die Diät ist wie bei allen
fieberhaften Erkrankungen flüssig. Nicht selten entwickelt sich
im Anschluss an die Parotitis eine beträchtliche Anämie, welche
der Geringfügigkeit der primären Erkrankung gar nicht entspricht.
Eine reichliche Ernährung, die Anwendung von Eisen und Nux vomica
oder ein Klimawechsel wird unter diesen Umständen nothwendig.

15. Variola. Variolois.

Die Impfung soll früh vorgenommen werden, denn im ersten
Lebensjahre sind die Blattern unter Nichtgeimpften häufig; ebenso
tritt die Erkrankung oft bei Kindern auf, die zwischen dem elften
und zwölften Jahre nicht revaccinirt sind. Aus der Pocken-
statistik Deutschlands ergiebt sich, dass kein Fall bei Kindern
mit mehr als zwei Impfnarben und bei Revaccinirten tödtlich
endigte, und dass bei Personen zwischen dem dreizehnten und
vierundvierzigsten Jahre, welche deutliche Impfnarben aufwiesen,
niemals ein letaler Ausgang beobachtet wurde. Die Thatsache,
dass Niemand starb, bei dem mehr als zwei Narben sichtbar
waren, beweist wohl, dass man aus einer einzigen Narbe nicht
auf einen genügend sicheren Impfschutz schliessen darf; jedenfalls können viele unserer Kinder, welche im ersten Jahre geimpft
sind, schon zwischen dem vierten und sechsten Jahre mit Erfolg
revaccinirt werden, und deshalb sollte die Revaccination um diese
Zeit versucht werden.

Bei keiner anderen Krankheit ist eine strenge Isolirung so
nothwendig wie bei den Blattern; darüber sind sich auch die
Laien klar, und die betreffenden Massnahmen werden daher
nicht durch Böswilligkeit oder Unwissenheit durchkreuzt. Blattern-
kranke müssen kühl gehalten und häufig mit kaltem oder lauwarmem Wasser gewaschen werden. Zuweilen ist den Kranken
eine Abkühlung der afficirten Hautpartien durch Aetherzerstäubung
oder Auflegen einer Eisblase angenehm. Das Fieber ist in einer
Reihe von Fällen so hoch, dass die Verwendung von Antipyreticis
nöthig wird; die bei einzelnen Erkrankungen auftretenden äusserst
heftigen Delirien, welche an maniakalische Zustände erinnern,
erfordern Chloroforminhalationen oder Chloralhydrat. Die Wirkung
des Impfzwanges ergiebt sich am besten aus der Bemerkung

Baginsky's, dass er bei Kindern keinen einzigen Fall von Variola und nur wenige Erkrankungen an Variolois gesehen hat. Die Augen werden mit kalten Kompressen, entzündete Augenlider mit Vaselin oder Zinksalbe bedeckt. Oberflächliche Geschwüre werden, besonders wenn sie einen üblen Geruch verbreiten, mit Thymol, Salicylsäure oder Jodoform behandelt. Die sich an der Nase bildenden Borken müssen zur Erleichterung der Athmung entfernt werden; Abscesse sind rechtzeitig zu eröffnen und antiseptisch zu behandeln. Besonders bedenklich kann die Entwicklung eines Larynxödems oder einer Laryngitis werden und zur sofortigen Ausführung der Tracheotomie oder Intubation zwingen.

Nach der Entfieberung lässt man die Patienten täglich oder jeden zweiten Tag baden und den ganzen Körper mit Fett einreiben, bis die Desquamation vollendet ist.

16. Varicellen.

In schweren Fällen ist Bettruhe anzuordnen, eine medikamentöse Behandlung wird aber selten nöthig. Da in einigen wenigen Fällen von Nephritis im Anschluss an die Wasserblattern berichtet ist, wird man in jedem Falle Urinuntersuchungen vornehmen.

Varicellenbläschen im Munde werden mit Lösungen von Kal. chloric. (1 : 30—50), solche an der Vulva mit Dermatol oder Dermatol mit Cold-cream (1 : 6—8) behandelt; bei Obstipation und gastrischen Symptomen ist eine entsprechende Therapie einzuleiten. Da die Krankheit sehr ansteckend ist und nicht immer milde verläuft, sind die Kinder zu isoliren und dürfen auf keinen Fall die Schule besuchen, denn die Uebertragung in Schulen und Polikliniken ist eine ganz gewöhnliche Sache.

17. Vaccination.

Der Verlauf der Impfung entspricht nicht immer der Norm, das Auftreten der Bläschen (und Pusteln) verzögert sich zuweilen ohne nachweisbare Ursache, eine Uebertragung von der Impfstelle (durch Kratzen) kann die Entstehung von Impfpusteln an anderen Körperstellen herbeiführen. Colcott Fox (Lancet 1893, p. 362) und Baginsky (Lehrb. d. Kinderkr., 5. Aufl., p. 178) haben in je einem Falle ein allgemeines Impfexanthem gesehen, ohne dass eine solche Erklärung dafür gefunden werden konnte. Hohe Temperaturen mit nervösen Erscheinungen können in seltenen Fällen ein Eingreifen erfordern, gewöhnlich handelt es sich dabei auch um eine sehr ausgebreitete Entzündung an der Impfstelle, welche am besten mit Umschlägen von kaltem Wasser oder verdünntem Bleiwasser bekämpft wird. Ulcerationen entstehen in Folge von

Unsauberkeit oder durch Kratzen und wären daher in einer Reihe von Fällen durch grosse Sorgfalt und Reinlichkeit bei der Impfung (hierbei muss ebenso aseptisch wie bei jeder anderen Operation verfahren werden) zu verhüten. Bei dem Gebrauch humanisirter Lymphe scheinen sie häufiger als nach der Benutzung animaler Lymphe aufzutreten. Pflaster sind erst anzuwenden, wenn die Wunde völlig trocken ist, vorher verordnet man Dermatol oder Jodoform in Pulvern oder Salben. Die Entzündung der Achseldrüsen pflegt gleichzeitig mit der lokalen Entzündung zurückzugehen. Etwa nach der Impfung auftretende Rhachitis, Skrophulose und Tuberkulose sind als accidentelle Erkrankungen aufzufassen. Syphilis kann durch Abimpfung von einem syphilitischen Kinde übertragen werden, und auch aus diesem Grunde ist die animale Lymphe vorzuziehen. Das Erysipel geht nicht immer von der Impfstelle, sondern zuweilen auch von einer entfernteren Hautstelle aus; in Betreff der Prophylaxe und Therapie gilt das in dem betreffenden Abschnitt Gesagte. In früherer Zeit, als wir weniger über die Kontagiosität und die Prophylaxe der Diphtherie wussten und bei der Impfung sorgloser als jetzt zu Werke gingen, kam diese Erkrankung häufiger im Anschluss an die Impfung vor; die Lokalbehandlung derartiger Komplikationen wird bei der Diphtherie besprochen. Während die reaktive Entzündung am stärksten ist, oder auch eine Woche später, treten zuweilen Urticariaquaddeln oder kleinere und grössere Bläschen auf, die mit dem Eintrocknen und Abfallen der Borken zu verschwinden pflegen. Sie sind als nervöse Erscheinungen zu deuten und nicht mit dem — lokalen oder universellen — Ekzem, das von der Impfung datirt, gleichzustellen.

18. Erysipelas.

Die Krankheit ist so leicht übertragbar, dass sie selbst von Aerzten bei ihren Besuchen verschleppt werden kann, doch ist es unwahrscheinlich, dass das Gift durch eine intakte Haut eindringen kann. Analog dem Infektionsmodus bei den meisten Fällen von Diphtherie bildet bei allen Erysipelerkrankungen eine Hautwunde die Eingangspforte für das Virus. So entwickelt sich ein Erysipel auf einer ekzematösen Haut — auf dem Kopf kann es oft mehrere Tage übersehen werden —, auf Excoriationen am Anus und den Geschlechtstheilen, an kleinen durch eine Nadel oder durch den Fingernagel gemachten Verletzungen, im Intertrigo kleiner Kinder oder in der Nachbarschaft von Impfpusteln. Im letzteren Falle tritt das Erysipel selten sofort nach der Impfung, sondern oft erst in der zweiten Woche oder noch später auf. Eine weitere Ursache ist der chronische Nasenkatarrh; bei manchen Kindern kommt es einmal oder mehreremale in jedem Jahre zur Entwicklung eines Erysipels. Auch grössere oder kleinere Operationswunden können den Ausgangspunkt der Erkrankung bilden, besonders leicht kommt es bei der Diphtherie zu einer solchen Komplikation, und man sieht daher häufig ein von der Tracheotomiewunde sich entwickelndes Erysipel. Bei Neugeborenen entsteht es am oder in der Nähe des Nabels und führt dann zu allgemeiner Sepsis. Die Prophylaxe der Krankheit ergiebt sich ohne weiteres aus den angeführten Ursachen.

Jeder Fall von Erysipel ist streng zu isoliren. Die Diät und Allgemeinbehandlung richtet sich nach den oben gegebenen allgemeinen Regeln. Die Lokalbehandlung gestaltet sich in einer Reihe von Fällen sehr einfach; die erysipelatöse Haut wird mit Watte oder einem Streupulver, das aus Talcum, Amylum oder aus Ac. salicyl. (1), Zinc. oxyd. (10), Amyl. (25) besteht, bedeckt. Früher waren auch Umschläge mit Bleiwasser und Opium oder von Zinc. sulph. allgemein in Gebrauch, ferner Lösungen von Ferr. sulphur. und Einreibungen von grauer Salbe, die ich aber wegen der dadurch entstehenden Schmerzen und Entzündung nicht empfehlen kann. Ebenso vertragen kleine Kinder nicht die Bepinselung der entzündeten Oberfläche mit Kollodium; statt dessen hat FERREIRE bei dem Erysipel am Fusse eines $2^1/_2$ jährigen Kindes Resorcin-Traumaticin (0,008 : 60) benutzt. Bei einem beschränkten Erysipel leisten kalte Umschläge oder das Auflegen einer Eisblase gute Dienste; koncentrirte Höllensteinlösung und die Anwendung des Lapis bringen keinen Nutzen.

HUETER hat vor Jahren subkutane Injektionen einer $2^0/_0$ Karbolsäurelösung in der Peripherie der entzündeten Parthie empfohlen und behauptete, dadurch in jedem Fall eine weitere Ausdehnung des Processes verhindert zu haben. Statt dessen habe ich schon vor langer Zeit gerathen, eine Mischung von Karbolsäure mit Oelsäure (1 : 8—15) nicht in, sondern um die erysipelatöse Hautstelle wiederholt einzureiben oder, wenn die Erkrankung auf eine Extremität beschränkt war, einen damit getränkten Bindestreifen oder Kompresse ober- und unterhalb der erkrankten Hautstelle zu befestigen. Die Resultate dieser Behandlung waren häufig recht zufriedenstellend, und es gelang mir nicht selten, den Process auf diese Weise zu coupiren.

An Stelle der von HUETER vorgeschlagenen Karbolsäure benutzt DUCREY eine $1^0/_{00}$ Sublimatlösung und wiederholt die in Abständen von 3 cm zu machenden Injektionen nach 12 Stunden. Besser ist es aber jedenfalls, Umschläge mit einer alkoholischen Karbolsäurelösung (1 : 10—15) auf die erkrankte Hautstelle und oberhalb derselben zu machen und diese stündlich oder doch nach einigen Stunden zu wiederholen. In Folge der raschen Resorption wird diese Behandlung in vielen Fällen von Nutzen sein, doch darf man nicht vergessen, dass es dadurch zu Erkrankungen der Nieren kommen kann, und muss hierauf, besonders bei kleinen Kindern, sorgfältig achten.

Von den vielfach empfohlenen Waschungen und Umschlägen mit $^1/_2\,^0/_{00}$ Sublimatlösung sowie von Resorcinsalben (Resorcin 5,0, Vaselin Lanolin āā 10) habe ich in einigen Fällen Erfolge gesehen, im allgemeinen war ich aber mit einer Mischung von gleichen Theilen Ichthyol und Vaselin zufriedener. Tinctura Benzoes composita kann stündlich oder zweistündlich auf die entzündete Hautfläche gepinselt werden. Durch ausgiebigen Gebrauch von absolutem Alkohol scheint das Weiterschreiten des Processes hintangehalten werden zu können. In der gleichen Absicht werden in Narkose an Körperstellen, wo dieses Verfahren ausführbar ist, bis ins Rete Malpighii dringende Incisionen gemacht und in dieselben $2\,^0/_{00}$ Sublimatlösung eingerieben. Auf diese Weise gelingt es fast immer, sofort oder doch sehr schnell, die erkrankten Hautparthien von der gesunden Umgebung derartig zu isoliren, dass die Affektion nicht weiter gehen kann. Dagegen dürfte die in einem grossen deutschen Kinderhospital übliche Modifikation dieser Methode, nämlich Incision der erysipelatösen Fläche, Ausdrücken der Oedemflussigkeit, dann tiefe Scarifikationen rund herum, Einreiben von Ichthyol und Wiederholung dieser Behandlung bis zur Schorfbildung, das Mass des Erlaubten weit überschreiten.

Die Tinct. ferr. chlorat. wurde von vielen Seiten als Specificum angesehen, eine Ansicht, die jedenfalls auf einer Ueberschätzung des Mittels beruht. Dasselbo wirkt aber unzweifelhaft antifermentativ und veranlasst, obgleich es ein Gefässtonicum ist, bei Infektionskrankheiten keine Steigerung der Temperatur, was bei einfachen entzündlichen fieberhaften Zuständen der Fall sein würde.

Komplicirende Abscesse erfordern ausgiebige Incisionen mit antiseptischer Nachbehandlung; das Erysipel des Halses komplicirt sich häufig mit Larynxödem, woraus sich die Nothwendigkeit zur Vornahme von Scarifikationen, Tracheotomie oder Intubationen ergeben kann.

Im Verlauf eines Erysipels des Kopfes und des Nasenrachenraumes entwickelt sich häufig eine Meningitis und muss dann entsprechend behandelt werden. Vielfach sind es allerdings nur cerebrale Symptome, welche eine Meningitis vortäuschen, mit hohen Temperaturen einhergehen und ausschliesslich auf Toxinwirkung beruhen. In solchen Fällen wäre jedenfalls eine hiergegen gerichtete Behandlung zu versuchen. Ich erinnere mich z. B. eines jungen Mannes, bei welchem ich derartige Erscheinungen beobachtete und die Genesung ausschliesslich auf grosse Quantitäten Cognac beziehen kann. Unter derartigen Verhältnissen könnte das MARMOREK'sche Streptokokkenantitoxin die grössten Erfolge erzielen.

19. Diphtherie.

Die im Rachen, der Nase, dem Larynx und an anderen Stellen vorkommenden Pseudo-Membranen unterscheiden sich morphologisch nicht von einander; sie bestehen aus einem feinen Fibrinnetzwerk, in das Rundzellen, Leukocyten und einzelne Erytrocyten eingebettet sind. Die oberflächlichen Auflagerungen sind aus dem umgewandelten Protoplasma der Epithelien hervorgegangen, diejenigen Membranen dagegen, welche das Gewebe durchsetzen, zu Nekrose, Ulceration und (bei Heilung) zu Narbenbildung führen, sind aus der fibrillären Basissubstanz des Bindegewebes der Schleimhäute, seltener der Submucosa und der tieferen Schichten entstanden. Diese von mir bereits 1880 vertretene Ansicht[1]) ist kürzlich wieder von P. BAUMGARTEN (Berl. klin. Wochenschr. 1897 Nr. 31 und 32) energisch verfochten. Seit einigen Jahren ist es üblich, zwischen Pseudo-Membranen, in denen der KLEBS-LÖFFLER'sche Bacillus, und solchen, in denen Streptokokken nachgewiesen werden, zu unterscheiden. Dass die Auffindung dieser Mikroorganismen aber nicht ohne weiteres für das Bestehen einer Erkrankung spricht, beweist schon die Thatsache, dass sie vielfach im Munde vollständig gesunder Personen gefunden sind; als pathologisch oder pathogen sind daher nur derartige in Pseudo-Membranen befindliche Mikroben anzusehen. Der KLEBS-LÖFFLER'sche Bacillus findet sich nur an den oberflächlichen, nicht in den tiefen Schichten der Pseudo-Membranen, die Kokken dagegen dringen in die Tiefe und können hier in grosser Zahl nachgewiesen werden. Um das Fehlen der Bacillen an diesen Stellen zu erklären, hat man sich mit der Hypothese geholfen, dass sie bei dem Ueberwuchern der übrigen Mikroorganismen zu Grunde gehen, hält dabei aber an der Ansicht fest, dass das von ihnen hervorgebrachte Toxin die Symptome und gefährlichen Erscheinungen bei gewissen Formen der Diphtherie hervorruft.

Durch den Nachweis der Bacillen in den Pseudo-Membranen betrachtet man jetzt fast allgemein die Diagnose der Diphtherie als gesichert; werden nur Kokken gefunden, so spricht man von Pseudo-Diphtherie, und bei Vorhandensein beider Arten von einer Mischinfektion. Ganz entschieden falsch ist die Ansicht, dass die Kokken immer weniger virulent sind und eine derartige Infektion nur mit geringen Gefahren verknüpft ist, denn einerseits verlaufen derartige unkomplicirte Fälle häufig schwer, ja selbst letal, und andererseits sind gerade die Mischinfektionen am meisten zu fürchten. Da ausserdem die Streptokokkenerkrankungen ansteckend sind, so ergiebt sich ohne weiteres, dass diese Beurtheilung seitens der Medicinalbehörden und seitens der Aerzte höchst be-

---

[1]) Treatise on diphtheria.

denkliche Folgen haben kann. Trotzdem hat die Unterscheidung der verschiedenen Formen praktisch eine grosse Bedeutung, denn nur die bacillären Erkrankungen und die Mischinfektionen werden durch die Antitoxinbehandlung günstig beeinflusst, während das Mittel bei der Pseudo-Diphtherie völlig versagt. Abgesehen hiervon beziehen sich die folgenden Ausführungen über die Therapie auf alle Fälle, und der kritische Leser wird danach im einzelnen Fall, mag es sich um leichte oder schwere, lokale oder allgemeine, akute oder chronische Erkrankungen handeln, seine Massregeln treffen können. Akute und chronische Fälle lassen sich allerdings nicht streng scheiden, da die Diphtherie keine typisch verlaufende Krankheit ist und sowohl in acht Tagen oder in noch kürzerer Zeit als auch erst nach Monaten ihr Ende erreichen kann. Im letzteren Fall ist häufig neben der Allgemeinbehandlung eine genaue lokale Diagnose und Therapie absolut nothwendig, da Ulcerationen, tonsilläre oder peritonsilläre Abscesse, Konkremente oder andere Fremdkörper in den Tonsillen für die Entstehung oder den protrahirten Vorlauf der Erkrankung von Bedeutung sein können.

Die lokal beschränkte Diphtherie, die diphtherische Infektion des gesammten Organismus und die septische Diphtherie sind nur verschiedene Formen derselben Erkrankung; die erstgenannte kann leicht verlaufen oder auch die Vorstufe der zweiten und dritten bilden, dementsprechend kann die Behandlung einfach oder komplicirt, erfolgreich oder vergeblich sein. Die hierher gehörigen Massregeln betreffen die Prophylaxe, die Lokalbehandlung, die Hebung der Widerstandsfähigkeit gegen das von den Bacillen producirte und im Organismus kreisende Toxin, es wird dadurch ferner eine Entgiftung des Körpers sowie die Beseitigung sekundärer Erscheinungen (Lymphdrüsenschwellungen, Larynxstenose, Nephritis, Lähmungen) anzustreben sein. In vielen Fällen handelt es sich nur um einzelne Indikationen, in anderen werden wir die verschiedensten Mittel kombiniren müssen. Jedenfalls darf man aber nicht vergessen, dass die Diphtherie eine Krankheit ist, bei welcher man einerseits leicht zu wenig thut, andererseits aber auch durch eine hastige und unzweckmässige Polypragmasie dem Kranken schaden kann.

Von der grössten Wichtigkeit ist die Prophylaxe. Die Schwierigkeit derselben ist um so grösser, da es sich nicht nur um direkte Ansteckung, sondern auch um eine Uebertragung durch gesunde Personen handeln kann. Ein derartiges Beispiel hat HERBERT PECK (Lancet 1895, 14. December) mitgetheilt. Haus B. wurde mit grösster Wahrscheinlichkeit von dem nicht an der Erkrankung leidenden Vater inficirt, sein Sohn war gesund, beherbergte aber Bacillen im Rachen und verschleppte die Krankheit nach C. Von hier wurde sie dann nach Haus D. übertragen. Ueber die Weiterverbreitung durch die häufig im Munde gesunder Personen gefundenen Bacillen oder Kokken sind die Akten noch nicht geschlossen, möglicher Weise spielen dabei bis jetzt unbekannte Momente eine Rolle. Wir wissen z. B., dass der Speichel in gewisser Weise desinficirend wirkt, dass er aber diese Eigenschaft dem Diphtheriebacillus (und Pneumococcus) gegenüber am wenigsten entfaltet. Wahrscheinlich sind auch frische Infektionen nicht so gefährlich wie ältere Erkrankungen, bei denen die in den zerklüfteten Tonsillen verborgenen Bacillen eine grössere Virulenz besitzen (E. LEXER, Arch. f. klin. Chir. 1897).

Die Prophylaxe[1]) erfordert die Isolirung eines jeden Diphtheriefalles. In den Wintermonaten soll sich das Krankenzimmer im obersten Stockwerk des Hauses befinden, die Fenster werden so viel wie möglich geöffnet, die Möbel auf das Allernothwendigste beschränkt, das Krankenzimmer in kürzeren Zwischenräumen gewechselt und das Bettzeug häufig erneuert.

Dass der Infektionsstoff sehr fest haftet, beweist das Auftreten von Diphtheriefällen in Räumen, welche vor langer Zeit von Diphtheriekranken bewohnt waren und nicht desinficirt sind, sowie unzweifelhafte Beobachtungen von wiederholten Autoinfektionen. Durch die Krankheit werden nach einiger Zeit das Zimmer, das Bett, Vorhänge, Teppiche inficirt; das in der Rekonvalescenz befindliche Kind macht einen neuen Anfall durch, bessert sich wieder und erkrankt dann zum dritten Male. Ich habe derartige letal endende Fälle gesehen, konnte aber auf der anderen Seite auch Kranke verfolgen, welche sofort nach der Entfernung aus dem Zimmer oder dem Hause genesen sind. Deshalb ist es dringend wünschenswerth, dass das Krankenzimmer und das Bett, wenn irgend möglich, in kurzen Zwischenräumen gewechselt wird.

Kranke aus überfüllten Häusern oder dicht bewohnten Stadtvierteln müssen nach nicht zu grossen Infektionshospitälern überführt werden. Ein einzelnes derartiges Krankenhaus wie das WILLARD PARKER Hospital in New York mit 60 Betten für Scharlach und Diphtherie genügt aber nicht, sondern in einer solchen Stadt müssten mindestens sechs solcher Anstalten existiren, in denen Arme und Reiche, Fremde und Einheimische Aufnahme finden. Ich habe schon vor Jahren die Einrichtung eines Hospitals empfohlen, in welchem an Infektionskrankheiten leidende Fremde untergebracht werden können, denn die in den Hotels, Privatlogis etc. verbleibenden Kranken geben zur weiteren Verbreitung von Scharlach, Diphtherie etc. Anlass. Vor zwei Jahren hat sich denn endlich eine Bewegung zur Gründung eines solchen Krankenhauses geltend gemacht. Wenn die Diphtherie in einem Privat- oder Miethshaus ausbricht und Isolirung der Kranken oder deren Ueberführung in ein Krankenhaus unmöglich ist, so müssen die Gesunden von hier entfernt werden; in grossen Städten müssten stets Vorberei-

---

[1]) cf. Vorschriften der New Yorker Medicinalbehörde, p. 131 ff.

tungen getroffen sein, dass arme Kinder auf diese Weise vor der Ansteckung bewahrt werden können. Wenn die Wohlhabenden sich stets bewusst wären, dass die Uebertragung von den armen Kindern auf ihre eigenen in der verschiedensten Weise (durch Dienstboten, Boten, Schulbesuch, Kleider, welche in den engen Wohnungen der Schneider und Näherinnen oder den überfüllten Arbeitsstuben angefertigt werden) stattfinden kann, würden sie schon aus Egoismus solche Massregeln unterstützen, welche ihnen eigentlich die Humanität diktiren sollte. Jeder Krankheitsfall muss sofort der Medicinalbehörde gemeldet werden; gesunde Kinder aus einer Familie, in welcher Diphtherie herrscht, dürfen die Schule und Kirche erst nach Ablauf der möglichen Inkubation, also 14 oder (nach Anderen) 20 Tage nach dem letzten Zusammensein mit den Kranken wieder besuchen. Bei Ausbruch einer Epidemie wird zuweilen Aussetzen des Unterrichts nöthig, die Lehrer müssen mit der Untersuchung des Rachens vertraut gemacht werden, regelmässige Revisionen der Schulen durch Aerzte, die neuerdings in New York stattfinden, könnten die Weiterverbreitung der Erkrankungen erheblich beschränken. Gesundheitskommissionen müssten die Häuser inspiciren und auf Verbesserungen der hygienischen Verhältnisse dringen. Die leichten Diphtheriefälle bei Dienstboten, Näherinnen, Schneiderinnen, Lehrern, Barbieren, Kellnern etc., welche aus pekuniären Gründen ihre Arbeit nicht einstellen, führen häufig zur weiteren Verbreitung der Krankheit. Bei schweren Epidemien sind die öffentlichen Lokale, Theater, Volksküchen, Eisenbahnwagen, Droschken etc. von den Behörden genau zu überwachen und zu inspiciren. In allen diesen Dingen, welche das öffentliche Wohl betreffen, darf der Geldpunkt keine Rolle spielen. Die Kleider, Betten, das Zimmer und das Haus sind gründlich zu desinficiren; alle im Krankenzimmer benutzten Gegenstände müssen verbrannt oder hier in Desinfektionsflüssigkeiten gebracht werden. Stirbt der Kranke, so ist das Zimmer und der Leichnam zu desinficiren, Leidtragende sind bei der Beerdigung nicht zuzulassen, kein Gegenstand darf, ohne desinficirt zu sein, aus dem Zimmer entfernt oder verschenkt werden.[1])

---

[1]) Der folgende von Dr. Ralston mitgetheilte Fall zeigt recht deutlich, wie gross die Gefahr der Uebertragung ist:

..... „Das Trinkwasser der Familie und die hygienischen Verhältnisse im Hause und der ganzen Umgebung waren ausgezeichnet. Diphtherie ist weder in der Stadt noch in der Nachbarschaft vorgekommen. Das erkrankte Kind ist nicht auswärts gewesen, noch sind Freunde in's Haus gekommen.

„Zuerst handelte es sich um eine in Folge von Erkältung entstandene Mandelentzündung, es bildete sich in der einen Mandel ein Abscess, der sich spontan öffnete. Bis zu diesem Augenblicke war das Kind, abgesehen von geringen auf die Mandelentzündung zu beziehenden Klagen, wohl gewesen, besonders bestanden weder Athmungsbeschwerden noch Heiserkeit. Einen Tag vor dem Durchbruch des Abscesses wollte die Mutter den Rachen des Kindes

Für die individuelle Prophylaxe ist die Beseitigung von Schleimhauterkrankungen des Mundes, des Rachens und der Nase von der grössten Wichtigkeit, denn im Allgemeinen kann man daran festhalten, dass sich die Krankheit nicht in gesunden Schleimhäuten entwickelt. Chronische Nasenkatarrhe mit sekundären Halsdrüsenschwellungen erfordern häufig nur zwei- bis dreimal täglich vorzunehmende Ausspülungen der Nase mit warmem Salzwasser (1:130) event. unter Zusatz von etwas Alaun und (bei älteren Kindern) Verordnung von Gugelwässern. Diese Behandlung muss allerdings Monate und oft Jahre lang fortgeführt werden, und darf, wie A. CAILLÉ mit Recht betont, auf keinen Fall ausgesetzt werden. Bestehen Erosionen, so wird die Heilung durch eine $^1/_2$—$1\,^0/_0$ Höllensteinlösung (in Sprayform) beschleunigt. Nicht selten hat mir die in meiner Jugend für obsolet gehaltene Verordnung von Tinct. Pimpinel. saxifrag. sehr gute Dienste geleistet. Ich verordne dieses bei subakuter und chronischer Pharyngitis und Laryngitis sehr wirksame Mittel mit gleichen Theilen Glycerin und Wasser, lasse Erwachsenen zwei- bis dreistündlich einen Theelöffel dieser Lösung, Kindern entsprechend weniger geben und mache die Kranken zugleich darauf aufmerksam, dass sie nach dem Einnehmen kein Wasser trinken dürfen.

Hypertrophische Tonsillen müssen resecirt und adenoide Vegetationen entfernt werden. Die Operationen sind aber, wenn irgend möglich, in diphtheriefreien Zeiten vorzunehmen, da während einer Epidemie jede Wunde im Munde den Ausgangspunkt für eine Infektion bilden kann. Das Auskratzen der Tonsillen habe ich vollständig aufgegeben, seitdem ich mit der Anwendung des Galvanokauter unter Cocainanästhesie vertraut bin. Eine ein- bis viermalige Ignipunktur auf jeder Seite (ebenso im Nasen-Rachenraum) genügt stets bei vergrösserten Tonsillen und bei tiefgehenden Follikularanginen. Rathsam ist es, nicht beide Seiten gleichzeitig zu kauterisiren, damit die Patienten ohne grosse Beschwerden schlucken können. Der Thermokauter muss zuerst das oberflächliche Gewebe verschorfen und soll nicht sofort in die

---

mit einer Alaunlösung reinigen und benutzte zu diesem Zweck einen Schwamm, den sie vor zwei Jahren bei einem Diphtheriefall zum Auswischen des Rachens gebraucht hatte. Nach zwei Tagen entwickelte sich eine typische Diphtherie mit Betheiligung des Larynx, und das Kind ging nach weiteren drei Tagen septisch zu Grunde. Ehe ich das Kind sah, hatte sich in Folge einer Einreibung im Kieferwinkel eine Blase gebildet; nach Platzen derselben entwickelte sich hier gleichzeitig mit dem Auftreten der Larynxstenose eine graue fest haftende Membran; der Urin enthielt Eiweiss. Die Entstehung der Diphtherie muss auf die Benutzung des Schwammes zurückgeführt werden. Die Familie hatte denselben auf ihren Reisen von Chicago nach Detroit und ihrem jetzigen Wohnort mit sich geführt. Dass es sich in Chicago um Diphtherie gehandelt hat, ist nach Angabe des behandelnden Arztes gar nicht zu bezweifeln; in dem betreffenden Stadttheile herrschte auch damals eine sehr bösartige Diphtherieepidemie mit einer Mortalität von etwa $33\,^0/_0$.

Tiefe gebohrt werden, da es sonst zu schmerzhaften Schwellungen und Eiterungen kommt. Das Cauterium kann auch kalt aufgesetzt und erst nachträglich glühend gemacht werden. Schlitz- und Spaltöffnungen in den Tonsillen werden mit einem kräftigen, mässig gebogenen Haken zerrissen, es kommt dann zur Narbenbildung und Heilung.

Bei Nasenkatarrhen mit Hyperplasie der Mucosa und Submucosa kann dieselbe Behandlung nöthig werden, nach meinen Erfahrungen ist sie aber hier seltener als bei Anomalien der Tonsillen indicirt.

Drüsenschwellungen am Halse sind zu beseitigen, da bei dem innigen Konnex, welcher zwischen ihnen und Mund- und Rachenschleimhaut besteht, eine Verschleppung von Krankheitskeimen leicht möglich ist. In den meisten Fällen wäre ihre Entstehung zu verhüten, wenn nur jedes Gesichts- und Kopfekzem, jede Stomatitis und Rhinitis sofort richtig behandelt würde; auf diese Weise könnten zahlreiche Fälle von Diphtherie, Drüseneiterungen (und daraus resultirende Entstellungen) und Lungenschwindsucht verhütet werden.

Das von einigen Seiten noch immer als Specificum gegen Diphtherie gepriesene Kal. und Natr. chloric. kann wegen seiner günstigen Einwirkung auf die Mundschleimhaut als Prophylacticum benutzt werden, bei der Behandlung selbst wirkt es aber nicht specifisch, sondern trägt nur zur Besserung der katarrhalischen und ulcerösen Processe in der Mundhöhle bei.

Die Diphtherie entwickelt sich selten in gesunden oder anscheinend gesunden Geweben. Die Schleimhaut in der Umgebung der Pseudo-Membranen ist gewöhnlich hyperämisch, schmerzhaft und infiltrirt und wird dann später ebenfalls afficirt. Diese Hyperämie, welche fast immer das erste Stadium der Erkrankung (vor Entstehung der Pseudo-Membranen) bildet, fehlt nur, wenn, wie STOEHR es ausgeführt hat, das Virus sich in den Interstitien zwischen den normalen Epithelien der Tonsillen festsetzt. In einer Reihe von Halskrankheiten, welche während einer Diphtherieepidemie zur Beobachtung gelangen, handelt es sich um eine Pharyngitis, welche nur unter besonders günstigen Umständen zur Entwicklung einer Diphtherie führt. Derartige Fälle kommen in einer Epidemie so häufig vor, dass ich meiner ersten Arbeit über Diphtherie (Amer. Med. Times 1860, 18. August) 200 Fälle genuiner Diphtherie und 185 Fälle von Pharyngitis ohne nachweisbare Membranenbildung zu Grunde legte.

Diese Pharyngitis und die gleichzeitig mit den Membranen zu beobachtende Stomatitis und Pharyngitis wird durch die lokalen und Fernwirkungen des Kal. chloric. günstig beeinflusst. Wenn die Schleimhaut in der Nachbarschaft der Pseudo-Membranen normal ist oder sich zur Norm zurückbildet, so schreitet der Process nicht fort. Der benigne Charakter solcher reinen Tonsillendiphtherien, welche in vier bis sechs Tagen ablaufen, haben dem Kalium chloricum den ganz unverdienten Ruf eines specifisch wirkenden Mittels verschafft. Ein einjähriges Kind soll höchstens 1,0, drei- bis fünfjährige Kinder nicht mehr als 1,5—2,0 pro die erhalten; für Erwachsene beträgt die höchste Tagesdosis 6,0. Das Medikament wird nicht in grossen Einzelgaben, sondern in kleinen und in kurzen Zwischenräumen zu wiederholenden Dosen verabreicht. Ein ein- bis zweijähriges Kind erhält am besten stündlich einen Theelöffel oder halbstündlich einen halben Theelöffel von einer Lösung 1 : 60.

An dieser Stelle muss ich wieder vor dem Gebrauch grösserer Dosen warnen, denn wenn auch Vergiftungen mit chlorsaurem Kalium nicht mehr vereinzelt dastehen und allgemein bekannt sein dürften, so kommen doch auch noch jetzt derartige letal endende arzneiliche Intoxikationen vor. Bei meinen Versuchen, welche ich vor 40 Jahren an mir selbst mit Dosen von 15,0 anstellte, traten gastrische Symptome und heftige entzündliche Erscheinungen seitens der Nieren auf. Ganz ähnlich erging es FOUNTAIN, der wie A. STILLÉ in seiner Materia medica ausführlich beschreibt, nach dem Einnehmen von 30,0 starb. Seit diesem Ereigniss habe ich grosse Dosen perhorrescirt. In GERHARDT's „Handbuch der Kinderkrankheiten“ habe ich eine Reihe mir bekannt gewordener Vergiftungen erwähnt, später habe ich in einem Vortrage (Med. Record, 15. März 1879) den Gegenstand ausführlich behandelt und auf die Gefahren hingewiesen, welche aus dem Gebrauch dieses jetzt allgemein als Hausmittel benutzten Medikaments erwachsen können. In meiner 1880 erschienenen Arbeit (Treatise on diphtheria) habe ich schliesslich alle meine und die wenigen damals von anderen Autoren publicirten Fälle zusammengestellt. Seit dieser Zeit sind zahlreiche weitere Vergiftungen veröffentlicht, und an dem Vorkommen derselben ist gar nicht zu zweifeln, wenn auch noch verschiedene Erklärungen dafür gegeben werden. STOKVIS hat durch eine grosse Versuchsreihe meine ursprüngliche Ansicht, dass der Tod durch eine akute Nephritis herbeigeführt wird, bestätigen wollen; am wahrscheinlichsten ist es aber, dass die durch das Gift herbeigeführte Methämoglobinurie und konsekutive Nephritis den letalen Ausgang veranlasst.

Bei jeder auch anscheinend leichten Diphtherie muss man auf das Auftreten von Herzschwäche gefasst sein. Die Indikationen sind dann klar, die Resultate aber leider oft nicht dauernd; darum spielt die Prophylaxe hier die wichtigste Rolle.

Die Herzschwäche entwickelt sich gewöhnlich allmählich. Die ersten Anzeichen sind erhöhte Frequenz und Irregularität der Herzaktion, Schwäche der Herzkontraktionen und des Pulses und Aussetzen der Herzthätigkeit. Ein sehr ominöses Symptom ist das Auftreten fötaler Herztöne (gleiche Intervalle zwischen Systole und Diastole sowie zwischen Diastole und Systole) und eine zu geringe zeitliche Differenz zwischen dem zweiten (daher kaum mehr hörbaren) und dem ersten Ton.

Die Ursachen der Herzschwäche sind ausser den bei anderen Krankheiten und fieberhaften Zuständen in Betracht kommenden Momenten Degenerationsvorgänge im Myocard und Endocard und den Nerven sowie allmähliche Entstehung von Herzthromben. Diese Veränderungen sind entweder die Folge einer mangelhaften Ernährung der Gewebe, wie man sie auch sonst bei septischen Zuständen beobachten kann, oder beruhen auf einer specifischen Wirkung des Diphtheriegiftes. Die Herzschwäche kann sich, wie erwähnt, allmählich, aber auch ganz plötzlich entwickeln, und es ist daher im einzelnen Falle unmöglich, mit absoluter Sicherheit eine gute Prognose zu stellen, ehe der Patient völlig genesen und in der Rekonvalescenz so weit vorgeschritten ist, dass das Auftreten von Lähmungen ausgeschlossen werden kann.

In erster Linie gilt es den Kräftezustand der Kranken zu erhalten. Vorbedingung hierfür ist, dass sie das Bett unter keinen Umständen verlassen, vor jeder Aufregung behütet werden, ihre — möglichst wohlschmeckenden — Medicinen und die — flüssige — Nahrung in liegender oder halbliegender Stellung einnehmen und auch bei der Verrichtung der Bedürfnisse in dieser Lage bleiben. Das Krankenzimmer wird fleissig gelüftet und verdunkelt, damit die unruhigen Patienten womöglich einschlafen. Diese Unruhe ist in allen Fällen zu beobachten und macht nur bei Auftreten von Sepsis einem prognostisch infaust zu beurtheilenden soporösen Zustande Platz. Bei keiner anderen Erkrankung mit Ausnahme der Pneumonie habe ich so häufig nach Aufregungen der Patienten und geringfügigen Körperanstrengungen wie Aufrichten im Bett den letalen Ausgang erlebt. Pflegerin und Arzt müssen daher für absolute Ruhe sorgen und den Kranken vor jeder Aufregung beim Einnehmen von Medikamenten, bei Injektionen etc. schützen. Niemals dürfen die Vorbereitungen vor seinen Augen getroffen werden. Auf das Entschiedenste ist ferner darauf zu dringen, dass die Patienten unter keinen Umständen zur Ausführung ärztlicher Vorschriften aus dem Bett genommen werden, da sie dadurch in die grösste Gefahr gebracht werden können.

Die Verordnung von Digitalis, Strophantus, Spartein, Coffein, Kampher, Alkohol und Moschus soll nicht aufgeschoben werden, bis sich Herzschwäche und Kollaps entwickelt hat. Das Auftreten derartiger Erscheinungen ist in jedem Falle möglich, und deshalb müssen die Herzstimulantien, welche auf keinen Fall schaden können, schon in Beginn der Erkrankung angewendet werden. Besonders gilt dies für Fälle, in denen Antipyrin oder Antifebrin verordnet wird; übrigens dürfte sich selten eine Indikation für derartige Mittel ergeben, da excessiv hohe Temperaturen bei der Diphtherie nur ausnahmsweise vorkommen. Der Zweck der Be-

handlung besteht aber nicht nur in der Abwendung des letalen
Ausgangs, sondern wir wollen die Kranken cito, tuto et jucunde
wiederherstellen; deshalb ist es rathsam, täglich kleine Gaben
Digitalis in einer leicht assimilirbaren Form nehmen zu lassen.
Soll eine schnelle Wirkung erzielt werden, so giebt man ein- bis
zweimal grössere und im Anschluss daran einige kleinere Gaben
des Extrakts, steht aber zu erwarten, dass der Effekt der Digitalis
nicht schnell genug eintritt, Tinctura Strophanthi (1—6 Tropfen)
oder Spartein sulphuric. (0,006—0,0015 stündlich bis zweistündlich
bei Gefahr in Verzug, sonst viermal täglich).

Ebenso nothwendig ist die frühzeitige Verordnung von Alkohol, und damit darf auf keinen Fall gewartet werden, bis sich
Herzschwäche und Kollaps entwickelt haben. Es soll gar nicht
bestritten werden, dass sich eine Anzahl von Kranken ohne Behandlung bessert, aber mit Sicherheit kann man es nie, auch
nicht bei den scheinbar leichtesten Fällen voraussagen. Hat sich
erst einmal Herzschwäche entwickelt — und dazu kommt es auch
häufig bei dieser zuletzt erwähnten Kategorie, so bleiben unsere
Bemühungen leider nur zu oft ohne Erfolg. Aus diesen Gründen
rathe ich, den Alkohol frühzeitig, häufig und in grossen aber
stark verdünnten Gaben zu reichen; bei septischen Fällen sind
Intoxikationserscheinungen nicht zu befürchten, und wenn auch
zuweilen kleinere Mengen genügten, so kenne ich doch genügend
Fälle, bei denen 90—120 Gramm Brandy oder Whisky wirkungslos blieben und erst nach Verabreichung von 300 Gramm ein
Effekt sichtbar wurde.

Ein vortreffliches Herztonicum ist ferner das Coffein (event.
durch Kaffee zu ersetzen), dessen Anwendung nur durch Kongestionszustände des Gehirns contraindicirt wird. Für dringende
Fälle sind subkutane Injektionen von dem leicht löslichen Coffein.
natr.-benzoic. oder natr.-salicylic. (0,06—0,3) am meisten zu
empfehlen. Kampher kann in Tagesdosen von 0,3—1,25 als
Kampherwasser oder in einem schleimigen Vehikel gegeben werden
und hat nicht die unangenehme Wirkung auf den Magen wie das
Ammonium carbonicum; zu subkutanen Injektionen eignet sich
am besten eine Lösung von Kampher (1) in Oel (4—5), die Wirkung ist eine sehr rasche und die Einspritzungen sind den Kranken
weniger unangenehm als Aetherinjektionen. Bei Auftreten bedenklicher Symptome, besonders wenn die Temperatur nur wenig ansteigt, ist regelmässig von Strychnin Gebrauch zu machen und davon
mehr als ein momentaner Erfolg zu erwarten. Die Dosis für ein
dreijähriges Kind beträgt $^1/_2$ mg dreimal täglich, in schwereren
Fällen können auch grössere Gaben event. subkutan verabreicht
werden. Von den innerlich zu nehmenden Mitteln wirkt unter
diesen Verhältnissen der sibirische Moschus am kräftigsten. Ich
lasse das Mittel mit einem schleimigen Vehikel in grossen Dosen
und kleinen Zwischenräumen geben. Bessert sich die Herzaktion

bei einem zwei- bis dreijährigen Kinde nach 0,6—0,9 in drei bis
vier Stunden nicht, so ist die Prognose sehr schlecht.

Einen wichtigen Theil der Therapie bildet die Lokalbehandlung der Pseudo-Membranen. Leider sind sie derselben nur an
solchen Stellen zugänglich, wo sie verhältnissmässig am wenigsten
zu Bedenken Anlass geben, nämlich an den Tonsillen. Denn
da das Lymphgefässsystem derselben nur wenige direkte Beziehungen zu dem lymphatischen Apparat des übrigen Körpers hat,
sind diese Diphtheriefälle prognostisch bei weitem am günstigsten
zu beurtheilen. Die Erkrankung ist gewöhnlich in fünf bis sieben
Tagen abgelaufen, daher die angeblichen Erfolge durch Aetzen,
Kauterisiren, Auskratzen, Pinselungen etc. Höchstens bei sehr
ruhigen und gehorsamen Kindern ist es möglich, mit dem Galvanokauter, der Karbolsäure, dem Tannin-Glycerin, dem Ferr. sesquichlorat. oder subsulphuric. die Membranen allein zu treffen, sondern
fast immer wird das Epithel in der Umgebung dabei verletzt und
dadurch die günstigste Bedingung für das Weiterschreiten des
diphtherischen Processes geschaffen. Ausserdem dürfen wir nicht
vergessen, dass es sich nicht um Auflagerungen auf die Schleimhaut handelt, welche leicht entfernt werden können, sondern dass
wir es mit einer pathologischen Veränderung der mit Pflasterepithel bedeckten obersten Stromaschichten der Tonsillen zu thun
haben. Bei der Lokalbehandlung darf jedenfalls keine Gewalt
angewendet werden; durch Naseninjektionen oder Irrigationen
können gleichzeitig die Tonsillen und der Nasenrachenraum gereinigt werden, so dass eine anderweitige Behandlung dieser Theile
überflüssig wird. Eine derartige Therapie ist ausserdem viel
leichter durchzuführen, da die Kinder dabei weniger Widerstand
leisten als bei dem gewaltsamen Oeffnen des Mundes. Wenn eine
Lokalbehandlung ohne Schwierigkeiten möglich ist, so können die
Membranen mehrmals täglich mit Jodtinktur oder einem Tropfen
koncentrirter Karbolsäurelösung gepinselt werden. Alle trocknen
Substanzen reizen und lösen Hustenanfälle aus; ich verwerfe daher
alle Pulver mit Ausnahme von Calomel und Jodol, denen vielleicht
eine günstige Wirkung nicht abzusprechen ist, immerhin haben
auch sie die erwähnten unangenehmen Nebenwirkungen. Schlecht
schmeckende und riechende Medikamente wie Schwefel, Jodoform
und Chinin sind zu vermeiden; der Vollständigkeit halber mag
schliesslich noch erwähnt werden, dass Zucker und Kochsalz als
Panaceen empfohlen sind.

Bei schwerer septischer Diphtherie soll angeblich der Liquor
ferri sesquichlorat. besonders wirksam sein, ich habe aber bei
häufiger Anwendung mit der von mir in die Therapie dieser Erkrankung eingeführten Tinct. ferr. chlorat. dieselben, wenn nicht
bessere Erfolge erzielt; die LÖFFLER'sche Lösung (Alkohol 60,
Toluol 36, Liq. ferr. sesquichl. 4) hat keinen Vorzug vor anderen
Mitteln. Injektionen von Karbolsäure oder Chlorwasser in das

Gewebe der Tonsillen sind zu widerrathen, übrigens würde man damit auch nur die für den Gesammtorganismus am wenigsten gefährlichen Krankheitsherde treffen.

Wasserstoffsuperoxyd ist ein zweischneidiges Schwert, denn es wirkt zwar desinficirend, bringt aber auch das lösliche Eiweiss der Gewebe zur Gerinnung. Es bilden sich dabei mehr oder weniger ausgebreitete verfärbte und Pseudo-Membranen ähnliche Niederschläge, die häufig das Bestehen einer Diphtherie vortäuschen. Nach ihrer Abstossung bleibt eine wunde Fläche, und dadurch wird einer neuen Kokken- oder Bacilleninvasion Vorschub geleistet. Häufig tritt in derartigen Fällen erst Besserung ein, nachdem an Stelle des Wasserstoffsuperoxyds eine einfache lokale Behandlung mit Kalkwasser verordnet wird. Nach einigen Autoren soll die Anwesenheit von Säure in dem Mittel Ursache der schädlichen Wirkung sein, während andere grade hierauf den guten Effekt zurückführen.

Zur Auflösung der Membranen ist Papayotin oder Papain, das sich in 20 Theilen Wasser löst, injicirt, zerstäubt oder aufgepinselt worden; ich habe eine stärkere Koncentration (in zwei bis vier Theilen Wasser und Glycerin) zur Behandlung der Nase, des Rachens und der Trachea (durch die Tracheotomiewunde) benutzt. Von einer chemischen Fabrik wird ein anderes ähnliches Präparat Papoid empfohlen; ausserdem ist das Trypsin zu dem gleichen Zwecke verwendet worden. Sehr viel kommt bei Gebrauch des Papayotins auf die Art der Anwendung an; in Pulverform ruft es einen dauernden Reizzustand des Rachens hervor. Die Hyperämie und das geringe Exsudat im Rachen verschwindet, sobald Spülungen mit schwachen Alaunlösungen gemacht werden.

Bei der Nasendiphtherie ist nur durch sofortige Einleitung einer energischen Lokaltherapie mit desinficirenden und reinigenden Ausspülungen der ungünstige Ausgang abzuwenden. Zögert man damit, so wird das Gift durch die Lymph- oder oberflächlichen Blutgefässe, an denen die Nasenschleimhaut sehr reich ist, verschleppt, und es kommt zur allgemeinen Sepsis. Bei konsequenter Durchführung dieser desinficirenden oder einfach reinigenden Injektionen (stündlich einen oder mehrere Tage lang) bildet sich die konsekutive Schwellung der Drüsen, speciell der Submaxillardrüsen, zurück, und der Allgemeinzustand bessert sich. In einer Reihe von Fällen findet die Infektion des Organismus aber nicht auf dem Wege der Lymphbahnen sondern durch die dünnen und brüchigen Blutgefässe statt; dabei beobachtet man im Anfangsstadium eine mehr oder weniger sanguinolente Beschaffenheit des Nasenausflusses.

In selten vorkommenden Fällen ist mit den Einspritzungen nichts zu erreichen, es handelt sich dann um eine vollständige Ausfüllung der Nasenhöhle mit pseudo-membranösen Massen, welche nur unter Anwendung einer gewissen Gewalt entfernt werden können. Zuweilen gelingt die Einführung einer silbernen Sonde, welche in Karbolsäure getaucht oder mit befeuchteter (50—90$^0/_0$ Karbolsäure) Watte umwickelt ist, erst nach mehrfachen Versuchen. Meistens kann man dann später wieder zu Injektionen oder Irrigationen übergehen, doch beobachtet man gelegentlich auch Fälle, in denen die Nasenhöhle bereits nach wenigen Stunden wieder mit den Pseudo-Membranen angefüllt ist und das zuerst beschriebene Verfahren wiederholt werden muss.

Zu den Einspritzungen sind angewärmte, nicht zu koncentrirte Lösungen zu benutzen, also 6$^0/_{00}$ Natr. chlorat., 4$^0/_0$ Ac. boric., Sublimat (1 : 5000 unter Zusatz von 35 Theilen Natr. chlorat.), Kalkwasser und Papayotin oder Natr. subsulphuros. Aus der Aufzählung dieser Mittel ergiebt sich ohne weiteres, dass sie theils zum Ausspülen und Lösen, theils zum Desinficiren dienen sollen. In gleicher Weise könnten auch 1$^0/_0$ oder schwächere Karbolsäurelösungen benutzt werden; es ist aber dabei die allergrösste Vorsicht am Platze, da ein beträchtlicher Theil verschluckt wird, und dies für alle Kinder, besonders für ganz junge Säuglinge durchaus nicht gleichgültig ist.

Die gebräuchlichen Spritzen sind meistens unpraktisch; während ich früher gewöhnliche Ohrenspritzen aus Hartgummi mit abgestumpfter Spitze benutzte, bin ich jetzt zu kurzen kräftigen Glasspritzen, die mit einem Stück Drain armirt werden, übergegangen; jedenfalls muss die Spitze der Spritze gross, stumpf und weich sein.

Wenn die Kinder sich nicht aufrichten können oder sollen, so lasse ich dieselben Lösungen mit einem Nasenschiffchen, einem Löffel oder mit einem gewöhnlichen DAVIDSON'schen Zerstäuber, der mit einem kurzen Stück Gummischlauch armirt ist, einbringen. Auf diese Weise kann die Reinigung stündlich oder noch häufiger vorgenommen werden, ohne dass die Kinder, welche im Bett bleiben, dadurch erheblich gestört werden. Die Spritze muss der Grösse der Nasenöffnung entsprechend ausgewählt werden; ein Spray ist nie so wirksam wie Injektionen oder Irrigationen.

Einen oder zwei Tage lang müssen diese Injektionen stündlich gemacht werden, und man darf sich nicht davor scheuen, die Kinder aus dem soporösen septischen Zustande aufzuwecken, denn anderenfalls sind sie unzweifelhaft verloren.

Leider werden derartige Einspritzungen häufiger verordnet als richtig ausgeführt. Wie häufig ist mir versichert, dass Tage lang stündlich Injektionen gemacht seien, und trotzdem nahmen die Drüsenanschwellungen und septischen Erscheinungen zu! Ich glaube nie, dass die Wärterin dieselben richtig gemacht hat, ehe ich sie nicht selbst überwacht habe; dabei kann man häufig beobachten, dass sie die Spritze vertikal und nicht horizontal vorschiebt, und dass die Flüssigkeit aus demselben Nasenloch wieder abfliesst. Die Spritze oder der Spray sind bei der Behandlung der Nasendiphtherie vollständig unentbehrlich; die Pflegerin muss immer und immer wieder darauf aufmerksam gemacht werden, dass von der richtigen Ausführung der Vorschriften das Leben des Patienten abhängt, und daran gewöhnt werden, dem Arzt bei jedem Besuch zu berichten, dass das Wasser durch das andere Nasenloch oder den Mund abgeflossen oder verschluckt ist.

Das ganze Verfahren ist sehr einfach und darf für beide Nasenlöcher höchstens eine halbe Minute in Anspruch nehmen. Das Kind wird von der Wärterin, welche die Injektion machen will, vorsichtig aufgerichtet, sie selbst sitzt auf dem Bett hinter dem Patienten und stützt den Kopf desselben mit ihrer Brust; eine zweite Person hält die Hände des Kindes, dem ein Handtuch vorgelegt ist. Die Spritze wird von der hinter dem Kranken sitzenden Wärterin horizontal eingeführt und vorsichtig geleert. Damit keine Zeit verloren geht, ist schon vorher eine zweite Spritze gefüllt, welche in die andere Nasenöffnung eingeführt wird. Wenn, wie es äusserst selten vorkommt, trotz grosser Vorsicht beim Injiciren über Ohrenschmerzen geklagt wird, so muss man noch behutsamer zu Werke gehen, den Spray anwenden oder die Flüssigkeit mit einem Löffel, einem Tropfglas oder einem Nasenschiffchen einflössen.

Bei diesen so einfachen Manipulationen werden viele Fehler begangen. Das kranke Kind wird durch die vor seinen Augen getroffenen Vorbereitungen aufgeregt und unruhig, und die Pflegerin lässt es bei der Ausführung der ärztlichen Vorschriften an der nöthigen Vorsicht fehlen.

Erweichung und Lösung der Pseudo-Membranen sucht man vielfach durch Einathmung von Wasserdampf zu erzielen; derartige Inhalationen sind bei Katarrhen der Schleimhäute und häufig auch bei entzündlichen und diphtherischen Affektionen entschieden nützlich. Die Sekretion der Schleimhäute wird dadurch vermehrt, das Sekret selbst verflüssigt und die Abstossung der Pseudo-Membranen begünstigt, der Effekt ist um so ausgesprochener, je mehr Schleimfollikel sich unter dem cylindrischen oder Flimmerepithel befinden. Daraus erklärt sich die gute Wirkung bei der tracheo-bronchialen Diphtherie. Ich habe daran leidende Kinder Tage lang in kleinen Badezimmern gelassen, so dass sie andauernd die heissen Dampfwolken einathmen mussten, und auf diese Weise verschiedentlich Heilung erzielt. Durch Zerstäubung von kaltem Wasser erreicht man nicht dieselben Erfolge, ebenso nicht bei Benutzung der patentirten Inhalationsapparate.

Handelt es sich aber mehr um Pflasterepithel als um Cylinderepithel, sind nur wenige Schleimfollikel vorhanden und ist die Pseudo-Membran fest adhärent — z. B. an den Tonsillen — so wird man von derartigen Inhalationen absehen, denn die feuchte Wärme erweicht die noch gesunde Schleimhaut und begünstigt so das Fortschreiten des Krankheitsprocesses. Man muss also die für eine solche Behandlung geeigneten Fälle sorgsam auswählen und dabei auch an die Zufuhr von frischer Luft in das mit den Dämpfen angefüllte Zimmer oder Zelt denken.

Empfehlenswerth sind ferner Einathmungen von Medikamenten in Dampfform. Zu diesem Zweck hält man andauernd auf einem Kamin, einem Ofen (nicht auf den überhaupt verwerflichen Dauerbrandöfen) oder auf einer Spirituslampe (nicht auf einer Gasflamme, welche viel Sauerstoff verbraucht) Wasser kochend und fügt demselben stündlich einen Esslöffel Terpentinöl und event. auch einen Esslöffel Karbolsäure zu. Die Luft wird auf diese Weise mit dem Wasserdampf und den verdampften Medikamenten gesättigt, so dass der Kontakt mit der Schleimhaut des Rachens und der Athmungsorgane gesichert ist.

Wenn auch eine günstige Einwirkung dieser Wasserdampfinhalationen auf die Absonderung der Schleimhäute zuweilen nicht zu verkennen ist, so ist der Effekt doch nicht annähernd ein so bedeutender wie nach dem Trinken grosser Quantitäten Wasser, (dem event. etwas Alkohol zugesetzt werden kann). Die Pseudo-Membranen erweichen auf der durch reichliches Sekret durchfeuchteten Schleimhaut und stossen sich dann leichter ab.

Ein altes und recht wirksames Verfahren zur Entwicklung grosser Mengen Wasserdampf ist das Löschen des Kalkes; die Methode hat gleichzeitig den Vortheil, dass der Kalk mit den erkrankten Parthien in Berührung kommt. Bei dem Löschen des Kalkes schlägt sich derselbe auf allen im Zimmer befindlichen Gegenständen nieder, und es wird also auch eine lokale Wirkung auf die Rachenorgane ermöglicht, während der Spray mit Kalkwasser in dieser Beziehung so gut wie wirkungslos ist.

Um durch Steigerung der Sekretion der Schleimhaut Erweichung der Pseudo-Membranen herbeizuführen, hat GUTTMANN sich der Folia Jaborandi oder des Pilocarpins bedient und die Mittel als Panaceen bei allen Formen der Diphtherie empfohlen. Bei innerlichem Gebrauch und durch wiederholte subkutane Injektionen des Alkaloids wird allerdings die Absonderung der Schleimhäute erheblich vermehrt, es tritt dabei aber auch Herzschwäche auf, so dass ich nur in wenigen Fällen diese Behandlung genügend lange fortführen konnte, sondern davon gewöhnlich sehr bald absehen musste. Ich fühlte mich deshalb auch schon 1880 verpflichtet, vor dem kritiklosen Gebrauch des Mittels bei Diphtherie zu warnen; dasselbe hat also das Loos zahlreicher anderer Mittel und Behandlungsmethoden getheilt, welche unfehlbar sein sollten, in praxi aber versagten.

Die diphtherische Adenitis, die Schwellung der Halsdrüsen am Kieferwinkel, welche, wie ich schon oben bemerkte, als ominöses Symptom anzusehen ist, weist auf eine von der Nase oder dem Nasen-Rachenraum ausgehende Infektion hin. Die Behandlung besteht hauptsächlich in Desinfektion der resorbirenden

Flächen; weniger wichtig, wenn auch vielleicht nicht völlig überflüssig, ist eine direkte Lokalbehandlung der Drüsen. Das Auflegen einer nicht zu schweren Eisblase kann von Nutzen sein; von dem Gebrauch einer $10\,\%$ alkoholischen Karbolsäurelösung ist abzurathen, da sie die Haut reizt und die Patienten in Folge davon aufgeregt werden. Einreibungen können durch die dabei ausgeübte Massage günstig wirken, bei einem Zusatz gewisser leicht resorbirbarer Medikamente sind etwas bessere Erfolge davon zu erwarten. Die gewöhnliche Jodkaliumsalbe ist wirkungslos, viel leichter wird eine Mischung von Jodkalium und Glycerin $(1:3-5)$ resorbirt. Nach Einreibung einer solchen Salbe, der gleiche Theile Wasser, etwas animales Fett und die sechs- bis achtmal so grosse Menge Lanolin zugesetzt sind, ist das Jod bereits nach wenigen Stunden im Urin nachweisbar. In ähnlicher Weise kann das Jodoform benutzt werden, dagegen wende ich die früher von mir empfohlenen Jodoform-Aether-Injektionen wegen ihrer grossen Schmerzhaftigkeit nicht mehr an. Einreibungen mit grauer Salbe wirken nicht schnell genug, die Oleate wirken lokal zu reizend; Lanolinsalben sind unschädlicher und deshalb mehr zu empfehlen. Das beste Verfahren, die Rückbildung der Drüsen zu begünstigen und die Prognose besser zu gestalten, besteht demnach in der Reinigung und der Desinfektion des primären Krankheitsherdes. Ebenso selten wie prognostisch ungünstig sind Vereiterungen der Drüsen; bei den ausgiebig zu machenden Incisionen findet man gewöhnlich nur wenig Eiter, sondern hauptsächlich zerfallene Drüsensubstanz und gangränöses Bindegewebe; nach gründlicher Auskratzung wird die Höhle mit koncentrirter Karbolsäurelösung energisch desinficirt. Zuweilen treten dabei Blutungen auf, die event. schwer zu stillen sind und, wie in einigen meiner Fälle, den Exitus herbeiführen können. Unter diesen Umständen ist die Karbolsäure contraindicirt, durch Kompression, Anwendung des Glüheisens oder Umstechung muss man versuchen, der Blutung Herr zu werden. Liquor. ferr. sesquichlorat. darf ebenfalls nicht dazu benutzt werden, denn unter dem dadurch entstehenden Schorf geht die Resorption septischen Materials hier ebenso wie nach der gleichen Behandlung der Uterusschleimhaut weiter. Als gutes Stypticum ist eine wässerige Antipyrinlösung $(1:5-7)$ zu empfehlen.

Bei der gewöhnlichen Rachendiphtherie kann man die innere und örtliche Behandlung kombiniren. Seit vierzig Jahren benutze ich zu diesem Zweck die Tinct. ferri chlorat.. welche zugleich adstringirend und antiseptisch wirkt. Da ebenso viel auf den Kontakt mit den erkrankten Parthien wie auf die Allgemeinwirkung ankommt, so muss das Medikament häufig, etwa in Zwischenräumen von $^1/_4$ bis 1 Stunde, gegeben werden. Die Tagesdosis für ein einjähriges Kind beträgt 3,0—4,0, für ein vier- bis fünfjähriges Kind 8,0—12,0; dieselbe wird in soviel Wasser auf-

gelöst, dass die Einzelgabe $^1/_2$—1 Theelöffel beträgt, also etwa
4,0—8,0 Tinct. ferri chlorat. mit 120,0 Aq. dest. Von dieser
Mischung, der eine geringe Menge Kal. chloric. zugesetzt werden
kann, nimmt der Kranke alle 20 Minuten einen halben Theelöffel. Nach der Medicin darf kein Wasser getrunken werden.
Im allgemeinen wird sie gut vertragen, in einzelnen Fällen macht
allerdings das Auftreten von Diarrhöen Aussetzen derselben nöthig.
Als Zusatz eignet sich Syrup nicht so gut wie Glycerin, das
10—15$^0/_0$ der Mischung ausmachen kann. Zuweilen — wenn
auch nur selten — wird auch das letztere nicht vertragen, jedenfalls muss man bei diarrhoischen Erkrankungen davon absehen.
Immerhin sind die Fälle selten, in denen man dazu gezwungen
wird, denn der Magen verträgt das Glycerin sehr viel besser
als das Rectum.

Ich weiss nun sehr wohl, dass der Erfolg einer Behandlung
durchaus nicht immer auf das oder die benutzten Medikamente
zurückgeführt werden darf, aber ich habe doch bei der eben beschriebenen Verordnung der Tinct. ferr. chlor. in so vielen schweren
Fällen einen günstigen Verlauf beobachtet, dass meine früher
ausgesprochene Ansicht über den Werth dieses Mittels nicht erschüttert ist. Auf der anderen Seite darf man aber nicht vergessen, dass auch Erkrankungen vorkommen, in denen von dieser
Therapie abgesehen werden muss, hier beherrschen die Symptome
der Sepsis das Krankheitsbild derartig, dass weder das Eisen noch
sonstige rationelle therapeutische Massnahmen den rapiden Verlauf
aufhalten können. In Fällen von Nasen-Rachendiphtherie mit
ausgebreiteten Drüsenschwellungen, schwacher Herzaktion, schnellem
Puls und ausgesprochener Sepsis ist nur noch durch allgemeine
Excitation und Kräftigung der Herzthätigkeit der ungünstige
Ausgang möglicher Weise abzuwenden, und der Gebrauch des
Eisens verbietet sich schon durch die geringe Resorptionsfähigkeit
des Magens. Unter diesen Umständen muss man zu Gunsten des
Alkohols auf das Eisen verzichten.

Ebenso genügt das Eisen nicht, wenn sich die Erkrankung
hauptsächlich im Larynx lokalisirt hat; bei dem diphtherischen
Croup würde man durch eine solche Behandlung nur die kost-
bare Zeit vergeuden.

Das wirksamste Medikament bei diesem pseudo-membranösen
Croup, der diphtherischen Laryngitis und bei der (Rachen- und
Nasen-) Diphtherie überhaupt ist das Quecksilber. Calomel ist
häufig in grossen und kleinen Dosen versucht und sehr gelobt;
meine eigenen Erfahrungen über den Werth des Quecksilbers
habe ich bereits vor längerer Zeit (Med. Revue, 24. Mai 1884)
gleichzeitig mit Dr. THALLON (Brooklyn) publicirt. Seitdem ich
das Quecksilber (in der Hauptsache Sublimat) benutze, hat sich
meine frühere Ansicht über die Wirkungslosigkeit der internen
Therapie bei der Larynxdiphtherie, dem pseudo-membranösen

11*

Croup, geändert. Bis zu diesem Zeitpunkt war ich auf Grund eigener (und fremder) Erfahrungen überzeugt, dass $95\,^0/_0$ aller derartiger Fälle unrettbar verloren seien. Meine Statistik basirt auf einem grossen Krankenmaterial, denn ich habe während der letzten 30 Jahre (etwa bis 1890) mehr als 600 Tracheotomien ausgeführt, bei mindestens ebenso vielen Operationen assistirt und nach annähernder Schätzung wenigstens 1000 Fälle von Larynxdiphtherie behandelt, welche nicht operirt wurden. Von 1883 bis 1890 habe ich sicherlich 200 Fälle, vielleicht auch eine grössere Zahl, gesehen und durchaus nicht selten (es handelte sich um die verschiedensten Altersstufen vom vierten Monat an aufwärts) Heilung beobachtet. In allen diesen Fällen wurde stündlich Sublimat gegeben; die kleinste von mir für ein viermonatliches Kind verordnete Tagesdosis beträgt 0,015, diese Anfangsdosis wurde einige Tage beibehalten und dann etwas verringert, drei- bis fünfjährige Kinder können täglich 0,03 vier bis acht Tage oder länger in Einzelgaben von 0,001—0,002 nehmen. Bei der richtigen Verdünnung (1 : 6000—10000 Wasser oder Whisky mit Wasser) beobachtet man niemals eine Stomatitis und nur ausnahmsweise störende Magen-Darmerscheinungen. Das Auftreten derselben in einigen wenigen Fällen konnte stets auf eine ungenügende Verdünnung (1 : 2000—3000) zurückgeführt werden; übrigens genügten dann stets kleine Opiumgaben, um sie zum Schwinden zu bringen.

Der Erfolg dieser Behandlung hängt hauptsächlich von dem Zeitpunkt, in welchem sie einsetzt, ab. Die Ausführung der Tracheotomie oder Intubation wird gewöhnlich erst nach Ablauf einiger Tage nöthig und kann durch die rechtzeitige Verordnung von Quecksilber häufig vermieden werden. Auch wenn die Operation nicht zu umgehen ist, muss nach derselben die gleiche Behandlung sorgfältig fortgeführt werden. Ich kann versichern, dass mit Einführung dieser Quecksilberbehandlung im Jahre 1882 der Procentsatz der Genesungen nach Tracheotomien bedeutend grösser geworden ist, und die gleiche Beobachtung hat eine ganze Reihe mir bekannter New Yorker Aerzte gemacht.

Meine Erfahrungen mit dem Sublimat beziehen sich hauptsächlich auf Larynx- und Bronchialdiphtherie, den pseudo-membranösen Croup und die fibrinöse Bronchitis, und gerade hier hat sich das Mittel besonders bewährt. In den seltensten Fällen handelt es sich allerdings um eine lokalisirte Erkrankung, denn bei uns schreitet die Kehlkopfdiphtherie gewöhnlich nach unten fort und komplicirt sich mit Nasen- und (oder) Rachendiphtherie. Auch bei der nicht selten, besonders bei Nasendiphtherie, sich entwickelnden Sepsis ist dadurch häufig noch ein günstiger Verlauf erreicht worden.

Eine andere Methode der Quecksilberbehandlung, welche besonders für die Laryngitis crouposa passt, besteht in der Einathmung der Dämpfe, welche sich bei der Erhitzung von Calomel entwickeln.

Bei jedem Diphtheriefall können Veränderungen und Komplikationen auftreten, welche einer besonderen Behandlung und einer sehr sorgsamen ärztlichen Beobachtung bedürfen. Ich erinnere hier nur an das häufige Auftreten von Herzschwäche, deren bedenkliche Folgen durch eine rechtzeitig einsetzende Therapie abgewendet werden können; die von mir an anderer Stelle besprochene Prophylaxe (oder Behandlung) der Herzschwäche ist bei der Diphtherie von ganz besonderer Wichtigkeit, und der therapeutische Nihilismus hat hier die allerbedenklichsten Folgen.

Parenchymatöse, interstitielle und Glomerulo-Nephritiden sowie die verschiedenen Formen der Pneumonien kommen häufig als Komplikationen oder Nachkrankheiten der Diphtherie vor; die Behandlung ist in den betreffenden Kapiteln nachzulesen; das Gleiche gilt für ein im Verlauf der Diphtherie sich etwa entwickelndes Glottisödem. Bei der Diphtherie der Haut und der Sexualorgane sind desinficirende Salben, nach meiner Ansicht am besten Jodoformsalben (1 : 8—12 Fett), anzuwenden.

Für die diphtherischen Lähmungen lassen sich durch anatomische und histologische Untersuchungen verschiedene Ursachen auffinden, die Behandlung wird aber in allen Fällen nach bestimmten gleichen Indikationen geleitet werden müssen. In erster Linie handelt es sich, worauf ganz besonders aufmerksam gemacht werden muss, um Kräftigung des Herzens durch Herztonica, speciell Digitalis; ein dreijähriges Kind kann einen Monat lang täglich 0,2 der Drogue oder entsprechende Mengen der Präparate, z. B. 0,06 des Extrakts, erhalten. Ueberhaupt verlaufen viele akute und die meisten chronischen Erkrankungen günstiger, wenn den übrigen Medikamenten regelmässig ein Herztonicum zugesetzt wird.

Im übrigen besteht die Behandlung in der Verordnung von leicht assimilirbaren Eisenpräparaten (bei guter Verdauung) und von Präparaten der Nux vomica, speciell von Strychnin (Tagesdosis für ein dreijähriges Kind 0,002 in drei bis vier Gaben), in Abreibungen und Massage des Oberkörpers und der Extremitäten mit heissem Wasser, Oel oder verdünntem Alkohol und der Anwendung des faradischen oder galvanischen Stromes nach den an anderer Stelle gegebenen Regeln. Die Lähmung der Respirationsmuskeln ist höchst bedenklich und kann in kurzer Zeit zum Exitus führen; in solchen Fällen erweisen sich die Anwendung des galvanischen Stromes in kurzdauernden aber häufigen Sitzungen sowie subkutane Injektionen von Strychnin sulphur. (in grösseren Dosen als gewöhnlich empfohlen wird) entschieden nützlich. In einem meiner Fälle konnte nur durch eine solche drei Tage lang fortgesetzte Behandlung unter gleichzeitiger Benutzung des Induktionsstromes und der SILVESTER'schen Methode (bei völligem Stillstand der Respiration) das Leben des Kranken gerettet werden. In einigen wenigen Fällen von diphtherischer Lähmung schien

die Anwendung des Antitoxins einen Erfolg zu haben; andere
Arten der Lähmung (Hemiplegie, Ataxie) erfordern eine ähnliche,
je nach den besonderen Symptomen zu modificirende Therapie.

Fast alle Zweifler an den Erfolgen der Antitoxinbehandlung
sind jetzt bekehrt; wenn auch nicht immer so befriedigende
Resultate erzielt werden, wie z. B. durch die Schilddrüsentherapie
beim Myxödem, so müssen wir doch nach den günstigen Erfahrungen bei der überwiegenden Mehrzahl der Fälle jene Heilmethode als einen weit grösseren Gewinn ansehen. Jeder Arzt
hat heute das Recht oder vielmehr die Pflicht, sich ihrer zu be-
dienen, und es wäre bitter zu beklagen, wenn äussere Gründe
uns die Anwendung unmöglich machen würden, so dass wir uns
ausschliesslich auf die oben geschilderte Therapie verlassen müssten.
Bei den schwersten Diphtheriefällen treten die verschiedensten
Erscheinungen auf, welche eine Behandlung mit dem Gegengift
des im Organismus kreisenden Toxins absolut nothwendig machen;
denn als ein specifisches Antidot müssen wir das Antitoxin betrachten, wenn auch nicht alle Erkrankungen an Diphtherie dadurch geheilt werden, eine Beobachtung, welche wir in gleicher
Weise bei der Chininbehandlung der Malaria und der Quecksilberbehandlung der Syphilis machen können. Die dreihundert, fünf-
hundert, tausend Fälle von HEUBNER, BAGINSKY, ROUX, die zahlreichen in Wien, Paris und Amerika behandelten Fälle ermöglichen uns ein Urtheil über den Werth dieser Therapie. Von
allen Beobachtern wird bestätigt, dass der Erfolg um so sicherer
ist, je früher die Injektionen gemacht werden, einzelne Autoren
sind sogar der Ansicht, dass durch die Einleitung der Behandlung
am ersten Tage ein ungünstiger Ausgang stets abzuwenden sei.

Nach BEHRING sollen der Schwere des Falles entsprechend
600, 1000 oder 1500 Antitoxineinheiten eingespritzt werden, dabei sind Körperstellen, welche dem Druck möglichst wenig ausgesetzt sind, zu wählen; die gleiche Dosis wird zum zweiten Mal
injicirt, wenn innerhalb 24 Stunden keine Besserung aufgetreten
ist. Eine Antitoxineinheit entspricht 1 ccm des sogenannten
Normalserum; unter Normalserum versteht man das Blutserum
eines immunisirten Thieres, von dem $^1/_{10}$ ccm im Stande ist, die
zehnfache Menge der für ein 300 g schweres Meerschweinchen
letalen Toxindosis unschädlich zu machen.

Nach den übereinstimmenden Beobachtungen aller Autoren,
scheinen sofort nach den — subkutan, nicht intramuskulär zu
machenden — Injektionen bedenkliche Erscheinungen überhaupt
nicht oder doch nur höchst selten aufzutreten; die Injektionsstelle
wird mit steriler Gaze bedeckt oder mit Jodoformkollodium verschlossen. Ausser belanglosen Erscheinungen an der Injektionsstelle (Röthung, Erythem, Urticaria) treten zuweilen in der Rekonvalescenz nicht unbedenkliche Nebenwirkuugen des Antitoxins
auf; beobachtet sind Urticaria, polymorphe Exantheme, Petechien

und Suggilationen, excessive Transpiration, Drüsenschwellungen, heftige Schmerzen und Anschwellungen der Füsse, der Beine und Gelenke, Pruritus recti, starkes Erbrechen und Diarrhoe. RAUSCHEN-BUSCH sah bei seiner vierjährigen Tochter, welcher zwei Jahre früher während einer Erkrankung an Diphtherie 600 Einheiten injicirt waren, nach 200 (zur Immunisirung eingespritzten) Einheiten Pruritus, Urticaria, Erbrechen, Sopor und Herzschwäche auftreten (Berl. klin. Wochenschr. 1897 Nr. 32). Ausserdem ist über einige plötzliche Todesfälle nach der Injektion berichtet; der Beweis, dass das Antitoxin den unglücklichen Ausgang verschuldet hat, konnte aber nicht geliefert werden, und auch die kühnsten Hypothesen haben das Dunkel, in welches diese traurigen Ereignisse gehüllt sind, nicht aufhellen können.

J. EWING[1]) hat den Einfluss des Antitoxins auf die Zahl und Beschaffenheit der Leukocyten bei der Diphtherie studirt. Während die Leukocytose wenige Stunden nach der Infektion beginnt (wobei besonders die Myelocyten, welche niemals in den Lymphdrüsen gefunden worden, nur einen Kern und neutrophile Granulationen besitzen, betheiligt sind), bis zur Klimax der Krankheit kontinuirlich ansteigt und während der Rekonvalescenz allmählich abnimmt (nur bei den schwersten und letal endenden Fällen findet das letztere nicht statt), konnte EWING dreissig Minuten nach der Antitoxininjektion eine Abnahme der Leukocyten konstatiren. Diese Abnahme betrifft hauptsächlich die uninuklearen Leukocyten, während die Zahl der gut färbbaren multinuklearen vermehrt ist. In günstig verlaufenden Fällen erreicht die Leukocytose nach der Antitoxininjektion die ursprüngliche Höhe nicht wieder, bei schweren und ungünstigen Erkrankungen folgt nach einigen Stunden eine stärkere Leukocytose und Fieber, und bei den schweren letal endenden Fällen kann man entweder eine rapide Zu- oder Abnahme beobachten. Bei den im Blute befindlichen multinuklearen Leukocyten lässt sich in günstig verlaufenden Fällen zwölf Stunden nach der Injektion eine gesteigerte Affinität zum Gentianaviolett konstatiren, so dass das Fehlen dieser Erscheinung prognostisch ungünstig gedeutet werden muss.

Das Auftreten der oben erwähnten Nachwirkungen wird auch von den begeistertsten Anhängern der Antitoxinbehandlung nicht geleugnet; da sie aber den Patienten niemals eine ernste dauernde Schädigung zufügen, so muss man selbst auf die Gefahr hin, dass jeder Kranke davon betroffen wird, die Behandlung einleiten. Die bis jetzt mit dem Antitoxin gemachten Erfahrungen sind entschieden ermuthigend, und diese Bereicherung unserer Kenntnisse ist das grosse Verdienst BEHRING's. Es ist übrigens zu bedauern, dass er nicht Kliniker ist, sonst würde er sich nicht zu dem Ausspruch haben verleiten lassen, dass die Organotherapie nichts

---

[1]) New York Med. Journ. 17. August 1895.

leistet, dass die Cellularpathologie völlig unfruchtbar geblieben
sei, dass wir mit unserer nicht auf experimenteller Basis auf-
gebauten Therapie eigentlich nur Krankheitssymptome bekämpfen
und dass seine experimentelle Therapie im strikten Gegensatz
dazu stehe.

Das Antitoxin hat auf den Verlauf der Erkrankung einen
sehr günstigen Einfluss. Die Temperatur fällt schon am ersten
Tage oder nach 24 Stunden ab, und es kommt nicht zu dem
sonst so häufig zwischen dem dritten und fünften Tage zu beobachtenden zweiten Anstieg. Die Membranen werden schnell abgestossen und verschwinden am sechsten Tage oder früher,
während dies ohne Antitoxininjektionen nicht vor dem achten
Tage stattfindet; nur in wenigen Fällen kommt es nach den Injektionen zu einer neuen Exsudatbildung oder einem Fortschreiten
des Processes; HEUBNER beobachtete unter 181 Fällen nur drei
Recidive. Albuminurie und Nephritis treten bei der Diphtherie
häufig schon am zweiten und dritten Tage auf; unter den 181
Fällen HEUBNER's blieben von den am ersten Tage Injicirten 65,
nach der Einspritzung am zweiten, dritten und vierten Tage $^2/_3$,
$^1/_2$ resp. $^1/_3$ davon frei. Aehnliche Resultate erreichten BAGINSKY,
ROUX und WIDERHOFER. BAGINSKY konstatirte unter 525 mit
Antitoxin behandelten Fällen in 40,95 $^0/_0$ Albuminurie, in 12,57 $^0/_0$
klinisch und in 15,80 $^0/_0$ bei der Sektion Nephritis, während bei
933 nicht injicirten Fällen in 42 $^0/_0$ Albuminurie, in 25,78 $^0/_0$ eine
klinisch nachweisbare Nephritis bestand und in 16,31 $^0/_0$ bei der
Autopsie dieselbe demonstrirt werden konnte; der Vergleich fällt
also äusserst günstig für das Antitoxin aus. In Folge von Herzschwäche gingen acht von seinen 525 Kranken zu Grunde; das
Auftreten derselben wurde in 5,69 $^0/_0$ aller Fälle und bei 10,9 $^0/_0$
der von 1891—1894 ohne Heilserum behandelten Kranken beobachtet. HEUBNER berichtet über neun derartige Fälle, von denen
aber keiner starb.

Es wird angegeben, dass der Larynx stets frei bleibe, wenn
die Injektionen vor Entwicklung der Larynxstenose ausgeführt
werden; jedenfalls ist die Ausführung der Tracheotomie und Intubation seit Einführung der Antitoxinbehandlung seltener geworden.
Auf der BAGINSKY'schen Abtheilung wurden von 1890—1894
1258 Diphtheriefälle behandelt, von 553 Operirten starben 62 $^0/_0$,
darunter waren 418 Tracheotomien (Mortalität 64,4 $^0/_0$) und
135 Intubationen. In 77 Fällen musste nach der Intubation die
Tracheotomie vorgenommen werden (69 $^0/_0$ Mortalität), die übrigen
58 Intubationen hatten eine Mortalität von 41,8 $^0/_0$. Mit der Einführung der Antitoxinbehandlung änderte sich das Bild vollständig.
Von den erwähnten 525 injicirten Patienten kamen nur 53 zur
Tracheotomie (34 Todesfälle) und 54 zur Intubation (2 Todesfälle);
nach der Intubation mussten 12 Fälle tracheotomirt werden, von
diesen starben 9. Wegen der schnelleren Abstossung der Membranen

und des fast stets zu beobachtenden Stillstandes der lokalen Erscheinungen zieht BAGINSKY jetzt die Intubation der Tracheotomie vor.

Andere Beobachter sind zu ähnlichen Resultaten gekommen. HEUBNER berichtet über 33 Operationen unter 181 Fällen, von den 23 Tracheotomirten genasen 52 $^0/_0$, von den 10 Intubirten 80 $^0/_0$.

Lähmungen sind seit der Antitoxinbehandlung nicht seltener geworden; dabei dürfen wir aber nicht übersehen, dass dieselben auch früher nicht nur nach schweren, sondern häufig auch nach leichten Erkrankungen auftraten. Es handelt sich also wohl mehr um die Folgen einer leichten aber länger dauernden als einer plötzlichen und schweren Vergiftung. Ausserdem würden jedenfalls viele Fälle, bei denen sich Lähmungen entwickeln, unter einer weniger wirksamen Behandlung nicht am Leben geblieben sein.

Am wichtigsten ist natürlich die Frage, inwieweit durch die Antitoxinbehandlung die Mortalität herabgesetzt wird. Die am 8. August 1895 publicirte Sammelforschung der Deutschen Medicinischen Wochenschrift umfasst 10132 in Berlin und auswärts behandelte Fälle mit einer Gesammtmortalität von 11,8 $^0/_0$, 4479 waren ohne, 5833 mit Antitoxin behandelt. 1233 Patienten hatten das zweite Lebensjahr noch nicht erreicht (29 $^0/_0$ Mortalität), 6740 Fälle betrafen Kinder zwischen dem zweiten und zehnten Jahre (11,4 $^0/_0$ Mortalität) und 2339 Personen über zehn Jahre (3,9 $^0/_0$ Mortalität).

Von den 4479 ohne Antitoxinbehandlung (14,7 $^0/_0$ Mortalität) waren 498 noch nicht zwei Jahre alt (39,7 $^0/_0$ Mortalität), 2710 standen zwischen dem zweiten und zehnten Lebensjahre (15 $^0/_0$ Mortalität), 1271 hatten das zehnte Jahr überschritten (3,7 $^0/_0$ Mortalität).

Von den 5833 Injicirten waren 735 noch nicht zwei Jahre alt (21,8 $^0/_0$ Mortalität), 4030 waren zwei bis zehn Jahre alt (8,8 $^0/_0$ Mortalität), 1068 waren älter als zehn Jahre (4,1 $^0/_0$ Mortalität).

Von den am ersten und zweiten Tage Injicirten fallen 401 auf die beiden ersten Lebensjahre (11,8 $^0/_0$ Mortalität) und 2256 auf das zweite bis zehnte Jahr (4 $^0/_0$ Mortalität), 696 Patienten waren älter als zehn Jahre (1 $^0/_0$ Mortalität). In Summa 3353 Fälle mit einer Gesammtmortalität von 4,2 $^0/_0$.

Am dritten Tage und später wurde das Antitoxin bei 334 Kranken, welche das zweite Jahr nicht überschritten hatten, injicirt (34,4 $^0/_0$ Mortalität). 1774 Kranke standen zwischen dem zweiten und zehnten Jahre (14,9 $^0/_0$ Mortalität) und 372 hatten das zehnte Jahr überschritten (9,9 $^0/_0$ Mortalität). Im Ganzen also 2480 Fälle mit einer Mortalität von 16,9 $^0/_0$.

Unter den injicirten Fällen waren 1018 mit diphtherischem

Croup, 701 wurden nicht tracheotomirt (17,9 $^0/_0$ Mortalität), 317 wurden tracheotomirt (33,1 $^0/_0$ Mortalität); unzweifelhaft sind also nur die schwersten und bedenklichsten Fälle operirt. Von allen Fällen mit Larynxstenose waren 130 der nicht Tracheotomirten (29,3 $^0/_0$ Mortalität) und 49 der Tracheotomirten (49 $^0/_0$ Mortalität) unter zwei Jahren, 484 der nicht Tracheotomirten (15,9 $^0/_0$ Mortalität) und 250 der Tracheotomirten (30 $^0/_0$ Mortalität) waren zwei bis zehn Jahre alt, 87 der nicht Tracheotomirten (12,7 $^0/_0$ Mortalität) und 18 der Tracheotomirten (36,8 $^0/_0$ Mortalität) waren älter als zehn Jahre.

Gleich interessant sind die Angaben über die verwendeten Antitoxinmengen. Unter den 3497 Fällen, bei welchen 600 Einheiten oder weniger injicirt sind, waren 497 jünger als zwei Jahre (16,1 $^0/_0$ Mortalität), 2370 standen im Alter von zwei bis zehn Jahren (5,3 $^0/_0$ Mortalität), 630 waren älter als zehn Jahre (1,8 $^0/_0$ Mortalität). Die Gesammtmortalität betrug 6 $^0/_0$.

Bei 2336 Kranken wurden bis zu 1000 Einheiten eingespritzt, davon fallen 238 auf die beiden ersten Lebensjahre (33,6 $^0/_0$ Mortalität); 1660 auf die Zeit vom zweiten bis zum zehnten Jahre (13,8 $^0/_0$ Mortalität) und 438 auf das Alter von zehn Jahren an aufwärts (7,5 $^0/_0$ Mortalität). Gesammtmortalität 14,6 $^0/_0$.

Diese Zahlen lehren, dass die leichteren Fälle, bei denen 600 Einheiten für genügend gehalten wurden, die besten Resultate lieferten, und dass der Verlauf bei denjenigen Kranken, welchen in Anbetracht der schlechteren Prognose grössere Quantitäten injicirt wurden, ein weniger günstiger war. Daraus folgt also u. A., dass leichte Fälle unter jeder Behandlung verhältnissmässig bessere Resultate ergeben als schwere Erkrankungen, und dass man nicht ausschliesslich auf eine einzige Behandlungsmethode bauen soll.

Selbst die begeistertsten Anhänger der Antitoxinbehandlung müssen Misserfolge dabei zugestehen, einige derselben führen diese auf eine ungenügende Stärke des Antitoxins zurück und verlangen, dass das zur Verwendung gelangende Serum einen höheren Heilwerth besitzen muss, andere rekurriren — wohl folgerichtiger — auf eine ungenügende Widerstandsfähigkeit seitens der Patienten. Auf die Antitoxinbehandlung allein dürfen wir uns also nicht verlassen, sondern müssen daneben die Ernährung zu heben und den Kranken durch Alkohol und sonstige Mittel zu excitiren suchen. Ueber die Nothwendigkeit, die Patienten auch anderweitig zu behandeln, gehen die Ansichten auseinander, einige Autoren wie Baginsky, Roux und Escherich (dieser besonders nach der Abstossung der Membranen) sprechen sich dafür aus, andere wie Heubner sind dagegen. Jedenfalls misshandeln jetzt nur noch wenige Aerzte die Kinder mit der früheren Lokaltherapie, der Kauterisation etc. Auf keinen Fall dürfen wir vergessen, dass das Antitoxin die Bacillen nicht abtödtet, und dass diese dann fortdauernd ihr Gift produciren. Ich empfehle daher in allen Fällen die Kombination meiner Quecksilberbehandlung mit der Antitoxintherapie, denn die Resultate der ersteren werden immer günstiger. Die Erfolge, welche BENNEY in Australien damit erzielt hat,[1] sind sehr beachtenswerth. Einige meiner New Yorker Kollegen, denen ich Antitoxin anbot, lehnten es ab, da sie mit der Quecksilberbehandlung und der Intubation völlig zufrieden seien; auf der anderen Seite behauptet einer der New Yorker Aerzte, welcher das Antitoxin häufig benutzt, dass das Quecksilber die Antitoxinwirkung aufhebe, ohne aber diese Angabe irgendwie mit Beweisen zu belegen. Man ersieht daraus wieder, wie leicht Enthusiasten Erfahrungsthatsachen bei Seite schieben. Die von DILLON BROWN mitgetheilten Zahlen sind wohl der beste Beweis für die Wirksamkeit der Quecksilber- und Antitoxinbehandlung.

Die aufgeführten Resultate der Antitoxinbehandlung finden ihre Bestätigung in dem ausführlichen Bericht der Londoner Krankenhäuser (Lancet 5. Juni 1897). Daraus ergiebt sich für das Jahr 1896 eine erhebliche Abnahme der Mortalität bei denjenigen Fällen, welche innerhalb der drei ersten Krankheitstage zur Behandlung kamen, eine geringere Sterblichkeit unter sämmtlichen Diphtheriefällen als in einem der früheren Jahre beobachtet ist, eine ganz besonders auffallende Erniedrigung der Mortalität bei Larynxdiphtherie, eine erhebliche Besserung der Resultate bei Tracheotomie und schliesslich ein nicht zu verkennender günstiger Einfluss auf den ganzen Verlauf der Erkrankung.

Die zahlreichen sonstigen Statistiken über die Wirkung des Antitoxins können hier nicht aufgeführt werden; die Sammelstatistik der „American Pediatric Society" von 1895, der Bericht des städtischen Hospitals zu Boston und sonstiger Anstalten, die sorgfältig ausgearbeiteten Mittheilungen vieler Aerzte aus den verschiedensten Ländern sprechen sich einstimmig für die Wirksamkeit des Antitoxins aus und bestätigen seinen günstigen Einfluss auf die Mortalität. Allerdings werden jetzt grössere Dosen als früher injicirt.

Nach den Angaben zahlreicher Autoren scheint eine Immunisirung gesunder Personen durch kleine Antitoxinmengen zwar möglich, aber nur von kurzem Bestande zu sein. Der Glaube an eine solche Wirksamkeit des Antitoxins wird durch die Thatsache, dass einmaliges Ueberstehen der Diphtherie eher zu neuen Erkrankungen disponirt als davor schützt, erschüttert; wenn es aber bei zahlreichen Erkrankungsfällen lebensrettend wirkt, wie auch durch die Sammelforschung der „American Pediatric Society" (Versammlung zu Montreal Mai 1896), welche mehrere tausend Fälle umfasst, bestätigt wird, so genügen diese Erfolge, um der neuen Heilmethode eine ausgedehnte Anwendung zu sichern.

---

[1] Australian Med. Journ. 20. Jan. 1895.

20. Rheumatismus.

Die Behauptung, welche ich vor vierzehn Jahren auf Grund einer mehr als zwanzigjährigen Erfahrung aufgestellt hatte, dass der akute Gelenkrheumatismus eine häufige Erkrankung des Säuglings- und Kindesalters sei,[1]) ist seitdem nur von wenigen Autoren als richtig anerkannt und bestätigt worden. Die Mehrzahl hält noch immer an der ihr überlieferten Ansicht fest, dass das Säuglings- und Kindesalter vollständig oder doch fast vollständig immun dagegen sei. So hat EDLEFSEN noch auf dem deutschen Kongress für innere Medicin 1885 (Verhandl. p. 223) nur über elf Fälle von Rheumatismus bei Kindern unter fünf Jahren berichtet, von denen keines jünger als zwei Jahre war, und man findet auch bei anderen Schriftstellern noch sehr häufig die Annahme vertreten, dass die Krankheit bei Kindern unter vier oder unter zwei Jahren selten ist.

Sie ist aber vollständig falsch; schon die Häufigkeit der Klappenfehler besonders der linken Herzhälfte bei Kindern von vier oder fünf Jahren bis zum Jünglingsalter widerlegt diese Annahme, denn die wenigsten dieser Erkrankungen sind die Folge von Scharlach, sondern fast alle sind nach einem Rheumatismus entstanden, der überhaupt die häufigste Ursache sämmtlicher Herzkrankheiten bildet. Gegen die intrauterine Entstehung derselben spricht der Umstand, dass im fötalen Zustande nur selten die linke Herzhälfte erkrankt, und dass die wenigsten dieser Fälle das erste oder höchstens das zweite Jahr überleben. Dabei ist aber der Rheumatismus durchaus nicht immer auf Fälle beschränkt, welche sich mit Symptomen seitens des Herzens kompliciren; denn wenn die Endocarditis bei Kindern auch verhältnissmässig häufiger vorkommt als bei Erwachsenen (etwa $10-20^0/_0$ derselben acquiriren im Verlauf des Rheumatismus organische Herzveränderungen), so giebt es selbstverständlich auch eine ganze Reihe von Fällen, die ausheilen, ohne sich derartig zu kompliciren, und man muss deshalb in jedem zweifelhaften Falle das Herz genau untersuchen. Die Endocarditis ist ferner bei Kindern oft das erste Symptom des Rheumatismus, geht auch in anscheinend ganz leichten Fällen ihm voraus, und pericarditische sowie myocarditische Veränderungen sind daher nichts Seltenes. Sobald sich auf Chorea minor deutende Symptome auch nur andeutungsweise zeigen, müssen Gelenke und Herz genau untersucht werden, denn es kommen Fälle vor, in denen die Chorea sich nicht im Anschluss an einen Rheumatismus oder eine rheumatische Endocarditis entwickelt, sondern den

---

[1]) JACOBI, Acute Rheumatism in Infancy and Childhood 1875. Sammlung amerikanischer klinischer Vorlesungen, herausgegeben v. Dr. E. C. SEGNIN. Vol. 1, No. 2.

Anfang des Leidens bildet und dann auf eine rheumatische Erkrankung der Häute des Rückenmarks oder des Herzens bezogen werden muss.

Diese Bemerkungen sind, wie ich glaube, sehr am Platze, denn in vielen Fällen wird in Folge der Annahme, dass der Rheumatismus eine seltene Krankheit sei, eine Diagnose auf die Alles verschuldende Zahnung, auf Würmer, Malaria oder Erkältung gestellt und dem entsprechend eine falsche Therapie eingeleitet. Eine richtige Erkenntniss der Krankheit bildet aber den Ausgangspunkt und sine qua non einer verständigen Behandlung, und ich füge deshalb in diesem sehr vernachlässigten Kapitel einige Bemerkungen über die häufig recht schwierige Diagnose an.

Fieber ist eine sehr gewöhnliche Erscheinung bei kleinen Kindern, und jede noch so leichte Störung in ihrem Befinden kann zu Steigerungen der Körpertemperatur führen. Bei dem akuten Rheumatismus ist sie oft nur wenig erhöht, steigt zu unregelmässigen Zeiten an und erreicht zuweilen mittags die Akme. Die Gelenkschwellungen sind oft sehr wenig ausgesprochen, so dass sie übersehen werden, und die spontan oder bei Druck auftretenden Schmerzen können viel geringer sein als bei grosser Ermüdung, bei Rhachitis, einer syphilitischen Knochenerkrankung, einer Darmkolik oder Otitis. Deshalb soll man in jedem zweifelhaften Falle von Unbehagen oder Schmerz Herz und Gelenke genau untersuchen. Die Diagnose des akuten Gelenkrheumatismus wird besonders schwer, wenn entweder vorübergehend oder während der ganzen Krankheitsdauer nur ein Gelenk afficirt ist. Bei der Diagnose derartiger Monarthritiden, welche am häufigsten im Hüft- und Kniegelenk vorkommen, muss man daran denken, dass hier auch Erkrankungen in Folge von Traumen und tuberkulösen Processen entstehen; werden, was zuweilen der Fall ist, nach einer Woche oder später andere Gelenke afficirt, so ist die Beurtheilung des Falles natürlich einfach. Diese rheumatische Entzündung einzelner Gelenke wird auch nicht selten fälschlich als „Wachsthumschmerz" gedeutet, eine Bezeichnung, welche der medicinischen Nomenklatur vergangener Jahrhunderte angehört und längst hätte verlassen werden sollen. Man hat darunter die verschiedenartigsten Dinge zusammengeworfen; es kann sich um eine Gelenkneurose mit oder ohne ödematöser Schwellung, die ich bei Knaben und Mädchen besonders im Schulter-, Hüft- und Kniegelenk mehrfach beobachtet habe, oder um eine Epiphysitis und eine kongestive Schwellung der Zwischenknorpel der Röhrenknochen handeln. Dieselbe kommt häufig vor, ohne dass man ausser der für das normale Wachsthum physiologischen Hyperämie, die leicht pathologisch werden kann, eine Ursache nachweisen könnte, und findet sich ferner oft in der Rekonvalescenz oder nach der Genesung von Infektionskrankheiten besonders nach Scharlach. Die Mehrzahl der Fälle von „Wachsthumschmerz" be-

ruht aber auf Rheumatismus, und aus der nicht richtigen Würdigung
dieser Thatsache folgen falsche Diagnosen und die Vernachlässigung der nothwendigen prophylaktischen und therapeutischen
Massnahmen.

Rheumatismus der Halswirbelsäule kann sehr heftige Schmerzen
verursachen, mit hohem Fieber, Nackensteifigkeit, Opistothonus,
Delirium und zuweilen auch mit Erbrechen einhergehen. Da zum
Theil ähnliche Symptome bei der Meningitis auftreten, kommen
nicht selten diagnostische Irrthümer vor.

Die Entwicklung des Rheumatismus ist nicht auf eine einzelne
Ursache zurückzuführen, es sind dabei der Staphylococcus aureus
und pyogenes, Streptokokken, besonders der Streptococcus citreus,
und Diplokokken gefunden. Sollen wir daraus schliessen, dass
alle oder einzelne derselben die eigentlichen Ursachen des Rheumatismus sind, und dass er vielleicht die Folge verschiedener Infektionen mit abgeschwächten Eiterkokken darstellt? Unzweifelhaft
ist der Rheumatismus in einer Reihe von Fällen nicht bakteriellen
Ursprungs; der die Psoriasis komplicirende Rheumatismus scheint
auf neuropathischer Basis zu entstehen, die bei Erythema multi-
forme auftretenden rheumatischen Erkrankungen sind ebenfalls
wohl kaum, und die nach Injektionen von Diphtherieantitoxin beobachteten Gelenkschwellungen sicher nicht auf solche Infektionen
zu beziehen.

Der einheitliche Charakter des Rheumatismus wird noch zweifelhafter, wenn wir diejenigen Gelenkentzündungen betrachten, bei
denen ein Zusammenhang mit bekannten Infektionskrankheiten
feststeht. Diese sogenannten rheumatoiden Erkrankungen, welche
mit Schmerzen, Entzündung oder Eiterung verlaufen, kommen
nach Abdominaltyphus, Dysenterie, Parotitis, Gonorrhoe, Pneumonie,
Diphtherie, Influenza, Cerebro-Spinalmeningitis, Scharlach und
anderen akuten Exanthemen, hämorrhagischer Diathese, katarrhalischer Angina und Syphilis vor. Bei Gonorrhoe, Pneumonie,
Diphtherie und Erysipel wurde ein verschiedenartiger Inhalt in
den Gelenken konstatirt; zuweilen speciell nach Scharlach treten
auch Herzaffektionen auf. Nur bei wenigen derartigen Fällen hat
die Salicylsäure dieselbe Wirkung wie bei den meisten Fällen des
genuinen akuten Rheumatismus, vielfach hat ein Zusatz von Antipyrin einen besseren Effekt. Bei der syphilitischen Arthritis bleibt
er vollständig aus, und hier muss man auf Jod zurückgreifen.

Die Behandlung des akuten Gelenkrheumatismus war bis vor
kurzer Zeit noch höchst unbefriedigend. Aus den wirklichen oder
angeblichen Ursachen lassen sich nur wenige Indikationen entnehmen; von einigen Autoren wird die Krankheit für endemisch
gehalten; sicherlich häufen sich in gewissen Gegenden zeitweise
die Fälle, und dann könnte man, wenn es ausführbar ist, einen
Wohnungswechsel anrathen, vorausgesetzt dass in der Nachbarschaft gleichzeitig viele Fälle vorgekommen sind. Auch von einer

direkten Uebertragung der Krankheit ist gesprochen worden, aber die einschlägigen Beobachtungen stehen doch nur sehr vereinzelt da. In einer möglichst sorgsamen Behandlung der Infektionskrankheiten ist eine gewisse Prophylaxe gegen die Entwicklung eines rheumatischen Fiebers gegeben. Die bei dieser Erkrankung angestellten Blutuntersuchungen haben eine Verminderung der roten Blutkörperchen und des Hämoglobingehalts sowie eine Vermehrung der weissen Blutkörperchen und des Fibrins ergeben, durch chemische und klinische Beobachtungen ist ferner gezeigt, dass die alkalische Reaktion des Blutes während des Rheumatismus weniger ausgesprochen ist; eine derartige Veränderung des Blutes oder sogar das Vorhandensein von Säure ist ebenfalls bei verschiedenen kachektischen Zuständen, in fieberhaften Erkrankungen, bei Urämie, Leukocythämie, Leberleiden, Vergiftungen durch Säuren, Blei und Quecksilber, bei Pyämie, Typhus, Gicht und Diabetes nachgewiesen oder doch angenommen worden, und man hat hier wie beim Gelenkrheumatismus auch einen ungewöhnlich hohen Procentsatz von Milchsäure gefunden. Diese Säure ist bekanntlich auch in den überanstrengten Muskeln vorhanden, aber durch Einbringung derselben in den Kreislauf konnte niemals ein Gelenkrheumatismus erzeugt werden. Die Verminderung der alkalischen Reaktion des Blutes würde die sofortige und während des ganzen Krankheitsverlaufes fortzusetzende Verwendung von Alkalien, speciell von Kalium indiciren, dessen Menge nach Beneke besonders stark vermindert ist. Nach diesem Autor soll übrigens ausserdem die nervöse Erschlaffung und die Anhäufung organischer Säuren im Körper für die Pathogenese des Rheumatismus von hervorragender Bedeutung sein.

Plötzlicher Temperaturwechsel spielt unzweifelhaft in der Aetiologie des Rheumatismus eine Rolle, ebenso kaltes Wetter, feuchte Wohnungen, Wind und Regen. Die Wirkung derartiger Schädlichkeiten macht sich entweder sofort in einer plötzlichen vasokonstriktorischen Beeinflussung der Hautcirkulation bemerkbar oder äussert sich reflektorisch in vasomotorischen und trophischen Gelenkaffektionen. Ganz besonders leicht geschieht dies bei Personen mit hereditärer Belastung, deren Bedeutung für rheumatische Erkrankungen überhaupt nicht zu unterschätzen ist; ich selbst habe bei einer Reihe von rheumatischen Eltern stammenden Kindern akuten Gelenkrheumatismus beobachtet. Die Behandlung besteht hier selbstverständlich in erster Linie in einer entsprechenden Prophylaxe. Die Empfindlichkeit gegen plötzlichen Temperaturwechsel kann durch die systematische Anwendung des kalten Wassers verringert oder ganz beseitigt werden. Kinder, welche für den Rheumatismus disponirt sind, sollen täglich kalt gewaschen oder gebadet werden. Man macht am besten mit der mildesten Form, der Abwaschung, den Anfang, geht dann zu Abreibungen mit einem nassen Tuch über und trocknet die Kinder mit einem warmen rauhen Handtuch ab. Sind sie recht kräftig oder schon etwas abgehärtet, so drückt man einen Schwamm auf dem Körper aus, lässt eine wenige Sekunden dauernde Douche oder ein kaltes Bad geben. Kinder, die sich danach frostig fühlen, können die Behandlung mit lauwarmem Wasser und Alkohol (4—6:1) beginnen. Mit dieser Therapie wird man die besten Resultate erzielen, wenn die Kinder ausserdem nach Möglichkeit vor Erkältung geschützt werden; bei kalten Waschungen oder Bädern, die zur Abhärtung und Kräftigung des Körpers verwendet werden, muss stets für warme Kleidung und Bettdecken gesorgt werden, nichts wäre verkehrter, als während dieser Zeit die Kinder der Einwirkung von Wind und Regen auszusetzen. Mütter, welche ihre Kinder mit nackten Knien und Waden umherlaufen lassen, fordern durch ihre Eitelkeit eine Reihe ernster Erkrankungen geradezu heraus. Besonders kräftigend wirken Seebäder; eine Contraindikation dafür bildet das Bestehen eines Herzfehlers.

Die geschwollenen und schmerzhaften Gelenke müssen gegen den Druck und die Berührung der Bettdecken durch ein Drahtgestell, das diese trägt, und durch Bedeckung mit Watte geschützt werden; gut gepolsterte Schienen sind den Kranken sehr angenehm. Bei ungewöhnlich heftigen Schmerzen und Schwellungen ist ein Versuch mit einer Eisblase oder einem Eisumschlag zu machen; bei kleinen und anämischen Kindern, die das Eis nicht lange vertragen, verwendet man besser kaltes Wasser. Feuchte Umschläge oder Einpackungen, die halbstündlich oder stündlich gewechselt werden, schaffen den Kranken oft Erleichterung; anämische und nervöse Patienten ziehen die trockene Wärme vor, besonders in den Fällen, wo die Schmerzen das hervorstechendste Symptom der Krankheit bilden. Die dagegen vorgeschlagenen subkutanen Karbolsäureeinspritzungen kann ich nicht empfehlen; dagegen musste ich in sehr schweren Fällen zuweilen zur Injektion einiger Tropfen einer Morphiumlösung greifen. In der Mehrzahl der Fälle kommt man aber mit Einreibungen eines Morphinoleats, einer schwachen Cocainlösung (2—4 $^0/_0$) oder eines Chloroforminiments aus, ferner kann man die Watte, welche zur Einhüllung der Gelenke dient, mit Chloroform tränken und darüber Guttaperchapapier legen oder auch vorsichtiges Galvanisiren versuchen.

Die Schwellungen der Synovialmembranen und Ligamente stellen an die Geduld von Arzt und Patient grosse Anforderungen. Hier ist die wiederholte Anwendung von Vesikatoren, die jedesmal eine halbe Stunde liegen bleiben, feuchte Umschläge oder feste Einpackungen, welche einen gewissen Druck ausüben, Kompression durch Binden oder Kollodium, vorsichtige Massage oder der galvanische Strom zu versuchen. Jod wird innerlich als Jodkalium (0,3—1,25) oder äusserlich in Salbenform verwendet; das officinelle Präparat wirkt durch die beim Gebrauch nothwendig werdenden vorsichtigen Reibungen und Knetungen, besser ist schon eine Lösung von Jodkalium in Glycerin, noch wirksamer aber die oben empfohlene Lanolinsalbe. Allen diesen Einreibungen ist die zweimal täglich vorzunehmende Bepinselung mit einer Mischung von einem Theil Jodoform mit 8 bis 15 Theilen Kollodium oder Collodium elasticum vorzuziehen. Man pinselt dieselbe reichlich auf die geschwollenen Theile und lässt sie, während das Glied zehn Minuten absolut ruhig gehalten wird, trocknen. Nur die Schuppen, welche sich spontan ablösen, werden entfernt, im übrigen wird die nächste Einpinselung ohne weiteres an derselben Stelle gemacht. Bei sehr alten Fällen mit chronischen Ergüssen müssen Aspirationen und Ausspülungen der Gelenke vorgenommen werden, Operationen, die in der Hand des die Antisepsis beherrschenden Arztes unbedenklich sind.

Die Endocarditis erfordert absolute Schonung des Organs und Körpers sowie die Vermeidung jeder Erregung, und daher wird man von Opium und Brom oder einer Kombination beider Mittel zuweilen gute Erfolge sehen. Auflegen einer Eisblase auf die Herzgegend oder, wenn diese zu schwer ist, einer Eiskompresse, wirkt ebenfalls günstig. Man darf aber nicht aus jedem Geräusch auf das Vorhandensein einer Endocarditis schliessen, denn dasselbe kann ebenso gut durch vorübergehende Schwäche oder unregelmässige Kontraktionen des Muskels entstehen. Zur Endocarditis kommt es zuweilen bei verhältnissmässig nicht schweren Fällen und vor allen Dingen bei Komplikationen mit Chorea minor, der sie auch vorangehen oder folgen kann. Die Chorea, welche schon in der ersten Periode eines akuten Gelenkrheumatismus auftreten kann, und die Endocarditis sind durch eine frühzeitig einsetzende sorgfältige Behandlung zu verhüten oder doch abzuschwächen; wenn bei jedem beginnenden Gelenkrheumatismus Bettruhe angeordnet und den Kindern mit „Wachsthumschmerzen" nicht das Spielen im Freien und der Schulbesuch gestattet würde, könnte manches langwierige Siechthum verhütet und manchem Kind das Leben erhalten werden.

Die Temperatur steigt selten sehr hoch, oder es giebt besser gesagt viele Fälle von Gelenkrheumatismus bei grösseren und kleinen Kindern, in denen entsprechend der Geringfügigkeit der übrigen Symptome auch das Fieber nicht bedeutend ist. Doch kommen auch Fälle mit Temperaturen von $40-42^{0}$ vor, welche dann Delirien und andere cerebrale Symptome, Respirationslähmung und Kollaps zur Folge haben können und deshalb den Gebrauch der wirksamsten Antipyretica erfordern. Unter diesen nehmen kalte Einpackungen des Rumpfes und der unteren Extremitäten bis zu den Knieen hin, wie sie an anderer Stelle beschrieben sind, die erste Stelle ein; sie sind besonders bei Komplikationen mit Endocarditis, wo Antipyrin, Antifebrin und Phenacetin häufig nicht gut wirken, indicirt. Alle diese Medikamente sind in Bezug auf ihren antirheumatischen und antipyretischen Effekt nicht mit dem salicylsauren Natron zu vergleichen; die Dosis für ein dreijähriges Kind beträgt (einen oder mehrere Tage lang) 0,4—0,6 zwei- bis dreistündlich. Diese Medikation ist ganz unbedenklich, wenn man die Symptome zu grosser Gaben kennt; sobald diese, vorzüglich Gehirnerscheinungen, Stupor, seufzende und intermittirende Athmung auftreten, ist noch Zeit genug, das Mittel auszusetzen. Zuweilen leistet eine einzelne abends gegebene grössere Dosis von 0,6—1,25 bessere Dienste als fortgesetzte kleine Gaben. Fast immer hat das Natr. salicyl. sehr bald Rückgang der Schwellungen, Schmerzen und des Fiebers zur Folge, und eine grosse Zahl von Kranken fühlt sich schon nach einem Tag viel besser, dann können die Dosen verringert oder in grösseren Zwischenräumen gegeben werden. Wenn nach drei bis fünf Tagen das Mittel gar nicht oder nicht genügend gewirkt hat, so wird man davon weiter nichts erwarten dürfen und zu Antipyrin, Antifebrin oder Phenacetin übergehen; zu demselben Zweck sind auch Salol, Salicin, Cresolin und Benzoesäure empfohlen. Lactophenin ist unwirksam, Salipyrin (drei- bis viermal täglich 0,25 — 0,6) wirkt besser.

Gleichzeitig kann, besonders bei Neigung zu permanenter oder periodischer Temperatursteigerung Chinin sulph. oder ein anderes Chininpräparat ein bis zweimal in Dosen von 0,3—0,5 am besten zur Zeit der gewöhnlich morgens stattfindenden Remission gegeben werden. Auch ist der Gebrauch von alkalischen Mineralwässern (Selters, Vichy), von Natr. bicarbonic. (täglich 1,0—4,0), Kal. citric. und bitartaric. oder eines der früher als Specifica angesehenen Nitrate zu versuchen. Besonders warm sind Pflanzensäuren wie die Citronensäure empfohlen, die um so eher alkalische Salze ersetzen können, da sie in Form von kohlensaurem Alkali wieder ausgeschieden werden. Jodkalium und Jodnatrium werden mit Recht hoch geschätzt, vor allen Dingen, weil die Tendenz zu einem chronischen Verlauf ein kräftig wirkendes Resorptionsmittel nöthig macht. Von den übrigen Mitteln, die wegen ihres angeblichen specifischen Effekts gegeben werden (Colchicum, Colchicin, Veratrum, Aconit) habe ich bei dem akuten Gelenkrheumatismus im Säuglings- und Kindesalter nur wenig Erfolg gesehen. Auch sie leisten bessere Dienste in Fällen, welche chronisch geworden sind oder dazu neigen.

Während eines akuten oder subakuten Gelenkrheumatismus besteht die Diät ausschliesslich aus Milch, Mehlspeisen, leicht verdaulichen Früchten und Gemüsen. Fleisch und Alkohol in jeder Form ist verboten.

Der akute gonorrhoische Gelenkrheumatismus ist im Säuglings- und Kindesalter nicht auffallend selten, obgleich direkter Geschlechtsverkehr nicht häufig vorkommt. Die Erkrankung beschränkt sich nicht auf ein oder wenige Gelenke oder auf die unteren Extremitäten, verläuft gewöhnlich subakut und führt leicht zu sehr beträchtlichen und auch zu eitrigen Ergüssen. Diese letzteren müssen ganz besonders sorgfältig behandelt werden, da einerseits die Funktion des Gelenkes leiden und andererseits eine Allgemeininfektion daraus entstehen kann. Oft sind sie nämlich der Anfang oder schon der Ausdruck einer allgemeinen Pyämie, und ich habe in einigen Fällen das Auge in Folge von Panophthalmie zu Grunde gehen und das Kind nach wochenlangen Leiden an einer allgemeinen Infektion sterben sehen. Aetiologisch handelt es sich oft scheinbar um einen gewöhnlichen Vaginalkatarrh, in Wirklichkeit aber um eine Gonorrhoe. Das lange latente Bestehen der noch virulenten Erkrankung in der Vagina der Erwachsenen, sowie die Leichtigkeit der Uebertragung auf Kinder durch direkten Kontakt oder verunreinigte Handtücher, Bettwäsche etc. erklären manche sonst ganz unbegreifliche Fälle. Die Vaginalerkrankung muss entsprechend behandelt werden; der gonorrhoische Gelenkrheumatismus erfordert weit mehr eine lokale Therapie als der gewöhnliche Rheumatismus. Um über die Qualität des Ergusses in's Klare zu kommen, kann man unter aseptischen Kautelen eine Probepunktion machen, findet sich dabei Eiter, so muss er abgelassen, die Höhle ausgewaschen und desinficirt und das Glied geschient und mit einem leichten Kompressionsverband versehen werden. Bei sehr beträchtlichem serösem Exsudat kann, nachdem die sonstige Therapie ohne Erfolg geblieben ist, ebenfalls eine Punktion nöthig werden, sonst ist eine vorsichtige, aber konsequente Kompression durch Binden mit oder ohne Verwendung von Quecksilberpflaster oder durch Jodoformkollodium indicirt. Gleichzeitig muss der Gebrauch von Natr. salicyl., von Jodkalium und Natrium längere Zeit fortgesetzt werden.

Während und nach einem Anfall von akutem Gelenkrheumatismus kann man zuweilen an den Sehnen, den Muskelinsertionen, den Fascien und dem Periost kleine Tumoren in verschiedener Zahl und Grösse bemerken, welche den Kranken mehr oder weniger Schmerzen bereiten. Sie bestehen aus zahlreichen, in jungem Bindegewebe eingebetteten Zellen, bewirken nur geringe Temperatursteigerungen und können einige Tage oder mehrere Monate bestehen bleiben; zuweilen sind sie das letzte und allein persistirende Symptom der Erkrankung, und in einzelnen Fällen wird in Verbindung damit das Auftreten einer Endocarditis beobachtet. Dieser „Rheumatismus nodulatus oder nodosus" ist bei Kindern häufiger als bei Erwachsenen; der älteste Patient, bei welchem ich ihn gesehen habe, war ein achtzehnjähriger junger Mensch, bei dem sich hauptsächlich an der Ansatzstelle des M. occipitalis Dutzende von Knoten in der Grösse einer Erbse bis einer Haselnuss fanden. Von syphilitischen Gummigeschwülsten, Fibromen, Gicht und Hauttuberkeln ist die Unterscheidung leicht; eine besondere Therapie ist hierfür nicht nöthig.

12*

Unter Peliosis rheumatica versteht man eine mehr oder minder lokalisirte Purpura. In einigen Fällen von Rheumatismus bildet sich besonders an den unteren Extremitäten und hier vorzüglich in der Gegend der Gelenke eine grosse Zahl kleiner subkutaner oder kutaner Blutungen, die zuweilen schmerzhaft, gewöhnlich aber nicht empfindlich sind und sich in diesem Punkt also nicht von der gewöhnlichen Purpura unterscheiden. In einer Anzahl derartiger Fälle von Peliosis war keine Betheiligung des Herzens nachweisbar, und hieraus ist häufig der Schluss gezogen, dass die Peliosis überhaupt mit Rheumatismus nicht zusammenhängt. Man findet allerdings Purpura ähnliche Hämorrhagien in der Gegend der Malleolen und Gelenke oft bei anderen Infektionskrankheiten, wie Typhus, Masern, Keuchhusten, Pneumonie, Brightscher Nierenkrankheit, Syphilis und Merkurialismus (vielleicht weil in Folge der geringeren Entwicklung des subkutanen Fettes und der daraus resultirenden stärkeren Spannung der Haut die Cirkulation hier erschwert wird), und in einer Reihe von Fällen erklären sich die Gelenkschmerzen, welche derartige Konstitutionskrankheiten begleiten, am ungezwungensten durch die Annahme solcher Blutungen im Innern der Gelenke.

Zuweilen tritt aber die Peliosis ganz im Anfang eines akuten Gelenkrheumatismus auf, und aus diesem Grunde werden derartige Fälle für specifisch und die Peliosis für eine specifisch rheumatische Affektion erklärt. Wenn dies der Fall ist, so ist trotzdem eine besondere Behandlung nicht nöthig, die Veränderungen der Gefässwände aber (die ungenügende Innervation und die Anwesenheit specifischer Bacillen?), welche die Blutungen herbeiführen, indiciren von Anfang an und für den ganzen Krankheitsverlauf den Gebrauch von Roborantien und Herztonicis, sowie Vorsicht in der Dosirung und Menge des Natr. salicylic., das die Tendenz zu Blutungen steigern kann.

Es sind wie bei der Purpura auch bei der Peliosis verschiedene Formen, oder besser gesagt verschiedene Grade, zu unterscheiden, denn je nach dem Sitz der Blutung in den oberflächlichen oder tieferen Gewebeschichten wird man an Farbe und Grösse der Blutung Unterschiede bemerken. In einigen Fällen imponirt dieselbe als Erythem, das entsprechend den Ergebnissen der Inspektion und Palpation Erythema papulosum oder nodosum genannt worden ist. Man findet dasselbe bei schweren und leichten Fällen von Gelenkrheumatismus und zwar hauptsächlich in der Nähe der Gelenke; es ist wenig über das Niveau der Haut erhaben, erstreckt sich zuweilen etwas in die Tiefe und bleibt dann cirkumskript. Wie bei dem Rheumatismus nodosus und bei der Peliosis ist auch hier eine besondere Behandlung nicht nöthig.

Der chronische Gelenkrheumatismus ist im Kindesalter selten. Moncorvo berichtet von einem $2^1/_2$jährigen Mädchen, dessen Rheumatismus mit einer akuten Attacke begann, chronisch wurde und erst durch eine lange Zeit fortgesetzte Anwendung des galvanischen Stromes geheilt werden konnte. Das jüngste Kind, bei dem ich die Erkrankung beobachtete, war ein elendes und schwächliches fünfjähriges Mädchen. Verschiedene grosse und kleine Gelenke, besonders die der Hände, waren befallen und die Verdickungen an den Knochenenden sehr ausgesprochen, es bestand dabei aber weder eine Betheiligung der willkürlichen Muskulatur noch eine solche des Herzens und auch keine Erkrankung des Nervensystems, die nach MITCHELL (1831) und CHARCOT (1868) zu Arthropathien führen kann. Die Behandlung ist die gleiche wie bei Erwachsenen; Natr. salicyl. soll nur in Fällen mit akuten Exacerbationen gegeben werden, sonst müssen Colchicum, Aconit und Jod lange Zeit gebraucht werden, oder man kann mit Erfolg kleine Dosen arseniger Säure ($^1/_8$—$^1/_5$ mg zwei- bis dreistündlich) versuchen. Auch durch prolongirte warme Bäder, warme oder kalte Salzbäder, Schwefelbäder, Galvanisiren und Massage werden manche Fälle gebessert, während man bei anderen durch trockene Hitze, welche den Stoffwechsel, besonders die Harnsäureausscheidung, befördert, bessere Erfolge erzielt. Aeusserlich kann man verdünnte Jodtinktur, Jodoformsalbe, Jodoformkollodium oder eine Jodkalium-Lanolinsalbe mit Nutzen verwenden. Narcotica sind selten erforderlich. Die besten Resultate werden durch den fortgesetzten Gebrauch alkalischer Wässer erzielt; nach meinen geringen Erfahrungen bei dem chronischen Gelenkrheumatismus der Kinder und den zahlreichen Fällen, die ich bei Erwachsenen gesehen habe, empfehle ich das Trinken grosser Quantitäten Wasser mit einem Zusatz von Kal. bicarbonic. (1,0—2,0 p. die) oder Lithium carbonic. (0,25—0,6 p. die). Die natürlichen Lithionwässer enthalten so wenig Lithion, dass hiervon kein Effekt zu erwarten ist.

Der Muskelrheumatismus kann zuweilen auch bei ganz kleinen Kindern diagnosticirt werden, zwischen dem sechsten und zwölften Jahr ist sein Vorkommen durchaus nichts Seltenes. Die Erkrankung unterscheidet sich in keiner Weise von derjenigen der Erwachsenen, und auch dort bilden Hals, Rücken und Schultern eine Prädilektionsstelle. Das beste Prophylacticum ist die Gewöhnung an kaltes Wasser; Diaphoretica sind selten von Nutzen, narkotische und reizende Einreibungen können indicirt sein. Morph. oleat. ist so gut wie wirkungslos; in einem schweren Falle habe ich aber kleine Morphiumdosen mit sofortigem und dauerndem Erfolg subkutan injicirt. Die wiederholte Anwendung des unterbrochenen Stroms wirkt günstig; die Salicylverbindungen sowie Antipyrin, Antifebrin und Phenacetin entfalten in genügend grossen häufig wiederholten Dosen schnell ihre Wirkung. Auch SEMMOLA's Erfahrungen in einem Fall von neuro-muskulärem Rheumatismus ist der Erwähnung werth; er betrifft eine vierzigjährige Frau, welche über Schmerzen und Steifheit der Schulter und des rechten Armes klagte, ohne dass die passive Beweglichkeit der Gelenke gelitten hatte. Nachdem der Schmerz Monate lang gedauert und sich Massage, Elektricität, Chinin und Salicylsäure wirkungslos gezeigt hatten, wurde die Kranke in wenigen Tagen durch wenige subkutane Einspritzungen von 0,005 Pilocarpin geheilt.

Nur selten nimmt der Muskelrheumatismus einen entzündlichen Charakter an, dann kommt es zur Hyperplasie des Bindehautgewebes zwischen den Fibrillen, der Muskel wird hart und etwas kürzer, die elektrische Erregbarkeit wird herabgesetzt oder schwindet, und sogar die Haut kann an dem Process theilnehmen. Einen solchen Fall beobachtete ich bei einem zwölfjährigen Knaben, der niemals ganz geheilt wurde, sich aber durch warme Bäder, Massage, Galvanisiren mit schwachen Strömen und Sublimat innerlich beträchtlich besserte. Diese Behandlung musste über ein Jahr lang fortgesetzt werden.

21. Influenza.

Die epidemische Bronchitis, Influenza, kann nur durch Vermeidung der Ansteckung verhütet werden, was in diesem Fall noch schwieriger ist als bei den Masern. Bei der Therapie ist auf die verschiedenen Formen der Erkrankung Rücksicht zu nehmen, Magen-Darmstörungen müssen frühzeitig behandelt werden, denn in jedem Fall können nervöse Erschöpfungszustände auftreten, und mancher Patient leidet mehr unter den Nachkrankheiten als unter dem ursprünglichen Anfall. Antipyretica sind nicht immer zu entbehren, Chinin, Phenacetin, Antipyrin, Natrium salicylicum finden in derartigen Fällen Verwendung, die drei letzteren Mittel besonders wenn heftige Muskelschmerzen auftreten. In vielen Fällen wird der Gebrauch der Opiate nöthig, entweder in kleinen häufig zu wiederholenden Dosen oder in einmaliger grösserer Menge, um dem Kranken Schlaf zu verschaffen. Vielfach empfohlen sind Inhalationen von $2^0/_0$ Carbolwasserdämpfen, doch wollen wir nicht vergessen, dass Alles, was die Bronchialschleimhaut reizt und Husten auslöst, vermieden werden muss. Ungemein wichtig ist es, die Kranken noch lange nach anscheinender Genesung im Bett zu halten, weil während der Rekonvalescenz die verschiedenartigsten nervösen Erscheinungen und Kollapszustände auftreten können, und man selbst bei den scheinbar leichtesten Fällen nicht vor Komplikationen, wie Erbrechen, Diarrhöen, hohem Fieber, grosser Schwäche, Katarrhen und Entzündungen der Schleimhäute, Pneumonien und Pleuritiden, Erkrankungen des Herzens, der Sinnesorgane und des Nervensystems (einschliesslich der Geistesstörungen) sicher ist. Zuweilen beobachtet man ferner das Auftreten einer Conjunctivitis und die akute Entwicklung eines Glaukoms, seltener eine Keratitis und Iritis mit Irido-Choreitis und Retinitis; in einzelnen Fällen ist es auch zur Atrophie des N. opticus gekommen. Von weiteren Nachkrankheiten der Influenza sind noch zu nennen die Otitis media mit konsekutiver Abscessbildung im Warzenfortsatz, hämorrhagische Entzündungen des Trommelfelles, welche eine Incision nöthig machen, sowie die Entwicklung einer Meningitis und Pyämie. Am häufigsten gerathen die Kranken in einen Zustand hochgradigster Erschöpfung, welche wohl nicht nur als funktionelle Störung aufzufassen ist. Unter diesen Umständen wird eine Wochen dauernde, ja selbst Jahre lang fortzuführende roborirende und excitirende Behandlung nothwendig.

22. Keuchhusten.

Die Mortalität des Keuchhustens in der Stadt New York ist so gross wie die des Abdominaltyphus; es sterben daran $25\,^0/_0$ aller Fälle unter 5 Jahre, $5\,^0/_0$ zwischen dem ersten und fünften Jahre und $1\,^0/_0$ nach dem fünften Jahre. Diese Mortalität ist aber nicht die einzige damit verknüpfte Gefahr, sondern es können sich im Anschluss daran chronische Laryngitis, Pneumonie und Emphysem oder während der Anfälle Hämorrhagien entwickeln, die für lange Jahre Gesundheitsstörungen zur Folge haben. Daher ist die Ansicht, dass man den Keuchhusten, ohne einzugreifen, ablaufen lassen soll, da er eine spontan endende Krankheit sei und jedes Kind seinen Keuchhusten durchmachen müsse, entschieden nicht richtig.

Die Prophylaxe des Keuchhustens, der eine specifische und kontagiöse Krankheit ist, bietet grosse Schwierigkeiten, da die Ansteckung sehr schnell, auch während des ersten und zweiten Stadiums, die sich beide über Wochen erstrecken, stattfinden kann. Die Uebertragung kann, mag man Mikroben als Ursache ansehen oder nicht, durch die ausgeathmete Luft, durch Schleim und erbrochenen Massen bewirkt werden, und die Prophylaxe muss sich daher auf alle diese Faktoren erstrecken.

Da die Krankheit nur durch direkte Uebertragung verbreitet wird, ist eine strenge Isolirung, so schwierig sie auch sein mag, unumgänglich nöthig. In öffentlichen Schulen ist sie allerdings nicht durchführbar, und deshalb sollen Kinder mit Keuchhusten nicht an dem Unterrichte theilnehmen und auch nicht in grösserer Zahl zusammenkommen, da die Fälle sich durch gegenseitige Uebertragung verschlimmern. Nur aus einem Grunde ist die Isolirung beim Keuchhusten wirksamer als bei einer anderen kontagiösen Krankheit, weil nämlich eine Uebertragung durch dritte Personen ausgeschlossen erscheint.

Die Luft muss rein und gleichmässig warm gehalten werden,

dabei sind die Kinder vor Wind und Zugluft zu schützen. Alle Utensilien müssen sauber gehalten und desinficirt werden, die erbrochenen Massen sind zu vernichten oder nach vorgenommener Desinfektion zu entfernen. Sehr wichtig ist es, dass die Schleimhäute, besonders die des Mundes und der Athmungsorgane, gesund sind, oder dass durch eine geeignete Behandlung wieder ein normaler Zustand herbeigeführt wird. Aus diesem Grunde wird man auch die Kinder vor Erkältungen zu hüten versuchen. Die Verdauungsorgane sind genau zu beobachten, der Magen darf nie übermässig gefüllt sein, der Darm muss regelmässig funktioniren und die Nahrung leicht verdaulich sein.

So lange die eigentliche Ursache der Krankheit unbekannt ist und daher der Indicatio causalis nicht genügt werden kann, muss sich die Behandlung darauf beschränken, die Heftigkeit und Anzahl der Anfälle zu verringern, den Kranken ruhigen Schlaf zu verschaffen, das Erbrechen zu verhüten, den Verlauf der Krankheit abzukürzen und bedenkliche Komplikationen zu verhindern.

Durchaus nothwendig ist die Behandlung von Katarrhen oder Entzündungen der Schleimhäute, denn es ist wohl möglich, dass das Contagium des Keuchhustens nur in eine erkrankte Schleimhaut eindringen kann, wie das auch bei anderen Infektionskrankheiten, z. B. der Diphtherie, der Fall ist. Ausserdem können durch eine rechtzeitig einsetzende Behandlung der Erkrankungen der Schleimhäute bedenkliche Komplikationen wie Pneumonien verhütet werden. Derartige katarrhalische Zustände des Mundes und des Rachens erfordern den Gebrauch des Kal. chloric. (stündlich 0,03—0,06 in einem Theelöffel Wasser), ausserdem kommen hier die zahlreichen Expektorantien zur Verwendung, doch sind diejenigen, welche die Herzthätigkeit ungünstig beeinflussen können, besonders Antimonpräparate, zu vermeiden, und auch Ipecacuanha darf nur in kleinen Dosen gegeben werden. Alkalische Wässer sind den Kranken angenehm, Ammon. muriat. (0,03—0,125 stündlich bis zweistündlich) löst den zähen Bronchialschleim und kann auf die an anderer Stelle beschriebene Weise in Dampfform eingeathmet werden. Inhalationen anderer Mittel, die als Expektorantien empfohlen werden, wirken zugleich antibakteriell, so die Dämpfe von Benzol, Karbolsäure und Kresolin. Ebenso dürfte sich die Besserung durch den Aufenthalt in Gasanstalten, welche sich bei der Therapie des Keuchhustens eines gewissen Rufes erfreuen, erklären.

Die den Adstringentien, besonders dem Alaun und Tannin, bei der Behandlung des Keuchhustens zugeschriebene Wirksamkeit ist wohl auf die dadurch herbeigeführte Besserung der katarrhalischen Affektionen zu beziehen. Von den Brechmitteln, welche zur Entfernung des zähen Schleimes empfohlen sind, eignen sich am meisten Cuprum oder Zincum sulphuricum und Ipecacuanha.

SCHLIEP hat beim Keuchhusten gute Erfolge durch den Aufenthalt in pneumatischen Kabinetten gesehen, wo er die Kinder mit ihren Müttern oder Wärterinnen komprimirte Luft einathmen liess; in einigen Fällen verspürten die Kinder schon nach wenigen Sitzungen von zweistündiger Dauer beträchtliche Erleichterung, zuweilen waren allerdings zwölf bis zwanzig Sitzungen nöthig, aber stets wurde nicht nur eine Verringerung der Heftigkeit und Häufigkeit der Anfälle erzielt, sondern auch die Dauer der Erkrankung abgekürzt. Der gute Erfolg wird sowohl auf die gesteigerte Sauerstoffaufnahme als auch auf die Verringerung der Hyperämie der Schleimhaut zurückgeführt. Ich glaube, dass hierdurch recht viel erreicht werden kann, besonders wenn man gleichzeitig Terpentin inhaliren lassen würde. CAILLÉ (Arch. of Ped. 1892) glaubt durch Ozoninhalationen die Dauer und Heftigkeit der Erkrankung günstig beeinflussen zu können.

In Fällen mit hochgradiger Hyperämie der Pharynx- und Larynxschleimhaut, besonders bei Kindern, welche lange an chronischen entzündlichen Zuständen dieser Theile gelitten haben, bessern sich diese lokalen Symptome durch den Gebrauch von Tinctura Pimpinellae saxifragae; die Tagesdosis für ein zwei- bis dreijähriges Kind ist 4,0.

Eine örtliche Therapie ist von vielen Seiten versucht worden; der Pharynx ist lokal mit einer Chininlösung (HAGENBACH), einer $2\,^0/_0$ Resorcinlösung, einer $1-2\,^0/_0$ Argentum nitr.-, einer $5\,^0/_0$ Cocain- und einer $4-6\,^0/_0$ Bromkaliumlösung behandelt worden. Ebenso sind Mischungen von Chinin mit Natr. bicarbonic. in verschiedenen Verhältnissen, dünne Salicylsäurelösungen und gepulverter Schwefel in den Larynx eingebracht. Zu Inhalationen ist ausser den oben erwähnten Mitteln auch schweflige Säure — angeblich mit gutem Erfolge — gebraucht worden. Hieraus und aus der grossen Zahl der sonst empfohlenen Mittel ist ohne weiteres ersichtlich, welche Schwierigkeiten der Therapie des Keuchhustens begegnen, und welches Vertrauen die Aerzte zu der Geduld und dem Gehorsam ihrer Patienten haben. MICHAEL betrachtet den Keuchhusten als eine Neurose und behandelt ihn deshalb auf die gleiche Weise wie sonstige auf Nasenerkrankungen beruhende oder darauf zu beziehende Neurosen. Er behauptet, dass $75\,^0/_0$ seiner Fälle von Keuchhusten bei einer Behandlung der Nasenschleimhaut mit Chinin, Bromkalium, Benzol, Tannin, Borsäure, Salicylsäure, Jodoform, Natr. bicarbonicum oder Calcar. carbonic. genesen sind.

Die interne Verabreichung von Chloralhydrat oder Krotonchloralhydrat (Butylchloralhydrat) in Tagesdosen von 0,5—1,0 wurde 1879 von LOREY empfohlen; die Heftigkeit der Anfälle wurde dadurch in allen Fällen vermindert, die Krankheit selbst aber nicht abgekürzt. KENNEDY ist von dem Mittel begeistert, das er allein oder mit Bromkalium kombinirt giebt, und auch mir leisteten einmalige Dosen von 0,4—0,75 als Schlafmittel gute Dienste.

Absolut nothwendig ist es, dass den Patienten Ruhe und Schlaf verschafft wird. JOHNSTON's Rathschlag (Arch. of Ped. Apr. 1895), Kinder, welche am Keuchhusten leiden, im Bette zu lassen, verdient jedenfalls Beachtung, denn auf diese Weise kann man sie isoliren, vor Aufregungen schützen und in gleichmässig erwärmter Luft halten. Ausserdem wird dadurch das Auftreten von Herzschwäche und Herzerweiterung verhütet.

Inhalationen von Chloroform oder nach Anderen von Aether eignen sich für Fälle, in welchen es entweder während heftiger Anfälle zu Konvulsionen oder Cirkulationsstörungen kommt, so dass das Auftreten von Hirnblutungen befürchtet werden muss. Bei einem ganz jungen Kinde habe ich stündlich während eines jeden neuen Anfalls mehrere Tage lang das Chloroform aus diesem Grunde benutzt und das Kind gerettet.

Chinin ist zum innerlichen und äusserlichen Gebrauch von einer Reihe bekannter Autoren empfohlen; der Erste war LETZERICH, der in einem Coccus die Ursache des Keuchhustens entdeckt zu haben und diesen durch Chinin vernichten zu können glaubte. Dieser Coccus ist allerdings bis zum heutigen Tage noch nicht gefunden, aber das Chinin hat sich aus anderen Gründen nützlich erwiesen. Nach ROSSBACH soll dadurch die erhöhte Reflexerregbarkeit herabgesetzt werden, BINZ dagegen glaubt, dass es sich um eine antizymotische Wirkung handelt. Er giebt täglich den Jahren entsprechend Decigramme, also einem fünfjährigen Kinde 0,5, und erwartet nach zwei bis drei Tagen schon eine Besserung, besonders in Bezug auf die Heftigkeit und Dauer der Anfälle zu sehen. Wenn es den Kindern nicht per os beigebracht werden kann, wählt er Suppositorien und Injektionen. Für den Fall, dass das Chinin. hydrochlor. oder sulph. nicht genommen wird, ist ein Versuch mit dem geschmacklosen neutralen Chinin. tannic. zu machen, das aber schwächer als die vorhergehenden Präparate ist und deshalb in zwei- bis dreimal so grosser Dosis gegeben werden muss. In Amerika hat besonders FORCHHEIMER mit dem Mittel gute Resultate erzielt und über 97 dadurch günstig beeinflusste Fälle berichten können.

Antipyrin ist seit 1886 von DEMUTH, SONNENBERGER, MONCORVO, GUAITA, WENDT und vielen anderen Autoren gleichsam als Specificum gegen Keuchhusten empfohlen. Wie alle anderen dem Chinolin chemisch verwandten Mittel vernichtet auch das Antipyrin Mikroorganismen ausserhalb des Körpers, ob es aber, wie angenommen wird, diese Wirksamkeit auch innerhalb des Organismus entfaltet, wäre noch zu beweisen. Jedenfalls ist es ein sehr wirksames Nervinum; es soll mit demselben guten Erfolge im Anfang wie auf der Höhe der Krankheit gegeben werden. Im letzteren Falle wäre vier bis fünf Wochen nach Beginn der Behandlung

Genesung zu erwarten. Die Dosis ist 0,1 drei- bis viermal täglich für jedes Lebensjahr; ausserdem empfiehlt es sich, zuweilen abends eine grössere Gabe reichen zu lassen.

Tussol, das mandelsaure Antipyrin, wird in den gleichen Dosen wie Antipyrin gegeben. Nach der warmen Empfehlung REHN's wäre das Mittel jedenfalls zu versuchen, die Verabreichung in Milch sowie das Trinken von Milch kurz darauf ist zu vermeiden.

Von allen den bei Keuchhusten empfohlenen Mitteln schätze ich die Belladonna am höchsten und bin zu ihr während einer dreissigjährigen Praxis immer wieder zurückgekehrt, nachdem ich sie verlassen hatte, um die neu empfohlenen Mittel zu versuchen. Schon im Jahre 1861 hatte ich Gelegenheit, meine Ansicht darüber in „American Medical Monthly" folgendermassen auszusprechen:

„Belladonna ist das wirksamste Mittel beim Keuchhusten, und ich erinnere mich kaum eines einzigen Falles, in dem es während der letzten Jahre nicht eine Abkürzung der Krankheit herbeigeführt hätte. Ich beobachtete dabei im allgemeinen, dass ein ausgesprochener sicher diagnosticirt Fall von Keuchhusten nur noch drei bis vier Wochen dauerte, anstatt erst nach Monaten oder einem Vierteljahro abzulaufen. Viele Fälle, bei denen Belladonna gleich im Anfang gegeben wird, verschlechtern sich zuerst, bleiben dann einige Tage oder Wochen unverändert und bessern sich nun allmählich sowohl in Betreff des Charakters als auch der Häufigkeit der Anfälle. In anderen Fällen wird der Effekt schon wenige Tage nach Verordnung des Medikaments sichtbar, so dass dieselben sehr bald einen günstigeren Eindruck machen. Diese Beobachtungen haben während der letzten fünf Jahre, in denen die Kinder hier unter schweren und leichteren Epidemien zu leiden hatten, stets Bestätigung gefunden.

„Von meinen Lesern pflegen sicher Viele Belladonna beim Keuchhusten mit mehr oder weniger gutem Erfolge zu verschreiben, und ich brauche daher kaum zu versichern, dass ich keine Prioritätsansprüche erhebe. Belladonna ist gegen diese Krankheit schon seit Jahrzehnten empfohlen und ist ebenso lange von Anderen als nutzlos und gefährlich verworfen worden; ich erwähne es, weil meiner Ansicht nach diese beiden Vorwürfe grundlos sind.

„Belladonna ruft bekanntlich sehr rasch Intoxikationserscheinungen hervor; Tagesdosen der Wurzel oder des Extrakts von 0,15—0,18 bewirken Pupillenerweiterung, ein Gefühl von Trockenheit im Halse, Funkensehen, Schwindel und event. ein Hauterythem, das bei Erwachsenen allerdings nicht häufig auftritt, während die Wirkung auf die Pupillen und das Gehirn hier etwas ganz Gewöhnliches ist. Aus diesem Grunde glaubte man, dass das Mittel im Kindesalter, wo nervöse Störungen ebenso häufig wie bedenklich sind, contraindicirt sei, man meinte, dass es· zu Kongestionen, Sopor, akutem Hydrocephalus und Idiotie führe und gab daher in allen Fällen, wo es angezeigt erschien, konsequenter Weise zu kleine Mengen. Drei bis viermal täglich wiederholte Gaben von 0,001— 0,002 wurden für genügende und dem Alter entsprechende Dosen angesehen, dadurch konnte aber natürlich nicht die erwünschte Wirkung erzielt werden, das Mittel wurde daher unterschätzt und wieder bei Seite gelassen. Die von mir gebrauchten Mengen waren aber wirksam, weil diese Dosen wirklich genügten.

„Für Kinder von sechs bis acht Monaten mit Keuchhusten ist dreimal täglich 0,01 der Wurzel oder des alkoholischen Extrakts nöthig, Kinder von drei oder vier Jahren können dreimal täglich 0,03 nehmen. Diese Dosen scheinen im Vergleich mit den Mengen, welche von Erwachsenen vertragen werden, recht gross zu sein, aber es ist eine leicht nachzuweisende Thatsache, dass in diesen und kleineren Mengen die Belladonna bei Kindern kaum je einen Effekt auf die Pupillen und das Gehirn ausübt. Ausserdem ist die Reihenfolge der Belladonna-Erscheinungen bei Kindern eine ganz andere wie bei Erwachsenen; das erythematöse und geröthete Aussehen des Gesichts und des Halses und zuweilen sogar der ganzen Haut ist das erste Symptom im Kindesalter, während man dieses bei Erwachsenen nur selten und nur bei schweren Vergiftungserscheinungen beobachtet. Einige der älteren Autoren haben empfohlen, die Belladonna bis zum Auftreten der ersten Intoxikationserscheinungen fortzugeben, andere wieder hielten ein solches Verfahren für gefährlich und nicht anwendbar. Ich meines Theils habe bald herausgefunden, dass Kinder mit Keuchhusten, bei welchen augenscheinlich in Folge einer zu grossen Dosis ein allgemeines Erythem entstand, bald genasen, während diejenigen, bei denen es nicht zum Ausbruch kam, lange krank blieben. Die weitere Erfahrung hat mich gelehrt, dass das Auftreten dieses Symptoms für eine ausreichende Wirkung des Medikaments absolut nöthig ist. Aus diesem Grunde muss die Dosis vorsichtig so lange gesteigert werden, bis diese Erscheinung sich zeigt. Es ist eine sehr auffallende Thatsache, dass ganz kleine Kinder verhältnissmässig grosse Mengen nehmen können, und ich erinnere mich auch keines Falles, in dem ich während 24 Stunden weniger als 0,03 gegeben habe. Meine Verordnung ist sehr einfach, ich gebe das Medikament entweder als Pulver oder lasse das Extrakt lösen und je nach Umständen versüssen.

„Der Gebrauch der Belladonna allein ist in den Fällen von Keuchhusten indicirt, welche nicht mit entzündlichen Erscheinungen der Respirationsorgane komplicirt sind. Diese sind unter allen Komplikationen in Bezug auf die Therapie wie auf die Art und Heftigkeit der Symptome am wichtigsten; es ergiebt sich dies schon daraus, dass in allen Fällen, bei denen eine Pneumonie gleichzeitig mit dem Keuchhusten auftritt oder sich in Anschluss an ihn entwickelt, der typische Ton des Hustens verschwindet und nicht eher wieder auftritt, als bis die entzündliche Affektion gehoben ist. Da diese die gefährlichere der beiden Erkrankungen ist, so muss selbstverständlich hierfür eine besonders sorgfältige Behandlung eingeleitet werden. Kehlkopf- und besonders Bronchial-katarrhe werden häufig im Verlaufe des Keuchhustens beobachtet; sind die davon herrührenden Erscheinungen nur unbedeutend, so braucht kein grosses Gewicht darauf gelegt zu werden, sobald sie aber zu Fieber und Dyspnoe führen, geben sie weitere In-dikationen für die Therapie ab."

Die oben genannten Präparate sind auch durch andere zu ersetzen; so ist die Tinctura Belladonnae ein sehr bequemes Mittel, besonders weil die Dosis ohne Schwierigkeit allmählich gesteigert werden kann. Einem Kinde von zwei Jahren werden davon täg-lich drei Gaben verabreicht, man beginnt zuerst mit sechs Tropfen und hat, wenn nach zwanzig bis dreissig Minuten Röthung der Haut auftritt, damit die richtige Dosis getroffen; ist dies nicht der Fall, so wird die Menge gesteigert, bis der Effekt, der nach jeder einzelnen Medikation bemerkbar werden muss, sichtbar ist. Nach einigen Tagen sind grössere Dosen erforderlich, und ich habe keinen Fall gesehen, der nicht im Verlaufe von zehn bis zwölf Tagen oder bis zum Verschwinden der Krankheit mindestens das Doppelte der ursprünglichen Dosis nötig machte. An Stelle der Belladonna kann auch Atropin. sulphuric. zur Verwendung gelangen, ein zweijähriges Kind beginnt mit $^1/_{10}$ mg dreimal täglich und erhält nach den oben gegebenen Regeln allmählich grössere Dosen.

VOGEL, der sich ebenso wie ich für die Wirksamkeit der Belladonna ausgesprochen hat, richtet sich bei der Verabreichung ausschliesslich nach der Pupillenerweiterung. Dieselbe tritt aber bei Kindern recht spät auf und braucht nicht abgewartet zu werden; zuweilen kommt es sogar schon gleichzeitig zu bedenk-lichen Erscheinungen. MEIGS und PEPPER kombiniren Belladonna und Alaun; EVANS empfiehlt im Glasgow Medical Journal, zuerst eine grosse Dosis, später kleinere Mengen zu geben, und es haben nicht wenige Autoren sofort eine gute Wirkung auf eine absicht-lich oder unabsichtlich gegebene grosse fast giftige Dosis des Medikaments folgen sehen. Jedenfalls ist die Zahl der praktischen Aerzte, welche auf die Belladonna bei der Therapie des Keuch-hustens bauen, sehr gross, mögen sie nun eine günstige Ein-wirkung auf den N. recurrens und andere Zweige des N. vagus oder auf die Medulla oblongata annehmen oder dem Mittel eine günstige Beeinflussung der Reflexirritation zusprechen.

Opium wird vielfach empfohlen, ich lasse es nicht regel-mässig, sondern nur in vereinzelten Gaben als Schlafmittel nehmen; 0,06 Pulv. Dower. genügen, um einem zweijährigen Kinde ruhigen Schlaf zu verschaffen. In einer Reihe von Fällen wirkt auch eine Kombination von Opium und Belladonna recht gut; der

Antagonismus, der zwischen den beiden Mitteln bestehen soll, ist nicht derartig, dass dadurch ihre sedative Wirkung in Frage gestellt wird.

NETTER (La Semaine Méd. 1886 p. 321) empfiehlt den Gebrauch von Oxymel Scillae beim Keuchhusten nach folgender Vorschrift: Nach dem Essen zwischen drei und vier Uhr giebt man dem Kinde alle zehn Minuten einen Theelöffel, und zwar Kindern unter drei Jahren vier bis fünf, denen über drei Jahre sechs oder sieben und Erwachsenen sieben bis acht Theelöffel im Verlaufe einer Stunde. Um sieben Uhr darf dann wieder Nahrung genommen werden; auf dieselbe Weise wird der Gebrauch des Mittels fortgesetzt. Zahl und Häufigkeit der Anfälle sollen dadurch verringert sein, über die Dauer der Krankheit wird aber nichts gesagt.

J. WIDOWITZ (Wiener Med. Wochenschr. 1888 Nr. 17) hat dasselbe Mittel in 195 Fällen gebraucht; die Anzahl und Heftigkeit der Anfälle sollen nach einmaliger Anwendung bei 95 Fällen verringert sein, bei 24 wurde dieses Resultat nach der zweiten, bei 19 nach der dritten und vierten Verabreichung erzielt; in 12% war kein günstiger Erfolg zu konstatiren. M. P. SCHNIRER (Arch. f. Kinderheilk. 1889 p. 447) ist zu denselben Schlüssen gekommen und plaidirt für eine Kombination von Oxymel Scillae mit einem antimykotischen Mittel; ich möchte statt dessen eine solche mit Belladonna anrathen.

V.

Krankheiten des Blutes und Konstitutions-
krankheiten.

A. Krankheiten des Blutes.

Die Anämie beruht häufig auf einer hereditären Disposition oder ist die Folge kongenitaler Erkrankungen; so sehen wir nicht selten, dass zarte Frauen, besonders wenn sie während der Schwangerschaft krank waren, anämische und schwächliche Kinder zur Welt bringen, dass Kinder, welche zu früh geboren oder an kongenitalen Krankheiten, wie „Cyanose", Neoplasmen, Kleinheit des Herzens oder der Arterien leiden, blutarm sind und bleiben. Die idiopathische oder primäre Anämie kann ferner hervorgerufen sein durch starken Säfteverlust bei langdauernden Eiterungen, durch excessive Exsudationsvorgänge bei Pleuritis und Pneumonie und schliesslich durch Hämorrhagien, deren Folgen sich zuweilen während des ganzen Lebens nicht wieder verwischen. Solche Blutverluste sind bei Neugeborenen und kleinen Kindern durchaus nicht selten; wir sehen sie auftreten bei Melaena, Hämophilie, Nabelblutungen, Kephalhämatom, bei Hasenschartenoperationen und Circumcisionen, ferner bei Mastdarmpolypen, bei Nasenbluten in Folge von Coryza, Herzkrankheiten und Plethora der Unterleibsorgane, bei diphtherischen Ulcerationen und bei Traumen. Entwickelt sich im Anschluss hieran eine akute Anämie, so sucht man durch Styptika (innerlich und äusserlich), durch Eis oder chirurgisches Eingreifen die Blutung zum Stehen zu bringen; bei nicht zu stillenden parenchymatösen Blutungen empfiehlt sich die (äusserliche) Verwendung einer $20^0/_0$ oder sogar $50^0/_0$ Antipyrinlösung. Ausserdem können Versuche gemacht werden mit subkutanen Injektionen von Extr. Secal. cornut. fluid., mit Plumb. acetic. (stündlich 0,02—0,05 bis zu zehn oder zwölf Dosen), mit Liq. ferr. sesquichlorat. (fünf bis zehn Tropfen stark verdünnt), mit Stimulantien innerlich, äusserlich und subkutan. Von weiteren Massnahmen kommen noch in Betracht Kompression der Venen durch Einwicklung der Extremitäten, Erwärmung des Körpers und die Transfusion von defibrinirtem Blut oder einer $6\,^0/_{00}$ sterilisirten Kochsalzlösung.

Da die Therapie den eigentlichen Gegenstand unserer Besprechungen bildet, so kann ich die direkten und indirekten Ursachen der chronischen Anämie hier nur insoweit berücksichtigen, als sich daraus Indikationen für die Behandlung ergeben. Zu den ersteren rechne ich vorzüglich eine unzureichende oder unzweckmässig zusammengesetzte Ernährung und eine ungenügende Sauerstoffzufuhr, zu den letzteren alle länger dauernden Krankheiten, besonders aber diejenigen, welche durch Veränderungen im Bereich des Intestinaltractus die richtige Verwerthung der Nahrung behindern, ferner die Anwesenheit von Darmschmarotzern, welche entweder keine Symptome hervorrufen, den Kranken aber auch sehr belästigen (Oxyuren, Ascariden) und sogar durch Beeinträchtigung der Assimilation die schwersten Formen der Anämie veranlassen können (Ascariden, Tänien, Botriocephalus). Hierher gehören auch die Affektionen der Respirations- und Cirkulationsorgane, diejenigen der Nieren und alle fieberhaften Krankheiten, besonders die Infektionskrankheiten, wie Scharlach und Malaria (Typhus nur nach Entstehung chronischer Darmgeschwüre) sowie die Erkrankungen des Lymphsystems, welche übrigens zum grössten Theil mit Erfolg behandelt werden können. Die Pseudo-Leukämie, Leukocythämie, perniciöse Anämie und verwandte Zustände bieten der Therapie bei Kindern dieselben Schwierigkeiten wie bei Erwachsenen; bei den zahlreichen Drüsenschwellungen, mögen sie nun skrophulös sein oder auf anderer Basis beruhen, ist aber eine Prophylaxe und erfolgreiche Therapie möglich.

Alle diese Erkrankungen, deren Liste ich durch zahlreiche andere Namen vervollständigen könnte, sind im Säuglings- und Kindesalter besonders bedenklich und bedürfen daher um so mehr einer sorgfältigen diätetischen und medikamentösen Behandlung, da der Körper sich während dieser Lebensperiode nicht nur im Gleichgewicht halten, sondern — was sehr wichtig ist — auch stetig zunehmen soll. Daraus ergiebt sich die Richtigkeit und eine Bestätigung meines schon an anderer Stelle gegebenen Rathes, dass man keine Krankheit, sei sie akut oder chronisch, sich selbst überlassen soll. Ein Krankheitstag und eine schlaflose Nacht weniger, die Verhütung einiger diarrhoischer Stühle, die Linderung quälender Hustenanfälle, die Coupirung von Konvulsionen und die Erniedrigung excessiv hoher Temperaturen sind für die Prophylaxe der aus diesen Zuständen entspringenden Anämie ganz gewiss nicht ohne Bedeutung.

Die Beachtung dieser Dinge ist bei Kindern um so mehr von Wichtigkeit, da sie zur Entwicklung der Anämie besonders disponirt sind. Denn der Blutgehalt ist im Verhältniss zum Körpergewicht ein geringerer (1 : 19,5 beim Neugeborenen) als beim

Erwachsenen (1 : 13), das Blut enthält weniger Fibrin, weniger
Salze und Hämoglobin (mit Ausnahme der Neugeborenen), weniger
lösliches Eiweiss, mehr weisse Blutkörperchen und hat ein ge-
ringeres specifisches Gewicht (1045—1049 gegen 1055 beim Erwachsenen). Daraus folgt ohne weiteres die Nothwendigkeit, diese
verhältnissmässig geringe Blutmenge nicht unnöthig zu vermindern oder zu verdünnen, und deshalb spielen Ernährung und Verdauung auch in der Kinderheilkunde die erste Rolle.

Im Beginn fieberhafter Erkrankungen ist eine Einschränkung
der Nahrungszufuhr durchaus nothwendig, später haben wir aber
für die Aufnahme passender flüssiger Speisen zu sorgen, und zwar
sind, wenn der Zustand des Magens es erlaubt, hier in der Hauptsache Eiweissstoffe (Milch) auszuwählen. Bei protrahirten Krankheiten haben wir immer vor der Inanition auf der Hut zu sein,
dies gilt für Kinder noch mehr als für Erwachsene. In der
Rekonvalescenz lässt man den Patienten häufige, aber kleine Mahlzeiten geben, wählt die nahrhaftesten Dinge aus und gestattet
Reizmittel, achtet dabei aber sorgsam auf den Zustand des Magens.
Durch solche Massregeln wird der Entstehung sekundärer Anämien
häufig vorgebeugt werden können (vgl. Kapitel I).

Säuglinge werden anämisch, wenn die Mütter oder Ammen
zu wenig Milch haben, oder wenn diese bei reichlicher Sekretion
nicht richtig zusammengesetzt ist. Das Stillen der Kinder während
einer nachfolgenden Gravidität ist unstatthaft; ein Wechsel der
Ernährung soll auch eintreten, wenn die ersten Schneidezähne
durchgebrochen sind oder doch im zehnten Monat, wenn bis dahin
noch kein Zahn zum Vorschein gekommen ist. Manche Fälle von
Anämie und Rhachitis werden durch eine solche Aenderung in
der Ernährung geheilt, und es ist sicherlich besser, wenn sich
bei einer Mischung von Milch mit Gersten- oder Haferschleim die
Zähne, Knochen und Muskeln des Kindes gehörig entwickeln, als
wenn die besorgte zärtliche Mutter mit ihrer ungenügenden Milch
ein dickes anämisches Kind heranzieht. Zuweilen verträgt auch
ein Kind die Milch einer gesunden Frau nicht, dann bleibt nichts
übrig als eine Amme zu nehmen oder zur künstlichen Ernährung
überzugehen. Ein Zusatz von Hafer- oder Graupenschleim, Bouillon
oder Beef-tea ist immer anzurathen, wenn ein Säugling ohne nachweisbare Erkrankung anämisch wird. Am Ende des ersten Jahres
lasse ich schon ein kleines Stückchen Fleisch, täglich ein halbes
Ei, etwas Brod geben, bleibe aber bis zur Vollendung des zweiten
Lebensjahres in der Hauptsache bei einfacher flüssiger oder halb-
flüssiger Nahrung. Wichtig ist es, die Kinder von Anfang an
an langsames Essen und regelmässige Defäkation zu gewöhnen,
für genügende Bewegung im Freien, langes Schlafen in einem
kühlen Zimmer, sowie für eine Beschränkung der Schulstunden
zu sorgen und eine Ueberfüllung der Schulzimmer zu verhüten.
„Es giebt Gesetze, um die Fabrikarbeit und das Auftreten der

Kinder auf der Bühne zu verhindern, aber keine, um sie vor den
ebenso verderblich wirkenden Schulstunden in geschlossenen Räumen ohne Bewegung im Freien zu schützen.[1]

Die Pflege und künstliche Ernährung sowie die Behandlung
der Verdauungsstörungen der Kinder ist von mir an anderer Stelle
ausführlich behandelt.[2] Ohne deshalb hier auf diesen Gegenstand
noch weiter einzugehen, betone ich nur noch einmal, dass in allen
Fällen von Anämie bei Säuglingen animale Nahrung — Bouillon,
Beef-tea und Peptone — ausgiebig zu verwenden ist.

Bei der medikamentösen Behandlung ist in erster Linie der
Indicatio causalis zu genügen, daher erfordert die auf chronischem Magenkatarrh beruhende Anämie je nach Sachlage den
Gebrauch von Alkalien, Salzsäure, Pepsin und Bismuth. subnitr.,
subcarbonic. oder salicylic. Pepsin und verdünnte Salzsäure können
kombinirt werden, oder man giebt Ac. muriat. allein in Wasser
(6—8 Tropfen täglich für ein einjähriges Kind in 200,0 Aq. dest.)
und in Milch. Bei einem Zusammenhang mit Nierenkrankheiten
ist nach den in dem betreffenden Kapitel nachzulesenden Vorschriften zu verfahren. Sehr wichtig ist ferner die Regulirung
einer abnormen Herzthätigkeit, welche häufig die Ursache für
habituelles Nasenbluten, Magenkatarrhe und Störungen im Pfortaderkreislauf abgiebt. Aus diesem Grunde kann mancher Magenkatarrh nicht ohne Digitalis oder ein anderes Herztonicum geheilt werden, und Fälle von hartnäckigem Nasenbluten bessern sich
rasch nach Digitalis mit oder ohne Eisen; deshalb sind wir wohl
berechtigt, bei solchen Kranken von einer Heilung der Anämie
durch Digitalis zu sprechen. Das Mittel kann übrigens auch eine
ausgiebigere Sauerstoffzufuhr zum Blut begünstigen, denn bei
schwacher Herzaktion und erschwerter Cirkulation im Lungenkreislauf in Folge alter pneumonischer Infiltrationen wird dadurch
der Kontakt einer grösseren Anzahl rother Blutkörperchen mit
dem Sauerstoff der Luft erleichtert.

Die ungenügende Innervation der Muskeln, speciell des
Herzens und des Magens, welche als sehr bedenkliche Folgeerscheinung der Anämie aufgefasst werden muss, wird durch
Strychnin oder die anderen Präparate der Nux vomic. sehr
günstig beeinflusst. Ein einjähriges Kind verträgt lange Zeit täglich 0,0015 Strychnin oder 0,01 Extr. nuc. vomic. eventuell in Verbindung mit anderen Medikamenten sehr gut.

Als wirksamstes Mittel bei unkomplicirter Anämie gilt das
Eisen. Bei gleichzeitig bestehender Gastritis muss es, falls die
Magenaffektion nicht Folge der allgemeinen Anämie ist, vermieden
werden; in letzterem Falle ist aber die Einwirkung auf beide
Zustände oft unverkennbar, besonders bei Zusatz von Bittermitteln.

---

[1] Arch. of Medicine. Vol. 1, p. 1. Febr. 1881.
[2] A. JACOBI, The Intestinal Diseases of Infancy and Childhood. Detroit 1887.

.Zuweilen sieht man allerdings dann vom Strychnin noch günstigere Resultate. Anämische Zustände auf verschiedenster Basis, z. B. nach Malaria, bei chronischer Nephritis, bei gleichzeitig bestehenden Neuralgien, bei oder in Folge von Klappenfehlern, die nicht zu lokalen Stauungen führen — in erster Linie die Aorteninsufficienz — werden durch Eisengebrauch wesentlich gebessert. Anders liegt die Sache bei Anämie nach chronischen Diarrhöen, wo es nur mit Vorsicht oder besser gar nicht anzuwenden ist. Ueber den Nutzen bei Neigung zu Blutungen wurde schon oben gesprochen, nur bei Hämoptoe ist es zu vermeiden. Dasselbe gilt für akute fieberhafte Zustände, da die Pulszahl, der arterielle Druck und die Temperatur unter Eisengebrauch ansteigt; Empfehlung verdient es entschieden bei Infektionskrankheiten wie Erysipel und Diphtherie. Bei der Verordnung des Eisens sind noch zwei Umstände zu berücksichtigen, einmal dass alle Verdauungsstörungen den Gebrauch desselben contraindiciren, und zweitens dass es, mindestens bei unkomplicirten Anämien, durchaus unnöthig ist, den Intestinaltractus mit grossen Mengen des Medikaments zu belasten. Denn die ganze mit der Nahrung täglich eingeführte Eisenmenge beträgt nur 0,1, und im Blute eines Erwachsenen sind nicht mehr als 3,0 enthalten. Freilich ist es nicht ausgeschlossen, dass das als Medikament gegebene Eisen noch andere Indikationen als die Hämoglobinsteigerung erfüllt; zuweilen wirkt es entschieden als Stomachicum.

Von den gewöhnlichen officinellen Präparaten leisteten mir die besten Dienste das Ferrum dialysatum in kleinen Dosen, die Tinct. ferr. pomat. 0,5 — 2,0 täglich, dieselben oder etwas grössere Mengen von Tinct. ferr. acet. aeth. und von Tinct. ferr. chlorat. In Pulverform sind zu verwenden das Ferr. phosphor. und das Ferr. carbonic. sacch. (0,05—0,1 dreimal täglich), das letztere besonders in Verbindung mit Wismuth. Ferrum pyrophosphoric. ist in kleineren Dosen zu geben, Ferrum lactic. ist ein mildes und leicht resorbirbares Präparat; wird aber im allgemeinen noch nicht seinem Werth entsprechend gewürdigt. Zu Kombinationen mit Strychnin und Chinin eignet sich besonders das Ferrum citricum. Recht günstig sind die Versuche mit dem von SCHMIEDEBERG empfohlenen Ferratin (mehrmals täglich 0,1—0,2) sowie mit dem Ferrum peptonat., albuminatum und peptomanganatum ausgefallen. Jodeisensyrup wird auch von den kleinsten Säuglingen gut vertragen (so viele Tropfen wie das Kind Monate zählt bis zu Dosen von 8—10 Tropfen) und wirkt nach Freiwerden des Jods antifermentativ. Auch scheint sich die theoretische Voraussetzung, dass es bei Anämie mit Drüsenschwellungen die Resorption befördert, durch die praktischen Erfahrungen zu bestätigen. Syrupus hypophosphit. c. ferr. kann in grösseren Dosen gegeben werden und eignet sich besonders bei gleichzeitiger Verordnung von Nux vomica. Ausserdem werden von den Fabrikanten täglich neue Präparate auf den Markt gebracht, die aber den officinellen Mitteln nicht vorzuziehen sind.

Andere organische Eisenpräparate sind das KOBERT'sche Hämol und Hämogallol; für die Behauptung, dass sie leichter resorbirbar sind als das anorganische Eisen, ist der Beweis noch zu erbringen.

Für subkutane Injektionen sind Ferr. pyrophosphoric. c. natr. citric. und das Ferr. albuminat. benutzt. RUMMO empfiehlt eine $10\,{}^0/_0$, LÉPINE eine $2^1/_2\,{}^0/_0$ wässrige Lösung von Ferr. citric. ammoniatum. Bei der nicht zu umgehenden langdauernden Behandlung dieser chronischen Krankheit und der Schmerzhaftigkeit solcher Einspritzungen dürfte aber eine derartige Therapie kaum viele Anhänger finden.

Schliesslich haben wir noch einen indirekten Nutzen des Eisens bei gleichzeitigen Sauerstoffinhalationen zu erwähnen; derartige fünf bis zehn Minuten dauernde Sitzungen, welche in Intervallen von einer bis zwei Stunden wiederholt werden, sind für die Hebung des Stoffwechsels und für die Blutbildung sehr vortheilhaft. Bei gleichzeitigem Eisengebrauch schien mir dies stets in erhöhtem Maße der Fall zu sein, vielleicht weil durch den Einfluss des Eisens auf die Bildung und Zahl der rothen Blutkörperchen diesen die Aufnahme des Sauerstoffes erleichtert wird. Sauerstoffinhalationen wurden eine Zeit lang für eine Panacee gegen die verschiedensten Krankheiten gehalten. So lange die Athmungs- und Cirkulationsorgane in normaler Weise funktioniren, enthält die atmosphärische Luft mehr Sauerstoff, als wir nöthig haben, dagegen erweisen sich Sauerstoffinhalationen bei Erkrankungen dieser Organe, bei Orthopnoe im Verlauf der Pneumonie, bei Asthma und Emphysem, bei Lungentuberkulose und Herzkrankheiten (auch bei Kohlenoxydvergiftung und Methämoglobinämie) und bei der hieraus resultirenden Anämie unzweifelhaft nützlich. Ausserdem kann der Sauerstoff ohne Schwierigkeiten rein hergestellt werden, was man von dem Ozon nicht sagen kann.

Bei einer Reihe der schwersten Formen leistet das Arsen hervorragende Dienste; hierher gehören Anämien, welche hervorgerufen sind durch langdauernde Inanition und erschwerte Rekonvalescenz ohne gleichzeitige Beeinträchtigung der Magenfunktion, durch chronische Malaria, chronische Lungentuberkulose, chronische maligne Drüsentumoren (Lymphome und Sarkome). Die Dosis braucht nicht gross zu sein, muss aber langsam gesteigert werden; ich beginne mit $^6/_{10}$ mg Ac. arsenicos. oder mit einem bis anderthalb Tropfen der FOWLER'schen Lösung dreimal täglich in viel Wasser und setze den Gebrauch bei einem vier bis fünfjährigen Kind Wochen und Monate lang fort. Bei Malaria kann man einen Zusatz von Chinin event. auch von Eisen, bei Tuberkulose einen solchen von Digitalis und in den anderen Formen von Strychnin und Eisen verschreiben.

Die allmähliche Steigerung der Arsenmenge wird am praktischsten folgendermassen bewerkstelligt: Von einer Mischung Sol. Arsenical. Fowl. 5,0 und Aq. dest. 300,0 wird als erste Dosis 1 Theelöffel, als zweite 1 Theelöffel $+$ 1 Tropfen, als dritte 1 Theelöffel $+$ 2 Tropfen u. s. f. gegeben, bis die ein und sechzigste aus 1 Theelöffel $+$ 60 Tropfen besteht. Man hat also bei dreimaliger Verabreichung am Tage die ursprüngliche Menge am zwanzigsten Tage langsam und unmerklich verdoppelt.

Kinder vertragen das Arsen besser als Erwachsene und sind dagegen viel weniger empfindlich als senile Personen; immerhin müssen auch sie dabei genau beobachtet werden und dürfen es bei gastrischen Störungen nicht nehmen. Auftreten von Conjunctivitis, Oedem der Augenlider und des Gesichts sowie von Diarrhöen indiciren eine Unterbrechung der Behandlung.

Im Verlauf und in Folge der Anämie sind zwei Erscheinungen zu beobachten, welche die sorgfältigste Beachtung verdienen, ungenügende Gewebsanbildung und unzureichende Innervation. Ob sich das Spermin, welches nicht nur im Sperma, sondern fast in allen Geweben enthalten sein soll, als Tonicum bewähren wird, bleibt abzuwarten. Angeblich soll es die Oxydation in den Zellen anregen und Leukocytose herbeiführen. Die Dosis beträgt für Erwachsene 1 ccm einer $2^0/_0$ Lösung.

Die bei einfacher Anämie fast stets wirksame medikamentöse und diätetische Behandlung ist ebenfalls bei der Chlorose im kindlichen Alter indicirt; allerdings können die anatomischen Ursachen der das ganze Leben lang bestehenbleibenden Chlorose, die fötale Enge der Aorta (VIRCHOW) und der Arterien überhaupt nicht gehoben werden. Empfehlenswerth ist es, mit dem Eisen zeitweise Bittermittel sowie zur Hebung der Herzkraft und der arteriellen Spannung Digitalis zu kombiniren. In beiden Erkrankungen ist Gewöhnung an kaltes Wasser — tägliche Waschungen und Bäder mit nachträglichem Frottiren — und an systematische Körperbewegungen nothwendig. Wird der Hämoglobingehalt geringer, während die Zahl der rothen Blutkörperchen im grossen und ganzen normal bleibt, so ist für eine reichliche, aber genau zu überwachende Ernährung — wenn möglich unter Verwendung von Peptonen — zu sorgen. Niemals dürfen wir aber vergessen, dass bei Kindern ebenso wie bei Erwachsenen die Symptome der Chlorose durch einen occulten malignen Tumor (und nicht selten) durch Magengeschwüre hervorgerufen werden können.

Bei der perniciösen (essentiellen) Anämie ist die Zahl der rothen Blutkörperchen verringert (von 4—5 Millionen im ccm auf 1 oder selbst $^1/_2$ Million), und man findet Gestalts- und Formveränderungen derselben (Poikilocyten, Mikrocyten, Megalocyten), aber keine entsprechende Herabsetzung des Hämoglobingehaltes. Wenn die Erkrankung durch Atrophie der Magendrüsen, durch langdauernden Ikterus, Syphilis oder Entozoen (Ascariden, Tänien,

Botriocephalus) entstanden ist, so sind die Indikationen klar, und die Behandlung hat dann in vielen Fällen Erfolg. Aus diesem Grunde ist jede Bereicherung unserer Kenntnisse über die Aetiologie der Erkrankung freudig zu begrüssen. EWALD fand bei einigen Fällen perniciöser Anämie Atrophie des Dünndarmes, KNUD FABER sublicirte (Berl. klin. Wochenschr., 26. Juli 1897) einen Fall, in dem ein Zusammenhang der Erkrankung mit einer Striktur des Dünndarmes wahrscheinlich war und durch eine rechtzeitige Diagnose und Operation die Entwicklung der Anämie hätte verhütet werden können. Da, wie er erwähnt, auch andere derartige auf Tuberkulose und Syphilis beruhende Strikturen mit hochgradiger Anämie einhergehen, so ist der Verdacht gerechtfertigt, dass ein hierbei (ebenso wie bei Apepsie und bei Gegenwart von Helminthen) im Darm entstehendes Toxin den rapiden Zerfall der Blutkörperchen veranlasst und die perniciöse Anämie herbeiführt. Unter dieser Voraussetzung wäre von einer möglichst energischen Antisepsis des Darmes in manchen Fällen Heilung zu erwarten. Bei der medikamentösen Therapie ist in erster Linie von Arsen in steigenden Dosen event. unter Zusatz von Eisen und Chinin Gebrauch zu machen; gute Resultate sollen auch mit Knochenmark (roh oder gekocht führt es leicht Erbrechen herbei) oder den daraus hergestellten Präparaten (ARMOUR's „Carnogen") in Tagesdosen von $^1/_2$—2 Theelöffeln erzielt sein. Ich selbst habe dadurch Besserung aber keine Heilung erreicht, in anderen Fällen sah ich Erfolge von der WEIR-MITCHELL'schen Mastkur. Die Patienten bevorzugen gewöhnlich eine vegetabilische Diät; ihr geringer Appetit macht die Verordnung von Stimulantien (Strychnin) und Pepsin mit Salzsäure nöthig. In Folge der Verringerung der Zahl der rothen Blutkörperchen und der verminderten Sauerstoffaufnahme ist die Wärmeproduktion herabgesetzt, so dass sich die Kranken warm kleiden und in warmen Zimmern aufhalten müssen. Diarrhöen erfordern eine symptomatische Behandlung, hochgradige Schwäche und Kollapszustände Salzwasserinfusionen.

Die Prognose der Leukocythämie (Leukämie) ist noch schlechter als die der perniciösen Anämie. Differentialdiagnostisch unterscheidet sie sich von dieser Erkrankung durch die Vermehrung der Leukocyten (1 : 50—2, statt 1 : 250 — 350) und der eosinophilen Zellen. Zuweilen entwickelt sich das Leiden im Anschluss an Malaria, Influenza, Syphilis, Drüsen- und Knochenerkrankungen, so dass hier in gewisser Weise eine Prophylaxe möglich ist. Da die im Blut und den übrigen Geweben enthaltenen Eiweisskörper rasch zerstört werden, so ist, falls noch Resorption stattfindet, eine möglichst ausgiebige Zufuhr derselben in Form von Peptonen, Albumosen etc. angezeigt. Alle sonstigen therapeutischen Massnahmen — Bettruhe, Massage, Kälte und Hitze, Transfusionen, Infusionen, Sauerstoffinhalationen, Arsen und Eisen, Chinin, Knochenmark, Injektionen von Ergotin in das subkutane

Zellgewebe oder von Arsen in die Milz, Anwendung des faradischen und galvanischen Stromes, die (stets letal verlaufende) Extirpation der Milz, die Behandlung der Blutungen, der Transpiration, der Pleuritis und des Ascites — nützen nichts. Ich kenne mindestens keinen sicheren akuten oder chronischen Fall, der geheilt ist.

Bei der Pseudoleukämie (HODGKIN'sche Krankheit) finden Uebergänge zur Leukämie statt, eine einheitliche Aetiologie oder Krankheitsursache (Infektion?) ist höchst unwahrscheinlich; für die Diagnose und Differentialdiagnose kommen in Betracht Schwellung der Lymphdrüsen des ganzen Körpers, der Leber und der Milz sowie der Blutbefund (einfache Leukocytose, kein leukämisches Blut). Schwierig kann die Unterscheidung von allgemeiner Sarkomatose werden, doch kommt es hier zu entzündlichen Adhäsionen zwischen den einzelnen Tumoren, während es sich bei der Pseudoleukämie um isolirte Lymphdrüsen handelt. Auch hier ist Arsen das wirksamste Mittel, ferner ist empfohlen Piperin in Dosen von 0,05—0,5 täglich sowie Berberin sulphuric. Das letztere Mittel bewährt sich besonders bei hochgradiger Obstipation, trägt zur Hebung des Appetits bei und scheint eine Rückbildung der Lymphdrüsen sowie der Milz und Leber zu begünstigen. Die Dosen dürfen nicht so hoch gewählt werden, dass Diarrhöen auftreten.

Die Anaemia splenica (grosser Milztumor, etwas vergrösserte Leber, keine Leukocytose, aber Poikilocytose, mässige Verminderung des Hämoglobingehaltes, kernhaltige rothe Blutkörperchen) ist keine Erkrankung sui generis, die Behandlung ist die gleiche wie bei den vorher besprochenen Formen der Anämie.

B. Konstitutionskrankheiten.

1. Rhachitis.

In vielen Fällen beruht die Rhachitis auf hereditären Einflüssen und hätte durch richtige Behandlung der Eltern vor der Konception oder der Mutter während der Schwangerschaft verhütet werden können; denn ein grosser Theil der konstitutionellen Erkrankungen der Eltern, speciell die Syphilis, äussert sich bei ihren Kindern als Rhachitis. Die Aehnlichkeit beider Krankheiten ist sogar eine so grosse, dass es bei Neugeborenen oft schwer ist, die dadurch herbeigeführten Knochenveränderungen durch die mikroskopische Untersuchung von einander zu unterscheiden. Wenn es nun auch nicht möglich ist, die Folgen derartiger hereditären Einflüsse ganz zu verwischen, so können wir sie doch oft durch eine zweckentsprechende Therapie günstig beeinflussen, so speciell bei der Syphilis durch eine Monate lang fortgeführte Quecksilberbehandlung.

In erster Linie ist auf günstige hygienische Verhältnisse, besonders auf Zufuhr frischer Luft Bedacht zu nehmen. Auch im Winter können die Fenster offen stehen und kleine Kinder in's Freie gebracht werden, wenn sie nur gut zugedeckt und warm gekleidet sind. Am vortheilhaftesten ist der Aufenthalt an der See, vorausgesetzt, dass dafür keine Contraindikationen, z. B. durch Erkrankungen der Athmungsorgane, bestehen.

Ein Landaufenthalt kann nur von Nutzen sein, wenn die Kinder wirklich an die frische Luft kommen und nicht im Zimmer bleiben. In einer Kombination der Seeluft mit warmen oder kalten Seebädern (je nach dem Alter, dem Kräftezustand und den bisherigen Gewohnheiten des Kindes) besitzen wir ein ausgezeichnetes Prophylacticum und Heilmittel der Rhachitis. In England sind die Seehospize, denen zahlreiche Kinder ihre Gesundheit verdanken, bereits 1750 eingerichtet worden, Italien, Frankreich, Deutschland und Amerika sind diesem guten Beispiel aber erst in den letzten zwanzig Jahren gefolgt. Eine völlige Heilung der Rhachitis ist freilich nur nach Jahre langem Aufenthalt an der See zu erwarten, und wenige Wochen können ein solches Resultat nicht herbeiführen. Ist es nicht möglich, den Kindern einen Aufenthalt an der See zu verschaffen, so wird man sich mit Salzbädern, Abreiben mit Salzwasser, Massage, Elektricität begnügen; bei Auftreten von Ekzemen ist die Behandlung mit Salzwasser auszusetzen.

Frische Luft bei Tag und Nacht ist wichtiger als gute Ernährung, und COMBY's Ansicht, dass die Rhachitis vom Magen aus, nicht aber von den Lungen und der Haut aus, ihren Ursprung nehme, bedarf gewisser Einschränkungen. Allerdings ist auch die Ernährung von grosser Bedeutung. Die Laktation darf nicht länger als bis zum Durchbruch von zwei oder vier Zähnen fortgesetzt werden, die Amme soll nicht zu alt aber auch nicht zu jung sein. Aber selbst das richtige Alter und ein anscheinend guter Gesundheitszustand der Mutter oder Amme verhindern nicht immer die Entstehung der Rhachitis, und in solchen Fällen ist die künstliche Ernährung der Brust vorzuziehen. Eine ausschliessliche Ernährung mit roher oder gekochter Kuhmilch, welche nicht die richtige Zusammensetzung hat, ist schädlieh. Die künstliche Nahrung muss sorgfältig ausgewählt und überwacht werden und zwar nicht nur in Betreff etwa vorhandener pathogener Keime. Selbst die ROTCH'sche Milch und die GÄRTNER'sche Fettmilch schützen die Kinder nicht mit absoluter Sicherheit vor der Rhachitis, wenn sie auch Bakterien frei ist. Durch einen frühzeitigen Zusatz von Mehlabkochungen (Gerste und Hafer) und von Fleischsuppen wird jede Milch nahrhafter und leichter verdaulich. Bei kleinen

Kindern hat man sich vor einem zu hohen Fettgehalt der Milch zu hüten, denn auch der Zusatz von Fett ist kein unfehlbares Mittel gegen die Rhachitis und kann leicht übertrieben werden. Jede Dyspepsie, Diarrhoe und Obstipation ist zu bekämpfen, und die von COMBY und mir so häufig ausgesprochene Warnung, dass Ueberernährung schliesslich ebenso bedenklich wie Unterernährung ist, darf niemals vergessen werden. Ueber die Nothwendigkeit einer sorgfältigen Hautpflege ist schon an anderer Stelle gesprochen. Ob das Kind sofort nach der Geburt gebadet werden soll und ob das Baden während der ersten Wochen regelmässig fortzusetzen ist, muss in jedem einzelnen Fall entschieden werden. Im allgemeinen ist festzuhalten, dass bei jedem Kinde durch Baden — zuerst mit warmem, später mit kühlerem event. mit Salzwasser, wenn ein stärkerer Reiz ausgeübt werden soll — und nachträgliches Frottiren die Cirkulation der Haut und des ganzen Organismus günstig beeinflusst wird.

Bei einem ursächlichen Zusammenhang zwischen oder einer Kombination von Rhachitis und Verdauungsstörungen sind die letzteren zu behandeln. Der Magenkatarrh ist freilich meistens nicht primär sondern als Folge der verkehrten Ernährung entstanden; er ist aber in beiden Fällen die Ursache der Anämie sowie der ungenügenden oder abnormen Sekretion der Schleimhaut und der Drüsen. Da dieser Magenkatarrh bei rhachitischen Kindern gewöhnlich mit Hyperacidität einhergeht, so sind vor und zwischen den Mahlzeiten Calcar. carbonic., calcinirte Magnesia, Natr. bicarbonic. und die verschiedenen Wismuthpräparate am Platze. Bei gleichzeitig bestehenden fermentativen Processen im Darm und starker Flatulenz leisten Bismuth. salicyl., Thierkohle und aromatische Aufgüsse gute Dienste. Wenn es sich nur um ungenügende Magensaftsekretion handelt, kann Kochsalz die Bildung von Salzsäure begünstigen, oder man giebt Pepsin mit stark verdünnter Salzsäure und versucht gleichzeitig die normale Absonderung durch Bittermittel und Alcoholica anzuregen. Die Hauptsache bleibt aber doch immer eine richtige Ernährung des Kindes, die im ersten Kapitel dieses Buches ausführlich besprochen wurde. An dieser Stelle ist auch schon darauf hingewiesen, dass bei der Rhachitis die animale Nahrung von hervorragender Bedeutung ist.

Von sonstigen Medikamenten sind zu nennen, Malz und Malzpräparate, welche sich bei Laien und Aerzten einer grossen Beliebtheit erfreuen; leider wird aber der Markt andauernd mit neuen Präparaten überschwemmt, so dass mein Vertrauen zu ihnen stark erschüttert ist.

Wenn die Kinder Leberthran vertragen, so besitzen wir in ihm ein sehr wirksames Mittel gegen die Rhachitis; leider trifft aber diese Voraussetzung hier im Allgemeinen nicht im gleichen Mafse zu wie bei der Skrophulose. Die verschiedenen Leberthranpräparate und Emulsionen pflege ich nur zu verordnen, wenn die Kinder ihn in der ursprünglichen Form zurückweisen, oder wenn ich dadurch gleichzeitig eine andere Wirkung erzielen will. Dabei habe ich besonders die Diarrhöen im Auge, welche, vorzüglich in den Sommermonaten, bei dem Gebrauch des Leberthrans auftreten können. In einem solchen Fall ist derselbe entweder zeitweise auszusetzen oder mit Wismuth oder phosphorsaurem Kalk zu kombiniren. Die Wirkung des Leberthrans wird auf verschiedene Weise erklärt; die Einen glauben, dass die Besserung des Gesundheitszustandes ausschliesslich dem darin enthaltenen Fett zuzuschreiben sei, und dass deshalb jede andere leicht resorbirbare Fettart dafür substituirt werden könne; die andere Partei ist dagegen überzeugt, dass wir in dem Leberthran ein wirkliches Heilmittel besitzen. Ich schliesse mich der letzteren Ansicht an, denn drei Theelöffel Leberthran werden niemals durch drei Theelöffel Rahm oder drei Theelöffel eines anderen Fettes ersetzt werden können. Die allgemeine Erfahrung spricht für den günstigen Einfluss des Leberthrans bei zahlreichen Gewebserkrankungen; vielleicht bezieht man die geheimnissvolle Wirkung am besten auf einen wenn auch nur minimalen Procentsatz eines organischen Gewebssaftes, dessen Eigenschaften etwa mit denen der Schilddrüse verglichen werden können. Von dieser Ansicht ausgehend hat HEUBNER Versuche mit dieser Drüse bei Rhachitis gemacht, ohne aber greifbare Resultate zu erreichen, immerhin glaubt er, dass sich der allgemeine Gesundheitszustand der Kinder dabei gehoben habe.

Obgleich die Rhachitis eine Allgemeinerkrankung und nicht ausschliesslich eine solche des Knochensystems ist, so verdienen doch die dadurch herbeigeführten Knochenanomalien besondere Aufmerksamkeit. Die Veränderungen des Thorax, welche von dem auf den weichen rhachitischen Rippen ruhenden Luftdruck herrühren, verschwinden niemals wieder ganz. Die Hühnerbrust, jene vom Sternum und den Verbindungen der Rippenknorpel und Knochen gebildete Hervorwölbung, bleibt in höherem oder geringerem Mafse das ganze Leben bestehen, je nachdem die Schwere der Affektion einen Ausgleich zulässt oder die Ausdehnungsfähigkeit der Lunge ihn begünstigt. Hier müssen frühzeitig innere und chirurgische Behandlung sowie gymnastische Uebungen Abhülfe schaffen. Selbst das Schreien wirkt günstig, bei zwei- bis dreijährigen Kindern erzielt man auch durch Trompetenblasen, Spielen mit Seifenblasen etc. Erfolge. Die Verkrümmungen der langen Röhrenknochen sind in Folge des Längenwachsthums später weniger sichtbar. Soll hier die Anlegung einer Schiene Nutzen bringen, so muss dies geschehen, ehe die Knochen wieder hart geworden sind, denn sonst wird jeder dahin gehende Versuch vereitelt. Die Neigung zur Plattfussbildung, welche sich bei den Gehversuchen des Kindes in Folge der Schlaffheit des Band-

apparates ausbildet, erfordert Redressiren durch einen passenden
Schuh, die Skoliose ein SAYRE'sches Gyps- oder Filzkorsett, die
rhachitische Einziehung um und oberhalb des Zwerchfellansatzes
eine entsprechende Heilgymnastik. Bei entstellenden nicht mehr
gerade zu richtenden Verkrümmungen muss man seine Zuflucht
zur Osteoklasie (Brechen der verkrümmten Knochen ohne vorherige Durchtrennung des Periosts und Geraderichtung) oder zur
Osteotomie (Vornahme der Korrektur auf blutigem Wege) nehmen.
Früher wurde ausschliesslich die Osteoklasie (manuell oder instru-
mentell) ausgeführt; die Resultate waren, wenn es sich um Verkrümmungen in der Mitte des Femur und der Tibia handelt,
meistens gut, dagegen bei Genu valgum und varum gewöhnlich
unbefriedigend. Da hierbei ferner Abreissung der Epiphyse beobachtet ist, die Fraktur zuweilen nicht an der richtigen Stelle
entstand und in einigen Fällen Septikämie darnach auftrat, so hat
man diese Operation jetzt vollständig verlassen, und bedient
sich ausschliesslich der einfach auszuführenden Osteotomie. Selten
ist dieselbe durch Verkrümmungen der oberen Extremitäten indicirt, sondern meistens sind es Anomalien der unteren Extremitäten, und hier wieder nur ausnahmsweise Verkrümmungen des
Oberschenkels, sondern solche der Diaphysen des Unterschenkels
oder ein Genu valgum oder varum, welche Anlass zu der Operation
geben. Bei dem kindlichen Genu valgum besteht eine Winkel-
stellung des Ober- und Unterschenkels, beim Genu valgum ado-
lescentium hauptsächlich eine Verkrümmung im Bereich des Oberschenkels. Die Difformität erfordert die Operation nach MACEWEN
(Osteotomia supracondylic.) und event. auch eine Osteotomie der
Tibia. An der Tibia findet sich die meistens nach innen und
hinten konkave Krümmung gewöhnlich im Bereich der unteren
Hälfte; die Operation besteht in einer linearen, queren oder
schrägen, oder keilförmigen Osteotomie. In schweren Fällen ist
die letztere Methode vorzuziehen, bei einer Reihe von Kranken
wird durch eine einmalige Operation noch kein genügendes
Resultat erzielt, und es muss dann nach Ablauf einiger Wochen
eine zweite ausgeführt werden. Die Erfolge der Osteotomie sind
fast durchweg gut, Eiterungen kommen nur selten vor und nehmen
keinen grösseren Umfang an.

Während des akuten rhachitischen Processes kommen nicht
nur Verbiegungen, sondern auch direkte Kontinuitätstrennungen
der Knochen vor; ächte Frakturen sind wegen ihrer Weichheit
und der Succulenz des Periosts selten, aber Infraktionen der
Extremitäten und Schlüsselbeine sind durchaus nichts Ungewöhnliches. Das Periost bleibt hierbei stets intakt, der Knochen ist
mehr oder weniger geknickt, ohne dass die Enden vollständig
von einander getrennt werden. Die Reposition mit Schienen ist
leicht, sie müssen aber bis zum völligen Verschwinden des rhachitischen Processes getragen werden; nur in seltenen Fällen, wenn

die Neigung zur Entstehung von Infraktionen sehr gross ist, wird die Immobilisirung des ganzen Körpers nöthig sein.

Durch eine vernünftige Prophylaxe können diese Folgezustände der Rhachitis vielfach verhindert oder doch abgeschwächt werden. Säuglinge, vorzüglich solche mit beginnender Rhachitis, sollen nicht aufgesetzt werden, bis die Wirbelsäule kräftig genug ist, auch nicht sitzend und andauernd auf demselben Arme getragen werden. Wird statt dessen ein Haarkissen benutzt, so kann in vielen Fällen die Entstehung der Skoliose verhütet werden. Ebenso gelingt es, die Verkrümmungen der Diaphyse der unteren Extremitäten und die sekundären Beckendeformitäten, welche zum Theil durch das auf den schwachen Knochen lastende Körpergewicht hervorgerufen werden, auf ein Minimum zu reduciren, wenn alle Gehversuche unterbleiben, bis das Kind kräftig genug geworden ist.

Eines der frühesten Symptome der Rhachitis ist die Craniotabes, die Erweichung der Schädelknochen. Nachdem die Ossifikation zuerst nach der Geburt in normaler Weise begonnen hat, erweichen die Knochen allmählich derartig, dass sich am Os parietale und occipitale eine Reihe Stellen finden, wo die Knochensubstanz vollständig verschwunden ist. In dieser Gegend fallen die Haare aus, die Venen werden dilatirt, es kommt zu reichlicher Transspiration des Kopfes und nicht selten zu meningealen Ausschwitzungen. Die Weichheit der Knochen führt zur Asymmetrie des Schädels, und schon der Druck des Kopfkissens genügt, um hier Eindrücke zu erzeugen. Diese Asymmetrie pflegt, abgesehen von schweren Fällen, nach der Genesung wieder zu verschwinden.

Wegen der lokalen Hyperämie müssen alle warmen Kopfbedeckungen und Federkissen vermieden werden, am besten gebraucht man ein Haarkissen, auf dem der ganze kleine Körper getragen werden kann. ELSÄSSER (1843) empfahl ein Kissen mit einer Vertiefung oder einem Loch in der Mitte; recht gut ist auch ein kleines Luftkissen, welches bis auf $^1/_3$ seines Volumens aufgeblasen wird.

Etwa auftretende Hirnsymptome erfordern eine entsprechende Behandlung, Neigung zu Krämpfen Brompräparate, Chloral und kleine Opiumdosen, die hierbei sehr gut vertragen werden. Bei starkem Transspiriren lässt man häufig Waschungen mit Wasser mit oder ohne Essig oder Puderungen mit Zinksalicylamylum (Zinc. oxyd. [10], Ac. salicyl. [1], Amyl. [25]) machen. Die Allgemeinbehandlung pflegt diese recht bedenklichen Hirnerscheinungen zum Schwinden zu bringen. Bei der früheren Therapie glaubte ich eine gute Prognose stellen zu können, wenn in den nächsten sechs bis acht Wochen keine Konvulsionen oder ähnliche bedenkliche Symptome auftraten, da während dieser Zeit die allgemeine Ernährung und die lokalen Erscheinungen sich gewöhnlich erheblich gebessert hatten. Die Erfahrungen, welche in den letzten

Jahren mit dem Phosphor gemacht sind, haben diesen Termin aber bedeutend abgekürzt. Meine Annahme über die Wirkung dieses Medikaments bei chronischen und subakuten Krankheiten der Knochen[1]) und bei der Anämie im Säuglings- und Kindesalter[2]) hat durch Kassowitz, dem wir die Einführung des Phosphors in die Therapie der Rhachitis verdanken, ihre Bestätigung gefunden. Die Beobachtung, welche C. Wegner vor 20 Jahren machte, dass frakturirte Knochen von Kaninchen rascher heilten, wenn den Thieren kleine Mengen Phosphor gegeben wurden, veranlasste mich, denselben in allen Fällen chronischer und subakuter Ostitis, bei der Pott'schen Krankheit, bei Caries des Tarsus zu gebrauchen mit dem Erfolg, dass die Heilung unter dieser Behandlung rascher von statten ging. Der Phosphor wirkt reizend und begünstigt daher in kleinen Dosen die Gewebsanbildung (nach Kassowitz verhindert er die Neubildung von Blutgefässen), führt dagegen in grossen Dosen zur Gewebsdegeneration. Im ersteren Falle handelt es sich wohl um eine sehr schnell vor sich gehende Entwicklung von Bindegewebe, ähnlich wie nach der Ansicht von Lannelongue bei den Chlorzinkinjektionen. Ich bin daher zu der Ueberzeugung gekommen, dass der Phosphor auch sonst im Körper zur Beförderung der Gewebsanbildung benutzt werden kann, und habe mir, wie ich an anderer Stelle noch ausführlicher besprechen werde, diese Eigenschaft verschiedentlich zu Nutzen gemacht. Sehr gute Dienste leistete er mir häufig bei schwerster Purpura und ähnlichen Processen, wo in Folge einer — angeborenen oder erworbenen — schlechten Ernährung der Blutgefässe habituelle Blutungen auftraten.

Kassowitz erzielte in den meisten Fällen von Rhachitis mit dem Phosphor gute Resultate, nach meinen Erfahrungen war er grade bei den erwähnten, mit Craniotabes einhergehenden Erkrankungen von bestem Erfolge. Wenige Wochen genügen, um den Zustand der Schädelknochen wesentlich zu verändern, die erweichten Partien werden härter und kleiner, und die Folgeerscheinungen bilden sich zurück. Ebenso gut wirkt er bei akuter Rhachitis, der schweren akuten Epiphysitis mit raschem Puls, Diarrhöen, allgemeinem Kräfteverfall und Symptomen von Skorbut.

Die Dosis des Phosphors ist für derartige Fälle $^1/_3$—$^1/_2$ mg zwei- bis dreimal täglich. Das Oleum phosphoratum der amerikanischen (U. S.) Pharmakopöe enthält 1 Theil Phosphor auf 10 Theile Aether und 90 Theile Oel. Es wird in Tagesdosen von 2—3 Tropfen gegeben. Koncentrirte Oellösungen zersetzen sich leicht, Thomson's Lösung (Lösung von Phosphor in Alkohol, Glycerin und Spirit. Menth. pip.; in 3,75, sind 0,003 Phosphor) hält sich recht gut,

---

[1]) Transactions of the Medical Society of the State of New York. 1880.
[2]) Arch. of Med. Febr. 1881.

am besten ist aber das Phosphorelixir der amerikanischen (U. S.)
Pharmakopöe; dasselbe besteht aus 210 Theilen Phosphorspiritus,
2 Theilen Anisöl, 550 Theilen Glycerin und Elixir. aromat. ad 1000.
Ein Theelöffel dieses Phosphorelixirs enthält 0,001 Phosphor. Phosphate dürfen unter keinen Umständen zur Verwendung gelangen,
da sie stets im Urin und Stuhl wieder ausgeschieden werden,
dagegen scheinen die in der Nahrung enthaltenen Phosphate besser
verdaulich und resorptionsfähig zu sein. Sehr empfehlenswerth
sind die Hypophosphite und Kombinationen von Phosphor mit
Leberthran, leider lösen sich aber in den verschiedenen käuflichen
Sorten nicht die gleichen Mengen Phosphor. Bei hochgradiger
Anämie kommen die Eisenpräparate in Frage, besonders Jod-
Eisensyrup für Kinder unter einem Jahre dreimal täglich eine
der Monatszahl entsprechende Tropfenmenge, für Kinder von einem
bis drei Jahre dreimal täglich 10—25 Tropfen; bei Schwellung
der Milz und der Lymphdrüsen empfiehlt sich ausserdem die Verordnung von FOWLER'scher Lösung (dreimal täglich $^1/_2$—1 Tropfen).
Treten skorbutähnliche Erscheinungen auf, so ist die Verwendung
von Fruchtsäften indicirt. HEUBNER hat im Krankenhaus bei
schweren Fällen mit Phosphor keine Erfolge erzielt, aber er wird
sich nicht verhehlen, dass sich eine schwere Rhachitis überhaupt
niemals im Krankenhause bessert. Denn die Hauptsache für derartige Fälle ist Luft, Luft und wieder Luft! Den Misserfolgen
dieses berühmten Kinderarztes verdanken wir aber eine zwar
negative, deshalb aber nicht minder werthvolle Erfahrung. Bei
den hierher gehörigen Versuchen ging er einmal von der Voraussetzung aus, dass alle aus bekannten Ursachen entstehenden Reizzustände und Entzündungen lokal seien, und stützte sich zweitens
auf die Publikation von LANZ, welcher auf gewisse Beziehungen
zwischen der Entwicklung der Knochen und der Schilddrüse
aufmerksam macht und empfiehlt, bei der Rhachitis einen Versuch mit der Schilddrüsenbehandlung zu machen. HEUBNER gab
deshalb diesen Kranken jeden zweiten Tag oder jeden Tag
0,05 Thyreoidin (MERK) und will damit allerdings keine Besserung
der Rhachitis, wohl aber eine solche des Allgemeinzustandes erzielt haben.

Die Ursachen des Stimmritzenkrampfes der Säuglinge
sind Veränderungen im Gehirn und den Meningen, welche durch
die stets gleichzeitig bestehende Craniotabes hervorgerufen werden.
Der Anfall selbst besteht aus einem Stadium paralytischer Apnoe,
an das sich eine langgezogene laute Inspiration durch die spastisch
verengte Glottis anschliesst. Der Indicatio causalis entspricht die
Behandlung der Rhachitis und speciell die der Craniotabes, zugleich haben wir aber die Tendenz zur Entstehung der Anfälle
und diese selbst zu bekämpfen, denn jede derselben kann letal
enden. Im allgemeinen ist dies allerdings nicht der Fall, und
die dahin gehende Ansicht VOGEL's, die ich schon früher be-

kämpfte,[1]) muss ich auch heute noch für irrthümlich halten. Neben
der Verordnung von Phosphor, Jodeisensyrup etc. ist vor allen
Dingen für eine regelmässige Defäkation zu sorgen, denn jede
Störung in den Funktionen disponirt zu neuen Anfällen. Bei gesteigerter nervöser Erregbarkeit ist die Darreichung von Brompräparaten (täglich Kal. bromat., Natr. bromat., Ammon. bromat.
āā 0,5—1,0) und Zinc. valerian. in kleinen Mengen oder Codein
(täglich 0,01) zu versuchen. In diesen bedenklichen Fällen mit
gesteigerter Reflexerregbarkeit ist auch der Zustand der Ohren
genau zu überwachen, denn jede noch so geringe Otitis ext. oder
media kann sofort zu Konvulsionen führen, und hier wäre sogar
zuweilen eine Indikation für die Scarifikation des Zahnfleisches
bei Dentitionsreizung gegeben. Der Anfall selbst kann abgekürzt
werden durch kräftiges Schütteln des Kindes, Schlagen des Gesichtes mit einem nassen Tuche oder durch den Gebrauch einer
Leidener Flasche, falls ein Induktionsstrom nicht zur Hand
ist. Allgemeine Krämpfe, die sich nicht selten an den Spasmus
glottidis anschliessen, erfordern die Anwendung des Chloroforms
oder Klystiere mit 0,2—0,5 Chloralhydrat.

Die bei der Rhachitis vorkommenden Erkrankungen der Respirationsorgane haben verschiedene Ursachen. Das Herz ist
hierbei von gewöhnlicher Grösse, aber die abnorm weiten Arterien
bewirken eine Erniedrigung des Blutdrucks. Aus diesem Grunde
leidet die Ernährung der Muskeln und Knochen, und es kommt
zu einer langsamen und trägen Cirkulation in den Respirationsorganen, die zur Entwicklung von Stauung und Katarrhen disponirt. Die Entstehung des Bronchialkatarrhs, welcher so oft zur
Bronchitis und letal endenden Broncho-Pneumonie führt, wird
ausserdem durch die Deformität des Thorax und die Schwellung
der trachealen, bronchialen und mediastinalen Drüsen begünstigt.
Die Vergrösserung der Lymphdrüsen, welche mit der Bronchialschleimhaut durch Lymphbahnen in innigem Connex stehen, findet
sich fast bei allen Fällen von Rhachitis. Oft kann man sie in
den Supra-Claviculargruben fühlen, noch häufiger durch Perkussion
hinter dem Manubrium sterni (die Dämpfung rührt dabei gewöhnlich nur zum geringeren Theil von der Thymus her) oder in der
Infraclaviculargrube der rechten (häufiger der linken) Seite nachweisen. Solche Lymphdrüsenschwellungen, welche uns auf den
Zusammenhang von Rhachitis, Skrophulose und Tuberkulose hinweisen, bilden einen häufigen Sektionsbefund bei rhachitischen
Säuglingen, die an den Folgeerscheinungen ihres chronischen
Katarrhs schliesslich zu Grunde gegangen sind.

Bei dieser Tendenz zur Drüsenschwellung ist natürlich eine
sorgfältige Behandlung durch Leberthran, Jodeisensyrup event.
auch Sol. arsenical. Fowleri (dreimal täglich ein halber Tropfen),

---

[1]) Am. Journ. of Obstetrics 1871.

durch kalte Waschungen, Salzbäder, Seeluft dringend nothwendig. Das Wichtigste ist, dass sich derartige Kinder viel im Freien befinden, und dass man ihnen, wenn irgend möglich, bei Tag und Nacht frische Luft zuführt.

Subakute oder akute Entzündungen der Respirationsorgane, welche während dieses rhachitischen Katarrhs auftreten, sind besonders sorgsam zu behandeln, da die geringe Kraft der kleinen Patienten sonst erschöpft sein kann, ehe die akute Krankheit ihr Ende erreicht hat. Die träge Cirkulation, welche von der allgemeinen Schwäche und der Weite der Arterien abhängt, erfordert von Anfang an die Anwendung von Herztonicis wie Digitalis, Strophantus, Spartein, Coffein oder Kaffee, frühzeitig Alkohol in kleinen Mengen und Expektorantien wie Ammonium carbonicum oder Kampher. Antimon- und Scillapräparate sind contraindicirt, und selbst vor Ipecacuanha ist wegen der möglichen Einwirkung auf das Herz zu warnen.

Da die Obstipation der rhachitischen Kinder in der Hauptsache auf Schwäche der Darm- und Bauchmuskulatur beruht, so sind Abführmittel, besonders das zugleich desinficirende Calomel nur in den Fällen am Platze, wo die Anhäufung der Fäces zu bedenklichen Folgeerscheinungen führt. Besteht zugleich ein Magenkatarrh mit Hyperacidität, so wirkt calcinirte Magnesia mehrmals täglich in Dosen von 0,05 bei leerem Magen oder vor der Mahlzeit (niemals nachher) gegeben zugleich neutralisirend und leicht purgirend. Sonst genügt ein täglich (Jahre lang) gegebener Einlauf von lauem Wasser, um Stuhl zu erzielen, oder der aus den oben angegebenen Gründen verordnete Leberthran beseitigt auch diese Obstipation. Ungünstig wirkt dabei reine Kuhmilch, und ich gebe sie deshalb verdünnt unter Zusatz von verhältnissmässig viel Zucker und Salz und Haferschleim (Gerstenschleim ist zu vermeiden). Vorsichtige Massage des Leibes und Strychnin ($^3/_{10}$ mg dreimal täglich) stärken die Muskelkraft, ausserdem tragen Jodeisensyrup und regelmässige Ernährung mit Bouillon, Beef-tea etc. dazu bei, dieses Symptom gleichzeitig mit den anderen von der Rhachitis herrührenden Erscheinungen zum Schwinden zu bringen. Die Hauptsache ist nur, dass die Therapie früh einsetzt, denn die Obstipation ist ein Frühsymptom der Rhachitis, das gewöhnlich schon im zweiten oder dritten Monat auftritt. Zum Unterschied davon beginnt die kongenitale Verstopfung, welche, wie wir oben ausführten, von einer abnormen Länge der Flexura sigmoidea abhängt, sofort nach der Geburt.

2. Skrophulose.

Die Unterscheidung von Skrophulose und Tuberkulose bereitet keine Schwierigkeiten, wenn man die Diagnose der letzteren Krankheit allein von dem Bacillennachweis abhängig macht;

anders lag die Sache in der Zeit vor der KOCH'schen Entdeckung, und anders liegt sie noch heute für Diejenigen, welche diese Mikroorganismen nicht als einziges pathognomonisches Zeichen der Tuberkulose ansehen. Jedenfalls ist es schwer, eine Grenze zwischen diesen beiden ineinander übergehenden Krankheiten zu ziehen, aber wir müssen daran festhalten, dass der Bacillus bei der Skrophulose fehlt, und sein Vorhandensein als das Resultat einer sekundären Infektion ansehen.

Unter Skrophulose verstehen wir eine eigenthümliche Störung der gesammten Ernährung, welche bei einer verhältnissmässig geringen schädlichen Einwirkung oder auch ohne dieselbe zu subakuten oder akuten Entzündungen der meisten Gewebe, speciell der Haut, der Schleimhäute, der Sinnesorgane, der Drüsen, Knochen und Gelenke führt. Diese Entzündungen charakterisiren sich durch ihre Hartnäckigkeit, durch die Neigung zu Recidiven und zu Hyperplasien, sowie durch die Tendenz zum raschen Zerfall der neugebildeten Zellen. Schon von den alten Aerzten wurden zwei Formen der Skrophulose unterschieden, die erethische und torpide, von denen die erstere gekennzeichnet ist durch eine schlanke, schwächliche Figur, zarte Gesichtszüge, geistige Regsamkeit, eine blaue Sklera und weite Pupillen, während dem torpiden Habitus ein plumpes ausdruckloses Gesicht, ödematöse Lippen und Nase, entzündete Augen, ein dicker Bauch, geschwollene Lymphdrüsen und häufig auftretende Exantheme eigen sind.

Die moderne Therapie legt den Hauptwerth auf die Prophylaxe, ein Grundsatz, der für die Skrophulose nicht häufig genug geltend gemacht werden kann. Wie manche derartige Erkrankungen wären zu vermeiden, wenn unser Denken und Fühlen, unsere Gesetze und Gewohnheiten nicht vom krassesten Egoismus diktirt würden! So lange aber der Einzelne seine eigenen Interessen nicht dem Wohl der jetzigen und zukünftigen Generation zum Opfer bringen wird, so lange wird es auch nicht möglich sein, die Eheschliessung skrophulöser, tuberkulöser oder syphilitischer Personen und die Fortpflanzung ihrer verderblichen Krankheiten zu verhindern. Eine gesunde und glückliche Generation wird dereinst nur entstehen können, nachdem es gelungen ist, die Wirksamkeit dieser hereditären Einflüsse zu vernichten. Nicht wie die alten Spartaner wollen wir die kranken neugeborenen Kinder tödten, wohl aber Jene bedauern, die von ihren eigenen Eltern mit der unheilvollen Erbschaft der Krankheit bedacht sind. Wir müssen uns darüber klar werden, dass wir als Bürger eines Staates für die physische und psychische Gesundheit der Allgemeinheit verantwortlich sind. In Amerika hat die Skrophulose rapid zugenommen, seitdem der Auswurf der alten Welt das Land überschwemmt hat.

Eine weitere sehr wichtige prophylaktische Massnahme besteht in einer möglichsten Beschränkung der akuten Krankheiten, speciell der akuten Exantheme und, wie an anderer Stelle schon ausgeführt, in einer rationellen hygienischen und medikamentösen Behandlung jedes einzelnen Falles. Ganz besonders sind es Masern und Scharlach, die häufig zu Entwicklungsstörungen führen, die Masern durch Nachkrankheiten im Bereich der Athmungsorgane, das Scharlachfieber durch sich anschliessende Veränderungen im Verdauungstractus, im Lymphsystem und in den Knochen. Die Abschwächung einer schweren Erkrankungsform und die rasche Wiederherstellung sind ein Gewinn für's ganze Leben.

Die Skrophulose ist häufig die Folge von Verdauungsstörungen, welche durch verkehrte Ernährung entstanden sind. Deshalb haben wir auf den Zustand der Verdauungsorgane und auf die zuzuführenden Nahrungsmittel sorgfältig zu achten; das gilt ganz besonders bei tuberkulöser Belastung. Eine tuberkulöse Mutter soll ihr Kind nie nähren, sondern wir haben hier für eine besonders kräftige Amme zu sorgen und die Entwöhnung genau zu beobachten. Später sind Amylaceen, speciell Kartoffeln zu vermeiden oder doch nur in geringen Mengen zu geben. Gute gekochte Milch, Cerealien, Fleisch, Früchte genügen bis zum zehnten oder zwölften Jahr; Reizmittel wie Thee, Kaffee und alkoholische Getränke sollen nur nach ganz bestimmten Indikationen gegeben werden. Anstatt Chokolade wählt man besser Kakao. Ausser Milch lasse ich als Getränk nur Wasser nehmen, bei empfindlichem Magen in Form kohlensaurer oder leicht alkalischer Wässer; in hinreichender Menge genügt dieses vollständig zum Stillen des Durstes und regt dabei zugleich den Stoffwechsel an.

Ein werthvolles Nahrungsmittel bildet für skrophulöse Kinder der Leberthran. Meistens nehmen sie ihn so gern, dass man nicht nöthig hat, zu Leberthran-Peptonen, Emulsionen etc. zu greifen; über die Unzweckmässigkeit, den Intestinaltractus der Kinder mit grossen Mengen Kalksalzen zu belasten, habe ich schon an anderer Stelle gesprochen. Der Leberthran kann, mit Ausnahme der heissen Sommermonate, in denen er den meisten Kindern nicht gut bekommt, Jahre lang gereicht werden. Contraindikationen bilden ein stark entwickeltes Fettpolster, Verdauungsstörungen, Appetitlosigkeit, fieberhafte Erkrankungen und Diarrhöen.

Malzpräparate in kleinen Mengen mehrmals täglich sind recht nützlich; über die Unsicherheit der zahlreichen, ihrer Zusammensetzung nach nicht genau bekannten Präparate habe ich oben schon meine Ansicht ausgesprochen. Für die Armen- und Landpraxis wird auch heute noch ein Aufguss von Wallnussblättern, der früher in der Therapie der Skrophulose eine grosse Rolle spielte, mit Erfolg zu verwenden sein.

Unter den sonstigen Medikamenten sind an erster Stelle Jod und Eisen zu nennen. Das Eisen wird bei gleichzeitig bestehender Anämie gegeben, die Indikationen und die verschiedenen Methoden der — lange fortzusetzenden — Anwendung ergeben

sich aus dem vorigen Kapitel. Von Jodpräparaten sind das Jodkalium, das Jodnatrium und die Jodtinktur in Gebrauch. Contraindicirt sind sie bei der erethischen Form der Skrophulose, bei
häufig auftretender Bronchitis, da diese ein Vorläufer oder bereits
das erste Symptom der Tuberkulose sein kann, und bei Neigung
zu Verdauungsstörungen. Die Resorption wird durch einen Zusatz
von Bittermitteln und besonders durch einige Tropfen Tinct. nuc.
vomic. begünstigt; bei Symptomen, die auf beginnenden Jodismus
deuten, wird zweckmässig gleichzeitig mit dem Jod Kal. chloric.
(1,0—2,0 pro die nach dem Alter) gegeben. Die Dosis des Kal.
und Natr. jod. (letzteres wird meistens besser vertragen) beträgt
für ein zweijähriges Kind 0,3, für ein zehnjähriges 1,0 pro die,
die der Tinct. Jod. höchstens dreimal täglich einen Tropfen. Sehr
empfehlenswerthe Präparate sind noch der Syrupus acid. hydro-
jodic. (2—4 ccm), Syr. ferr. jodat. (3 × tägl. 3—20 Trpf.) und
dass Ferr. jodat. sacch. (3 × tägl. 0,02—0,05).

Für die jodhaltigen Quellen wie Kreuznach, St. Catharine
gelten dieselben Indikationen; für solche Kuren eignen sich am
meisten Kinder mit stark entwickeltem Panniculus adiposus, mit
ödematösen Schwellungen, Exsudaten und Lymphdrüsentumoren.

Ueber den günstigen Effekt des Phosphors bei subakuten und
chronischen Knochenentzündungen habe ich schon an anderer
Stelle gesprochen und damals auch darauf aufmerksam gemacht,
dass derselbe ebenfalls bei anderen Krankheiten die Gewebsanbildung begünstigt. Dies gilt nun ganz besonders für die
Skrophulose, eine exquisit subakute entzündliche Erkrankung mit
der Neigung zur Proliferation von Zellen, die aber schnell wieder
zerfallen, da nicht gleichzeitig gesundes Bindegewebe geschaffen
wird. Hier leistet der Phosphor in den kleinen von mir empfohlenen Mengen ganz ausgezeichnete Dienste; über die Einzel-
heiten seiner Anwendungsweise gilt das bei der Therapie der
Rhachitis Gesagte. Ich bin überzeugt, dass diejenigen Aerzte,
welche sich bei der Behandlung nicht an ein einziges Medikament klammern, sondern sich gleichzeitig der Wichtigkeit einer
entsprechenden hygienischen Behandlung bewusst sind, auch
bei der Skrophulose mit dem Phosphor keine Enttäuschungen erleben werden. Das von anderer Seite auf Grund derselben Indikationen empfohlene Arsen hat sich nach meiner Erfahrung weniger
bewährt.

Von nicht zu unterschätzender Bedeutung sind die Anschwellungen der Lymphdrüsen, welche in den meisten Fällen zu
verhüten wären. Denn sie sind nur eine Folge von Entzündungen
in der Nachbarschaft. So führt ein Darmkatarrh zur Hyperämie
und Vergrösserung der Mesenterialdrüsen, bei längerer Dauer
kommt es zur Hyperplasie, und schliesslich ist eine Restitutio ad
integrum nicht mehr möglich, während bei einer richtigen Behandlung dieser „vom Zahnen herrührenden" Diarrhoe überhaupt

nicht eine „skrophulöse" Erkrankung der Lymphdrüsen aufgetreten wäre. Nasenkatarrhe, Ekzeme des Gesichtes oder des
Kopfes, welche man sich selbst überlässt, werden chronisch, und
Anschwellungen der entsprechenden Lymphdrüsen sind unfehlbar
das Resultat; also principiis obsta!

Indurirte und vergrösserte Lymphdrüsen müssen, wenn es
irgendwie möglich ist, der Resorption zugänglich gemacht werden.
Häufig vorzunehmende Einreibungen mit Jodkalium-Lanolinsalben
oder mit grüner Seife sind hierbei in vielen Fällen von entschiedenem Nutzen, ob diese Wirkung aber auf das Medikament
oder auf die Massage zurück zu führen ist, soll hier nicht er-
örtert werden; gleichzeitig empfiehlt sich die Verordnung von
Syr. ferr. jodat. innerlich. Wenn man bei längerem Gebrauch
dieser Mittel nicht zum Ziel kommt, so bleibt nichts übrig, als
die Drüsen zu exstirpiren. Die Operation ist nicht immer einfach,
aber ihr Erfolg ist sicher, und es wird dadurch ein Zustand beseitigt, dessen bedenkliche Konsequenzen gar nicht abzusehen sind.
Hat sich im Centrum der Drüse ein Abscess gebildet, so muss sie
exstirpirt werden, ist es bereits zu Zerfall der Drüsensubstanz gekommen, so wird der Herd gründlich ausgekratzt, desinficirt und
auf diese Weise zur Heilung gebracht.

Nach denselben Principien sind die erkrankten Knochen zu
behandeln; jede nicht ganz oberflächlich liegende und leicht zu
erreichende skrophulöse Ostitis ist sofort zu operiren. Denn denjenigen Fällen, die nach langer Zeit und schwerem Siechthum ohne
Operation ausheilen, steht die grosse Zahl der Kranken gegenüber, bei denen sich die Unterlassung durch Caries, Nekrose,
Pyämie oder Leukocythämie gerächt hat.

Bei jeder auf Skrophulose beruhenden Keratitis, Conjunctivitis, Ostitis, bei jeder derartigen Arthritis und jedem Ekzem
ist ausser der in den betreffenden Kapiteln angegebenen örtlichen
Therapie eine Allgemeinbehandlung der Grundkrankheit einzuleiten.

Selbstverständlich müssen sich die skrophulösen Kinder nur
in gut ventilirten Räumen befinden und sich möglichst viel im
Freien bewegen. Aus diesem Grunde kann, wenn die Verhältnisse es erlauben, in der kälteren Jahreszeit der Aufenthalt in
einem wärmeren Klima in Frage kommen, und in demselben Sinne
sind die Errichtung der Sanatorien an der See und die Ferienkolonien für die ärmere Bevölkerung freudig zu begrüssen.

Der grösste Werth ist auf eine sorgfältige Hautkultur zu
legen; durch häufiges Baden und Uebergiessen, wie es bei der
Pflege der Säuglinge besprochen wurde, gewöhnen sich die Kinder
ausserdem an kaltes Wasser und werden abgehärtet; Salzbäder
und ganz besonders Seebäder leisten noch bessere Dienste. Ausnahmen bilden nur Fälle mit Ekzemen oder anderen skrophulösen Exanthemen, da die Haut dann weder Wasser noch andere

Reize verträgt. Hier ist daher, auch wenn sonst dafür eine Indikation bestehen sollte, von Heftpflasterverbänden oder Vesikatoren Abstand zu nehmen.

Interkurrirende Krankheiten erfordern die sorgsamste Pflege, denn bei dieser Körperkonstitution können verhältnissmässig leichte fieberhafte Zustände und Entzündungen innerer Organe bedenklich werden und ganz unerwartet zum Exitus führen. Starke Abführmittel und Blutentziehungen sind daher absolut zu vermeiden und Excitantien schon früh zu geben.

3. Lymphatische Diathese.

Schon vor Jahren habe ich auf eine Form der Rhachitis aufmerksam gemacht, bei welcher die Säuglinge oder grösseren Kinder neben rhachitischen Symptomen eine auffallende Blässe und starke Fettentwicklung aufweisen und an grosser allgemeiner Schwäche leiden. Ich bezog den Stimmritzenkrampf derartiger Kinder und die zuweilen dabei auftretenden plötzlichen Todesfälle wie auch die übrigen Symptome, Drüsenschwellungen etc. — wie ich glaube für die Mehrzahl der Fälle mit Recht — auf diese Form der Rhachitis, will aber nicht bestreiten, dass möglicherweise auch andere Erklärungen möglich sind.

Der sogenannte „Status lymphaticus" ist gekennzeichnet durch Blässe der Haut, Adipositas, Hyperämie der meisten — im übrigen normalen — Organe, durch eine mehr oder weniger bedeutende Vergrösserung der Milz, der Thymus und Schilddrüse, durch rhachitische Epiphysitis, verschieden hochgradige Schwellung der Lymphdrüsen des Halses, der Achselhöhle und des Mesenteriums, der Tonsillen sowie der Follikel des Nasenrachenraumes und der Lunge. Ausserdem findet sich eine Hypoplasie des Herzens und der Arterien (im Gegensatz zu der ächten Rhachitis mit verhältnissmässig grossen Arterien, VIRCHOW), so dass hierdurch die Erklärung für manchen Fall von Hämophilie und Chlorose mit mangelhafter (infantiler) Bildung der Sexualorgane, Fehlen der Schamhaare und Leukocytose gegeben ist. Plötzliche Todesfälle kommen in Folge dieser Diathese oder vielmehr der damit verbundenen hochgradigen Herzschwäche nicht selten vor. ESCHERICH's Versuche, diesen Symptomenkomplex mit Kalbsthymus zu behandeln, fielen negativ aus; ich für meine Person möchte auch bei dieser Erkrankung neben einer allgemeinen antirhachitischen Behandlung am meisten vom Phosphor erwarten.

In einigen Fällen allgemeiner Lipomatose fiel mir bei Kindern (Mädchen und Knaben) die Schwäche der Herzaktion und ein ungemein kleines Kaliber der Radialis und Carotis auf. Die Perkussion des Herzens ergiebt in Folge der Dicke der Brustwand keine sicheren Resultate, doch verhinderte diese in keinem meiner

Fälle den perkussorischen Nachweis der Thymus hinter dem Manubrium sterni; einige Male konnte bei zehn- und zwölfjährigen Kindern eine sehr bedeutende Grösse dieser Drüse demonstrirt werden. Die allgemeine Lipomatose bringt bei jeder interkurrenten Krankheit die Patienten in die grösste Gefahr; alle Organe, besonders das Herz, sind hier sehr schwach, und deshalb muss während des ganzen Verlaufs einer komplicirenden fieberhaften Erkrankung ausgiebiger Gebrauch von Roborantien und Stimulantien gemacht werden. Der sehr häufig dabei auftretende Intertrigo ist schwer zu beseitigen.

Die Nahrung muss sehr eiweissreich sein, genügend Fett aber nur wenig Kohlehydrate und Wasser enthalten. Ausser allgemeiner Massage, ausreichender Körperbewegung, Natr. sulph. (morgens) und Jodeisen können unter gewissen Kautelen besonders in Kombination mit Herzstimulantien (Strychnin) die Schilddrüsenpräparate gegeben werden. Diese Schilddrüsenbehandlung ist auch von W. KOPLIK (Arch. of Ped. Juli 1897) bei hydrämischer Anämie mit oder ohne Vergrösserung der Schilddrüse sowie bei hochgradiger Blutarmuth mit oder ohne Milzvergrösserung und gleichzeitig bestehender Lipomatose empfohlen.

4. Erkrankungen der Drüsen ohne Ausführungsgang.

Die „innere Sekretion" dieser Drüsen liefert Substanzen, welche entweder für die Erhaltung des Organismus oder zur Zerstörung giftiger Stoffwechselprodukte nothwendig sind.

Erkrankungen der Schilddrüse sind im Säuglings- und Kindesalter nicht häufig, doch ist hier schon in dieser Lebensperiode das Auftreten von Tuberkulose und Carcinomen beobachtet; Gummata, die ebenfalls beschrieben sind, würden die Einleitung einer specifischen Behandlung nothwendig machen; nach einer kürzlich in der Lancet (22. Mai 1897) publicirten Mittheilung ist bei einem zwei Stunden alten Kinde eine Dermoidcyste mit Erfolg exstirpirt worden. Die Behandlung der mit Myxödem einhergehenden Atrophie (ein derartiger Fall, welcher ein zwölfjähriges Mädchen betrifft, ist veröffentlicht) besteht in der Verordnung von Schilddrüsenpräparaten. Die nach Traumen, nach gewöhnlichen oder infektiösen Katarrhen der Nase und des Nasenrachenraums auftretende Entzündung wird lokal mit Eis, mit allgemeinen hydrotherapeutischen Massnahmen, salinischen Abführmitteln, Ausspülungen zur Reinigung und Desinfektion der Nase und des Rachens und bei langsamer Resorption mit Jod innerlich und äusserlich behandelt. Die Kropfbildung betrifft hauptsächlich die seitlichen Lappen und wird daher nur, wenn es sich um eine sehr grosse Struma handelt, die Athmung behindern. Unter diesen Umständen werden besonders bei retrosternaler

Struma die Luftröhre, die Blutgefässe und Nerven komprimirt. Die bei Erwachsenen vorkommenden lymphatischen, cystischen, colloiden und fibrösen Formen werden auch bei Kindern beobbachtet. Die kongenitale Form ist rückbildungsfähig, ebenso besteht während der Pubertät eine Tendenz zur spontanen Verkleinerung der Geschwulst; die meisten mir vorgestellten Kinder waren im Alter von sieben bis zehn Jahren. Eine etwa auftretende Pulsation ist allein nicht als pathognomonisches Zeichen für die GRAVES'sche Krankheit anzusehen; eine epidemische — infektiöse und kontagiöse — Form des Kropfes ist in Schulen beobachtet, erlosch aber stets sehr bald wieder. Die Therapie der Struma besteht im Gebrauch von verdünnter oder unverdünnter Jodtinktur (mehrmals täglich), von Jod-Glycerin (1 : 2—8) oder von Jodkalium-Lanolinsalben (1 : 4—10), die mehrmals am Tage eingerieben werden, und in der innerlichen Verabreichung von Jodkalium (0,3—1,0 dreimal täglich); über Einspritzungen von Jodkalium in das Gewebe der vergrösserten Drüse fehlen mir eigene Erfahrungen. Die cystische Form erfordert Punktionen und Injektionen von LUGOL'scher Lösung, tritt danach eine starke und schmerzhafte Schwellung auf, so werden Eisumschläge gemacht. Die Cyste oder die Cysten können auch incidirt und mit Gaze tamponirt werden; wenn eine Exstirpation der Geschwulst angezeigt erscheinen sollte, so muss stets ein Theil der Drüse zurückgelassen werden, da es sonst zur Cachexia strumipriva, zur Tetanie oder zu Myxödem kommen kann.

Die Exstirpation hat dieselbe Wirkung wie die Degeneration der Schilddrüse; im letzteren Falle kommt es zur Atrophie oder zu einer scheinbaren Hypertrophie, welche aber auf eine bindegewebige Verdickung, nicht auf das Vorhandensein normalen Gewebes zu beziehen ist. Das Myxödem, dessen wichtigste Symptome die oben beschriebene Atrophie der Schilddrüse, eine eigenthümliche myxomatöse Beschaffenheit der Haut und des Unterhautzellgewebes und Beeinträchtigung des Intellekts sind, kommt auch bei Kindern vor und ist in diesem Alter gewöhnlich mit Cretinismus oder Semicretinismus komplicirt. In vielen Fällen ist wohl das Fehlen oder die Degeneration der Schilddrüse die alleinige Ursache, bei anderen entwickeln sich gleichzeitig Veränderungen am Skelet, vor allen Dingen eine Verkürzung der Schädelbasis durch vorzeitige Verknöcherung der Synchondrosis occipito-sphenoidalis. Sehen wir von der letzteren ab, so sind also der Cretinismus des Fötus und Säuglings und das Myxödem bei Kindern und Erwachsenen die Folgen derselben Anomalien.

Der Cretinismus ist in Amerika durchaus nicht so selten, wie es selbst von einigen sehr guten Beobachtern angenommen wird. Dem praktischen Arzte kommen freilich die Patienten mit ihrem kurzen, dicken Halse, dem plumpen Kopfe, der abnorm tief liegenden Nasenwurzel, den weit von einander abstehenden Augen, den dicken Lippen und der aus dem Munde hängenden Zunge, dem aufgetriebenen Leibe und der Zwerggestalt selten zu Gesicht, wohl aber kann er sie in dichtbewohnten Distrikten der armen Bevölkerung finden. Erst in letzter Zeit begegnete man ihnen öfter in der poliklinischen Praxis.

In der Therapie aller Formen des Cretinismus ist ebenso wie beim Myxödem durch die Einführung der Schilddrüsenpräparate eine vollständige Umwälzung herbeigeführt. Diesen Fortschritt in der mindestens theilweise erfolgreichen Behandlung einer früher unheilbaren Krankheit (vollständige Heilungen sind bis jetzt nicht bekannt) verdanken wir, wie MELTZER[1]) nachgewiesen hat, ausschliesslich dem biologischen Experiment. Nur wenige Fälle sind dieser Therapie nicht zugänglich, die Dosen müssen aber besonders im Anfang klein sein, etwa dreimal täglich 0,02—0,05 der gepulverten Schilddrüse (PARKE, DAVIS & Co.); kleineren und grösseren Kindern werden davon entsprechend dem Alter zuerst die kleineren, dann die grösseren Mengen gegeben. Die Behandlung muss lange fortgesetzt werden, doch kann man keine so guten Erfolge wie beim Myxödem der Erwachsenen erwarten, da der Cretinismus und Semicretinismus des Kindes die Folge einer frühzeitig im intrauterinen Leben aufgetretenen Entwicklungshemmung darstellen; daraus folgt, dass die Behandlung beginnen muss, sobald die Diagnose gestellt werden kann. Ausser dem Pulver von PARKE, DAVIS & Co. kenne ich nur das ARMOUR'sche Präparat und die Tabletten von BURROUGHS und WELLEOME, sie sind aber nicht immer gleich stark, und man muss daher in jedem Falle mit kleinen Dosen anfangen. Auch diese bewirken zuweilen allgemeine Excitation, Erregung der Herzaktion, Palpitationen, Tremor, Schwächegefühl und Diarrhöen. Wie beim Erwachsenen sind auch bei Kindern durch die Schilddrüsentherapie in anderen Erkrankungen Erfolge zu erzielen, das Myxödem, welches dem Cretinismus so nahe steht, bewirkt hauptsächlich Erscheinungen seitens des subkutanen Zellgewebes, der Haut und des Nervensystems. Ich habe gute Resultate von dieser Behandlung bei excessiver Adipositas — das Gewicht eines elfjährigen Knaben wurde durch kleine Gaben in vier Monaten von 151 auf 120 Pfund reducirt —, bei Scleroderma und in einem Fall von Psoriasis gesehen. Glücklicher Weise sind alle diese Fälle selten.

Alle Versuche, die — organischen oder vielleicht chemischen — wirksamen Bestandtheile zu isoliren, sind bis jetzt missglückt. Weder das BAUMANN'sche Jodothyrin noch das FRÄNKEL'sche Thyreoantitoxin (fünf- bis sechsmal 0,01) haben sich allgemeine Anerkennung erwerben können.

Da in einer Reihe der Fälle der Cretinismus rhachitische Symptome zeigt — der Befund an der Schädelbasis deutet auf

---

[1]) New Yorker Med. Monatsschrift, Mai 1895.

eine abgelaufene lokalisirte Rhachitis —, so kombinire ich nicht selten mit der Schilddrüsenbehandlung Arsen und Phosphor.

Wenn der Effekt der Schilddrüsentherapie auch ein sehr schneller ist, so sind doch dauernde Resultate ohne Rückfälle nur durch eine fortdauernde Behandlung zu erreichen. Die Misserfolge Horsley's bei der Transplantation der Drüse dürfen nicht von weiteren Versuchen in dieser Richtung abschrecken, da sie allein den Erfolg zu einem dauernden machen können. Jetzt können noch bei der Verwendung der Präparate gewisse unangenehme Erscheinungen — Prurigo, starkes Transspiriren, Tachykardie, Delirium, ja selbst klonische Zuckungen und eine höchst wenig wünschenswerthe Gewichtsabnahme — auftreten. Alle diese durch die Behandlung herbeigeführten Symptome haben mit denjenigen der Basedow'schen (Graves) Krankheit, welche höchst wahrscheinlich durch Funktionsanomalien der vergrösserten Schilddrüse hervorgerufen wird, grosse Aehnlichkeit. Aus diesem Grunde bespreche ich diese Krankheit hier und nicht wie in der ersten Auflage bei den Gefässneurosen.

Die Basedow'sche Krankheit kommt im Kindesalter nicht häufig vor; von den zwölf bis 1879 publicirten Fällen beobachtete ich vier, welche Kinder von neun bis dreizehn Jahren betrafen. Auch die Krankheitserscheinungen sind gewöhnlich nicht so schwer wie bei Erwachsenen, und es treten nicht immer die drei Kardinalsymptome (Exophthalmus, Struma und Tachykardie) gleichzeitig auf. Bei der Behandlung ist besonders die Diät und Hygiene zu berücksichtigen. Vermeidung von Aufregungen, Furcht, Ueberarbeitung und Reizmittel etc., dauernde oder nur zeitweise Bettruhe zu Hause oder im Hospital, mässig warme Bäder, Auflegen von Eis auf das Herz oder (und) auf den Kopf Tage oder Stunden lang, die täglich zu wiederholende Anwendung eines schwachen galvanischen Stroms (negativer Pol, ein- bis dreimal täglich im Bereich des Sympathicus zwischen Zungenbeinhorn und M. Sterno-cleido-mastoideus) sind die allgemeinen in Betracht kommenden Massnahmen. Digitalis ist schädlich und kann die Tachykardie steigern, Strophantus und Jodkalium wirken besser, Gowers empfiehlt Belladonna in steigenden Dosen, ich selbst habe die besten Erfolge mit Acidum arsenicosum (0,002—0,006), Atropin ($^1/_3$—1 mg) und Extractum Secal. cornut. (1,0 p. die) erzielt. Die Schilddrüsenbehandlung schien mir bei einem kürzlich behandelten Kinde entschieden von günstigem Einfluss zu sein; möglicher Weise ist die Wirkung hier wegen des milderen Verlaufs der Krankheit eine günstigere als bei Erwachsenen, für welche ähnliche Erfahrungen nicht vorliegen. Vielleicht wird sich die Thymus bei der Basedow'schen Krankheit besser bewähren, mindestens hat Reinbach durch eine derartige Behandlung beim Kropf Erfolge erzielt, nachdem die Schilddrüsentherapie erfolglos geblieben war. Die Abhängigkeit der Basedow'schen Erkrankung von pathologischen Veränderungen der Schilddrüse scheint durch die Resultate der Operation (partielle Strumektomie) bestätigt zu werden. OPPENHEIMER berichtete über 66 Fälle, davon sind 18 geheilt und 26 gebessert, 9 starben am ersten Tage nach der Operation. Jetzt sind die Resultate besser; KÜMMELL berichtet z. B. über 14 schwere derartig behandelte Fälle, von denen zwölf 2 bis 7 Jahre nach der Operation als völlig geheilt anzusprechen waren. Der Rest der Drüse zeigte mit Ausnahme eines Falles, in dem eine geringe Vergrösserung auftrat, Tendenz zur Schrumpfung. Die beiden übrigen Fälle wurden, abgesehen von dem Exophthalmus, welcher zuerst bestehen blieb, sich aber später allmählich zurückbildete, ebenfalls geheilt (Berliner Klinik Juni 1897). Auch DOYEN berichtet (Sem. Méd. 1897 p. 280) über zwei erfolgreiche operirte Fälle.

Die Schilddrüsentherapie hat ausser bei Prurigo auch bei Zwergwuchs, Akromegalie, bei der hyperplastischen Otitis int. jugendlicher fetter Individuen und bei Psoriasis gute Erfolge; das Knochenwachsthum scheint nämlich bei Funktionsunfähigkeit der Schilddrüse zu leiden, während die Abdominalorgane davon in keiner Weise in Mitleidenschaft gezogen werden. In einigen Fällen war auch bei der Tetanie und ganz besonders beim einfachen hyperplastischen Kropf — wobei die normale Drüsensubstanz zu Grunde gegangen ist — ein Erfolg nicht zu verkennen.

Die Erkrankungen der Thymus — es sind Entzündungen, Abscesse, Syphilis, Tuberkulose, Sarkome, Lymphadenome und Carcinome beobachtet — sind bis jetzt einer Behandlung nicht zugänglich. Physiologisch ist die Drüse unzweifelhaft für den Fötus und das kleine Kind sehr wichtig, und schon vor etwa vierzig Jahren hat FRIEDLEBEN nachgewiesen, dass beim Fehlen des Organs das Individuum nicht am Leben bleiben kann. Normaler Weise ist sie vom dritten bis zum zwanzigsten Monat am grössten, im neunten Monat ist bei abnormen Fällen ein Dickendurchmesser von 1,5—2 cm gefunden. Da die Entfernung des Manubrium sterni von der Wirbelsäule im achten Monat nur 2 cm beträgt, so kann eine in Folge von Cirkulationsstörungen durch Schreien oder auf andere Weise entstehende Volumenzunahme einer vergrösserten Thymus zum plötzlichen Exitus führen.

Eine weitere Gefahr entsteht durch Reizung des N. recurrens in Folge der fortwährenden Auf- und Abwärtsbewegungen der Thymusdrüse.

KÖNIG exstirpirte einen Theil derselben bei einem neunwöchentlichen Kinde wegen hochgradiger Dyspnoe, den Rest fixirte er am Manubrium sterni und den Sehnen des M. sternocleido-mastoideus und erzielte auf diese Weise in 4 Wochen vollständige Heilung. Die stark vergrösserte Drüse kann allerdings rein mechanisch oder durch Reizwirkung den Exitus herbeiführen, doch sind die meisten plötzlichen Todesfälle im Verlauf des Stimmritzenkrampfes auf andere Ursachen zu beziehen. Neuerdings hat Schleif noch über einen letalen Ausgang bei stark vergrösserter Thymus berichtet.

Eine Vergrösserung der Schilddrüse und der Thymus ist bei vielen, nach Erb bei allen Fällen von Akromegalie zu beobachten. Bei dieser Erkrankung kommt es, ohne dass die Haut dabei anschwillt, zu einer Vergrösserung der Hände und Füsse, der Unterkiefer, der Alveolarfortsätze, der Ohren, der Zunge und des Thorax. Marie nahm an, dass es sich hier um eine Hypersekretion der Hypophyse handele, welche keinen Ausführungsgang besitzt und ihr Sekret daher auch in die Lymphbahnen überführt. Die Akromegalie (ebenso einige Fälle von Riesenwuchs — verschiedene auf Jahrmärkten auftretende „Riesen" litten an Akromegalie) ist also nach seiner Ansicht eine Ernährungsstörung, welche, ähnlich wie das Myxödem von Anomalien der Schilddrüse, von solchen der Hypophyse abhängt. Da aber, wie schon erwähnt, hierbei auch die Thymus in Mitleidenschaft gezogen wird, so muss die Erkrankung wohl als Folge einer Kombination verschiedener Organerkrankungen angesehen werden. Die Hypophysen- und Thymusbehandlung ergab keine nennenswerthen Resultate; die letztere wurde ferner von Macalister bei Pseudohypertrophie, von Mikulicz bei Kropf, von demselben Autor und Oeven, Cunningham, Edes und Solis-Cohen bei Basedow'scher Krankheit versucht. N. Mackenzie berichtet (Amer. Journ. of Med. Sc. Febr. 1897) über 20 derartig behandelte Fälle; einer starb, sechs zeigten keine Besserung, bei dreizehn Kranken trat eine gewisse, aber nicht sehr ausgesprochene und dauernde Besserung auf.

Addison'sche Krankheit. — Das „Melasma suprarenale" beruht auf Erkrankungen (Tuberkulose, Carcinom, Induration, Hämorrhagien) der Nebennieren; ausserdem glaubte man in einigen Fällen auf das Ganglion semilunare rekurriren zu sollen. Die neben der charakteristischen Hautverfärbung auftretenden Muskel- und Herzschwäche, der kleine und schnelle Puls, die nervöse Reizbarkeit und die sich später entwickelnde Apathie, der Kopfschmerz und die allgemeine Schwäche sind Erscheinungen, wie man sie bei vielen langsam zu Tode führenden Konstitutionskrankheiten beobachtet. Die Behandlung deckt sich daher zum grossen Theile mit derjenigen der verschiedenen Formen der Anämie; es kommen also Eisen, Arsen, Strychnin in Frage, ausserdem wird die Therapie eine symptomatische sein. Die Nebennieren sind gepulvert, als Glycerinextrakt und gekocht versucht.[1]) Osler hat Quantitäten, welche zwei Drüsen entsprachen, mit verschiedenem Erfolge gegeben; einer seiner Patienten (ein Erwachsener) nahm dabei 15 Pfund in 6 Wochen zu und fühlte sich bedeutend kräftiger.

Ueber die Organotherapie haben wir sehr wertvolle Mittheilungen von Hun und noch vor kurzer Zeit von Kinicutt (Am. Journ. of Med. Sc. Jul. 1897) erhalten. Seine zahlreichen Ver-

---

[1]) Litteratur in E. Merck's Jahrbuche, 1896.

suche bestätigen die auch von anderen Seiten gemachten Erfahrungen, dass das Myxödem des Cretinismus durch die Schilddrüsenbehandlung rasch beseitigt wird. Je früher sie beginnt, desto grösser ist ihr Einfluss auf die körperliche und geistige Entwicklung. Auch bei Idioten, welche mehr das Bild der lymphatischen Konstitution als des Myxödems darboten, wurde dadurch Besserung herbeigeführt. Die hyperplastische (nicht die cystische) Form des Kropfes wird gebessert oder sogar geheilt; das Gleiche gilt aber nicht von der Basedow'schen Krankheit, vielmehr befanden sich viele Patienten bei der Therapie schlechter. Bei der Fettleibigkeit werden sehr rasch Erfolge erzielt, und es ist ein Gewichtsverlust von zwei bis elf Pfund beobachtet, doch pflegt derselbe nur kurze Zeit anzuhalten. Bei Hautkrankheiten sind keine besonders günstigen Resultate zu verzeichnen, speciell bei der Psoriasis scheint diese Behandlungsweise nicht mehr als andere Methoden zu leisten. Von 48 Fällen Addison'scher Krankheit, welche mit Nebennierenextrakt behandelt wurden, sind 6 geheilt, 22 gebessert, 18 nicht gebessert, 2 haben sich verschlechtert. Extrakt der Thymus blieb bei Basedow'scher Krankheit wirkungslos, erzielte aber Besserung bei Struma hyperplastica (unter 30 Fällen zwanzigmal Besserung, zweimal Heilung). Präparate der Hypophyse sind bei 13 Fällen von Akromegalie versucht, in 7 Fällen wurde eine mehr oder weniger ausgesprochene Besserung erreicht, 5 blieben ungebessert, ein Kranker verschlechterte sich; in keinem Falle konnte eine Grössenabnahme der afficirten Extremitäten konstatirt werden, in 2 Fällen verringerten sich die Kopf- und Gliederschmerzen.

5. Hämorrhagische Diathese.

In diesem Kapitel werde ich die Purpura, die Peliosis rheumatica, den Morbus Werlhofii und den Skorbut zusammen abhandeln, da die Symptome dieser Erkrankungen mit einander grosse Aehnlichkeit haben und auch die zu Grunde liegenden anatomischen Veränderungen theilweise dieselben sind. Am häufigsten ist die Purpura, bei welcher sich über dem ganzen Körper verbreitet Petechien, subkutane und kutane Hämorrhagien finden. In der Aetiologie spielen alle diejenigen Umstände, welche zu allgemeinen Ernährungsstörungen und besonders auch zu solchen der Blutgefässe führen, eine Rolle, also Armuth, schlechte Wohnungen, chronischer Magen- und Darmkatarrh, Typhus, Diabetes, Miliartuberkulose, Pneumonie, Diphtherie, Masern und Scharlach. Bei Komplikationen mit Nasen-, Magen-, Darm-, Nierenblutungen und Hämorrhagien des Gehirns und der Retina sprechen wir von der Werlhof'schen Krankheit, bei gleichzeitigen Blutungen des Zahnfleisches von Skorbut, bei „rheumatischen" Schmerzen und Gelenkschwellungen ohne ein gleichzeitiges Herzleiden von Peliosis und von Hämophilie, wenn es sich um eine hereditäre Belastung handelt, die in der Hauptsache durch weibliche Glieder der Familie auf die männliche Nachkommenschaft übertragen wird. Dabei sind die Arterien eng (VIRCHOW) und die Gefässwandungen ungenügend entwickelt.

Eine pathologische Beschaffenheit des Blutes kann für die Entstehung dieser Hämorrhagien nicht verantwortlich gemacht werden, denn auch das dünnste Blut kann nicht durch eine gesunde Gefässwand hindurchdringen. Dass die Hydrämie an sich ohne Gefässveränderungen nicht zu Blutungen führt, ergiebt sich schon daraus, dass derselbe Grad der Anämie bei der einen Frau Amenorrhoe, bei der anderen Metrorrhagien zur Folge hat. Kinder neigen besonders zu Blutungen, da das Gewebe der Blutgefässe noch nicht zur völligen Entwicklung gelangt ist, und der embryonale Zustand in der ersten Zeit nach der Geburt noch erhalten bleibt. Daher besteht eine gewisse Prädisposition zu Blutungen in das Gehirn, die Meningen und die übrigen serösen Häute, welche in Folge der oben erwähnten pathologischen Zustände und ungünstigen äusseren Verhältnisse natürlich noch verstärkt wird.

Die Ursachen der Erkrankung sind unbekannt, und auch bakteriologische Untersuchungen haben uns in dieser Beziehung nicht gefördert; möglicher Weise sind aber alle die Formen der hämorrhagischen Diathese, welche WM. KOCH unter der Bezeichnung „Skorbut" zusammengefasst hat, mehr oder weniger akute Infektionskrankheiten. Dieser Verdacht erscheint besonders bei der Purpura fulminans, welche HENOCH in einigen Fällen bei kleinen Kindern beobachtete, gerechtfertigt.

Die Behandlung fällt demnach in der Hauptsache mit der Prophylaxe zusammen; da die schlechten Verhältnisse der ärmeren Bevölkerung häufig die Entstehung der Krankheit begünstigen, so ist hier vor allen Dingen für Verbesserungen Sorge zu tragen, ein neuer Beweis dafür, dass Medicin und Socialpolitik vielfach zu den gleichen Forderungen gelangen. Ferner hat man bei Infektionskrankheiten und speciell bei den akuten Exanthemen stets den Allgemeinzustand und die Cirkulation zu überwachen, für Erhaltung der Herzkraft zu sorgen und darf die dafür zu Gebote stehenden Mittel nicht erst dann anwenden, wenn sich schon Herzschwäche entwickelt hat. Eine verständige Diätetik muss hier mit der medikamentösen Behandlung Hand in Hand gehen, dann werden hämorrhagische Diathesen ebenso wie allgemeine Erschöpfungszustände bald zu den grössten Seltenheiten gehören.

Unter die gegen die Erkrankung empfohlenen theilweise recht wirksamen Mittel ist das Secale cornut. nicht zu rechnen, da es gerade bei diesen Zuständen oft zu Verdauungsstörungen führt und nach meinen Erfahrungen den Process selbst nicht günstig beeinflusst; Hydrastis ist deshalb vorzuziehen. Von den Eisenpräparaten wirken am besten die Tinct. ferr. chlorat., die Tinct. ferr. pomat. und der Liq.

ferr. albuminat., Präparate, welche gut vertragen werden; im grossen
und ganzen gilt aber sonst auch hier das vom Secale Gesagte.
Digitalis beeinflusst die Herzthätigkeit sehr günstig; einem einjährigen Kinde kann man in den ersten Tagen 0,05 bis 0,2 der
Drogue oder entsprechende Mengen ihrer Präparate, später täglich 0,1 geben und damit event. Strychnin in Tagesdosen von
0,001 kombiniren. Das Auftreten von Recidiven ist nur durch
Kräftigung der Gefässwände zu verhüten, wie ich es durch lange
Zeit fortgesetzter Arsenverabreichung (1—3 Tropfen der FOWLER'
schen Lösung täglich in viel Wasser) oder durch die an anderer
Stelle genau beschriebene Phosphorverwendung erreichte. Blei
und Tannin haben mich vollständig im Stich gelassen; die Anwendung von Eis oder die Kompression wird in einzelnen Fällen
mit Erfolg auszuführen sein. Als Stypticum ist noch eine 5 %,
20 % oder 50 % Antipyrinlösung mit oder ohne Tannin zu
empfehlen. Von einer Prophylaxe der Hämophilie werden wir
erst dann sprechen können, wenn die Wünsche des einzelnen
Individuums dem Allgemeinwohl untergeordnet sein werden, d. h.
in diesem Falle, wenn den Mädchen aus derartigen Familien das
Heirathen verboten und auf diese Weise die Vererbung der Krankheit unmöglich gemacht wird. Durch eine lange fortgesetzte Behandlung mit kleinen Phosphormengen scheint die Tendenz zu
Blutungen verringert zu werden.

Bei dem Skorbut der Säuglinge (BARLOW'sche Krankheit)
besitzen wir jetzt sowohl für das Anfangs- als auch für das vor-
gerückte Stadium eine erfolgreiche Behandlungsmethode. Die
hauptsächlichen und charakteristischen Symptome sind Schmerzen
und die Furcht vor Bewegungen der Extremitäten (besonders der
Beine), Anschwellungen (hauptsächlich der Diaphysen in Folge
subperiostaler Blutungen, Petechien und Ecchymosen an verschiedenen Stellen der Haut, besonders der Augenlider, Auflocke-
rung und dunkelrothe Färbung des Zahnfleisches, auch wenn noch
keine Zähne durchgebrochen sind) und zuweilen Epiphysentrennung.
Häufig findet man ausserdem Anschwellung der Epiphysen und
sonstige auf Rhachitis deutende Erscheinungen. Die Prognose ist
gut; das specifisch wirkende Mittel ist Fruchtsaft (von einer oder
zwei Apfelsinen oder einer Ananas); Komplikationen mit Rhachitis
erfordern ausserdem Phosphor. Wenn, wie es häufig vorkommt,
ausschliesslich sterilisirte Milch zur Ernährung des Kindes benutzt
ist, so muss man hiervon vollständig Abstand nehmen, die Milch
event. pasteurisiren und Mehlabkochungen (Gerste und Hafer) und
Fleischsuppen zusetzen oder regelmässig etwas Fleischsaft geben.

6. Diabetes.

Der Diabetes mellitus ist keine gewöhnliche Kinderkrank-
heit, er ist aber weder so selten, wie einige Autoren meinen, noch

so häufig wie von Anderen angegeben wird, welche den Urin nach Verabreichung sehr zuckerreicher Nahrung untersucht haben. Spuren davon findet man freilich häufig bei Säuglingen, aber darum handelt es sich doch noch nicht um einen „Diabetes".

In den Jahren 1850—1860 sollen in England jährlich 31 Kinder unter 15 Jahren an Diabetes gestorben sein, seitdem scheint aber die Krankheit in jedem Lebensalter häufiger geworden zu sein. Die Heredität und Belastung durch neuropathische Zustände, Epilepsie, Geisteskrankheiten und Syphilis ist unbestreitbar von grossem Einfluss; so berichtet CARON von drei Kindern derselben Mutter, welche im Alter von $3^1/_2$, $1^1/_2$ Jahren und drei Monaten an der Krankheit litten. Als direkte Ursachen werden angegeben Hydrocephalus, Kopfverletzungen, Atrophie des Pankreas, Dysenterie, Masern und Scharlach, aber ich konnte in den wenigen mir zu Gebote stehenden Fällen eine solche Aetiologie nicht nachweisen. Der höchste von mir bei einem vierjährigen Knaben beobachtete Zuckergehalt war $6^1/_2$ $^0/_0$, doch fand HEUBNER $8^1/_2$ $^0/_0$ bei einer täglichen Urinmenge von 5000 g und LEROUX sogar $10^1/_2$ $^0/_0$. Die Prognose ist nicht so günstig wie REDON und einige andere Autoren meinen. Vor 20 Jahren berichtete KÜLZ über 6 Heilungen unter 111 Fällen und WEGELI uber 39 unter 108 Kranken; ich möchte aber glauben, dass in Folge der Leichtigkeit, mit welcher das Kupferoxyd vom Kreatin, Kreatinin und anderen Bestandtheilen des Urins reducirt wird, diagnostische Irrtümer untergelaufen sein können und rathe deshalb, wenn wegen grosser Trockenheit der Haut, wegen Abmagerung trotz stärksten Heisshungers, wegen Polyurie mit hohem specifischem Gewicht (bis zu 1044) und Furunkulose der Verdacht auf Diabetes entsteht, mehrere verschiedene Proben anzustellen. Die Erkrankung verläuft bei Säuglingen und grösseren Kindern rascher als bei Erwachsenen und führt schneller zu Coma und Tod; ich selbst habe eine Genesung nur bei 15 Fällen gesehen. Deshalb ist eine energische und sorgsame Behandlung einzuleiten und auf eine strenge antidiabetische Kost zu dringen, welche bei Kindern, da sie sich meistens gut mit Milch ernähren lassen, glücklicher Weise leichter durchzuführen ist als bei Erwachsenen. Abgerahmte oder Vollmilch muss deshalb den hauptsächlichsten Bestandtheil ihrer Diät bilden. Anstatt des Zuckers ist Saccharin oder Glycerin zu verwenden. Kleberbrod hat einen zu hohen Procentsatz Stärke, im Aleuronat ist davon nur halb so viel wie im gewöhnlichen Brod enthalten. Die medikamentöse Behandlung stimmt nicht ganz mit derjenigen bei Erwachsenen überein, denn die rasche Entwicklung cerebraler Symptome (Coma) macht den andauernden Gebrauch von Alkalien in Form von Mineralwässern (besonders des Natr. sulphur.) und Opium in steigenden Dosen nothwendig. Jodoform, das bei innerer Darreichung von 0,5—1,25 für die Erwachsenen recht dienlich ist, wird von

Kindern auch in entsprechend kleineren Mengen nicht vertragen. Arsen kann in steigender Dosis lange Zeit gegeben werden, man beginnt mit einem Tropfen der FOWLER'schen Lösung dreimal täglich nach dem Essen in viel Wasser und steigt bis zu zwei oder vier Tropfen. Ausserdem sind, wie bei allen Krankheiten, welche der Therapie Widerstand leisten, unzählige (völlig wirkungslose) Mittel empfohlen, die ich aber mit Rücksicht auf die uns beschäftigende rein praktische Aufgabe nicht aufzuzählen brauche. Ein Medikament ist noch zu nennen, das in Verbindung mit Mitteln, welche die Verdauung und Assimilation anregen, die Zuckerharnruhr entschieden günstig beeinflusst, nämlich das Natr. salicyl. in alkalischen Wässern (Selters, Vichy) gelöst. Einem fünfjährigen Kinde kann man dreimal täglich 0,3—0,5 geben und den Gebrauch wochenlang fortsetzen. Milchsäure (1,0—2,0 täglich) wird am besten mit gleichen Theilen Natr. bicarbon. in Wasser gegeben; Calc. lactic. ist in denselben oder etwas grösseren Mengen zu verordnen. Extr. Jambul. hat sich in meinen Fällen ebenso wenig bewährt wie Benzozol (0,5 oder mehr p. die). Vom Antipyrin habe ich gewisse Erfolge, von der Pankreastherapie absolut keinen Effekt gesehen. Sobald Oxybuttersäure oder Cylinder im Harn nachweisbar waren, konnte stets eine schlechte Prognose gestellt werden. Eine Komplikation mit Tuberkulose ist bei Kindern seltener als bei Erwachsenen.

Diabetes insipidus ist selten, kommt aber bei Kindern häufiger vor als der Diabetes mellitus. Die Symptome sind eine gesteigerte Menge eines specifisch leichten Urins ($1000^1/_2$—1005), grosser Durst und Abmagerung; hereditäre Einflüsse, syphilitische und andere Gehirnerkrankung, ferner Verletzungen sollen in der Aetiologie eine Rolle spielen. Bei einem von mir behandelten fünfjährigen Kinde trat nach Entfernung eines Bandwurmes und einer gleichzeitig sich entwickelnden sehr starken und hartnäckigen Salivation Heilung ein. Auch die Masturbation und die in Folge davon entstehende Neurasthenie dürfte zuweilen bei Kindern von 4—8 Jahren die Ursache der starken Urinsekretion sein und geht dann nach Aufgeben der Onanie und Besserung des Allgemeinbefindens wieder zurück. Die gegen die Krankheit empfohlenen Mittel wie Baldrian, Zinc. valerianic., Brompräparate, Natr. salicyl. und auch die Galvanisation des Kopfes haben sich in meinen Fällen nicht bewährt, dagegen sah ich gute Resultate und zuweilen rasche Besserung nach dem Gebrauch des Secale cornut. und des Atropins ($^5/_{10}$ mg) und noch bessere nach Verordnung von Strychnin, dreimal täglich $^5/_{10}$ mg oder mehr. Das Zinc. valerianic. kann in Tagesdosen von 0,5 —1,0 versucht werden. BOUCHUT rühmt die Wirkung des Opiums, andere Autoren sahen Erfolge von Pilocarpin, Antipyrin und Plumb. acetic. Glücklicher Weise ist die Prognose, besonders wenn Heredität im Spiele ist, besser als für den Diabetes mellitus.

VI.

Krankheiten des Nervensystems.

1. Allgemeine Therapie.

Bei der Behandlung der mit Reizerscheinungen einhergehenden Erkrankungen des Nervensystems sind in erster Linie alle störenden Einflüsse von aussen fernzuhalten. Dieser Indikation wird durch ein gleichförmiges Klima, durch gleichmässige Zimmertemperatur, Bettruhe, Fernhalten von Licht und Lärm, bequeme warme Kleidung, warme Bäder, warme Verbände und Umschläge und durch die Entfernung aller Dinge, welche den Kranken erregen können, entsprochen. Deshalb dürfen Kinder, welche an Nervenkrankheiten leiden, nicht durch unnöthige Strenge und Zwangsmassregeln aufgeregt werden, die Medicinen sind ihnen in schmackhafter Form zu geben, und Vesikatoren sowie andere schmerzhafte Mittel sollte man womöglich vermeiden. Eine symptomatische Behandlung ist hier wohl noch mehr indicirt als bei den gleichen Krankheiten Erwachsener; Schmerzen und Schlaflosigkeit führen rasch zu Erschöpfungszuständen, aber trotzdem herrscht noch bei vielen Aerzten ein ganz unmotivirtes und recht bedenkliches Vorurtheil gegen Opiate zur Linderung von Schmerzen und gegen Narcotica bei Schlaflosigkeit. Ganz besonders bei denjenigen Fällen, welche hauptsächlich oder gänzlich reflektorischer Natur sind, muss die symptomatische Behandlung mit der kausalen Therapie Hand in Hand gehen. Es wäre z. B. ganz unverständlich, wenn man bei eklamptischen Anfällen kein Chloroform anwenden wollte, weil dieselben durch Reizzustände im Intestinaltractus ausgelöst werden, oder bei heftigem Husten kein Antispasmodicum verschreiben würde, wenn er mit Erkrankungen des Magens, des Ohres oder der Nase in Verbindung steht.

Bei Depressions-, Schwäche- und Lähmungszuständen muss die Behandlung stimulirend, excitirend und roborirend sein. In derartigen Fällen hat die hier sehr beliebte Anwendung der Elektricität entschieden einen grossen Nutzen. Die Massage entwickelt nicht nur einen günstigen Effekt in der Peripherie, sondern wirkt auch wohlthätig auf die allgemeine Innervation und Cirkulation, auf die Muskeln und auch durch die gesteigerte Cirkulation der rothen Blutkörperchen (John K. Mitchell)[1]). Strychnin erregt (Curare lähmt) die Reflex- und vasomotorischen Centren; Argentum nitricum scheint spinale Paralysen, Muscarin, Physostigmin und Nikotin paralytische Zustände der glatten Muskulatur günstig zu beeinflussen.

Der unterbrochene elektrische (faradische) Strom excitirt — stimulirt — das Nervensystem sowohl lokal als auch allgemein; zu letzterem Zweck eignet sich nach Ansicht vieler Autoren, welche über eine grosse Erfahrung verfügen, am besten die allgemeine Faradisation mit grossen Elektroden und das elektrische Bad. Ausserdem ist aber das galvanische wie auch das faradische Bad im Stande, eine übermässige Empfindlichkeit herabzusetzen.

Der galvanische Strom wirkt in verschiedener Weise, er hat einen erfrischenden und erregenden Effekt und verursacht (mit oder ohne Einschaltung eines Stromwenders) besonders bei Anwendung des Pinsels Schmerzen, Kontraktion und konsekutive Dilatation der Blutgefässe. Er beeinflusst den Elektrotonus und verändert daher die Irritabilität der Gewebe, zerlegt Flüssigkeiten in ihre chemischen Bestandtheile und hat schliesslich eine kataphorische Wirkung, welche den Durchtritt von Flüssigkeiten durch sonst schwer permeabele Gewebe herbeiführen kann. Die beiden Pole besitzen verschiedene Eigenschaften, der positive Pol (die Anode) soll bei Entzündungen und Neuralgien (weniger beim Tic und Hemikranie als bei der Neuralgia supra-orbitalis, occipitalis, intercostalis, lumbalis und ischiadica) eine beruhigende Wirkung ausüben, während der negative Pol (die Kathode) alte entzündliche Processe, Narben und Indurationen günstig beeinflusst. Meiner Ansicht nach hat man aber früher viel zu viel von der Galvanisirung und Faradisirung erwartet, denn es ist bei der ver-

---

[1]) Die allgemeine Massage (ohne Einfettung) des ganzen entblössten Körpers, der Extremitäten, des Halses und Rumpfes ist bei Anämie, Chlorose, verzögerter Rekonvalescenz, chronischem Rheumatismus und Neurasthenie indicirt; die Dauer der Sitzung beträgt 15 bis 30 Minuten. Die Massage gelingt nur unter Anwendung einer gewissen Kraft, doch darf man dabei nicht zu gewaltsam vorgehen, da sonst kapilläre Blutungen auftreten können. Contraindicationen sind heftige Schmerzen, lokale Entzündungen und Eiteransammlungen. Durch Massage in der Längsrichtung der Muskeln wird eine schnellere Bewegung des Blut- und Lymphstroms erreicht. Die in dem interfibrillären Bindegewebe verlaufenden Lymphgefässe und die Blutgefässe werden durch die von der Peripherie nach dem Centrum hin fortschreitenden Massagebewegungen entleert, die Cirkulation wird dadurch angeregt und die allgemeine Ernährung gehoben. Lokal wirkt die Massage günstig bei frischen Verletzungen, Kontusionen, Distorsionen, subakuten und chronischen Gelenkentzündungen, Gelenkneurosen, Kontrakturen, Arthritis deformans und arthritischer Muskelathrophie (Hoffa).

schiedenen Leitungsfähigkeit der Gewebe ungemein schwierig, einen bestimmten Punkt zu treffen, und ausserdem bietet das Fettpolster, dessen Grösse nicht abgeschätzt werden kann, dem Strom einen sehr beträchtlichen Widerstand, so dass durch das subkutane Fett selbst die Elektro-Diagnostik bei Kindern und vielen Frauen erschwert wird. Die Beurtheilung der Wirkung wird ferner durch die verschiedenartigen Krankheitszustände und das verschiedene Alter der Patienten in Frage gestellt. Bei der Entartungsreaktion ist die galvanische und faradische Erregbarkeit der Nerven verringert und, während die galvanische Erregbarkeit der Muskeln erhalten bleibt, ist die faradische herabgesetzt. Bei ganz kleinen Kindern, z. B. bei Säuglingen unter zwei Monaten, die eine sehr geringe Reflexerregbarkeit besitzen, sind verhältnissmässig starke Ströme zur Erzielung einer Wirkung nöthig. Jedenfalls ist der Effekt der Elektricität bis zu einem gewissen Grade nicht mess- und kontrollirbar oder ganz sicher zu beurtheilen, und die Zeiten, in denen der faradische und galvanische Strom als allmächtiges und unfehlbares Heilmittel angesehen wurden, liegen weit hinter uns, ja es giebt sogar Aerzte, speciell Nervenspecialisten, welche ihren diagnostischen Werth zwar anerkennen, sie aber therapeutisch für gänzlich nutzlos halten. Noch kürzlich hat MELTZER in einem Vortrag vor der „Association of American Physicians" nachgewiesen, dass der Strom bei direkter Applikation die Schleimhaut des Magens und des Darmes in keiner Weise beeinflusst. Wir wollen hoffen, dass es den Anstrengungen der „American Electro-Therapeutic Society" gelingen wird, manche Zweifel aufzuklären und Resultate zu erzielen, welche dem Enthusiasmus, dem sie ihre Gründung verdankt, entsprechen.

Die Franklinisation, früher die einzigste Methode der Elektrotherapie, hat sich, hauptsächlich durch die Bemühungen von Dr. W. J. MORTON in New York, wieder Eingang verschafft. Aber weder die gewöhnlichen Entladungen, welche er bei lokomotorischer Ataxie benutzt, noch seine „statischen Induktionsströme", welche er durch eine Verbindung der Influenzmaschine mit Akkumulatoren erhält, werden bei Kindern mit Nervenerkrankungen häufig Verwendung finden.

Die Wirkung des faradischen und galvanischen Stromes ist wohl am besten bei peripheren Nervenerkrankungen zu verfolgen; bei Lähmung des N. facialis und des Plexus brachialis, Erkrankungen, die nicht selten nach schweren oder ungeschickt geleiteten Entbindungen vorkommen, wird die Elektricität häufig angewendet, aber der Effekt tritt gewöhnlich sehr langsam, zuweilen nicht in genügender Weise auf und lässt besonders bei Facialislähmung, wo sich schon Entartungsreaktion entwickelt hat, viel zu wünschen übrig.

Die Lähmung des Plexus brachialis bei Neugeborenen entsteht durch Zerrung, Zerreissung oder Blutungen; zuweilen bestehen dabei gleichzeitig Verletzungen eines oder mehrerer Gelenke der oberen Extremität — an der unteren Extremität kommt eine entsprechende Affektion nur selten vor. Die Prognose ist dubiös. Meistens sind der fünfte, sechste und siebente Cervikalnerv betroffen, welche die vordere Parthie des Plexus brachialis bilden; es sind dann der M. deltoideus, biceps, brachialis int., coraco-brachialis, infraspinatus und zuweilen die Supinatoren der Hand gelähmt; ist die vordere Parthie des Plexus betheiligt, so kommt es zur Atrophie und Verkürzung der ganzen Extremität. Zuweilen handelt es sich aber unzweifelhaft um Folgeerscheinungen einer interstitiellen Entzündung mit konsekutiver Hyperplasie des Bindegewebes zwischen den Nervenfasern. Unter diesen Umständen muss, auch wenn ein Zusammenhang mit Lues nicht mit Sicherheit nachgewiesen werden kann, eine energische Quecksilber-Jodbehandlung eingeleitet werden. Auch bei einer nach Infektionskrankheiten auftretenden Polyneuritis (Schmerzen, Lähmungen, Entartungsreaktion, Blase intakt, Pupillen ohne Abnormitäten) ist der Erfolg der elektrischen Behandlung unsicher; Ruhe, Natrium salicylicum und später Strychnin liefern hier bessere Resultate. Ebenso wenig wirksam ist sie bei Hemikranie, mag dieselbe nur auf einer kongenitalen Disposition beruhen, mit Hysterie und Epilepsie komplicirt sein oder von Anämie, Hypermetropie, Dyspepsie, Ueberanstrengung oder Aufenthalt in schlechter Luft abhängen. Bei allen derartigen Zuständen erzielt man durch Beseitigung der Ursachen, Konvexgläser, Landluft, Verkürzung der Schulstunden, Kaltwasserbehandlung, Arsen, Eisen, Aconit und Brom bessere Erfolge.

Um meine Ausführungen über die Elektrotherapie zum Abschluss zu bringen, muss ich hier die Anwendung der faradischen und galvanischen Ströme bei den als Muskelatrophie, progressive juvenile Muskeldystrophie und Pseudo-Hypertrophie bekannten eigenthümlichen Muskelveränderungen erwähnen. Alle diese Namen beziehen sich auf abnorme Zustände, von deren grob anatomischen Veränderungen wir mehr wissen als von ihren Ursachen; bei einer gewissen Anzahl derselben (besonders bei der Thomsen'schen kongenitalen Myotonie) bleibt das Leiden im Anfang vollständig lokalisirt, bei anderen kann aber über den cerebralen Ursprung der Muskelerkrankung kaum ein Zweifel bestehen. In allen derartigen Fällen ist der faradische und galvanische Strom im ausgedehnten Mafse unter gleichzeitiger Anwendung von Massage, Bädern etc. versucht worden, aber niemals ist dadurch ein irgendwie bemerkenswerther Erfolg erzielt. Dagegen habe ich, wie in vielen anderen Fällen, wo die eigentliche Ursache (oder Veränderung?) einen entzündlichen Charakter trägt und sich in einer Wucherung des interstitiellen Gewebes äussert (gleichgültig wie sich später der Ausgang gestaltet), durch eine vorsichtig und geduldig fortgeführte Behandlung mit Quecksilber, speciell mit Sublimat, wie ich glaube, bessere Resultate erzielt. Jedenfalls meine ich eine längere Lebensdauer und ausgesprochenere und anhaltendere Intermissionen des Krankheitsprocesses beobachtet zu haben.

2. Operative Eingriffe.

Operationen am Schädel und Gehirn gehören zu den stolzesten Errungenschaften der modernen Chirurgie; häufiger als früher werden Patienten lebend vom Operationstisch fortgetragen, und Heilungen von Krankheiten, welche früher inoperabel zu sein schienen und daher stets letal endeten, sind nicht selten. Die Kraniotomie ist ausgeführt bei Verletzungen, intra- und extra-duraler Hämorrhagien, Hydrocephalus, Erweichungsherden, Tumoren und Cysten, JACKSON'scher Epilepsie, Athetose, chronischen Kontrakturen, gewissen Geisteskrankheiten, unheilbaren Kopfschmerzen, alten Narben und Abscessen. Bei Kindern handelt es sich hauptsächlich um Abscesse, Hämorrhagien, Hydrocephalus, JACKSON'sche Epilepsie und vorzeitige Ossifikation der Schädelknochen und Fontanellen, welche u. a. zu Epilepsie und Idiotie führen. Bei der Kraniotomie und Kraniektomie wegen Mikrocephalus oder Idiotie hat kein anderer Chirurg so günstige Resultate erzielt, wie es angeblich bei den von LANNELONGUE ausgeführten Operationen der Fall sein soll. Auf Grund von dreiunddreissig von amerikanischen Chirurgen operirten Fällen — davon starben vierzehn bald, nur bei neunzehn heilte die Operationswunde, und wenige zeigten irgend welche Besserung — habe ich den Gegenstand in einem Vortrag auf dem elften internationalen medicinischen Kongress zu Rom, April 1894[1]), behandelt und bin dabei zu folgenden Schlüssen gekommen: Die kongenitale Idiotie ist die Folge der verschiedenartigsten Entwicklungshemmungen (der Blutgefässe, der Rinde, der Insula Reilii, der Hemisphären), von Entzündungen (der Meningen, des Gehirns mit Erweichung oder Sklerose), von Thrombosen und Hämorrhagien. Sie ist ferner häufig das Resultat eines Mikrocephalus, welcher gewöhnlich nicht von einer vorzeitigen Ossifikation der Knochen und Fontanellen sondern in der Mehrzahl der Fälle von einer Entwicklungshemmung gewisser Hirnteile abhängt und meistens mit langdauerndem Offenstehen der Fontanellen verbunden ist. Aus diesem Grunde sind Operationen zur Erweiterung der Schädelhöhle zwecklos, denn ein Gehirn, welches vor Schluss der Fontanellen nicht wachsen konnte, wird auch später nicht an Volumen zunehmen, und fehlende oder unvollständige Theile werden sich nicht mehr entwickeln. Ja selbst Fälle, bei denen die vorzeitige Ossifikation ganz sicher

---

[1]) „Non nocere" New York Medical Record, May 19, 1894.

nachweisbar ist, werden nicht gebessert, oder der Erfolg ist doch ein sehr zweifelhafter. Dass Operationen, die zur Vergrösserung der Schädelhöhle unternommen sind, den entgegengesetzten Effekt haben, lehren die Erfahrungen von VAN DER VEER und HUN, ein von BOURNEVILLE berichteter Fall sowie ein Schädel, welcher sich im Besitz von B. SACHS befindet. Derselbe stammt von einem Kinde, welches A. GERSTER im Laufe von siebenundsechzig Tagen zweimal operirt hat, und zeigt harte Gewebsmassen, welche längs der ganzen ersten Operationswunde in den Schädel hinein-gewuchert sind. Ich bin daher der festen Ueberzeugung, dass die Tage dieser nicht zu rechtfertigenden Kraniotomien und Kraniektomien gezählt sind. Nach einer kürzlich erschienenen Publikation[1]) führt BOURNEVILLE die Kraniektomie nur bei Idiotie in Folge von Trauma, Abscessen oder Tumoren aus.

STARR hat 1889 im ganzen 270 Gehirntumoren bei Kin-dern zusammengestellt. Davon waren 152 Tuberkel, 37 Gliome, 34 Sarkome, 5 Glio-Sarkome, 30 Echinokokken, Cysticerken und Cysten, 10 Carcinome und 2 Gummata; die Carcinome waren meistens sekundär, die Gliome und Sarkome primär entstanden. Vierzig dieser 240 Geschwülste waren oberflächlich, und bei sechzehn von diesen vierzig konnte der Sitz genau bestimmt werden; daraus ergiebt sich, dass Trepanationen und Operationen an der Gehirnsubstanz wegen Tumoren niemals zahlreich sein werden. Die Diagnose ist durchaus nicht immer leicht, und die Bestimmung des Sitzes der Geschwulst ist noch schwieriger. Gliome finden sich selten nahe der Oberfläche, die Solitärtuberkel zuweilen in der ganzen Substanz, doch häufiger im Corpus striatum oder Thalamus opticus. In weit mehr Fällen wird eine Operation zur Entfernung von Tumoren nöthig werden, welche vom Cranium oder seinem Periost ausgehen und das Gehirn komprimiren. Meistens handelt es sich um Sarkome, Fibro-Sarkome oder Osteome; eine der zuletzt erwähnten Geschwülste habe ich exstirpirt. Eine in Folge einer Blutung entstandene Cyste der Dura mater wurde auf der Abtheilung von Dr. HENRY HUN zu Albany mit dem Er-folge operirt, dass die Idiotie und die Neigung zu Konvulsionen sich bei dem Kinde besserten.

STARR spricht sich für die Ausführung der Trepanation bei einer Reihe von Gehirnerkrankungen aus, und man muss ihm jedenfalls zugeben, dass bei Fällen, in welchen von der internen Therapie nichts zu erhoffen ist, durch chirurgische Eingriffe die Prognose nicht verschlechtert wird. Er empfiehlt daher die Ope-ration bei Hämorrhagien, deren Sitz genau zu bestimmen ist, wenn auch die Differentialdiagnose zwischen extra- und intra-duralen Blutungen, wie es häufig vorkommt, nicht möglich sein sollte. Seine Ansicht über den Nutzen der Operation beim Mikro-

---

[1]) Prog. Méd. 1897, p. 390.

cephalus theile ich nicht, dagegen ist sie bei Abscessen, welche sich im Anschluss an Lungengangrän, Abdominaltyphus oder im Verlaufe einer Pyämie entwickeln, indicirt, falls nach genauer Lokalisation ein Vordringen bis zu dem Eiterherd möglich erscheint. Die Trepanationsöffnung muss so gross sein, dass eine genaue Untersuchung möglich ist; nach der Entleerung des Eiters wird die Höhle drainirt, bis aus der Granulationsbildung sicher auf Heilung zu schliessen ist. Tumoren geben bei Kindern nicht häufig zu Operationen Anlass, denn wenn sie auch durchaus nicht selten im Säuglings- und Kindesalter vorkommen — nach GOWERS betreffen zwei Drittel aller intrakraniellen Tumoren die beiden ersten Dekaden des Lebens — so handelt es sich doch meistens um Geschwülste, welche das Cerebellum, die Basalganglien, die innere Kapsel, die Corpora quadrigemina, die Pedunculi, den Pons oder die Medulla oblongata betreffen und daher nur ausnahmsweise operabel sein werden.

3. Entzündliche und exsudative Processe des Gehirns und seiner Häute. Entwicklungshemmungen.

Für die Aetiologie der Meningitis cerebralis simplex kommen in Betracht Insolation, geistige Erregung und Ueberanstrengung, Erschrecken (besonders langdauernde Furcht) und Traumen; letztere können allerdings auch zur Entwicklung der eitrigen Form Anlass geben; das Auftreten einer Meningitis bei Pneumonien besonders der Oberlappen ist nichts Ungewöhnliches, seltener findet dies beim Abdominaltyphus, öfter bei septischen Erkrankungen der Neugeborenen statt, wo es sich allerdings vielfach nur um eine Theilerscheinung einer allgemeinen Pyämie handelt. Eine antiphlogistische Behandlungsweise ist mit Ausnahme der zuletzt genannten infausten Formen ganz besonders indicirt, das Haar muss kurz geschnitten werden, der Kopf auf einem kühlen Kissen ruhen und hoch gelegt werden und Calomel zuerst in abführenden, dann in kleineren Mengen gegeben werden. Da die Quecksilberbehandlung lange fortzusetzen ist, muss die Mundschleimhaut und das Zahnfleisch häufig mit Lösungen von Kal. chloric. gereinigt werden. Die lokale Entzündung ist nach den oben gegebenen Regeln durch kalte Umschläge und Blutegel, welche an das Septum narium oder den Processus mastoideus gesetzt werden, und durch Schröpfköpfe im Nacken und an den Schultern, Coma durch kalte Anspritzungen des Kopfes und heisse (Senf-)Bäder des übrigen Körpers zu bekämpfen. Starke Unruhe, Schlaflosigkeit und allgemeine Aufregung indiciren die Anwendung warmer Bäder sowie grosse Bromdosen 1,0—10,0 p. die, Chloral und Codein; nachdem das erste mit hohem Fieber einhergehende

Stadium der Erkrankung erfolgreich mit Calomel, einigen grossen, später mit kleineren Digitalisdosen bekämpft ist, geht man zum Jodkalium 1,0—5,0 p. die und Vesikatoren am Nacken und hinter den Ohren über; doch ist in letzterer Beziehung Vorsicht am Platz, da die Kanthariden Nierenentzündungen hervorrufen können. Die Jodpräparate müssen lange Zeit fortgegeben werden; unter den während der Rekonvalescenz zu verordnenden Roborantien steht Eisen an letzter Stelle. Die Lumbalpunktion wird an anderer Stelle besprochen werden.

Die Differentialdiagnose zwischen einer vollständig entwickelten Meningitis und einer auf ähnlichen Ursachen (Ueberanstrengung, Erregung, Insolation, fortgesetzter erhitzender und reizender Diät) beruhenden Hyperämie ist nicht immer leicht; wie lange in derartigen Fällen die Behandlung fortzuführen ist, wird von dem Bestehenbleiben oder Schwinden der Symptome abhängig zu machen sein; häufig genügen warme oder heisse Senfbäder (dabei zeitweise Kühlung des Kopfes durch Auflegen von Eis), wiederholte heisse Fussbäder, Sinapismen im Nacken, eine erhöhte Lage des Oberkörpers im Bett, Calomel in abführenden Dosen (mit oder ohne lokale Blutentziehungen) und gelegentlich eine Ableitung durch Klystiere (Essig 1, Wasser 5—6). Dagegen erfordert die passive Hyperämie, welche sich mit allgemeiner oder lokaler Hirnämie (zuweilen sogar mit Thrombosen kleiner Gefässe) komplicirt oder dadurch herbeigeführt wird, eine ganz andere Behandlung. Dasselbe gilt von denjenigen Formen, welche durch die bei akut verlaufenden und erschöpfenden Darmerkrankungen auftretende Inanition entstehen. An Stelle der antiphlogistischen Therapie ist Excitation indicirt, doch sind Coffein und Alkohol auch in den schwersten Fällen zu vermeiden und dafür Kampher, Ammonium carbonicum und Moschus zu gebrauchen. Bei Bestehen einer Enteritis follicularis oder eines anderen Darmkatarrhs sind die Medikamente dementsprechend auszuwählen; ausserdem ist Sorge dafür zu tragen, dass die Kinder viel Wasser trinken; wird dasselbe bei anhaltenden Diarrhöen und Erbrechen vom Magen und Rectum nicht gehalten, so können die Kranken event. durch subkutane Injektionen grosser Mengen sterilisirter Kochsalzlösung (Wasser 1000, Natr. chlorat. 6—7, Natrium carbonic. 10—12) gerettet werden.

Thrombosen aus anderen Ursachen werden nach denselben Principien behandelt; Schwächezustände und Lähmungen erfordern Excitantien und Reizmittel. Embolien und die sich daran anschliessenden Reiz- und Entzündungszustände sind nach den oben gegebenen Regeln mit Eis, Abführmitteln, warmen Bädern und Jodpräparaten mit oder ohne Brom zu behandeln. Falls Lähmungen zurückbleiben, so ist ein Versuch mit Massage, Elektricität, Strychnin und Mineralbädern (Kreuznach) zu machen; chronische Residuen entzündlicher Erkrankungen, gleichgültig auf welcher

Basis, können selbst nach langer Zeit durch den fortgesetzten Gebrauch von Jodkalium oder Quecksilber (auch durch eine Kombination beider Mittel) gebessert werden.

Secale cornutum ist bei derartigen Fällen intrakranieller Hyperämie nutzlos und hat nicht die günstige Wirkung, welche man häufig bei ähnlichen Rückenmarksveränderungen beobachtet.

Die tuberkulöse Meningitis endet nicht immer letal, auch wenn an der Diagnose nicht zu zweifeln ist; meistens wird diese allerdings erst zu einer Zeit gestellt, wo die Prognose schon ominös ist. BIEDERT hatte Gelegenheit, die Autopsie eines wegen tuberkulöser Meningitis behandelten Patienten, welcher an einer anderen Krankheit starb, zu machen und fand alte meningeale Tuberkel. Eine grosse Zahl der angeblichen Heilungen, welche hauptsächlich publicirt werden, um die Wirksamkeit einer specifischen Therapie, z. B. von Salben aus Tartarus emeticus und Jodoform etc. zu beweisen, sind aber zweifelhafter Natur. Ich habe ebenfalls Genesung in Fällen gesehen, bei welchen ich die Diagnose auf tuberkulöse Meningitis gestellt hatte; einer derselben starb an Nekrose der Schädelknochen, welche durch meine Salbe aus Tartarus emeticus entstanden war. Ein anderer Patient, welcher vor 30 Jahren wiederhergestellt wurde, befindet sich noch heute in einem Irrenhause und ist niemals wieder geistig normal geworden, nachdem ich ihn als „geheilt" entlassen habe. Aus diesen wenigen Bemerkungen ergiebt sich, dass ausschliesslich von prophylaktischen Massnahmen Nutzen zu erwarten ist; Säuglinge und Kinder aus skrophulösen oder tuberkulösen Familien müssen mit ganz besonderer Sorgfalt gehütet werden und vor Kongestionen zum Gehirn durch Federkissen, Sonnenhitze, heisse Zimmertemperatur, Kaffee, Thee und Alkohol, körperliche und geistige Ueberanstrengungen bewahrt bleiben. Verstopfung ist zu beseitigen, Ekzeme und andere Hautausschläge sind langsam zu heilen, müssen aber heilen, denn sie bilden eine stete Quelle der Gefahr, da sie einerseits das Eindringen von Mikroorganismen ermöglichen, andererseits zur Entzündung und Schwellung von Lymphdrüsen Anlass geben können. Falls es dazu gekommen ist, so muss eine Restitutio ad integrum durch interne Behandlung, Massage, Salben (grüne Seife, Jodkalium-Lanolin) angestrebt oder die Enukleation vorgenommen werden. Nasenkatarrhe sind sofort in Behandlung zu nehmen, da es hierdurh zur Entstehung „skrophulöser Drüsenschwellungen" und zur Invasion von Keimen durch die Lymphgefässe an der Basis cranii kommen kann. Die beste allgemeine prophylaktische Behandlung von Säuglingen und Kindern, bei denen eine Prädisposition zur tuberkulösen Meningitis in Folge hereditärer Belastung und verdächtiger Symptome wahrscheinlich ist, besteht meines Erachtens in der Regelung der Diät und Hygiene: hauptsächlich animale Nahrung, täglich kühle und kalte Bäder mit kräftigem Frottiren, offene

Fenster, körperliche Bewegungen, Leberthran während der kühlen und kalten Jahreszeit, Arsen in regelmässigen kleinen Dosen und reines Guajacol (oder Guajacol. carbonicum) während einer Reihe von Jahren Monate lang ununterbrochen fortgegeben.

Wenn die Diagnose der Erkrankung feststeht, muss die Verstopfung beseitigt werden und zwar in erster Linie durch Calomel allein oder in Verbindung mit anderen Mitteln. Das Calomel kann auch im Verlaufe der Krankheit mehrfach verordnet werden, vorausgesetzt dass der regelmässige Gebrauch von Jodkalium keine Contraindication dafür bildet. Dieses selbst ist fast während der ganzen Erkrankung in grossen Dosen 5,0—12,0 p. die zu verabreichen, Mengen, welche hier indicirt sind und auch gut vertragen werden. Der Gebrauch des Quecksilbers ist nothwendig, Calomel darf aber nicht gleichzeitig mit Jodkalium gegeben werden, und es ist deshalb hierfür Sublimat oder eine Quecksilbersalbe zu wählen. Herzstimulantien sollen schon vom Beginn der Erkrankung an angewendet werden, da die Cirkulation in Folge von übermässiger Vagusreizung darniederliegt; Strophanthus und Strychnin in ganz kleinen Dosen dürften besser als Digitalis wirken; Coffein und Alkohol sind gänzlich zu vermeiden. Chloralhydrat ist bei heftigen Kopfschmerzen und Neigung zu Konvulsionen sehr empfehlenswerth, doch wird man bei Krämpfen Chloroforminhalationen, bei excessiven Schmerzen den Gebrauch von Morphium nicht vollständig umgehen können. Antipyretica sind im Anfang der Krankheit, wenn die Temperatur niedrig ist, nicht indicirt und bei den prämortalen Steigerungen in den letzten Tagen nutzlos. Früher habe ich vielfach nach Schneiden der Haare Salben mit Tartarus stibiat. in die Kopfhaut einreiben lassen, bin aber jetzt von einer derartigen Behandlung völlig zurückgekommen; über Jodoformsalben habe ich nur geringe Erfahrungen, mein Vertrauen auf ihre Wirksamkeit ist aber noch geringer. Blasenpflaster können schaden, da sie die Kranken beunruhigen und irritiren; ich halte mehr von der Ableitung durch Darmentleerungen und von genügendem Warmhalten des Körpers. Blutegel sind selten von Nutzen, es sei denn, dass sich frühzeitig konjunktivale Injektion zeigt und der Kopf des Kranken heiss ist. Im übrigen muss die Behandlung symptomatisch sein; ungewöhnlich heftiges Erbrechen im Beginn kann den Gebrauch von Eispillen und kleinen Opiumgaben, Cocain, event. Jodtinktur ($^1/_4$ bis $^1/_2$ Tropfen pro dosi) oder Acidum arsenicosum ($^1/_5$ bis $^1/_8$ mg vier- bis zehnmal täglich) nöthig machen. Die äusserliche Anwendung von Eis ist nutzlos, denn die Temperatur ist niedrig, die lokale Hyperämie meistens passiv, und kleine Kinder vertragen es überhaupt nicht lange.

Inwieweit die operative Therapie durch Trepanation und Drainage Erfolge erzielen wird, steht noch dahin, aber da nur wenige Fälle von tuberkulöser Meningitis nicht mit allgemeiner

Miliartuberkulose komplicirt sind, so ist die Prognose für operative
Eingriffe nicht vielversprechend. Ausserdem kann man die
Schädelhöhle nicht mit der Peritonealhöhle — tuberkulöse Erkrankungen derselben werden durch Laparotomien bekanntlich
günstig beeinflusst — vergleichen. Die Peritonealtuberkulose ist
häufig isolirt und unkomplicirt, die secernirende Fläche hat hier
einen vollständig anderen Charakter, und die Drainage ist leichter.
QUINCKE, FÜRBRINGER, CAILLÉ, G. W. JACOBY u. A. haben den
Spinalkanal zwischen dem dritten und vierten Lendenwirbel
punktirt; die Operation hat die Diagnose durch den Nachweis der
Bacillen in der Cerebrospinalflüssigkeit erleichtert, auch zu einer
vorübergehenden Besserung der Erscheinungen, aber niemals zur
Heilung geführt.

Bei der Punktion erhält man nur ein positives Resultat, wenn
mindestens 10—15 ccm Flüssigkeit vorhanden sind; in einer
Sitzung sollen höchstens 20—30 ccm abgelassen werden. Bei
negativem Ausfall der Punktion ist die Nadel entweder nicht in
den Spinalkanal eingedrungen, ist mit Fibrin verstopft, hat sich
in den Nervenfasern der Cauda equina gefangen, oder die Kommunikation zwischen den Ventrikeln und den Subarachnoideal-
räumen ist durch exsudative Processe unterbrochen. Unter normalen und zuweilen auch unter pathologischen Verhältnissen ist
die Flüssigkeit klar, besitzt ein specifisches Gewicht von 1007
und enthält $0,2-0,5\ ^0/_{00}$ Eiweiss; Zucker ist ausnahmsweise bei
Tumoren gefunden. Bei einfacher seröser Meningitis, bei chronischem Hydrocephalus, bei Pneumonien und Infektionskrankheiten
und bei unkomplicirten Tumoren war die Flüssigkeit klar, bei
Cerebro-Spinalmeningitis trübe und etwas eitrig und enthielt
Pneumokokken und Meningokokken, bei vielen (nicht allen)
Abscessen Eiter sowie Streptokokken und Staphylokokken, bei
tuberkulöser Meningitis meistens Bacillen (bei 17 Fällen von
JACOBY elfmal), bei Apoplexien und Pachymeningitis haemorrhagica
Blut. KILIAN und JACOBY fanden Blut, nachdem die Diagnose
auf eine spinale Hämorrhagie gestellt war.

Auf Aspiriren der Flüssigkeit ist zu verzichten, da hiernach
Schmerzen im Rücken, Nacken und Kopf auftreten (FÜRBRINGER).
Die Punktion ist in erster Linie, wenn auch nicht in allen Fällen,
für die Diagnose zu verwenden, ihr therapeutischer Werth ist
aber nur gering. Erfolge sind bei Meningitis, Kopfschmerzen
(auch auf anämischer Basis), Delirium und Hyperästhesie beobachtet, waren aber nur vorübergehend. In einigen wenigen Fällen,
wo die Cerebralerscheinungen auf Bleivergiftung und Chlorose
beruhen, soll die Punktion den Kranken Erleichterung geschaffen
haben; LENHARTZ berichtet über Besserung bei Gehirnödem nach
Trauma. Jedenfalls darf man also auf weitere Erfolge hoffen.

Das Vorkommen der allgemeinen Paralyse („Periencepha-
litis" und anderweitige Veränderungen) beweist wiederum, dass

Gehirnerkrankungen Erwachsener auch bei Kindern auftreten. Immerhin ist das Leiden in diesem Alter selten; zuweilen schien, wie bei anderen Gehirnveränderungen, welche zu chronischen Störungen des Intellekts führen, eine heriditäre Disposition zu bestehen. In der überwiegenden Mehrzahl der Fälle handelt es sich aber um eine Genese auf syphilitischer Basis, und man wird deshalb zuweilen von einer specifischen Behandlung günstige Resultate erwarten dürfen.

Die Prognose der Behandlung bei chronischem Hydrocephalus hängt von der Art desselben ab. Handelt es sich um einen kongenitalen Hydrocephalus, mag er nun intern oder extern, die Folge einer fötalen Entzündung oder einer Entwicklungshemmung sein, so sind die zu Grunde liegenden Krankheitsprocesse so ernst, dass der Erfolg der Behandlung — wenn es auch nicht zum letalen Ausgang kommt — höchst problematisch erscheinen muss. Anatomische Veränderungen der Hirnsubstanz können nicht durch Entleerung der Flüssigkeit geheilt werden, und ebenso wenig ist es wahrscheinlich oder möglich, dass die durch andauernden intracerebralen Druck entstandene Atrophie des Gehirns durch Versuche zur Besserung des Hydrocephalus beseitigt werden kann. Die Aussichten sind besser, wenn der chronische Hydrocephalus die Folge einer nach der Geburt entstandenen Meningitis ist, aber selbst in diesen Fällen, wo Besserungen — im anatomischen Sinne — nach sekundären Flüssigkeitsansammlungen häufiger vorkommen, sind die entzündlichen Veränderungen in den Meningen und im Gehirn derartig, dass sie entweder zur späteren Entwicklung einer Meningitis disponiren oder zu einer Herabsetzung der physischen und psychischen Funktionen des Schädelinhalts führen, welche den Erfolg entweder recht zweifelhaft oder wenig wünschenswerth macht; unsere Gefängnisse und Irrenhäuser können hierfür genug Beweise liefern. Die Chancen für einen an Hydrocephalus leidenden Patienten sind am besten, wenn die Krankheit Folge chronischer Hyperämie, z. B. bei Craniotabes ist. Kinder mit derartigen geringen Flüssigkeitsansammlungen pflegen stets unter entsprechender antirhachitischer Therapie (frische Luft, animale Nahrung, Phosphor, Eisen etc.) vollständig zu genesen, und selbst bei grossen Flüssigkeitsmengen kann es zur Resorption und in einem Theile der Fälle zu einer normalen Entwicklung des Gehirns und seiner Funktionen kommen.

Aus dem Gesagten ergiebt sich, dass Jod und Quecksilberpräparate, Blasenpflaster, Diaphoretica, Diuretica und Abführmittel bei dem kongenitalen Hydrocephalus nutzlos sind; bei den anderen Formen wird die diagnostische und therapeutische Erfahrung des Arztes je nach der Indikation die richtige Wahl treffen. Wenn der Umfang des Kopfes rapid zunimmt, so ist die Prognose schlecht, und in derartigen Fällen wird auch durch die Kompression wenig ausgerichtet werden, da ja gleichzeitig mit der Flüssigkeit das Gehirn komprimirt wird. Bei weniger progredienten

Fällen kann die Anwendung von Gummibinden oder Mützen und von Heftpflasterstreifen von Nutzen sein; eine derartige Kompression ist übrigens auch nach Vornahme der Punktion indicirt, vorausgesetzt, dass der Schädel noch komprimirbar ist. In den meisten Fällen, wo die Operation ausgeführt ist, handelte es sich um sehr kleine Kinder, und es war noch nicht zur Ossifikation der Nähte gekommen. Daher muss das von REHN (Frankfurt) im Jahre 1886 auf dem Deutschen Kongress für innere Medicin (lebend) vorgestellte, durch mehrere Punktionen geheilte Mädchen als ein exceptioneller Fall angesehen werden. Fälle, in denen vor der Drainage eine Trepanation ausgeführt werden muss, sind verloren.

Punktionen des hydrocephalischen Schädels sind schon im Alterthum gemacht, aber wie manche andere Erfahrungen des Hippokrates wieder vergessen worden; erst in diesem Jahrhundert sind wieder Heilungen beobachtet, nachdem die intrakranielle Flüssigkeit spontan oder in Folge eines Trauma abgeflossen war. HÖFLING publicirte (1828) einen Fall von Heilung nach einer komplicirten Fraktur der Stirnbeine und einem tagelang dauernden Abfluss, desgleichen GREATGOOD (1828) nach einer Verletzung durch einen Nagel, HAASE (1818) nach einer spontanen Perforation. HUGUENIN stellte sechs Fälle zusammen, in denen der Abfluss durch die Nase (oder das Ohr) bewirkt und dadurch Genesung erzielt war. Punktionen sind in grosser Zahl ausgeführt, jedenfalls häufiger als wir erfahren haben, denn es ist ohne weiteres klar, dass kein geheilter Fall der Oeffentlichkeit vorenthalten wird. Die meisten Publikationen erfolgen sehr bald nach der Operation oder den Operationen, und deshalb betonte BELLY ausdrücklich, als er über 27 Heilungen nach Punktionen berichtete (zwei davon waren gleichzeitig mit Injektionen von Jodtinktur behandelt), dass nur acht derselben ein Jahr oder länger unter Beobachtung gewesen wären. CONQUEST berichtet über zehn Heilungen unter neunzehn von ihm operirten Fällen, WEST, einer unserer kritischsten, erfahrensten und vorurtheillosesten Aerzte, stellte 56 Fälle mit „sechzehn angeblichen Heilungen" zusammen, deren Anzahl er aber auf drei oder vielleicht fünf reducirte. BATTERSBY kam zu dem Schluss, dass auf vierzehn operirte Fälle vielleicht eine Heilung zu rechnen ist. Aus meinen vorhergehenden Bemerkungen, welche sich auf die Schwere der ursprünglichen Erkrankung und die Wirkung der ausserhalb oder innerhalb des Gehirns angesammelten Flüssigkeitsmengen beziehen, ist leicht zu ersehen, dass ich mich von den günstigen Erfolgen der Operation nicht überzeugen kann. Immerhin giebt es eine Anzahl Fälle, in denen gleichzeitig mit einer Allgemeinbehandlung auch diese operative Therapie nicht vergessen werden sollte. Unter den Medikamenten schätze ich hier und bei sonstigen Erkrankungen, wo der Gewebsaufbau die Hauptsache ist, den Phosphor am höchsten, der je nach Umständen mit Jod, Digitalis, Eisen und Arsen kombinirt oder abwehselnd mit diesen Mitteln gebraucht werden kann.

Die Punktion wird über der grossen Fontanelle, etwa 1 bis $1^1/_2$ cm von der Medianlinie entfernt, gemacht und zwar in vertikaler Richtung, wenn der Seitenventrikel getroffen werden soll, und in schräger, wenn es sich um einen Hydrocephalus externus handelt. Rathsam ist es, zuerst nicht zu viel Flüssigkeit, nicht über 20—25 ccm abzulassen; gewöhnlich tritt nur eine geringe Reaktion auf, und die Operation kann innerhalb einiger Tage oder einer Woche wiederholt werden. Während und nach derselben muss eine gewisse Kompression ausgsübt werden, um Hyperämie, Hämorrhagien und rasche Wiederansammlung der Flüssigkeit zu verhüten; bei Hydrocephalus externus kann eine verdünnte Jodlösung oder eine solche von Jod und Jodkalium in Wasser (LUGOL'sche Lösung) eingespritzt werden, um eine weitere Ansammlung zu verhüten; wir werden aber erst recht zahlreiche Beobachtungen abwarten müssen, ehe wir entscheiden können, inwieweit diese Versuche zur Verhinderung der Flüssigkeitsansammlung und zur Beförderung meningealer Adhäsionen im Interesse der Familien und der Allgemeinheit liegen. Wenn der Eiweissgehalt der aspirirten Flüssigkeit nach jeder Operation ansteigt, ist die Prognose schlecht.

Eine Reihe chronischer lokaler und allgemeiner Gehirnerkrankungen sind die Folge entzündlicher Processe; sind dieselben intrauterin entstanden, so ist die Prognose schlecht, sind sie nachder Geburt erworben, so werden die Aussichten um so besser, je früher die Behandlung einsetzt. Derartige Erkrankungen sind die disseminirte Sklerose, die von einer Encephalitis abhängige infantile spastische Hemiplegie und die Bulbärparalyse. Die allgemeinen Indikationen sind hier die gleichen; bei akuten Exacerbationen werden Blutentziehungen, Eis, Abführmittel nothwendig, bei der Bulbärparalyse kann häufig eine lokale Eisbehandlung angebracht sein. Die chronischen Fälle mit fibrillären Muskelzuckungen, Veränderungen der elektrischen Erregbarkeit und Fehlen der Reflexe erfordern die Elektrotherapie in ihren verschiedenen Formen, Jod, Quecksilber und warme Bäder. Die Indikationen sind in allen derartigen Fällen klar genug, die Resultate aber meistens negativ.

Meningocele und Encephalocele (Gehirnhernie) sind nur selten einer erfolgreichen Behandlung zugänglich; wenn sie nur klein sind, so kann der hervordringende Schädelinhalt durch gut sitzende Apparate aus Blei, Leder oder Gummi zurückgehalten werden, bis die abnorme Oeffnung sich geschlossen hat. Diesen Process sucht man durch die Verordnung von Phosphor (Oleum Phosphori oder Elixir Phosphori) zu beschleunigen ($1/_3$ mg für ein neugeborenes Kind täglich). Grössere und irreponibele Tumoren hat man mit Klammern gefasst, punktirt oder abgetragen; in einigen Fällen blieb die Klammer liegen, in anderen wurde sie abgenommen und die Wunde darauf genäht. Eine ähnliche Behandlung ist in einigen wenigen Fällen von Meningocele spuria, die auf Schädelfissuren durch Zangenoperationen, auf einen Fall oder ein anderes Trauma, auf Caries oder Syphilis zu beziehen waren, eingeschlagen.

Zu den bedenklichsten Komplikationen gehören Verletzungen des Gehirns bis in die Seitenventrikel, da bei Bestehenbleiben des Knochenrisses daraus Porencephalie resultiren kann. Eine spontane Heilung wird durch Rhachitis und durch Interposition von Hirnsubstanz zwischen die frakturirten Knochenstücke verhindert und scheint überhaupt nicht vorzukommen. Die Fissur kann allerdings durch die Zwischenlagerung der verdickten Membran und Aponeurose sowie in Folge der Verminderung der Cerebro-Spinalflüssigkeit verschlossen werden, als höchst bedenkliche Konsequenzen eines solchen Zustandes kann es aber dann später zur Epilepsie und metastatischer Meningitis kommen. In frischen Fällen ist die Elevation der deprimirten Knochenstücke und die Knochennaht indicirt; bei beginnender Porencephalie sucht man die spontane Heilung durch Verordnung eines passenden Apparates zu fördern und ebenso in stationären Fällen eine Vergrösserung des Tumors zu verhindern. Einigemale wurden durch Einspritzungen von Jodtinktur in die mit Cerebro-Spinalflüssigkeit gefüllte Höhle Erfolge erzielt; in einigen wenigen Fällen von Epilepsie und rhachitischem Hydrocephalus sind die Seitenventrikel drainirt worden.

4. Geisteskrankheiten.

Geisteskrankheiten sollen angeblich bei kleinen und grösseren Kindern selten vorkommen, und die Statistik der Irrenhäuser und der Psychiater scheint diese Annahme auch zu beweisen. Diese Statistik ist richtig, die daraus gezogenen Schlüsse sind aber, wie jeder praktische Arzt weiss, falsch. Demenz und Manie sind keineswegs selten, Melancholie und ähnliche Depressionszustände allerdings nicht häufig. Die öffentlichen Anstalten beherbergen solche Patienten nicht, denn ein dementes oder selbst maniakalisches Kind kann in der eigenen Familie besser als ein Erwachsener beaufsichtigt und gehütet werden, und daher sieht man dort die meisten derartigen Kranken. Die bei Erwachsenen vorkommenden Formen der Geisteskrankheiten treten auch bei Kindern auf, ausser den oben genannten sind noch zu erwähnen moral insanity, Monomanie, epileptisches und cirkuläres Irresein, sogar progressive Paralyse und Delirium tremens. Am häufigsten sind Idiotie und Cretinismus; während die erstere dieser Krankheiten bei Erwachsenen nicht selten das Terminalstadium einer Geisteskrankheit darstellt, tritt sie bei Kindern häufig als erste psychische Störung auf und kann dann der Ausdruck verschiedener anatomischer Veränderungen sein. Die Heredität spielt auch hier eine Rolle; so hat B. Sachs eine eigenthümliche Form von Idiotie in einer Familie beschrieben, welche stets letal endete, nachdem die Kranken schon frühzeitig erblindet waren; einen ähnlichen Fall, welcher mit hochgradiger Rhachitis und Sehnervenatrophie komplicirt war, hat H. Heiman veröffentlicht, einen anderen Koplik. Die einzelnen Formen derselben, ebenso die Aussichten für eine medikamentöse und chirurgische Behandlung habe ich oben besprochen. Beim Cretinismus sind eine Reihe anatomischer Veränderungen und Ursachen bekannt; in erster Linie Anomalien der Schädelbasis durch vorzeitige Verknöcherung der Synchondrosis occipito-sphenoidalis und vor allen Dingen das Fehlen oder die Degeneration der Schilddrüse. Der Cretinismus des Fötus und des Kindes und das Myxödem Erwachsener beruhen also in einer Reihe von Fällen auf derselben Ursache.

Die Aufzählung der verschiedenen zu Geisteskrankheiten bei Kindern führenden Ursachen hatte in der Hauptsache den Zweck, zu zeigen, dass von der Prophylaxe mehr als von der Behandlung zu erwarten ist. Heredität, Trunksucht und alle Formen psychischer Störungen oder ernsterer nervöser Erkrankungen, — Epilepsie, Diabetes — spielen dabei eine grosse Rolle. Dagegen ist der Einfluss der Heirathen von Blutsverwandten auf die Entwicklung von Geisteskrankheiten bei der Descendenz keineswegs bewiesen; ich kann mindestens auf Grund theoretischer Erwägungen und praktischer Erfahrungen nicht zugeben, dass die Kinder von zwei gesunden noch so nahe verwandten Personen aus diesem Grunde krank sein müssen. Auf welche Weise aber in Zukunft der Staat die Heirathen geisteskranker und epileptischer, wie auch carcinomatöser und tuberkulöser Personen zu verhindern vermag — vorausgesetzt, dass unsere Therapie auch ferner so unbefriedigende Resultate erzielt wie bisher — bleibt ein noch der Lösung harrendes Problem. Naturgemäss berechtigen uns die raschen günstigen therapeutischen Erfolge der letzten Jahre, welche sowohl auf dem Gebiet der inneren Medicin wie auf dem der Chirurgie erzielt sind, zu der Hoffnung, dass noch weitere bessere Erfolge erreicht werden können.

Erkrankungen des Fötus, besonders entzündlichen Charakters — Meningitis, Encephalitis — prädisponiren zu Geisteskrankheiten; zu lange dauernde Entbindungen, übermässiger Druck seitens des Beckens oder der Zange führen zu Hämorrhagien mit den sich daraus ergebenden Folgen. Spontane Blutungen sind bei kleinen Kindern verhältnissmässig am häufigsten und hier auch am meisten zu fürchten; Kongestionen und Entzündungen des Gehirns und der Meningen kommen bei Säuglingen und grösseren Kindern oft vor; die Ursachen sind Rhachitis des Schädels, Insolation, Liegen auf Federkissen, Tumoren, Reizmittel wie Kaffee, Thee und

Alkohol, Traumen und Herzkrankheiten. Ohrenleiden sind häufig, Nasenaffektionen zuweilen für die Aetiologie intrakranieller Erkrankungen heranzuziehen; Infektionskrankheiten wie Abdominaltyphus, Scharlach, Erysipel, Rheumatismus und Influenza können direkt zur Entwicklung von Geistesstörungen bei Kindern führen. Die Abtreibung von Würmern hat Heilung psychischer Alterationen zur Folge gehabt. Ich habe derartige Erkrankungen gesehen, welche durch Ueberanstrengung in der Schule entstanden waren und entweder in Genesung übergingen oder durch Erschöpfung oder unter Entwicklung einer Meningitis zum Tode führten. Die Pubertätsperiode schafft durch die plötzlichen Veränderungen des Organismus eine Prädisposition zu solchen Leiden; auch eine excessive Masturbation kann sie hervorrufen. Schlechte Angewohnheiten, schlechte Erziehung und kongenitale Migräne giessen Oel ins Feuer.

Diese kursorische Aufzählung der Ursachen liefert reichlich Stoff zum Nachdenken; der gewissenhafte Hausarzt, dem die Gesundheit zahlreicher kleiner und grösserer Kinder anvertraut ist, hat eine grosse Verantwortung, welche schon mit der Konception beginnt. Manche Meningitis (Hydrocephalus) des Säuglings könnte durch rechtzeitige Behandlung der Mutter verhütet werden; die Entbindung darf nicht zu lange dauern, die Asphyxie des Neugeborenen muss sofort bekämpft und die Diät und Hygiene des Kindes geregelt werden. Fehler in dieser Beziehung rächen sich nicht sofort; wenn auch eine Anzahl Kinder gedeihen oder zu gedeihen scheinen, obgleich hierbei fortwährend gesündigt wird, wird bei anderen dadurch allmählich der Grund zu körperlichen und Geisteskrankheiten gelegt. Dass Herz- und Ohrenleiden rechtzeitig und dauernd behandelt werden müssen, versteht sich eigentlich von selbst, aber Zaudern — Warten auf bessere Zeiten, die „zweite Dentition und die Pubertät" — ist leider etwas sehr Gewöhnliches. Die grösste Sorglosigkeit zeigen die Aerzte wohl in Betreff der geistigen Ueberbürdung des Kindes. Unsere Schulen sind Brutstätten für Skoliosen, Kurzsichtigkeit, Anämie, Neurasthenie, Chlorose, geistige Erschöpfung und Gehirnkrankheiten geworden, und selbst die Turnübungen, welche ein Gegengewicht gegen die geistige Ueberanstrengung bilden sollen, aber als Theil des Schulunterrichtes in demselben Gebäude abgehalten werden, befördern nur diese geistige Erschöpfung. Die Aerzte sollten endlich verstehen lernen, dass das Volk durch diese Ueberanstrengung des jungen Gehirns, welches erst im siebenten Jahr 90 % seines späteren Volumens und seine vollständige Ausbildung nicht vor dem vierzehnten oder siebzehnten Jahre erreicht, allmählich immer mehr degenerirt. Sie würden gut daran thun, wenn sie sich endlich um die Politik kümmern möchten, wollen sie aber keine „Politiker" sein, so mögen sie etwas Besseres, nämlich Staatsmänner, werden.

Die allgemeinen Bemerkungen im Anfang dieses Kapitels dürften für die allgemeine und kausale Behandlung genügen. Schwere und unlenksame Kranke gehören in eine Anstalt; Erregungszustände erfordern neben entsprechender diätetischer und hygienischer Behandlung Bettruhe, warme (nicht heisse) Bäder und viel Schlaf event. mit Hülfe von Opiaten (Opiumextrakt, Codein), Hyoscin, Chloralhydrat, Sulfonal, Amylenhydrat. Bei der Behandlung der Geisteskrankheiten ist die Polypragmasie ebenso schädlich wie eine zu wenig eingehende Beschäftigung mit dem Patienten. Der Hypnotismus sollte in der Therapie der Nervenkrankheiten höchstens eine untergeordnete Rolle spielen, da die Erfolge dieser Methode recht zweifelhaft sind, wohl aber mit ihr wie mit allen psychologischen Experimenten grosse Gefahren verknüpft sein können. Bei Kindern, welche in gesunden Tagen schon phantastisch, impulsiv und leicht zu beeinflussen sind, besteht ebenso wie bei neurasthenischen und hysterischen Personen schon eine grosse Neigung zu Autosuggestionen.

Das nächtliche Aufschrecken (Pavor nocturnus) ist eine leichte Form vorübergehender Geistesstörung; gewöhnlich (nicht immer) handelt es sich um zarte, blasse, skrophulöse oder rhachitische Kinder aus neuropathischen Familien. Wie bei Attacken genuiner Demenz oder Manie erinnern sich die Kranken auch dieser Anfälle nicht; selten besteht dabei Fieber, häufig ist ein Zusammenhang mit Verdauungsstörungen nachweisbar. Grössere Mahlzeiten abends, Erregungen, Erschrecken, Gespenstergeschichten, aufregende Spiele müssen vermieden werden. Ausserdem ist für reichliche Stuhlentleerungen zu sorgen; eine Dosis Chinin. bromat. oder Kal. bromat. abends und Schlafen in einem nicht ganz dunklen Zimmer können zur Verhütung weiterer Anfälle beitragen.

5. Genuine und infektiöse Entzündungen des Rückenmarkes und seiner Häute. Entwicklungshemmungen.

Die allgemeinen Regeln für die Behandlung der im Wirbelkanal enthaltenen Organe decken sich fast vollständig mit den oben für die Behandlung der Erkrankungen des Gehirns und der Meningen gegebenen Vorschriften. Mit Ausnahme der selten vorkommenden Pseudoplasmen hängen die am Rückenmark und seinen Häuten vorkommenden Veränderungen von Cirkulationsstörungen oder einem akuten oder chronischen Entzündungsprocess ab. Zur letzteren Klasse gehören die nach spinaler Pachy- und Leptomeningitis, Myelitis transversa, Poliomyelitis, Lateral- und amyotrophischer Lateralsklerose, Paramyoclonus und Tabes persistirenden Veränderungen.

Bei der multiplen disseminirten Herdsklerose bildet der Intentionstremor das erste, oft Jahre lang das einzigste Symptom, später kommt es zu Nystagmus, Opticusatrophie, skandirender Sprache und Erhöhung der Reflexe. Im kindlichen Alter lokalisirt sich die Erkrankung meiner Ansicht nach hauptsächlich im Rückenmark. Vor Einleitung einer Behandlung ist es von grösster Wichtigkeit, die Aetiologie des einzelnen Falles zu studiren, denn die Therapie kann keinen Erfolg haben, wenn nicht eine etwa bestehende Knochenerkrankung, Syphilis oder Tuberkulose diagnosticirt ist. Ebenso wenig dürfen wir auf die exakte Diagnose von Erkrankungen, deren infektiöser und bakterieller Ursprung immer mehr an Wahrscheinlichkeit gewinnt, wie LANDRY'sche Paralyse und Poliomyelitis verzichten, denn wir erleben es vielleicht noch, dass eine ausgedehnte antiinfektiöse, antibakterielle, antitoxische Therapie oder Schutzimpfung einen der werthvollsten Bestandtheile unserer Therapie bei Krankheiten, welche jetzt noch als unheilbar gelten, bilden wird.

Bei jeder akuten Erkrankung des Rückenmarkes oder seiner Häute ist absolute Ruhe nothwendig, aber der Kranke soll nicht stets oder den grössten Theil der Zeit auf dem Rücken, auf Federbetten oder Kissen liegen, da es sonst zu Ueberhitzung und Hypostase kommen kann; Matratzen, welche mit leinenen Laken oder baumwollenen Decken überzogen sind, Luft- oder Wasserkissen sind oft absolut nothwendig. Wenn, wie es gewöhnlich der Fall ist, die akute Krankheit lokalisirt werden kann, so wird man eine örtliche Behandlung mit kaltem Wasser, Eiswasser, einer Eisblase, Aetherzerstäubungen oder Blutentziehungen durch Blutegel oder Schröpfköpfe versuchen. Blasenpflaster oder Jodtinktur sind wegen ihrer reizenden und schmerzhaften Wirkung in diesem Stadium der Erkrankung zu vermeiden; für die Verwendung der Abführmittel (Calomel und Mittelsalze) gelten die bei der allgemeinen Therapie gegebenen Regeln; heisse Senfbäder haben eine gute ableitende Wirkung. Die Anwendung von Digitalis (oder anderen die Herzaktion regulirenden und kräftigenden Mitteln) wird häufig, die Verordnung von Antipyreticis selten nöthig. Chinin wirkt unter diesen Umständen besser als bei Gehirnkrankheiten (hier scheint es zuweilen das Auftreten von Kongestionen zu begünstigen), bei akuten und subakuten Erkrankungen des Rückenmarkes hat sich das bei Hirnkrankheiten nutzlose Secale cornutum zur Hebung der Cirkulation bewährt und kann als Extractum fluidum im Anfang in Tagesdosen von 1,0—8,0—10,0 (entsprechend dem Alter), später in kleineren Mengen gegeben und bis zum Eintritt des chronischen Stadiums mit Anämie, Kontraktion und beginnender Atrophie der Blutgefässe gereicht werden. Jodkalium ist im Anfang wegen seines Einflusses auf die Cirkulation, später zur Beförderung der Resorptionsvorgänge, indicirt. Die Schwierigkeiten bei der Behandlung sehr alter Fälle beruhen auf dem dauernden Bestehenbleiben der lokalen Veränderungen in Folge von Induration und Narbenbildung im Bereich der neugebildeten Zellen, Schwierigkeiten, welche mit Ausnahme einiger syphilitischer Fälle auch für die Quecksilberbehandlung zutreffen. Je früher und intensiver diese Mittel innerlich und äusserlich, gleichzeitig oder abwechselnd angewendet werden, um so besser wird ihr allmählich auftretender Effekt sein; das drohende Gespenst der Salivation braucht dabei nicht mehr gefürchtet zu werden, da es ja bekannt ist, dass junge Individuen das Quecksilber verhältnissmässig am besten vertragen. Der galvanische und faradische Strom ist nach den oben angegebenen Regeln — aber nicht im Anfangsstadium — zu versuchen; bei Anwendung des ersteren sind grosse, mit Salzwasser befeuchtete Elektroden nothwendig, damit das Rückenmark von dem Strom erreicht wird, die Richtung des Stromes scheint dabei, wenn überhaupt, doch nicht von grossem Einfluss zu sein. Sitzungen von sechs bis zehn Minuten mit ein- bis zweimaliger Stromwendung genügen vollständig. Der unterbrochene Strom kommt erst später zur Anregung der Muskelaktion in Frage; zur lokalen Faradisirung dienen dabei kleine, zur allgemeinen grössere Elektroden oder das elektrische Bad; zur Bekämpfung der Anästhesie kann der Gebrauch des elektrischen Pinsels nothwendig werden. Warme Bäder haben oft in Folge ihres Einflusses auf die Cirkulation und die Hauttemperatur eine gute Wirkung und können über Minuten oder Stunden ausgedehnt werden. Diese protrahirten Bäder kommen hauptsächlich bei den sekundären Kontrakturen in Frage; hier kann auch die Vornahme einer Tenotomie nöthig werden. In derartigen Fällen sind Sandbäder in Europa gebraucht worden, besonders dort, wo das Publikum die Scheu vor dem Wasser noch nicht verloren hat. In diesen Sandbädern bleibt die Temperatur konstant, so dass weniger Aufmerksamkeit als bei Wasserbädern nöthig ist. In chronischen Fällen werden vielfach Salben benutzt, es durchdringen aber beim Einreiben nur wenige Substanzen — wohl kaum andere als Jodkalium (in Glycerin oder noch besser in Lanolin) und Quecksilber (Salbe und Oleat) — die Epidermis und Cutis. Das Einreiben in der Gegend der Wirbelsäule hat keinen Vortheil, so dass es sich empfiehlt, Stellen, wo die Haut dünn ist und zahlreiche Lymphgefässe nahe der Oberfläche liegen, nämlich die Innenflächen der Extremitäten auszuwählen. Erfolge werden auch nach Anwendung des Glüheisens sowie nach Benutzung von salz- und jodhaltigen Quellen (Kreuznach, Oeynhausen, Nauheim) berichtet.

In vielen akuten und chronischen Fällen ist eine symptomatische Behandlung nicht zu umgehen; die Schmerzen können zuweilen durch die Anode (den positiven Pol) eines schwachen galvanischen Stroms gemildert werden, oder es ist ein Versuch mit Chloroformsalben, mit Chloroform (auf Watte geträufelt), einem

Aetherspray, einem Mentholstift oder einer 10 $^0/_0$ alkoholischen
Menthollösung zu machen. Haben diese Massregeln keinen Erfolg, so wird der Gebrauch von Hyoscin, Chloralhydrat, Croton-
chloralhydrat, Opiaten (innerlich oder subkutan) oder heissen Umschlägen nothwendig, denn es giebt keinen schlimmeren Feind
des Kranken als den Schmerz und keinen grösseren Segen und
Gewinn als Ruhe. Die symptomatische Behandlung kann ferner
bei den aus verschiedenen Rückenmarkskrankheiten resultirenden
Paralysen und trophischen Störungen, z. B. bei Lähmung der
Blase, des Darms, der Sphincteren und bei Decubitus nöthig
werden. Das Auftreten des letzteren ist ein höchst ominöses
Zeichen, und die Wismuth-, Tannin- oder Perubalsamsalben können,
wenn sie auch den lokalen Process günstig beeinflussen, den
Exitus nicht weit hinausschieben. Blasenlähmung soll durch inner-
liches Elektrisiren des Organs gebessert werden, günstig wirken
jedenfalls Eiswasserinjektionen und bei sekundärer Cystitis Irrigationen von warmem Wasser mit oder ohne medikamentöse Zusätze.
Paralytische Obstipation erfordert Physostigma und Einläufe. Bei
allen diesen Lähmungen leistet das Strychnin in subkutaner Form
bessere Dienste als bei interner Verabreichung.

Die Suspension ist einige Jahre lang bei einer Anzahl chronischer Rückenmarkskrankheiten, besonders bei der im Kindesalter
glücklicher Weise seltenen Tabes versucht worden; vielleicht
nimmt eine spätere Generation das Verfahren wieder auf. Die
operative Nervendehnung erweist sich zuweilen bei Kontrakturen, welche von Narbenbildung abhängen, nützlich. Bei der
akuten Poliomyelitis (Spinalparalyse, essentiellen Paralyse,
„Zahnlähmung“ (!), Kinderlähmung) kann wegen des verschiedenartigen Beginnes und der wechselnden Symptome im ersten Stadium
auch eine verschiedene Behandlung nöthig werden. Einige Fälle
beginnen mit hohem Fieber, grosser Erregung, Prostration und
zuweilen sogar mit cerebralen Symptomen, die meisten setzen
aber plötzlich ohne Fieber und Prodromalerscheinungen ein. Bei
der ersteren Klasse sind Antipyretica sowie eine entsprechende
Behandlung der cerebralen und sonstigen bedenklichen Symptome
nöthig; mehr kann gewöhnlich nicht geschehen, da mit Ausnahme
der Fälle, in denen ein lokaler Schmerz und Lähmungserschei-
nungen die Diagnose ermöglichen, dieselbe gewöhnlich nicht zu
stellen ist. In letzteren Fällen kann eine lokale Eisbehandlung
Erfolg haben.

Jede mit oder ohne Fieber einhergehende Erkrankung erfordert absolute Ruhe. Bei den wenigen Fällen, welche möglicher
Weise auf Rheumatismus zurückzuführen oder mit peripherer Neuritis komplicirt sind, sollte die Behandlung mit salicylsaurem
Natron und die lokale Anwendung von warmen Umschlägen und
Fomentationen versucht werden. Bei allen übrigen Fällen leistet
die längere Zeit mit Unterbrechungen fortgeführte Anwendung

der Kälte (kaltes oder Eiswasser, Eisblase) bessere Dienste; Blutentziehungen durch Blutegel oder Schröpfköpfe sind besonders
bei lokalisirten Schmerzen indicirt; im Anfang sind Abführmittel
(Calomel, Mittelsalze) entschieden nützlich. Zu empfehlen ist ferner
der Gebrauch des Secale cornutum, das als Extractum Secal.
cornut. sol. oder als Extract. Secalis cornut. fluidum unter Zusatz
einiger Tropfen Tinct. Belladonnae gegeben werden kann. Sobald wie möglich, d. h. sobald die absolut nothwendig gewordene
Ruhe durch Einreibungen unterbrochen werden kann, ist eine Behandlung mit Quecksilbersalben (zuerst mit dem Oleat) und gleichzeitig mit Jodkalium innerlich einzuleiten und — speciell mit
dem letzteren Mittel — einige Wochen fortzuführen. Die Dosis
ist geringer als bei der Meningitis, 0,5—1,0. Empfehlenswerth
ist ferner der Gebrauch von Jodtinktur, welche mit Alkohol verdünnt wird, und von Sinapismen, die aber stets nur kurze Zeit
liegen bleiben dürfen.

Nach der raschen Besserung in der ersten Woche und der
langsamen Rekonvalescenz während der wenigen Monate vor der
Ausbildung der endgültigen, meist lokalisirten Lähmungen ist die
Behandlung zu ändern. An Stelle der Kongestion und der Dilatation der Blutgefässe tritt Anämie und Kontraktion, und dementsprechend muss für Belladonna und Secale cornutum jetzt
Strychnin gegeben werden, das auch bei innerer Anwendung einen
gewissen Effekt erzielt, aber subkutan jedenfalls besser wirkt.
Ich kann mich der GOWERS'schen Ansicht nicht anschliessen,
„dass es wahrscheinlich nie nöthig noch wünschenswerth ist, das
Strychnin bei dieser Krankheit in Form subkutaner Injektionen
zu verordnen". Die Cirkulation im Rückenmark kann durch
kalte Rückendouchen (1—2 Minuten lang), welche wochenlang
mehrmals täglich wiederholt werden müssen, angeregt werden.

Die rasche Atrophie der gelähmten Muskeln indicirt die Anwendung lokaler Reizmittel; Abreibungen mit Oel, Vaselin, Alkohol und Wasser, warmem oder heissem Wasser sind mehrmals
täglich vorzunehmen, ist die Hautcirkulation noch normal, so
ist kaltes Wasser vorzuziehen. Wenn aktive Bewegungen nicht
mehr ausführbar sind, so sind sie durch passive zu ersetzen;
der faradische Strom wird die übriggebliebenen kontraktilen
Elemente zur Thätigkeit anregen und so zur Besserung beitragen, ist es aber erst zur vollständigen Funktionsunfähigkeit gekommen, so leistet der galvanische Strom zur Uebung
der Muskeln bessere Dienste. Im übrigen beeinflusst der konstante Strom die Thätigkeit der Nerven und Blutgefässe auf's
günstigste und sollte dauernd zur Erhaltung der Cirkulation in
dem degenerirenden Gewebe in Anwendung gezogen werden;
unter Benutzung grosser Elektroden lässt man den Strom abwechselnd auf- und absteigen; ein- bis zweimal tägliche oder
jeden zweiten Tag vorzunehmende Sitzungen von sechs bis zehn

Minuten Dauer sind genügend, müssen aber lange fortgesetzt werden. Ich habe Extremitäten gesehen, die nach jahrelang bestehender Atrophie und Gebrauchsunfähigkeit durch eine lange Zeit fortgesetzte galvanische Behandlung wieder funktionsfähig wurden.

Mechanische Stützmittel sind nicht zu entbehren, der paralytische Arm muss gestützt werden, so dass er nicht luxiren kann; die seltenen Fälle von Rückenmuskellähmung erfordern ein Jacket oder ein gut sitzendes Korsett. Bei Lähmung der Muskeln der unteren Extremität (gewöhnlich der Extensoren) wird der Gebrauch elastischer Bänder nothwendig, um der Kontraktur der Antagonisten (Flexoren) entgegenzuwirken und das Gehen zu erleichtern. Dabei sind aber die vorher erwähnten Medikamente nicht zu vergessen; Strychnin wirkt immer gut, und Phosphor regt die Nerventhätigkeit und die Gewebsbildung an; die Tagesdosis für ein einjähriges Kind beträgt $1/2$—$3/4$ mg (ein halber Theelöffel des Elixir. Phosphor. Ph. U. S.). Von einer Umschnürung der gelähmten Extremität kann selbstverständlich keine Verbesserung des Ernährungszustandes erwartet werden, die umschnürte Partie schwillt nur an, wird aber nicht ernährt.

Konsekutive Klumpfussbildung indicirt frühzeitig das Tragen entsprechender orthopädischer Apparate, damit es nicht zu unnöthiger Anämie, Atrophie und Verkürzung kommt. Um derartige Apparate entbehrlich zu machen, ist eine Operation — Athrodese — vorgeschlagen, durch welche eine Ankylose des Sprunggelenkes und in einigen Fällen auch des Talo-Calcaneusgelenkes herbeigeführt werden soll. Die Nachbehandlung besteht in Anlegung eines Gypsverbandes, wescher von Kindern unter zehn Jahren drei Monate, von Erwachsenen sechs Wochen getragen werden muss. Die hochgradigsten Kontrakturen können die Exstirpation des Talus nöthig machen, gewöhnlich ist der Effekt einer Tenotomie aber genügend. Nach der Heilung muss ein genau passender Schuh getragen werden.

Bei Kindern, welche an Poliomyelitis litten, ist ohne jede theoretische oder praktische Berechtigung die Circumcision ausgeführt.

Bei den verschiedenen Formen der Hydrorrhachis (Spina bifida) muss auch eine verschiedenartige Behandlung Platz greifen, je nachdem es sich nur um hochgradige Entwicklungshemmungen oder auch um sekundäre Veränderungen handelt. Fälle, welche mit Abscessbildung, Kontrakturen oder Lähmungen der unteren Extremitäten komplicirt sind, geben kein gutes Resultat; bei Komplikationen mit darüber liegenden Tumoren (meistens Lipomen) oder mit Hypertrichosis (sehr selten) ist die grösste Vorsicht nothwendig, denn unvorsichtige Operationen in solchen Fällen, wo unkomplicirte Pseudoplasmen angenommen wurden, haben den Kranken das Leben gekostet. Handelt es sich um einen centralen Ursprung, wobei die Substanz der Hinterhörner und der Nervenwurzeln die innere Wandung des Sackes überzieht, so sind die Aussichten schlecht. Eine spontane Perforation des Sackes muss verhütet werden, da ein Abfluss grösserer Mengen Cerebro-Spinalflüssigkeit in kurzer Zeit zum Tode führen kann. In derartigen Fällen ist die Punktion mit einer feinen Nadel und nachträgliche Kompression indicirt, um eine rasche Wiederanfüllung des Sackes zu verhüten, ein Verfahren, welches in wenigen Fällen — kleine einfache Meningocelen — Erfolg gehabt hat. Nach der Punktion kann Jod eingespritzt werden; MORTON giebt folgende Vorschrift: Jod (1), Jodkalium (3), Glycerin (48), und will ebenso wie andere Autoren damit Erfolge erzielt haben. Leichte Fälle sind erfolgreich durch Abklemmung, Naht und vorsichtige Kompression behandelt, in schweren ist die Exstirpation des Sackes vorgenommen und daran eine plastische Operation angeschlossen. ROBSON transplantirte 1883 das Periost eines Kaninchens.

Nachdem NICOLAIER 1885 den Tetanusbacillus entdeckt, und KITASATO ihn 1889 in Reinkulturen gezüchtet hat, und nachdem in letzter Zeit die Immunisirung und Antitoxinbehandlung beträchtliche Fortschritte gemacht hat, sind die Aussichten auf Heilbarkeit des Tetanus besser geworden. Mäuse sind mit Erfolg gegen Tetanus immunisirt, und die Thiere genasen sogar noch, wenn das Serum fünf Stunden nach der Impfung eingespritzt wurde. Allerdings ist es richtig, dass einem Thier, welches nur eine Viertelstunde vor der Immunisirung inficirt war, eine hundertmal so grosse Serummenge eingespritzt werden musste, wie einem anderen, welches vor Ausführung der Inokulation immunisirt war, und dass bis heute noch über keine absolut sichere und unzweifelhafte Heilung berichtet ist. Trotzdem liegt kein Grund vor, an einem baldigen günstigen Erfolg der Antitoxinbehandlung zu zweifeln. Das vom New Yorker hygienischen Institut gelieferte Antitoxin muss in grossen Dosen — 300 ccm für ein zwölfjähriges Kind — injicirt werden. „Es ist von geradezu vitaler Bedeutung, dass die Anwendung des Antitoxins möglichst früh erfolgt, da die zur Neutralisation des resorbirten Tetanustoxins nothwendige Menge jede Stunde grösser wird." Gleichzeitig ist für die Desinfektion des ursprünglichen Krankheitsherdes mit Jod zu sorgen, „Karbolsäure und Sublimat wirken hierbei weniger gut". Die innere Behandlung ist daneben fortzuführen. Die Wirkung von grossen Bromdosen, Chloral, Curare, Opium steht ausser Frage, und die meisten an Tetanus erkrankten Neugeborenen und Erwachsenen, bei denen ich Heilung gesehen habe, waren mit Chloral und Opium behandelt. Die Dosis des Chloralhydrats muss vorsichtig, aber schon frühzeitig gesteigert werden, in einzelnen Fällen werden ungemein grosse Mengen nothwendig (cf. p. 83). Sehr wahrscheinlich sind die Fälle bacillären Ursprungs der Behandlung am schwersten zugänglich, während bei einem Zusammenhang mit Rheumatismus, Trauma und sogar mit Halsentzündungen Medikamente am ehesten zur Wirkung kommen können.

6. Neurosen centralen oder lokalen Ursprungs.

Die Behandlung der Eklampsie richtet sich nach ihren Ursachen. Wiederholt auftretende Anfälle können allerdings stets durch dieselben Veranlassungen, z. B. fieberhafte Zustände, Darmaffektionen, geistige Erregungen herbeigeführt werden, müssen aber den Gedanken, dass es sich um Epilepsie handelt, nahelegen; ein einzelner eklamptischer Anfall kann freilich nicht von einem isolirten epileptischen Anfall unterschieden werden. Entsprechend den verschiedenartigen Ursachen der eklamptischen Anfälle wird man durch Regulirung der Diät und Darmfunktionen, Abtreibung von Würmern, Verbot des Genusses von Kaffee, Thee, Alkohol und ungeeigneten Speisen, durch sorgsame Behandlung aller fieberhaften Zustände vom einfachen Katarrh bis zu den Infektionskrankheiten das Auftreten derselben am ehesten verhüten. In Familien mit Kindern, welche zu eklamptischen Anfällen neigen, ist ein Fieberthermometer unentbehrlich, denn katarrhalische Fieber, Intermittens, Pneumonie, Meningitis, Otitis und die akuten Exantheme werden oft durch Konvulsionen eingeleitet. Falls keine andere Ursache entdeckt werden kann, wird man an zu feste Verbände, Nierensteine, Splitter unter der Haut denken müssen; die normale Dentition führt aber nie zu Konvulsionen, und die „schwierige Zahnung" als Ursache der Krämpfe gehört zu den Affektionen, welche ungemein selten sind, aber nur zu oft diagnosticirt werden.[1]) Die so häufig von vielen praktischen Aerzten vorgenommenen Skarifikationen des Zahnfleisches beweisen, dass sie ohne Bedenken auf eine Diagnose Verzicht leisten und auch heute noch den aus vergangenen Jahrhunderten stammenden Vorurtheilen besorgter Mütter gar zu viel Rechnung tragen. Bei rhachitischen Erkrankungen des Schädels mit oder ohne Stimmritzenkrampf treten oft Konvulsionen auf, die dann eine antirhachitische Behandlung indiciren.

Der regelmässige Gebrauch von Brompräparaten bei Kindern, welche an Konvulsionen leiden, ist entschieden zu tadeln und sollte nur auf die Epilepsie beschränkt werden. Der Anfall erfordert die Beseitigung der Ursachen; in Betracht kommen Magenausspülungen oder Brechmittel, Einläufe mit Wasser, Seifenwasser, Oel, Terpentin, Asa foetida, Abführmittel (Calomel mit oder ohne ein antifermentativ wirkendes Medikament wie Resorcin oder Salol, dem man eine Gabe Ricinusöl folgen lassen kann), warme Bäder, häufig wiederholte kalte Einpackungen, Auflegen einer

---

[1]) cf. Jacobi, „Dentition and its Derangements", New York 1862.

Eisblase auf den Kopf und warme Einwicklung der Füsse, die rechtzeitige Verwendung eines Antipyreticum — in schweren Fällen in Form subkutaner Antipyrineinspritzungen, — Chloralhydrat innerlich oder per rectum und Chloroforminhalationen zur Abkürzung der Anfälle. Mit den letzteren darf nicht gezögert werden, denn während einer heftigen Konvulsion kann es jeden Augenblick zu einer Gehirnblutung mit ihren schweren Gefahren für das Leben und die körperliche und geistige Gesundheit kommen. Das Auflegen von Sinapismen auf den Nacken und die Extremitäten ist oft empfohlen, doch muss man mit der unangenehmen und schmerzhaften Nachwirkung für das empfindliche Nervensystem rechnen, während im übrigen eine genügende Ableitung davon kaum zu erwarten ist. Die nach einem Anfall bestehen bleibende nervöse Reizbarkeit sucht man durch Chloralhydrat mit oder ohne Brom, durch wiederholte kleine Gaben von Codein oder Extractum Opii zu bekämpfen.

Die Ursachen der Chorea minor (Veitstanz) sind entweder in anatomischen Veränderungen (von denen einige zu bessern, andere unheilbar sind) oder in funktionellen Erkrankungen zu suchen, und die Behandlung muss sich daher den verschiedenen ätiologischen Faktoren anpassen. Es wird aber wohl kaum ein Fall ohne eine entsprechende funktionelle Behandlung, die häufig fast specifisch wirkt, zu heilen sein. Prophylaktische Massnahmen sind indicirt, wenn es sich um Patienten mit neurotischer Konstitution oder Belastung, mit Erkrankungen des Intestinaltractus und Uro-Genitalapparates (Masturbation), mit Rheumatismus oder Herzkrankheiten handelt, oder falls die Kranken Alkohol nicht nur in medikamentöser Dosis erhalten haben. Kapilläre Embolien, Cysten, Tuberkel, Apoplexien und exsudative Veränderungen in den Nervencentren, besonders im Gehirn, können nicht Gegenstand einer prophylaktischen Behandlung sein. Das Gleiche gilt für Läsionen in der Nähe der Pyramidenbahnen, in der Rinde, der inneren Kapsel oder den Basalganglien. DEMME beobachtete einen von einer Anusfissur abhängigen Fall, der direkt behandelt werden konnte, SOLTMANN eine linksseitige Chorea nach einer traumatischen Depression des rechten Seitenwandbeins; andere Autoren haben über Fälle berichtet, welche auf Narbenschrumpfung und eine Neuritis zu beziehen waren. Ich selbst habe einen ausgesprochenen Fall akuter Chorea auf Grund einer Meningitis des Cervikaltheiles des Rückenmarks gesehen, welcher mit Eis, lokaler Blutentziehung, Abführmitteln und Secale cornutum erfolgreich behandelt wurde (SEGUIN's „Clinical Lectures, Vol. I, 1872, zweite Vorlesung"). Im „American Journal of the Medical Sciences, April 1866" und in der „Festschrift zum siebzigsten Geburtstag von Professor HENOCH", Berlin 1890, publicirte ich Beobachtungen von partieller und allgemeiner Chorea, welche reflektorisch durch katarrhalische und entzündliche Veränderungen und durch Polypen der Nase entstanden waren. In allen derartigen Fällen muss die Behandlung und Heilung der Krankheiten der Nase und des Nasenraumes vollendet sein, ehe an eine erfolgreiche Therapie der Chorea zu denken ist.

Wenn Herzkrankheiten oder eine Tendenz zu echtem Gelenkrheumatismus die Ursachen der Chorea bilden, so spielt die Prophylaxe die Hauptrolle in der Behandlung. Hier sind hygienische Massregeln und eine genaue Behandlung des Herzleidens von besonderer Wichtigkeit. Ein an Rheumatismus leidendes Kind muss sorgfältig beobachtet werden, bei noch so geringen Schmerzen einen oder zwei Tage das Bett hüten und versuchsweise einige Dosen Natrium salicylicum nehmen. Helminthen sind abzutreiben.

Nervöse Kinder sollen sich nicht überarbeiten, die Schulstunden müssen kurz sein; kühle und kalte Waschungen mit Frottiren und systematische, aber einfache und kurzdauernde gymnastische Uebungen im Freien, nicht in geschlossenen Schulräumen, dienen zu ihrer Kräftigung. Während der Rekonvalescenz nach einer interkurrenten Krankheit sollen sie im Bett, das nahe an das offene Fenster gerückt wird, bleiben. Anämische Zustände sind sorgfältig zu beobachten und zu behandeln. Die Patienten sollen nicht mit nervösen, an Chorea oder Epilepsie leidenden und nicht einmal mit sehr heftigen Kindern verkehren, denn die schwersten Choreafälle sind zuweilen durch Furcht entstanden. Neuralgische oder auf Augenaffektionen beruhende Kopfschmerzen sind zu beseitigen, die letzteren meistens durch Gläser, zuweilen durch einen fortgesetzten Strychningebrauch, aber nicht durch verfehlte und unnöthige Operationen, wenn keine Störung der Akkommodation vorliegt.

Ein an Chorea minor leidender Patient muss körperlich und geistig ruhig gehalten werden; schwere Fälle können erst genesen, wenn Bettruhe in einem stillen Zimmer, Ausschluss aller Besucher und Vermeidung jeder Aufregung angeordnet ist, nur eine Person zur Unterhaltung und zum Vorlesen zugelassen wird, täglich protrahirte Bäder gegeben werden und für langdauernden Schlaf gesorgt wird. Derartige Kranke müssen von 24 Stunden 18 mit Hülfe von milden Opiaten oder Chloralhydrat mit oder ohne Zusatz von Brom schlafen; zuweilen sind zu diesem Zwecke grosse Dosen nothwendig, aber dieser Effekt muss erzielt werden. Ich habe sogar Kranke gesehen, bei denen zeitweise Chloroforminhalationen nothwendig wurden. Dabei sind die für die gewöhnlichen Fälle nothwendigen symptomatischen Massregeln nicht zu vernachlässigen, wozu in erster Linie die Verabreichung von Arsen in Form des Liquor Kal. oder Natr. arsenicos. gehört. Das Mittel wird dreimal täglich nach dem Essen stark mit Wasser verdünnt gegeben und soll erst ausgesetzt werden, wenn die Verdauung zu leiden beginnt, ausgedehnter Hautausschlag oder Augenerkrankungen auftreten oder der Urin Eiweiss und Cylinder enthält. Die Menge muss langsam, aber fortgesetzt nach den an anderer Stelle gegebenen Vorschriften (p. 197) gesteigert werden, die ursprüngliche Dosis kann auf diese Weise verdoppelt oder vervierfacht, ja fast unbegrenzt erhöht werden. Die Misserfolge bei der Arsenbehandlung beruhen fast immer auf zu kleinen Gaben.

Von anderen Mitteln ist das Argentum nitricum zu erwähnen, welches hier allerdings weniger leistet als bei anderen Nervenkrankheiten; Zincum oxydatum und valerianicum kann versucht werden, wenn das Arsen ausgesetzt werden muss. Von der Anwendung des galvanischen Stromes, den BENEDICT empfiehlt, habe ich keinen Nutzen gesehen; natürliche oder künstliche Schwefelbäder eignen sich für Fälle auf rheumatischer Basis und sind wie rationelle gymnastische Uebungen und allgemeine kräftigende Massnahmen bei der Nachbehandlung indicirt.

Tetanie ist nach Gastro-Intestinalerkrankungen und bei Vorhandensein von Würmern, während der Rekonvalescenz von akuten und chronischen (besonders infektiösen) Krankheiten, nach plötzlichem Temperaturwechsel, bei chronischer Malaria, nach Kopfverletzungen, nach psychischen Erregungen oder als Folge des Alkoholmissbrauches beobachtet. Da man nach der Totalexstirpation der Schilddrüse Tetanie hat auftreten sehen, wird man in Zukunft durch genaue Untersuchung der Drüse zuweilen zur richtigen Diagnose der Tetanie kommen, in manchen Fällen fehlt diese Drüse, in anderen ist sie hypertrophisch oder anderweitig erkrankt. Meistens besteht ein Zusammenhang mit rhachitischen Erkrankungen, besonders des Schädels (und des Gehirns), sowie mit Stimmritzenkrampf; ein endemisches, zuweilen auch epidemisches Auftreten ist oft in kalten Frühlingszeiten beobachtet. Aus der grossen Zahl der aufgeführten Ursachen ergiebt sich die Schwierigkeit einer richtigen ätiologischen Diagnose im einzelnen Fall, aber zugleich auch ein Hinweis auf eine entsprechende Prophylaxe und Therapie. Pilokarpin soll in einem wahrscheinlich auf Erkältung beruhenden Fall von Nutzen gewesen sein; Gastro-Intestinalerkrankungen erfordern eine entsprechende medikamentöse und hygienische Behandlung, die nach Infektionskrankheiten und in der Rekonvalescenz sich entwickelnde Tetanie verlangt Bettruhe, gute Luft, reichliche (event. forcirte) Ernährung und Roborantien. Sehr schwache galvanische Ströme, prolongirte warme (nicht heisse) Bäder, Brom, Chloral abends und kleine Codeindosen werden bei älteren Kindern der Schwere des Falles entsprechend nach wochen- oder monatelanger Anwendung Besserung herbeiführen. Eine roborirende Behandlung mit Leberthran, Eisen, kleinen Strychnindosen, Phosphor, sowie systematische Körperübungen tragen zur Hebung des allgemeinen Gesundheitszustandes bei. Die Schilddrüsentherapie hat bei den meisten Fällen keine besonderen Erfolge aufzuweisen.

Katalepsie ist bei Kindern selten; ich selbst habe nur zwei

ausgesprochene Fälle gesehen, von denen der eine (ein dreijähriger Knabe) im Irrenhaus endete. Die Krankheit ist nahe mit Hysterie und Epilepsie verwandt und oft von psychischen Störungen begleitet. Prognose und Therapie hängen von den Ursachen (Furcht, Masturbation, Chlorose, Malaria, Helminthen, Epilepsie und Melancholie) ab. Dementsprechend sind Blutentziehungen, Diaphoretica, Emetica, Nervina, Anthelmintica und Elektricität empfohlen, doch werden meistens Medikamente weniger wirksam sein als eine allgemeine Hygiene des Körpers und Geistes. In dieser Beziehung ist die Katalepsie prognostisch der Hysterie gleichzustellen. Vielleicht ist sie nur als Theilerscheinung dieser Erkrankung aufzufassen, welche bei Kindern erst eingehender studirt ist, nachdem ich ihr Auftreten besonders in Verbindung mit Masturbation 1875 besprochen habe.[1] HIRSCHEL und FLEISCH beobachteten Katalepsie nach Intermittens, und GLAS beschreibt die Erkrankung eines fünfjährigen Knaben, der einen kataleptischen Anfall statt eines Schüttelfrostes mit daran sich anschliessendem Schweissstadium zeigte. In derartigen Fällen haben Chinin und Arsen bessere Erfolge als jede andere Behandlungsmethode.

Ein anderes aber seltenes Symptom der Hysterie ist die Chorea magna. Zum Unterschied von der Chorea minor kommt es hierbei zuweilen zu koordinirten Krampfanfällen und psychopathischen Prodromalerscheinungen sowie häufig auch im Anschluss daran zur Entwicklung persistirender geistiger Störungen. Im allgemeinen treten bei Kindern im Verlauf der Hysterie dieselben Erscheinungen wie bei Erwachsenen auf, und sie ist auch in diesem Alter nicht auf das weibliche Geschlecht beschränkt. Sie führt zu der gleichen Reizbarkeit und Schwäche des Nervensystems und zu denselben abnormen Erregungen, Reflexen, Vorstellungen und Willensäusserungen. Dabei beobachtet man Hyperästhesie (häufiger als Anästhesie), lokalisirte Lähmungen der Schlundmuskulatur, des Facialis, Ptosis, Paraplegie, Strabismus, Neuralgien, Tachykardie und Herzpalpitationen; sehr frühzeitig bilden sich schon Defekte des geistigen und gemüthlichen Gleichgewichts aus. Die Hysterie kommt bei psychopathischer Belastung in Folge von geistiger Ueberanstrengung, durch übermässigen Ehrgeiz, Gemüthsaffekte, Masturbation, Eierstockserkrankungen zum Ausbruch. Hysterie bei Kindern ist leider meistens gleichbedeutend mit Hysterie für das ganze Leben, doch kann eine richtige Erziehung viel zur Stärkung des Willens und des Charakters und zur Ausbildung einer selbständigen Sinnesart beitragen. Derartige Kinder entwickeln sich unter Fremden besser als im Elternhaus; ihr Schulbesuch muss kurz aber regelmässig sein, körperliche Arbeit im Freien und im Hause, gymnastische Uebungen und Hydrotherapie sowie allgemein roborirende Mittel sind hier entschieden von Nutzen.

---

[1] American Journal of Obstetrics and Diseases of Women and Children.

Die Athetose, eine specielle Form lokalisirter Krämpfe (meistens der Finger), kann, wenn sie kongenital ist, kaum gebessert werden. Zuweilen tritt sie bei Polioencephalitis und Hirntumoren auf; durch Arsen, Brom und Galvanisiren soll Besserung erzielt sein.

Die meisten Fälle von Epilepsie werden im Säuglings- und Kindesalter beobachtet oder entwickelen sich in dieser Zeit. Bei keiner anderen Erkrankung ist der hereditäre Einfluss so ausgesprochen, und es ist daher auf's dringendste zu wünschen, dass epileptische Personen an der Erzeugung einer Nachkommenschaft, die denselben Fluch mit sich herumschleppen muss, gehindert werden. Epileptische Frauen sollen ihre Kinder nicht stillen, ein epileptisches Kind muss körperlich und geistig sorgfältig erzogen werden; Alkohol und andere Reizmittel, körperliche und geistige Ueberanstrengungen sowie plötzliche Erregungen sind zu vermeiden. Grosse Sorgfalt ist auf die Hygiene der Haut und der Verdauungsorgane zu verwenden; eine Kaltwasserbehandlung und energische Bekämpfung der Obstipation ist hier besonders indicirt. Derartige Kinder dürfen nicht durch gruselige Geschichten ängstlich gemacht werden, ihre Kleidung muss bequem sitzen, die Unterrichtsstunden sollen nicht zu früh beginnen, der Besuch einer öffentlichen Schule ist im Interesse der Patienten und der übrigen Kinder nicht anzurathen, Reiten und Schwimmen ist zu verbieten. Die Erziehung und der Unterricht muss derartig sein, dass das Kind auf seinen zukünftigen Beruf, welcher weder Körper noch Geist überanstrengen noch es zum anhaltenden Sitzen oder zum Leben in der Stadt verurtheilen soll, vorbereitet wird.

Kein Fall von Epilepsie darf unbehandelt bleiben. Es kommen allerdings spontane Genesungen vor, selbst hereditäre Fälle können sich bessern oder heilen, Remissionen sind häufig, und interkurrirende akute Krankheiten sowie Operationen haben oft einen günstigen Einfluss; andererseits hat GERHARDT einen Rückfall nach einem Zwischenraum von zwanzig Jahren beobachtet. Aber die Kenntniss dieser Thatsachen darf uns nicht zu einer Verschiebung der medikamentösen und hygienischen Behandlung veranlassen oder eine Heilung von der „zweiten Zahnung", der Pubertät oder der „Heirath" hoffen lassen.

Die beste Behandlungsmethode ist immer specifisch oder lokal, die symptomatische Therapie kann mit Hülfe der vis medicatrix naturae Erfolge erzielen, bleibt aber doch immer nur ein Nothbehelf. Die idealen Indikationen für die Heilung der Epilepsie sollen oder vielmehr müssen auf ätiologischer Basis beruhen; den Ausgangspunkt der Erkrankung bildet die Hirnrinde, die eigentlichen Ursachen sind aber anatomische Veränderungen an den verschiedensten Stellen. Demnach kann also die Epilepsie cerebralen Ursprungs sein, durch eine dauernd abnorme Cirkulation oder auch reflektorisch entstehen. MONFLIER berichtet über einen

Fall (brachialer) Jackson'scher Epilepsie, welcher nach Extraktion eines Fremdkörpers aus dem Ohr heilte; viele Fälle sind auf pathologische Veränderungen in der Nase bezogen und nach Ausführung entsprechender operativer Eingriffe gebessert. Die Epilepsie kann die verschiedenartigsten Ursachen haben. Hierher gehören alle Arten fester oder cystischer Hirntumoren, die Residuen einer früher überstandenen Encephalitis oder einer durch Insolation, Otitis etc. entstandenen Meningitis, Entwicklungshemmungen des Gehirns, vorzeitige Ossifikation einer, mehrerer oder aller Schädelnähte und Fontanellen, Erschöpfungszustände des Gehirns durch Masturbation oder vorzeitigen Geschlechtsgenuss, Herzkrankheiten mit sekundären Venenthrombosen, Kongestionen auf anderer Basis (in einem Fall Gerhardt's in Folge Vergrösserung der Schilddrüse), die Wirkung des dauernden Gebrauches von Alkohol oder Mutterkorn, die träge Cirkulation im Gehirn bei Obstipation und allgemeiner Toxämie in Folge intestinaler Autoinfektion, von aussen einwirkende Reize (Tumoren, Narben, Fremdkörper), Reflexwirkungen ausgehend von kariösen Zähnen, Hypertrophie der Schneider'schen Membran, Wucherungen in der Nase und im Nasenrachenraum, Blasen- und Nierensteine, Helminthen (Tänien, Oxyuren) und bei älteren Kindern der verzögerte Eintritt der Menstruation. Daraus ergiebt sich, dass nur die sorgsamste Untersuchung aller Organe und der ganzen Körperoberfläche die Entdeckung der Krankheitsursache wie auch die richtige Indikationsstellung für eine rationelle kausale Behandlung ermöglicht.

Entwicklungshemmungen des Gehirns sind einer Therapie nicht zugänglich; die Behandlungsmethoden bei den Folgezuständen chronischer Hirn- und Hirnhautentzündungen wie auch die Möglichkeit eines Erfolges bei Operationen an einem vorzeitig verknöcherten Schädel sind weiter oben besprochen. Die meisten Operationen am Hirnschädel haben keine günstigen Resultate gehabt, und die begeisterten Anhänger derselben haben daher jetzt ihr Urtheil geändert; die „American Neurological Association" sprach sich in einer Diskussion, an welcher sich hauptsächlich Sachs, Mills, Putnam und P. C. Knapp betheiligten, über diesen Gegenstand sehr zurückhaltend aus. Andererseits ist aber an gelegentlichen Erfolgen nicht zu zweifeln, und auch die Entfernung von Tumoren der Hirnrinde, die Eröffnung und die Exstirpation von Cysten sowie von den Residuen alter und frischer Hämatome ist zuweilen ausführbar. B. Sachs und A. Gerster (Am. Journ. Med. Sc., Oct. 1896) kommen zu folgender Indikationsstellung: Bei traumatischer Epilepsie ist die Operation zulässig, wenn nicht mehr als ein oder zwei Jahre seit der Verletzung verstrichen sind, nur bei Bestehen von Knochendepressionen kann die Operation auch noch zu einer späteren Zeit ausgeführt werden, ist aber dann auch nicht weiter aufzuschieben. Zuweilen genügt die Trepanation allein; besteht die Erkrankung erst kurze Zeit, so kann ein Theil der Rinde exstirpirt werden. Eine Komplikation mit Kinderlähmung ist in frischen Fällen nicht als Contraindikation anzusehen, dagegen können alte Fälle nicht zu operativen Eingriffen Anlass geben. Diagnostische Irrthümer sind hier allerdings nicht ausgeschlossen, und man wird daher bei Operationen und Autopsien nicht immer diejenigen Veränderungen finden, welche man als Ursachen der JACKSON'schen Epilepsie angenommen hat. Andererseits kann auch eine rationelle Therapie erfolglos bleiben, wenn sich durch das lange Bestehen der Konvulsionen ein Zustand entwickelt hat, welcher durch die Entfernung der eigentlichen Ursache nicht mehr zu beseitigen ist. Die Unzulänglichkeit der internen Therapie kann uns aber zuweilen zwingen, schliesslich einen chirurgischen Eingriff zu versuchen.

Besonders bei der reflektorisch (von Narben oder der Nase aus) entstehenden epileptischen Anfällen ist die lokale Behandlung (Excision, Kauterisation, Entfernung von Polypen und adenoiden Vegetationen) angezeigt, wenn sie auch nur ausnahmsweise den gewünschten Effekt haben wird. Die Entstehung der epileptischen Anfälle ist auch mit Akkommodationskrämpfen in Verbindung gebracht, und die Augen sind dementsprechend Gegenstand von Operationen geworden; ich kann aber in dieser Beziehung nur meine bei der Chorea gemachten Bemerkungen wiederholen. Bei der Besprechung der Lokalbehandlung ist ferner der Einwirkung auf die Geschlechtsorgane, wenn sie mit epileptischen Anfällen in Verbindung stehen, zu gedenken; dass Digitalis, Lupulin oder Kampher in derartigen Fällen zuweilen wirksam sind, ist nicht zu bezweifeln. In anderen wird ein chemischer Effekt angestrebt, z. B. sind bei Epilepsie in Folge chronischer Bleivergiftung Schwefelbäder sowie Schwefel und Jodkalium intern mit Erfolg versucht worden.

Wenn der Kranke den Beginn eines Anfalles bemerkt, legt er sich am besten auf ein niedriges Lager; durch Inhalationen von Amylnitrit gelingt es zuweilen, die Anfälle zu coupiren, doch muss das Mittel ausgesetzt werden, sobald eine intensive Röthung des Gesichts aufgetreten ist. Beginnt die Aura in einer Extremität, so kann eine feste, um dieses Glied gelegte Ligatur als Präventivmittel wirken. Gelingt es nicht, den Anfall zu verhüten, so ist jeder weitere Eingriff zu unterlassen, die Hände dürfen nicht gewaltsam geöffnet, die sich in Konvulsionen umherwerfenden Kranken nicht festgehalten werden, sondern es ist nur Sorge dafür tragen, dass sie sich nicht in die Zunge beissen oder sich auf andere Weise verletzen. Alle Narcotica und Antispasmodica sind einmal gegen Epilepsie empfohlen; Valeriana, Päonia und Artemisia wurden früher hochgeschätzt, ebenso Belladonna und später Atropin. Curare wurde wegen seiner Wirkung auf die Muskeln verordnet, Cuprum sulphuricum sollte ebenfalls günstig wirken. Bei dem längere Zeit fortgesetzten Gebrauch von Argentum nitric. (nicht mehr als 0,01—0,02 p. die am besten in Pillen) sind ebenfalls Heilungen beobachtet; das Mittel muss aber spätestens nach vier Wochen zeitweise ausgesetzt werden, da es sonst wie in zwei von mir beobachteten Fällen zur Argyrie kommen kann. Entschieden bewährt haben sich die Zinkpräparate, Zinc. oyydat. und valerianic. (0,25—0,5 täglich) und sulphuric.; das letztere Mittel habe ich vielfach in Anfangsdosen von 0,03 dreimal täglich für Erwachsene (in entsprechend kleineren Mengen für Kinder) und steigenden Mengen gebraucht. 4,0 werden in $^1/_2$ l Wasser gelöst, die erste Dose für einen Erwachsenen beträgt einen Theelöffel, für ein Kind 10—12 Tropfen, bei der zweiten Dosis wird ein Tropfen, bei der dritten werden zwei Tropfen u. s. f. zugefügt, so dass nach zwanzig Tagen die doppelte, nach vierzig Tagen die dreifache Menge erreicht ist. Die Toleranz für das Mittel währt lange; sollte sie erschöpft sein, so ist nichts weiter nöthig, als die Dosis etwas zu verringern.

Das zuverlässigste Mittel zur Herabsetzung der Rindenreizung sowie der Neigung zu Konvulsionen und auf diese Weise auch zur allmählichen Heilung der Epilepsie ist das Brom. Ich habe mich nicht von der Schädlichkeit der Kalisalze überzeugen können, welche von anderer Seite angenommen wird und zum Gebrauch des Natriumsalzes oder einer Mischung von Kalium, Natrium und Ammonium bromatum geführt hat. Gewisse Regeln sind bei jedem Heilplane zu befolgen: das Mittel muss sehr lange gegeben und darf, falls keine zwingenden Gründe (ausgebreitete Akne, Paresen, Sopor, Kopfschmerzen, interkurrirende akute Krankheiten) vorliegen, nicht ausgesetzt werden, ehe der Patient Jahre lang von Anfällen freigeblieben ist. Die Mengen müssen gross genug sein (ein zweijähriges Kind kann 3,0—4,0 täglich nehmen); empfehlenswerth ist es, abends eine grosse Dosis, etwa die Hälfte der Tagesmenge, zu geben. Auf diese Weise werden am leichtesten cerebrale Symptome in Folge zu ausgiebigen Gebrauches vermieden, sollten sie dennoch auftreten, so kann die Quantität verringert werden, aber abgesehen von seltenen Fällen wird es nicht nöthig, das Medikament vollständig auszusetzen. Es kann an Stelle der Bromsalze vorübergehend das Strontiumoder Lithiumsalz treten; ich habe mich nicht von der ihnen zugeschriebenen besseren Wirksamkeit überzeugen können, dagegen habe ich den Eindruck gewonnen, dass ein Zusatz kleiner Digitalismengen die bei fortgesetztem Gebrauch grosser Mengen auftretende Schläfrigkeit günstig beeinflusst. Kleine regelmässige Arsengaben setzen die Tendenz zur Entwicklung von Aknepusteln herab.

Ich kann die von anderen Autoren gemachte Erfahrung, dass das Brom abends schlecht vertragen wird, nicht bestätigen; in derartigen Fällen giebt man als Schlafmittel eine genügende Dosis Amylenhydrat. WEBER (Dalldorf) lässt vor der Brombehandlung eine Zeit lang regelmässig dieses Mittel nehmen, andere Beobachter wieder verwerfen es wegen der von ihnen beobachteten schädlichen Wirkung (JASTROWITZ, JOLLY).

FLECHSIG schreibt eine kombinirte Bromnatrium-Opium-behandlung vor; Erwachsene nehmen zuerst das zweite Mittel sechs Wochen lang in Tagesdosen von 0,25—0,35, setzen es dann vollständig aus und erhalten dafür 7,5 Bromnatrium p. die, nach zwei Monaten wird diese Dosis auf 2,0 herabgesetzt. FLECHSIG erwartet von dem Opium keine direkte Wirkung auf die Krankheit, sondern will sie nur für das Brom empfänglicher machen; es konnte auch während der Opiumbehandlung keine Verminderung der Anfälle konstatirt werden, wohl aber wurden durch die Kombination mit Brom Fälle, die Jahrzehnte bestanden hatten, gebessert. RADCLIFFE dagegen hat (nach GOWERS Lancet 1880 p. 552) in einigen Fällen das Opium wirksam gefunden; GOWERS beobachtete nur selten einen guten Effekt bei kombinirter Opium-Brombehandlung und empfiehlt bei häufig sich wiederholenden heftigen Anfällen kleine subkutane Morphiuminjektionen. Die letzten Berichte über die FLECHSIG'sche Methode widersprechen sich.

DANA hat bei der Epilepsie das Urethan versucht; ich habe gesehen, dass das Mittel nach kurzem Gebrauch epileptische An-fälle, welche vorher fünfzigmal am Tage in verschiedener Stärke auftraten, zum Schwinden brachte, und dass dieselben bis zu dem Tode des Kindes, welcher ein halbes Jahr später unabhängig von der Epilepsie erfolgte, nicht wieder auftraten. Die Tagesdosis betrug 2,0—3,0 oder auch weniger; zuweilen wurde abends eine grössere Gabe gereicht.

PASTEUR sah bei einem wegen Hydrophobie behandelten Kranken Nachlassen der epileptischen Anfälle (wie sie ja nach den verschiedensten Operationen, starken Gemüthsbewegungen oder akuten Krankheiten nachlassen), und CHARCOT schlug daher systematische Injektionen des Virus der Rabies zur Besserung oder Heilung der Epilepsie vor; GIBIER hat diese Behandlung an-geblich mit guten Erfolgen ausgeführt. PIERRE MARIE geht so weit — wohl beträchtlich zu weit — die nach seiner Ansicht häufige „idiopathische Epilepsie" fast immer für eine Infektions-krankheit zu halten, welche mit Toxinen behandelt und geheilt werden müsse (Semaine Médicale 1892 p. 283).

Die Zahl der Epileptiker ist sehr bedeutend, und der Ein-fluss der Krankheit auf den Intellekt, die Moral und den Körper-zustand des Individuums wie auch auf den Staat und seine Bürger nicht zu unterschätzen und entschieden Besorgniss erregend. Philanthropen haben endlich dem Gegenstande ihre Aufmerk-samkeit zugewandt, Epileptikerkolonien sind mit günstigen Resul-taten in Europa begründet, und die „American Neurological Asso-ciation" hat folgende Resolution angenommen: „Es ist die über-einstimmende Ansicht der Mitglieder dieser Versammlung, dass die so lange vernachlässigte Pflege der Epileptiker Aufgabe des

Staats, der Behörden und aller Derjenigen ist, welche für arme unglückliche Kranke Interesse haben. Die Epileptiker müssen deshalb aus den Irren- und Armenhäusern entfernt werden und in eigenen für ihre Pflege eingerichteten Anstalten Aufnahme finden."

Eine Folge dieser Resolution war ein Beschluss der gesetzgebenden Versammlung des Staates New York, durch den ein Platz im Innern des Staates zur Gründung einer Epileptikerkolonie bestimmt wurde. Es beginnt sich also zu regen.

Der Salaamkrampf (Spasmus nutans), eine isolirte Affektion des N. accessorius, muss nach ätiologischen Gesichtspunkten behandelt werden; entweder liegen centrale Ursachen (Rhachitis) vor, oder die Krämpfe werden reflektorisch ausgelöst (dyspeptische Reize); viele Kranke sind ausserdem hochgradig anämisch. Zu versuchen sind dabei Bromkalium, Elektricität (positiver Pol des galvanischen Stroms auf den sich krampfhaft zusammenziehenden Muskel, M. sterno-cleido-mastoideus und M. trapezius), Massage und eine antirhachitische Therapie.

Stottern ist ausschliesslich eine Nervenerkrankung und beruht wahrscheinlich auf einem abnormen Zustand oder einem ungenügenden Tonus der Gehirnrinde mit Störung des psychischen Gleichgewichts durch ein cholerisches Temperament oder durch Aengstlichkeit. Ausserdem kommt eine gewisse Willensschwäche und Mangel der Koordination bei der Respiration wie auch der Kehlkopf- und Mundmuskulatur in Betracht. Bei Anderen ist es die Folge nervöser Geschwätzigkeit, Zerstreutheit und Flüchtigkeit der Eltern und der Umgebung oder auch das Resultat des nicht rechtzeitig in Schranken gehaltenen Nachahmungstriebes. Die Hauptsache ist Stärkung des Körpers und Geistes, Kräftigung des Charakters durch eine richtige Erziehung, Körperbewegung und Wasserbehandlung. Brompräparate können zeitweise die nervöse Reizbarkeit herabsetzen, Koordination der Innervation und der Muskelbewegung ist durch lautes, langsames Sprechen, Vorlesen, Deklamiren und Singen zu erreichen, das Selbstvertrauen muss auf jede Weise befördert werden; unter Fremden und in den hierfür bestimmten Anstalten werden derartige Kranke am leichtesten und häufig in sehr kurzer Zeit gebessert. Lokalerkrankungen der Athmungsorgane sind zu behandeln, adenoide Vegetationen des Nasenrachenraums zu entfernen und andere Anomalien der Nase, falls sie Respirationshindernisse abgeben, zu beseitigen.

VII.

Erkrankungen der Verdauungsorgane.

1. Erkrankungen des Mundes.

a) Hasenscharte und Gaumenspalte.

Die Operation der Gaumenspalte kann nicht vor dem vierten
Lebensjahr stattfinden; für die Operation der Hasenscharte bietet,
abgesehen von besonderen Contraindicationen, der erste Lebens-
tag die günstigsten Bedingungen, da das Nahrungsbedürfniss noch
gering ist. Durch die Beseitigung der Lippenspalte werden die
Schwierigkeiten für die Ernährung zum Theil beseitigt; je früher
die Operation ausgeführt wird, um so besser sind später die
Chancen für die richtige Stellung der Zähne und für eine gute
Artikulation.

b) Tumoren der Mundhöhle.

Erös hat bei einem Säugling ein Adenom der Parotis beobachtet; Fibrome kommen am Periost, Enchondrome und
Osteome am Knochen des Unterkiefers, Sarkome am Alveolarfort-
satz (meistens vom Periost ausgehend) vor; die Tumoren sind möglichst bald zu entfernen. Sehr selten sind kongenitale Sarkome der
Zunge; den ersten derartigen Fall habe ich 1869 beschrieben (Journ.
of Obst. and of Dis. of Women and Children) und die Geschwulst galvanokaustisch entfernt. Biedert berichtet in seinem Lehrbuch der
Kinderkrankheiten (1894, p. 168) über ein zehnjähriges Mädchen,
bei dem sich in einer Tonsille ein Sarkom entwickelte und dann
auf die Nachbarorgane übergriff. Das schon moribunde Kind
acquirirte ein Erysipel und ist genesen; die Biedert'sche Veröffentlichung ist acht Jahre nach der unter sehr beträchtlicher
Narbenbildung erfolgten Genesung erschienen. Der Fall spricht
für die Coley'sche Sarkombehandlung mit dem Toxin der Erysipelkokken und des B. prodigiosus.

c) Ranula.

Normaler Weise sieht man bei erhobener Zunge die Sublingualdrüsen etwas prominiren; wenn einige Acini einer oder beider Drüsen cystisch degeneriren, so können sich Geschwülste bis zur Grösse eines Taubeneies bilden; ebenso entstehen cystische Tumoren bei Verlegung des Ductus Rivinianus und der Lymphgefässe zwischen den M. genio-hyoidei sowie sehr selten im Ductus lingualis oder seinen Verzweigungen. Wenn die Geschwülste das Saugen, das Schlucken oder die Athmung behindern, so müssen sie entfernt werden. Die Enukleation ist bei der Dünne der Cystenwand schwierig, die einfache Incision ist zwecklos, da die Oeffnung sich rasch wieder schliesst, das Einlegen eines Seidenfadens kann zu Eiterung und Sepsis führen. Am empfehlenswerthesten ist es, ein möglichst grosses Stück der Wand zu exstirpiren, im Anschluss daran mit dem Höllensteinstift die Cyste auszuätzen und sofort mit einer Kochsalzlösung den überschüssigen Höllenstein zu neutralisiren.

Steine in den Ausführungsgängen der Gl. sublingualis und submaxillaris sind gewöhnlich durch leichte Kompression herauszudrücken, event. ist eine kleine Incision zu machen.

d) Epithelperlen.

Zuweilen sieht man bei Neugeborenen und Säuglingen nahe der Raphe des Gaumens zahlreiche kleine harte Konglomerate von gelblich-weisser Farbe, die auch etwas prominent sein können. Wir haben es hier nicht mit verstopften oder cystisch entarteten Schleimfollikeln, sondern mit einer Anhäufung von Epithelien in kleinen Vakuolen der Schleimhaut zu thun. In den meisten Fällen schwinden sie spontan, zuweilen kommt es durch Traumen oder durch das Eindringen von Mikroorganismen zur Ulceration oder Eiterbildung; in einem Fall beobachtete ich dabei eine Perforation des Gaumens. Unter diesen Umständen sind sie druckempfindlich und schmerzhaft und erschweren das Saugen und Trinken. Ausserdem kann es im Anschluss daran zum Soor oder schweren infektiösen Processen kommen. Die Therapie besteht in der täglichen Anwendung einer Höllensteinlösung (1 : 50—500, bei Ulcerationen einer schwächeren Lösung) und häufigem Einpinseln (nicht Einreiben) einer Lösung von Kal. chloric. und Natr. biboracic. (1 : 30—40).

Das Entstehen einer Perforation (cf. oben) ist sehr selten. Bei syphilitischen und den seltenen diphtherischen Perforationen ist eine entsprechende lokale und allgemeine Therapie einzuleiten.

e) Stomatitis.

Bei der **katarrhalischen** Form ist gewöhnlich gleichzeitig eine Entzündung des Zahnfleisches (**Gingivitis**) vorhanden. Sie entsteht durch Unsauberkeit (Retention von Speiseresten im Mund), durch ununterbrochenes Saugen an den Fingern oder den Brustwarzen, bei Nasenkatarrhen, Glossitis, Pharyngitis, Gastro-Enteritis, Peritonitis und akuten Exanthemen. In leichten Fällen erreicht man durch Sauberkeit, Trinken von kaltem Wasser (besonders nach der Nahrungsaufnahme), niedrigere Temperatur der Nahrung (falls es sich nicht um Brustkinder handelt) und Auswaschen des Mundes mit einer Lösung von Kal. chloric. oder Borax Heilung. Wenn die Mundschleimhaut und die Zunge sehr trocken sind, so lässt man eine 1—2 $^0/_{00}$ Argentum nitr.-Lösung einmal täglich aufpinseln.

Bei der **Stomatitis follicularis** finden sich auf der Schleimhaut, der Zunge und dem Pharynx (nicht am Zahnfleisch) Bläschen, welche leicht bersten. Die Affektion ist sehr schmerzhaft, verläuft oft unter hohem Fieber und erschwert das Schlucken.

Behandlung: Halbstündlich ein Theelöffel einer Lösung von Kal. chloric. (0,5 : 150) in Wasser und Glycerin (10—15 : 1), ausserdem die vorher angeführte Lokalbehandlung. Um mit Kal. chloric. sicher eine örtliche und allgemeine Wirkung zu erzielen, darf sofort nach dem Einnehmen kein Wasser getrunken werden.

Die **ulceröse** Form (**Stomacace**) beginnt am Zahnfleisch der Schneide- und Eckzähne des Unterkiefers (seltener des Oberkiefers), das weisslich verfärbte Gewebe erweicht und zerfällt, die Zähne werden locker, und der ulceröse Process greift auf die Schleimhaut des Mundes und der Wangen über; dabei wird sehr viel Speichel secernirt, und es besteht starker Fötor. Am häufigsten tritt die Erkrankung nach Masern, ferner nach Pneumonie und überhaupt nach Infektionskrankheiten auf; trotz des Widerwillens der Patienten ist in diesen Fällen auf eine kräftige Ernährung zu dringen und von roborirenden und tonisirenden Mitteln ausgiebig Gebrauch zu machen. In den meisten Fällen genügt ausserdem die Verordnung von Kal. chloric., welches in denselben Dosen wie bei der follikulären Form, nur häufiger, zu geben ist, und eine Lokalbehandlung mit Kal. hypermanganic. (1 : 250 — 500).

Bei der **Stomatitis aphthosa** bilden sich zwischen Epithel und Schleimhaut gelbliche oder graue fibrinöse Einlagerungen; zuweilen kommt es dabei zu kleinen Hämorrhagien. Wenn die Erkrankung sich weiter ausbreitet, kann es zu Schluckbeschwerden und ernsteren Störungen des Allgemeinbefindens kommen. Bei Tendenz zu oberflächlichen Ulcerationen lässt man einmal täglich vorsichtig mit einer 2 $^0/_0$ Höllensteinlösung pinseln, im übrigen ist die Therapie die gleiche wie bei den vorher besprochenen Formen.

f) Beduar'sche Aphthen.

Bei dieser Erkrankung handelt es sich nicht um eigentliche Aphthen, sondern um mehr oder weniger ausgedehnte Ulcerationen in Folge von Atrophie oder Verletzungen des Epithels und der Schleimhaut des Alveolarfortsatzes und des Gaumens bei kleinen Kindern (im ersten Monat). Bei Neugeborenen findet normaler Weise an der Haut und allen Schleimhäuten eine reichlichere Desquamation statt, welche zur Abstossung des Epithels führt. Die Schleimhaut des Mundes ist sehr dünn und liegt am hinteren Theil des Alveolarfortsatzes und besonders an der Ansatzstelle des Ligamentum pterygo-mandibulare dem Knochen straff an. Daher wird sie, sobald der Mund des neugeborenen Kindes geöffnet wird, sehr blass, und eine geringe Stomatitis, weniger gute Beschaffenheit der Nahrung und unvorsichtiges oder rauhes Reinigen des Mundes genügen, um Abschürfungen oder Ulcerationen hervorzurufen, welche auf einen kleinen Raum beschränkt bleiben oder sich auch weiter ausdehnen können. Das Leiden erschwert das Saugen oder die künstliche Ernährung, begünstigt die Invasion von Mikroorganismen und kann zur Entstehung von Infektionskrankheiten Anlass geben; häufig kommt es dabei zur Entwicklung von Soor. Aus der Aetiologie ergiebt sich die Nothwendigkeit einer entsprechenden Prophylaxe sowie der Beaufsichtigung der Wärterin, damit sie nicht mit ihren Fingernägeln oder auf andere Weise beim Reinigen des Mundes die Schleimhaut verletzt. Gewöhnlich genügt einmal täglich vorsichtiges Pinseln mit Argent. nitr. (1 : 50—500) oder Natrium biboracicum, etwas stärker desinficirend wirkt Kalium hypermanganic. (1 : 200—500). Schreien des Kindes ist schädlich, weil dabei die Schleimhaut am hinteren unteren Theil des Alveolarfortsatzes gezerrt wird. Nach jeder Mahlzeit soll der Säugling einige Theelöffel Wasser zur Entfernung von zurückgebliebenen Nahrungsresten erhalten.

g) Soor.

Die unter dem Namen „Schwämmchen" bekannte membranöse Stomatitis ist sehr häufig. Die Ansiedlung des Soorpilzes kann bei intaktem Epithel nicht stattfinden; für die Entwicklung der Erkrankung kommt daher in erster Linie die schon erwähnte Epitheldesquamation nach der Geburt in Betracht, begünstigt wird ferner das Eindringen des Krankheitserregers durch das Athmen mit offenem Munde, wie man es besonders bei Kindern mit engen Nasengängen beobachtet, und es kommt unter diesen Umständen bei ungenügender Wartung, durch den Reiz, welche die im Munde zurückgebliebenen Speisereste ausüben, durch einen übermässigen Zuckergehalt der Nahrung sowie durch die nach Pneumonie und Infektionskrankheiten sich entwickelnde Hyper-

ämie der Schleimhaut leicht zur Entwicklung des Soors. Die
Membranen oder Granulationen, welche sich mit Vorliebe auf
den mit Pflasterepithel bedeckten Flächen (Mund, Tonsillen) entwickeln, bestehen aus den Pilzfäden und Sporen, Streptokokken,
Staphylokokken, Detritus, Fibrin und Residuen der Nahrung.
Der Soorpilz findet sich auch im Intertrigo der Nates, zuweilen
in der Schädelhöhle und im Magen-Darmkanal; im letzteren Fall
kommt es zur Entwicklung einer Gastro-Enteritis, die unter Atrophie
zum Tode führen kann. Aus diesen Gründen ist eine frühzeitige
Behandlung nothwendig. Nach (dem fast immer leicht gelingenden)
Abreiben der Membranen lässt man die Stelle fünf- bis sechsmal
täglich mit einer $3-4\,^0/_0$ Borsäurelösung, mit Kal. hypermanganic.
$(^1/_2-1\,^0/_0)$ oder Höllenstein (1 : 500) pinseln. Bei den häufig auftretenden Magen-Darmerscheinungen wird zweistündlich ein Theelöffel folgender Mischung: Bismuth. subnitr. 1,0, Resorcin 0,25—0,4,
Aq. dest. 50,0, Glycerin 10,0 gegeben.

h) Infektiöse Stomatitis.

Eine hämorrhagische Stomatitis kommt bei Skorbut,
Diphtherie und anderen Infektionskrankheiten vor. Die diphtherische Stomatitis ist eine Theilerscheinung der Diphtherie; die
bei der syphilitischen Stomatitis auftretenden circumscripten
weisslichen oder gräulichen Condylome sind ein Ausdruck der
Allgemeinerkrankung, welche gleichzeitig zu pathologischen Veränderungen in der Nase, dem Larynx, den Knochen oder der
Haut führt; die Behandlung ist bereits in anderen Kapiteln besprochen. Eine merkurielle Stomatitis ist bei Säuglingen und
kleinen Kindern sehr selten; zur Prophylaxe und eventuellen Behandlung ist Kal. chloric. innerlich und als Mundwasser (1 : 30)
zu benutzen.

i) Noma.

Unter Noma verstehen wir eine phlegmonöse Gangrän,
welche gewöhnlich an der Wangenschleimhaut, zuweilen aber auch
am Zahnfleisch beginnt. Die Ursachen sind unbekannt (man hat
an nervöse Einflüsse, an bakterielle Invasionen und Thrombosen
gedacht); die Erkrankung kommt hauptsächlich nach Masern,
Abdominaltyphus, Scharlach und anderen Infektionskrankheiten
sowie nach übermässigem Quecksilbergebrauch vor.

Im Anfang handelt es sich um eine kleine Ulceration mit
harten Rändern und schwärzlich verfärbtem Grund, die einen
fötiden Geruch verbreitet; der Process schreitet dann rasch weiter,
führt zur Zerstörung der Weichtheile, der Zähne und Knochen,
und die Kinder gehen, falls die Erkrankung nicht zum Stillstand
gebracht werden kann, zu Grunde. Am meisten ist von der An-

wendung des Thermokauter oder von Aetzungen mit rauchender
Salpetersäure und Schwefelsäure zu erwarten; später kann Kal.
hypermanganic. ($1^0/_0$), Jodtinktur oder Formalin ($1:15$—30) versucht werden. Ausserdem sind die Kranken ausgiebig mit alkoholischen Getränken, Moschus und Strychnin zu excitiren. Der
Zusammenhang mit Infektionskrankheiten lässt „ihre exspektative
Behandlung" in einem recht bedenklichen Licht erscheinen.

k) Adenitis sublingualis.

Die Entzündung der Glandula sublingualis kommt (zuweilen
gleichzeitig mit einer Parotitis) hauptsächlich bei puerperalen
Infektionen der Neugeborenen vor. Bei rechtzeitiger Incision,
Entleerung des Eiters und häufiger Desinfektion mit Kal. hypermanganic. ist völlige Heilung möglich. Durch Fortschreiten des
Processes auf das benachbarte Zellgewebe kann es zur Bildung
sehr grosser Abscesse, welche ausgiebig incidirt und desinficirt
werden müssen, kommen.

l) Parotitis.

Die epidemische und endemische Form ist an anderer Stelle
besprochen. Wenn der Ductus Stenonianus in Folge einer einfachen, merkuriellen, ulcerösen Stomatitis oder durch diphtherische Membranen verlegt wird, so bildet sich eine entzündliche
Schwellung der Drüse, welche durch kalte Umschläge, vorsichtige
Massage mit grüner Seife oder Jodkalium-Lanolinsalbe event. zur
Rückbildung gebracht werden kann; sobald es aber zur Eiterung
gekommen ist, darf mit der Incision nicht gezögert werden. Bei
Variola, Abdominaltyphus, Scharlachfieber und Pyämie ist eine
metastatische Form der Parotitis beobachtet; der Eiter enthält in
diesen Fällen zahlreiche Kokken. Die Behandlung besteht in
warmen Umschlägen, ausgiebigen Incisionen und gründlicher
Desinfektion.

m) Dentitio difficilis.

Die Zahnung ist als ein physiologischer Vorgang aufzufassen;
vor dem Durchbruch eines Zahnes wird das darüber liegende
Zahnfleisch locker und mehr oder weniger hyperämisch, später
bildet sich in Folge der immer zunehmenden Verdünnung hier
eine geringe Einziehung, und die Hyperämie schwindet. Die ver-
stärkte Salivation hängt nicht von der Zahnung, sondern von
einer gesteigerten Thätigkeit der Speicheldrüsen ab, welche wie
das Wachsthum der Zähne, des Gehirns und des Kopfes auf eine
physiologische Hyperämie. zurückzuführen ist. Wenn etwa in
Folge einer gleichzeitig bestehenden Stomatitis das Zahnfleisch

abnorm hart und starr ist, so kann es zu geringen Fieber-
steigerungen kommen. Der Kopf der Kinder ist dann heiss, sie
schlafen unruhig, und erhöhte Reflexerregbarkeit kann vereinzelte
Muskelzuckungen herbeiführen. Die Schlaflosigkeit bessert sich,
wenn der Kopf erhöht gelagert wird, ausserdem empfiehlt es sich,
Bromkalium 0,1—0,2 einmal oder öfter zu geben und den Mund
mit kühlem Wasser auszuwaschen. Während der Dentitionsperiode
treten ferner zahlreiche leichte und schwerere Erkrankungen auf,
deren Deutung häufig nicht leicht ist und den Arzt zur Diagnose
der erschwerten Zahnung verführen. Dass es richtiger ist, die
wirkliche Krankheitsursache zu ergründen, ist ohne weiteres klar;
diese Ansicht gewinnt glücklicher Weise jetzt immer mehr Anhänger, und damit fällt die früher beliebte Therapie, welche in
Skarifikationen des Zahnfleisches und in Verordnung von Calomel
bestand, fort.

n) Ulcerationen der Zunge bei der Zahnung.   Riga'sche Krankheit.

Wenn die beiden unteren Schneidezähne durchgebrochen sind,
so kann es, wie beim Keuchhusten, in Folge der fortwährenden
Friktionen zur Entstehung kleiner Ulcerationen an der unteren
Zungenfläche kommen. Besteht der Process längere Zeit, so bildet
sich eine Entzündung und Gewebshyperplasie in der Umgegend
des Frenulum aus, das Parenchym der Zunge ist hier graulich ver-
färbt, mit Granulationen bedeckt, und es zeigen sich kleine derbe
Exkrescenzen mit unregelmässiger Oberfläche. FEDE und CONCETTI,
nach deren Angabe die Affektion in Rom sehr selten, in Süd-
italien häufig vorkommt, haben dafür recht überflüssiger Weise
einen neuen Namen, RIGA'sche Krankheit, erfunden. Dem Zustand
der Schleimhaut entsprechend benutzt man bei der Behandlung
Lösungen von Kal. chloric., Borax, übermangansaurem Kalium
oder jeden zweiten Tag den Höllensteinstift. Nach dem Durchbruch
weiterer Zähne kann man mit fast absoluter Sicherheit auf das
Schwinden der Geschwulst oder der Ulceration rechnen.

2. Zungenerkrankungen.

a) Kongenitale Anomalien.

Bei den meisten Bildungsfehlern, z. B. der in Folge einer
unvollständigen Verschmelzung der beiden Hälften des ersten
Kiemenbogens entstehenden Lingua bifida haben chirurgische
Eingriffe mehr oder weniger Erfolg. Ein Sarkom habe ich, wie
schon erwähnt, galvanokaustisch entfernt. Die meisten an der
Zungenspitze befindlichen Lipome sind gewöhnlich recht klein,

können aber auch die Grösse eines Hühnereies erreichen, zuweilen sind sie gestielt und hindern dann das Saugen. Die Therapie besteht ebenso wie bei Dermoiden und cystischen Hygromen in der Exstirpation; die Hygrome können auch mit Einspritzungen reizender Flüssigkeiten (Lugol'sche Lösung, Alkohol) behandelt werden. Bei der Makroglossie unterscheidet man zwei Formen; entweder handelt es sich um ein Lymphangiom (Behandlung durch Ignipunktur) oder um eine Muskelerkrankung. Im letzteren Falle vergrössert sich die Zunge nach allen Richtungen hin, ragt aus dem Munde, exkoriirt und bewirkt Stellungsanomalien der Zähne (Behandlung: Ecraseur, Ignipunktur oder keilförmige Excision mit nachfolgender Naht). Die bei Cretinismus vorkommende Hypertrophie der Zunge erfordert eine lange fortgesetzte Behandlung mit Schilddrüsenpräparaten. Eine abnorme Anheftung der Zunge (Ankyloglosson) beruht entweder auf Epithelverklebung und kann manuell oder mit der Sonde gelöst werden, oder wird durch eine regelwidrige Kürze und ausgedehnte Verwachsung des Frenulum mit dem Boden der Mundhöhle herbeigeführt. Im letzteren Falle wird die Insertion durch einen Scheerenschnitt durchtrennt, dabei ist zu beachten, dass bei zu tiefen Incisionen schwer zu stillende Blutungen auftreten können; übrigens wird das Saugen durch die Affektion nicht behindert, so dass ein dringendes Erforderniss für die Ausführung der kleinen Operation nicht vorliegt.

b) Glossitis.

Oberflächliche Veränderungen an der Zunge (Erythem, Katarrh) kommen häufig gleichzeitig mit der entsprechenden Form der Stomatitis, bei Pharyngitis, Infektionskrankheiten und Verdauungsstörungen vor; doch wird durch letztere das Aussehen der Zunge nicht in gleicher Weise wie bei Erwachsenen beeinflusst; eine besondere Behandlung ist überflüssig. Das Gleiche gilt für die meisten Fälle der Pityriasis linguae, einer Affektion, bei welcher das Epithel in kleinerem oder grösserem Umfange abgestossen wird und zur Bildung eines weisslich erhabenen Randes um diese Stellen herum führt. Nur in schweren Fällen sind Pinselungen mit Milchsäure oder besser mit Höllenstein (1 : 500 einmal täglich) nöthig. Die gleiche Behandlung empfehle ich bei glatter rother Zunge, wobei besonders etwa bestehende Fissuren zu touchiren sind. Bei den genannten Affektionen, wie auch bei Ulcerationen, welche durch kariöse Zähne oder bei epileptischen Anfällen entstanden sind, kann gleichzeitig Kal. chlor. als Mundwasser und zum innerlichen Gebrauch verordnet werden. Die akute Entzündung der Zunge (Glossitis acuta) gestattet dagegen kein Abwarten, sondern die rasch zunehmende

Schwellung, die intensive Röthung und die Tendenz zur Eiterung macht eine tiefe und ausgiebige Incision, nicht etwa eine oberflächliche Skarifikation nothwendig.

3. Erkrankungen des Pharynx.

a) Pharyngitis und Tonsillitis.

Man unterscheidet katarrhalische, phlegmonöse, erysipelatöse, lakunäre, follikuläre und parenchymatöse Formen; sämmtliche Erkrankungen des Mundes können nach dem Pharynx hin descendiren. Die katarrhalische Entzündung des Pharynx kann unter sehr schweren Erscheinungen, Fieber, Dysphagie, selbst Konvulsionen verlaufen und zu recht bedenklichen Komplikationen mit Nasenaffektionen führen; für die Aetiologie kommen in Betracht Erkältungen, trockene (Ofen-) Luft und heftiges Schreien. Durch Nasenirrigation wird der Nasenrachenraum und der Pharynx von dem angesammelten Schleim befreit; von Gurgelwässern (cf. p. 58) ist nicht der gleiche Erfolg zu erwarten wie von Eisumschlägen, Eisschläuchen und Kal. chlor. (nach den oben gegebenen Regeln); ausserdem giebt man Tinctura belladonnae in kleinen Dosen und lässt, falls es sich um ältere Kinder handelt, adstringirende Flüssigkeiten inhaliren. Frühzeitig vorgenommene Skarifikationen geschwollener Tonsillen schaffen dem Kranken nicht nur Erleichterung, sondern können auch die Ausbildung chronischer Erkrankungen verhüten, welche bakterielle Infektionen und die Entwicklung adenoider Vegetationen begünstigen. Die Lakunen (Krypten) der Tonsillen sind nur oberflächliche Vertiefungen und bilden eine Prädilektionsstelle für parasitäre und entzündliche Processe. Dabei werden häufig membranenähnliche Massen gebildet, welche aus Epithelien, Detritus, Kokken oder, wie es zuerst 1873 von B. Fraenkel beobachtet ist, aus Leptothrix bestehen. Wenn die Massen nicht festhaften, so können sie abgekratzt werden; bei ruhigen Kindern macht man im Anschluss daran Aetzungen mit koncentrirter Karbolsäure oder mit Höllenstein in starker Lösung oder in Substanz und lässt innerlich häufig kleine Dosen Kal. chloric. nehmen.

Bei der Tonsillitis follicularis spielt sich der Process in der Tiefe der Follikel ab, und es kommt daher bei der Erkrankung häufig zu schweren Allgemeinerscheinungen, hohem Fieber, Kopfschmerzen und selbst Konvulsionen. Die Einlagerungen und die aus ihrer Verschmelzung hervorgehenden Membranen bestehen aus Detritus und den verschiedensten Bakterien.

Bei der parenchymatösen Entzündung der Tonsillen sind die Veränderungen und die Symptome dieselben wie bei der phlegmonösen Pharyngitis. Die Affektion entsteht im Anschluss an die katarrhalische oder follikuläre Form; im letzteren Falle handelt es sich ursprünglich um eine circumscripte Erkrankung, also um einen Abscess, welcher sich in einem einzelnen Follikel entwickelt. Die Erkrankung tritt daher gewöhnlich einseitig auf, kann sich aber ein- bis zweimal in jedem Jahre wiederholen, bis alle Follikel durch Eiterung zerstört sind. Die Behandlung besteht in frühzeitig vorzunehmenden Incisionen und der Verordnung desinficirender Gurgelwässer und Medikamente (Kal. chloric.)

Die phlegmonöse Pharyngitis führt — häufig ohne dass eine bakterielle Infektion nachgewiesen werden kann — zur Abscessbildung an den verschiedensten Stellen z. B. in der Submucosa oder hinter den Tonsillen; auch hier ist frühzeitig zu incidiren. Das Erysipel des Pharynx hat keine Tendenz zur Eiterung, dagegen kann es hierbei zu so beträchtlicher Anschwellung kommen, dass die Tracheotomie oder besser die Intubation nöthig wird. Therapie: Eis äusserlich und Eispillen; BAGINSKY empfiehlt hierbei eine 5 $^0/_0$ Ichthyol-Vaselinsalbe.

Die chronische Form der parenchymatösen Amygdalitis ist entweder kongenital (oft hereditär) oder die Folge wiederholter akuter Attacken; Skrophulose disponirt zur Entwicklung der Affektion. Die Symptome und Folgeerscheinungen sind Athmen durch den Mund, Schwindel, nächtlicher (morgendlicher) Husten, Dyspnoe, Incontinentia urinae, Pavor nocturnus, Ohrenleiden, psychische Schwäche, rheumatische Leiden und eine mangelhafte Entwicklung des Brustkorbes. Medikamente, Adstringentien, Caustica bleiben ohne jede Wirkung, die einzige rationelle Therapie besteht in der Resektion der vergrösserten Tonsillen; im Anschluss daran lässt man, besonders bei Diphtherieepidemien, desinficirende Spülwässer und Medikamente gebrauchen. Etwa bestehende Verwachsungen des vorderen Gaumenbogens mit der Tonsille müssen zur Verhütung von Blutungen vor der Resektion beseitigt werden; tritt dennoch eine Hämorrhagie auf, so ist direkte digitale Kompression das beste Mittel. Bei Patienten, welche die Operation verweigern, kann (unter Cocainanästhesie) der Galvanokauter benutzt werden.

Offenstehende Follikel, in welche die eingeführte Sonde 1 cm oder tiefer eindringt, geben zur Bildung neuer Pfröpfe und zur Ansiedlung von Mikroorganismen Anlass und sind daher für die Kranken eine Quelle dauernder Leiden. Sie werden entweder galvanokaustisch ausgebrannt oder mit dem von MORITZ SCHMIDT angegebenen rechtwinklig gebogenen Haken, der von GLEITSMANN verbessert ist, aufgeschlitzt.

b) Retro- und lateropharyngealer Abscess.

Die Lymphfollikel der hinteren Pharynxwand stehen mit den Tonsillen, die tiefliegenden Gesichtsdrüsen mit der Orbita, dem Kiefer und Pharynx, die tiefliegenden Cervicaldrüsen mit dem Hirnschädel,

dem Larynx und der Schilddrüse in Verbindung. Das schnelle
Wachsthum und die starke Hyperämie aller dieser Organe im ersten
Lebensjahr, das häufige Vorkommen einer Stomatitis, Pharyngitis
und Rhinitis während dieser Zeit erklärt das häufige Vorkommen
des Retropharyngealabscesses in der zweiten Hälfte des ersten
Lebensjahres.   Nach dieser Zeit ist die Erkrankung selten; sehr
ungewöhnlich sind auch Fälle in Folge genuiner käsiger Tuberkulose der Lymphknoten, nicht häufig liegt eine Caries der Wirbelsäule zu Grunde.   KOPLIK hat mit vollem Recht die Existenz und
den Namen eines idiopathischen Abscesses abgelehnt (New York
Med. Journ. 4. April 1896), denn wir sind gar nicht berechtigt,
eine Erkrankung idiopathisch zu nennen, wenn ihre Ursache in
einem anderen Organe oder in anatomisch verwandten Geweben
an anderer Stelle zu suchen ist.   Die schwersten Fälle entwickeln
sich nach einer skarlatinösen Pharyngitis, während eines Erysipels
(seltener) oder bei Masern; es besteht hierbei nämlich eine Tendenz zur Entstehung von Gangrän und zum Fortschreiten nach
dem Mediastinum oder zur Komplikation mit einer — auf der
gleichen Infektion beruhenden — Pneumonie oder eitrigen Pleuritis.   Die Symptome der Erkrankung sind Dyspnoe, schnarchende
aussetzende Athmung, Dysphagie, ein eigenthümlicher blecherner
Klang der Stimme, welchen man niemals vergisst, wenn man ihn
einmal gehört hat, Steifheit des (oft nach der Seite geneigten)
Halses, eine äusserlich wahrnehmbare seitliche Schwellung und
eine oft besser fühlbare als sichtbare Schwellung an der Hinter-
oder Seitenwand des Pharyx.   Mit der Diagnose ist auch die
Therapie gegeben; da plötzliche Todesfälle durchaus nicht ungewöhnlich sind, so muss der Abscess, wenn Fluktuation deutlich
oder auch nicht ganz sicher nachweisbar ist, ohne Narkose sofort
gespalten werden.   Die Incision ist nur bei harten (in seltenen
Fällen auf Lues beruhenden) Schwellungen zu unterlassen.   Die
Eröffnung mit dem Finger ist auch bei sehr weichen Abscessen
nicht gestattet, da die Rachenhöhle sehr eng ist — SYMINGTON
hat nachgewiesen, dass der Larynx bei Kindern um einen Wirbel
höher als bei Erwachsenen beginnt —, und der meistens sehr
kopiöse Eiter dabei in den Larynx fliessen kann.   Gewöhnlich
gelingt es durch Einstossen einer Knopf- oder Hohlsonde eine
genügend grosse Rissöffnung herzustellen, in anderen Fällen
empfiehlt es sich, ein bis fast zur Spitze mit Heftpflaster um-
wickeltes Bistouri oder ein kachirtes Messer, mit dessen Hülse die
Oeffnung erweitert wird, zu benutzen.   Sofort nach der Incision
lässt man den Kopf des Patienten nach vorne neigen und übt
von den Seiten her einen leichten Druck aus.   Bei den nur selten
auftretenden Blutungen bringt man Eis in den Mund oder spritzt
Eiswasser ein, dadurch kommt die Hämorrhagie sofort auf reflektorischem Wege zum Stehen; nur ausnahmsweise wird man gezwungen werden, zur Blutstillung einen mit einer 10—60 $^0/_0$ Anti-

pyrinlösung getränkten Schwamm zu benutzen. In den meisten Fällen genügt eine einmalige ausgiebige Incision. Wenn es sich um eine grosse fluktuirende seitliche Geschwulst handelt, wenn der Abscess in Folge einer Spondylitis, nach Scharlachfieber oder sonstigen septischen Erkrankungen entstanden ist, so incidirt man besser seitlich hinter dem M. sterno-cleido-mastoideus und desinficirt und drainirt dann die Höhle; diese Operationsmethode ist ausserdem noch indicirt, wenn die fest kontrahirten Masseteren das Oeffnen des Mundes verhindern, oder wenn die Lokalisation des Abscesses eine Eröffnung von innen, die sonst vorzuziehen ist, unmöglich macht. Die Nachbehandlung ist dieselbe wie bei der phlegmonösen Pharyngitis überhaupt.

Bei der Differentialdiagnose sind die zwar selten vorkommenden Hämatome und Angiome zu berücksichtigen, da ein Irrthum die schwersten Folgen haben würde. Bedenkliche Blutungen können ferner aus einem Ast der Art. pharyngea auftreten, wenn bei der Resektion der Tonsillen der Gaumen oberhalb derselben verletzt wird, und aus einem Ast der Arteria maxillaris ext., wenn die Incision eines peritonsillären oder latero-pharyngealen Abscesses sehr weit nach aussen gemacht wird; bei septischen Abscessen kommen spontane Perforationen grosser Gefässe vor. So beobachtete ich bei einem solchen Abscess, der nach einer scheinbar leichten Streptokokken-Pharyngitis entstanden war, innerhalb sechs Tagen vier Blutungen, von denen die letzte den Tod herbeiführte. Bei der Autopsie fand sich eine grosse Oeffnung in der rechten Carotis ext.; durch die rechtzeitig ausgeführte Unterbindung hätte also das Leben des Kindes gerettet werden können.

c) Adenoide Vegetationen.

W. Meyer (Kopenhagen) hat 1870 zuerst auf das Vorkommen der adenoiden Vegetationen und ihre Bedeutung für die Aussprache, das Gehör, die geistige Entwicklung und den Gesichtsausdruck aufmerksam gemacht. Es handelt sich um zahlreiche lymphoide tumorartige Bildungen, welche zuweilen das ganze Dach des Nasenrachenraums bedecken, zuweilen in Form einer zusammenhängenden Masse (Luschka's Rachentonsille) oder zweier durch einen Recessus getrennten Geschwülste vorkommen. In Verbindung damit beobachtet man Katarrhe der Nase und des Pharynx, Blutungen, Kongestionen zum Gehirn, Husten, Laryngitis, Otitis, in manchen Fällen Gesichtserysipel, Zurückbleiben in der geistigen Entwicklung und einen stupiden Gesichtsausdruck wie bei allen Personen, welche mit offenem Munde athmen. Normaler Weise sind in der Nase und dem Nasen-Rachenraum zahlreiche Mikroorganismen vorhanden, und dementsprechend sind auch auf den Vegetationen Staphylokokken, Pneumokokken und Leptothrixfäden gefunden. Dieulafoy fand vielfach Tuberkelbacillen und war daher geneigt, die Vegetationen für tuberkulös zu halten, dagegen konnte GONCE bei 213 Fällen, von denen 30 anderweitige tuberkulöse Erkrankungen aufwiesen, kein einziges Mal Tuberkelbacillen nachweisen. DIEULAFOY ist also dadurch, dass er voreingenommen an seine Untersuchungen heranging und dieselben nicht sorgfältig genug durchführte, in den recht bedenklichen Fehler verfallen, aus dem Nachweis wirklich oder angeblich charakteristischer Bacillen viel zu weitgehende Schlüsse zu ziehen. Abnormitäten wie Verengerung der Nasenhöhle, geringe Wölbung des Gaumens, falsche Stellung der Zähne in dem niedrigen und verkürzten Unterkiefer sind nicht auf adenoide Vegetationen zu beziehen, sondern als Folgen von Rhachitis oder anderen (kongenitalen) Erkrankungen anzusehen. Durch Irrigationen der Nase mit Salzwasser, Borsäurelösung etc. kann die Verstopfung und der Katarrh des Nasenrachenraums gehoben werden, so dass die Hyperämie schwindet und eine Operation in vereinzelten Fällen überflüssig wird, meistens ist dieselbe aber dringend anzurathen. Da die Vegetationen gewöhnlich eine grosse Fläche einnehmen, so sind Instrumente wie das GOTTSTEIN'sche Ringmesser, mit welchem das adenoide Gewebe in weiter Ausdehnung entfernt werden kann, am zweckmässigsten. Dasselbe eignet sich besonders für kleine Exkrescenzen, für grössere empfiehlt sich das von DELSTAUCHE verbesserte Instrument mit zwei nach unten gebogenen scharfen Haken. Bei der Operation hat man darauf zu achten, dass das Messer nicht seitlich abweicht, weil in diesem Falle der knorplige Rand der Tuba verletzt werden könnte. Während oder sofort nach der Operation wird der Kopf tief gelagert, damit kein Blut in die Luftwege fliesst; die Blutung steht spontan, nach kurz dauernder Digitalkompression oder Anwendung eines mit Eiswasser getränkten Schwammes. Sollte eine stärkere Hämorrhagie auftreten, so werden die blutenden Stellen mit einem Schwamm, welcher in eine 20—40 $^0/_0$ wässrige Antipyrinlösung getaucht ist, komprimirt.

d) Fistula colli congenita.

Die Fistula colli congenita ist ein Rest der nicht vollkommen geschlossenen zweiten Kiemenspalte. Sie beginnt in der Nähe des M. sterno-cleido-mastoideus und endet im Pharynx; kommunicirt sie mit dem Pharynx, so spricht man von einer vollständigen, im anderen Falle von einer unvollständigen Fistel. Durch Einspritzungen von Jod soll ein Schluss der Fistel erreicht sein, im allgemeinen ist aber die Totalexstirpation vorzuziehen.

4. Erkrankungen des Oesophagus.

Erkrankungen des Mundes und des Rachens wie Katarrhe, Soor, Diphtherie können auf den Oesophagus fortschreiten. Behandlung der Verätzungen: Karbolsäure — Oel und Lösungen von Natr. sulphuric.; Säuren — Calc. carbonic., Natr. bicarbonic., Seife; Alkalien — Fruchtsaft, Essig; heisses Wasser — Eis oder Eiswasser und kalte Umschläge. Symptomatisch sind ausserdem Opiate zu geben.

Strikturen sind kongenital (DEMME) oder entwickeln sich nach Monaten oder zuweilen nach Jahren in Folge mechanischer Verletzungen oder Verätzungen; oberhalb der Striktur kann sich ein Divertikel bilden, welches zu den bekannten Symptomen Anlass giebt. Die Dilatation darf nur sehr vorsichtig und allmählich und nicht mit metallenen Instrumenten ausgeführt werden, da es sonst zu einer Perforation kommen kann. Die Gastrostomie wird vorgenommen, um dem Kranken Nahrung zuzuführen und um die Strikturen von unten her erweitern zu können. HJORT will bei einem vierzehnjährigen Knaben durch Elektrolyse (der negative Pol einer Batterie von 15 Elementen wurde in den Oesophagus eingeführt) in zwei Sitzungen die Striktur völlig beseitigt haben.

Fremdkörper sollen womöglich extrahirt werden, der Operationsmodus ist derselbe wie bei Erwachsenen. Gelingt die Entfernung nicht, so werden sie in den Magen gestossen, kommt man auch auf diese Weise nicht zum Ziel, so muss zur Oesophagotomie geschritten werden. FISCHER hat 120 derartige Fälle zusammengestellt, von diesen waren 4 unter zwei Jahren, 11 zwischen zwei und zehn Jahren, 4 zwischen zehn und fünfzehn Jahren; die Gesammtmortalität betrug 33 $^0/_0$ und war in den meisten Fällen weniger auf die Operation selbst als auf die durch Zuwarten entstandene Sepsis zu beziehen. GERSTER rettete ein zweijähriges Kind, obgleich durch den Fremdkörper schon eine tiefgehende Ulceration herbeigeführt war; ALEXANDROFF hat ebenfalls einen Knaben von $2^3/_4$ Jahren mit Erfolg operirt.[1]

Periösophageale Abscesse können durch Fortschreiten retro- oder latero-pharyngealer Abscesse nach unten, durch Erkrankungen der Wirbel (der Oesophagus liegt der Halswirbelsäule an), der Drüsen, der Pleura, des Perikard und durch Fremdkörper entstehen. Man findet dabei Anschwellung der Drüsen, Verlagerung des Larynx und einen weichen Tumor im Rachen, welcher womöglich frühzeitig indicirt werden muss.

---

[1] F. KAREWSKI: Die chirurgischen Krankheiten des Kindes. 1894, p. 367.

5. Krankheiten des Magens.

a) Allgemeine Nosologie. Dyspepsie.

Die Indikationen für die diätetische und medikamentöse Behandlung der Magenerkrankungen sind im einzelnen Falle keineswegs einfach und leicht zu stellen, da es wegen der so häufig vorkommenden Kombination verschiedenartiger Zustände schwierig ist, sich eine genaue Vorstellung über die anatomischen Veränderungen zu bilden. Aus diesem Grunde ist es auch wohl kaum je möglich, eine scharfe Grenze zwischen einfacher Dyspepsie und einem Magenkatarrh zu ziehen. Da das Epithel der Schleimhaut sich nicht auf die Oberfläche beschränkt sondern sich auch in die Schleim- und Magensaftdrüsen hinein erstreckt, so wird ein entzündlicher Zustand der Schleimhaut leicht zu einer „parenchymatösen Erkrankung". Die Möglichkeit, dass gelegentlich eine unkomplicirte Entzündung oder ein unkomplicirter Katarrh besteht, kann freilich nicht geleugnet werden, jedenfalls bleibt es aber nicht lange dabei, und wenn der Magenkatarrh, die Dyspepsie und die Störung der Darmfunktion — das Epithel der Darmschleimhaut hat die gleichen anatomischen Eigenthümlichkeiten wie dasjenige des Magens — nicht sofort gehoben werden, so verwandelt sich die funktionelle oder nur an der Oberfläche lokalisirte Erkrankung in eine organische und tiefer greifende um. Es handelt sich dann entweder um Gewebsveränderungen oder um abnorme Sekretion; in vielen Fällen beobachtet man entzündliche Verdickungen, Erosionen, Ulcerationen oder (MONCORVO) eine Dilatation des Magens. Die abnorme Sekretion macht sich in erster Linie in einer Verminderung der Salzsäuremenge bemerkbar, dann und wann kommt es allerdings — aber nur bei älteren Kindern — zu einer Vermehrung derselben, im allgemeinen fehlt sie aber vollständig oder wird nur spärlich abgesondert. Dagegen wird Milchsäure in viel grösserer Menge gebildet als für das erste Stadium der Verdauung nöthig wäre, ebenso Essigsäure, Buttersäure und die übrigen Fettsäuren. Hand in Hand mit diesen verschiedenartigen Veränderungen gehen die Indikationen für die Therapie, bei der ausserdem noch zahlreiche ätiologische Faktoren in Rechnung zu ziehen sind. Der direkt lähmende Einfluss der Hitze, der sofort eintretende Effekt reizender und schwer verdaulicher Speisen, die Giftwirkung der damit eingeführten und sich rasch vermehrenden Bakterien machen die zweckentsprechende und nutzbringende Behandlung vieler in der Praxis vorkommender Fälle zu einer ebenso schwierigen wie verantwortungsvollen Aufgabe. Die vielfach übliche schablonenmässige Behandlung verschiedenartiger Fälle kann nicht genug getadelt werden.

Die häufigste Ursache der Erkrankungen der Verdauungsorgane ist eine verkehrte Ernährung. Nicht einmal die Muttermilch wird von allen Kindern vertragen; Kuhmilch kann nicht als ein vollständig genügendes Ersatzmittel angesehen werden und noch viel weniger verlässlich sind fabriksmässig oder im Hause hergestellte Kompositionen von ungleichmässiger Zusammensetzung und zweifelhafter Qualität. Aeltere Kinder besitzen wie Erwachsene eine grössere Widerstandsfähigkeit gegen schädliche Einflüsse, Säuglinge aber und kleine Kinder schweben immer in Gefahr, durch geringe Veränderungen oder Verschlechterung der Nahrung ihr physiologisches Gleichgewicht zu verlieren. Da die als Nahrungsmittel unentbehrliche Milch sich leicht zersetzt, sauer und unverdaulich wird, so ist hier prophylaktisch die grösste Vorsicht am Platz. Ebenso müssen die zwischen der Kuh- und Muttermilch bestehenden Differenzen beachtet und nach Möglichkeit ausgeglichen werden. Die erstere enthält mehr Kasein und Fett, aber weniger Zucker und Kochsalz, ausserdem bestehen chemische und physiologische Unterschiede zwischen dem Kasein der Kuh- und Muttermilch. Dies ist immer so gewesen und wird auch so bleiben, trotzdem ein neulich erschienener Journalartikel eine derartige Behauptung lächerlich zu machen suchte. Das Kasein der Kuhmilch ist weniger verdaulich, und die dem Säugling zu gebende Menge soll deshalb nie mehr als 1 $^0/_0$ der Nahrung ausmachen. In jeder normalen Entleerung eines Brustkindes findet sich viel Fett (11—12 $^0/_0$), und man muss sich aus diesem Grunde beim Uebergang zur künstlichen Ernährung hüten, dass hierbei nicht mehr Fett verabreicht wird als mit der Muttermilch. Wie sehr ein übermässiger Fettgehalt das Auftreten von Diarrhöen begünstigt, ergiebt sich aus den in den Zeitschriften verhältnissmässig häufig mitgetheilten Fällen von „Fettdiarrhöen".

Wasser, Salz und Zucker muss den Säuglingen in ausreichender Menge gegeben werden. Wasser fehlt oft in ihrer und in der Nahrung älterer Kinder, und dadurch kommt es zur Entwicklung von Dyspepsie und anatomischen Veränderungen der Verdauungsorgane. Dass es ausser für den allgemeinen Stoffwechsel auch für die Verdauung von Wichtigkeit ist, beweisen die künstlichen Verdauungsversuche, bei denen Eiweiss unverändert bleibt, bis grosse Mengen von angesäuertem Wasser zugesetzt sind. Zur Lösung und Resorption der Peptone im Magen ist Wasser nöthig, ein Schluck Wasser beseitigt das nach einer reichlichen Mahlzeit auftretende Gefühl von Schwere und Unbehaglichkeit. Säuglinge und grössere Kinder — besonders aber die Ersteren — erhalten zu wenig Wasser; im Sommer und Winter wird ihnen, wenn sie durstig sind, Milch, also ein Nahrungsmittel, gegeben; manche Dyspepsie und ihre Folgen könnten vermieden werden, wenn die Nahrung mit genügend Wasser gemischt wird; selbst die Verabreichung zu grosser Mengen ist nicht von unangenehmen oder bedenklichen Wirkungen begleitet, da sie rasch resorbirt werden.

Zu der für Säuglinge und grössere Kinder bestimmten Nahrung muss meistens etwas Kochsalz zugesetzt werden. Die Pflanzennahrung enthält z. B. mehr Kalium- und weniger Natriumsalze als alle Milcharten, und die Milch der Pflanzenfresser mehr Kalium als die der Fleischfresser; so ist das Verhältniss des Natrium zum Kalium in der Katzenmilch wie 1 : 0,76, in der Frauenmilch wie 1 : 1,13—4,4, in der Schaf- und Kuhmilch wie 1 : 5,6. Der Salzgehalt der Frauenmilch hängt zum grössten Theil von demjenigen der Nahrung ab, und aus diesem Grunde wird in vielen Fällen Milch, welche die Kinder nicht vertragen, ihnen besser bekommen, sobald die Mütter oder Ammen ihren Speisen mehr Salz zugesetzt haben. Besonders wichtig ist dies bei der Dyspepsie und dem Magenkatarrh der Säuglinge, wenn sich im Erbrochenen und den Darmentleerungen grosse harte Gerinnsel finden. Der Zusatz von Chlornatrium zur Milch verhindert oder verzögert die Bildung derselben durch Lab, eine physiologische Thatsache, welche den Nutzen des Salzes in jeder Kindernahrung erklärt. In der Pflanzennahrung, speciell in den Mehlarten, ist das Missverhältniss zwischen Kalium und Natrium noch auffallender als in den verschiedenen Milchsorten.

Das Sauerwerden der Milch wird durch Abkochen verhindert, da hierbei ein grosser Theil (3 %) der in der frisch gemolkenen Milch enthaltenen Gase (Kohlensäure, Stickstoff und Sauerstoff) ausgetrieben wird und ausserdem alle Bakterien abgetödtet werden. Ich habe daher empfohlen, die für die Säuglinge bestimmte Milch sofort nach dem Empfang zu kochen, sie heiss in Flaschen von 100—200 Gramm bis zum Korken zu füllen und diese fest verschlossen umgekehrt an einem kühlen Ort aufzubewahren. Diese Milch muss vor jeder Mahlzeit, womöglich im Wasserbade, ungefähr bis zum Siedepunkte erhitzt werden, und auch die nicht augenblicklich zum Gebrauche bestimmten Flaschen können dabei ebenso behandelt werden, da durch das Kochen jedesmal eine beginnende Milchsäurebildung oder eine andere Zersetzung der Milch unterbrochen wird. Die Sterilisirung im SOXHLET'schen Apparat ist ein noch besseres Schutzmittel dagegen, und die auf diese Weise sterilisirte Milch hält sich einen oder mehrere Tage. Im allgemeinen genügt aber unter gewöhnlichen Verhältnissen und für das grosse Publikum, welches diesen patentirten Apparat nicht benutzen oder kaufen kann, meine Methode.

Eine gewisse Menge Stärke wird schon von den kleinsten Kindern verdaut, da zu dieser Zeit bereits Speichelabsonderung stattfindet; die Wirkung desselben dauert im Magen so lange an, wie der Salzsäuregehalt des Magensaftes nicht 0,06 % übersteigt, und da während der ersten halben Stunde des Verdaunngsprocesses diese überhaupt nicht, sondern nur organische (besonders Milch-)Säure vorhanden ist, so wird die Stärke, obgleich sie die Mundhöhle sehr rasch passirt, im Magen dennoch in Dextrin verwandelt. Bei vielen Krankheiten dauert der Verdauungsprocess längere Zeit, so bei fieberhaften Zuständen, bei Magenkatarrh und Magenerweiterung, und grade hier werden die mehlhaltigen Nahrungsmittel am besten vertragen, da die diastatische Wirkung des Speichels nicht unterbrochen wird, während Eiweissstoffe wegen des Mangels von Salzsäure und Pepsin nicht verdaut werden können. Unter allen normalen und pathologischen Verhältnissen ist das Vorhandensein gewisser Mengen Amylaceen ausserdem von Bedeutung, da die Stärke selbst einen gewissen Nährwerth besitzt und durch einen solchen Zusatz die Kuhmilch verdünnt, das Procentverhältniss des Kaseins in der Mischung herabgesetzt wird, dieses selbst dann nicht in grossen Klumpen gerinnt und daher leichter verdaulich ist. Die Gründe, welche mich in den meisten Fällen zur Verordnung von Gersten- oder Hafermehl, in anderen von Gummi arabicum oder Gelatine veranlassen, sind weiter oben auseinandergesetzt.[1])

F. A. Hoffmann spricht sich in seinen „Vorlesungen über allgemeine Therapie" (Leipzig, 2. Aufl. 1888, p. 223) gelegentlich der von ihm wiedergegebenen Vorschriften über Säuglingsernährung, die das New Yorker Gesundheitsamt jedes Jahr veröffentlicht, folgendermassen aus: „Wenn nicht Muttermilch zu Gebote steht, so ist man immer der grossen Gefahr ausgesetzt, wieder irgend eine neue Schädlichkeit in den schon empfindlichen Darm einzuführen. Für ganz kleine Kinder stellt selbst die beste Kuhmilch eine solche dar, weil ihre Mischungsverhältaisse ganz andere sind, und weil das in ihr enthaltene Kasein für den kindlichen Darm schwerer verdaulich ist als das der Frauenmilch. Es haben sich Aerzte und Industrielle vielfach bemüht, Ersatzmittel für die Frauenmilch zusammenzusetzen, aber nur dasjenige kann von der Wissenschaft beachtet und empfohlen werden, dessen Zusammensetzung bekannt ist. Die Praxis wünscht ausserdem, dass ein solches Nahrungsmittel von Jedermann muss gekauft und bereitet werden können und dass eine gewisse Kontrolle leicht möglich sei. Jacobi's Abhandlung in Gerhardt's Handbuch der Kinderkrankheiten dürfte allen billigen Anforderungen derer Rechnung tragen, welche sich über das, was wir wissen, zu unterrichten wünschen. Seine Empfehlung der Verdünnung der Milch mit Gersten- resp. Hafertumm kann ich aus eigener Erfahrung wieder und wieder bestätigen. Man hofft jetzt all' dieses durch die sterilisirte Milch ersetzen zu können, doch werden sich in der Praxis noch manche Schwierigkeiten und Hindernisse dabei ergeben. Das Sterilisiren der Milch kann nur den einen Zweck haben, die aus der Zersetzung der Milch erwachsende Gefahr zu beseitigen; trotzdem ist es aber nur Kuhmilch und keine Frauenmilch."

---

[1]) Es gewährt dem Verfasser grosse Befriedigung, dass ebenso wie er auch Biedert und Heubner den Zusatz von Mehlen empfehlen.

Aus dem Gesagten ergiebt sich, dass Kinder, welche nicht von gesunden Frauen genährt werden, leicht Verdauungsstörungen acquiriren; aus diesem Grunde kommt es sehr häufig zur Entstehung von Dyspepsie. Ihre Behandlung besteht in einer mehr oder weniger streng durchzuführenden Nahrungsentziehung und Regulirung der Diät. Da der Mageninhalt künstlich ernährter Kinder gewöhnlich sehr sauer ist, so haben häufige kleine Gaben von Alkalien und Wismuth eine günstige Wirkung. Bei Auftreten von Erbrechen muss festgestellt werden, ob dasselbe auf einer Verdauungsstörung oder einer anderen Ursache beruht, denn jeder Arzt weiss, dass eine beginnende Meningitis häufig für einen Magenkatarrh gehalten wird, und dass das Erbrechen ein Sympton im Anfange vieler entzündlicher fieberhafter Zustände ist. Nur wenn alle derartigen Erkrankungen sowie eine lokale Reizung der Magenschleimhaut (z. B. durch unverdauliche Nahrung oder durch Askariden) und das Vorhandensein einer Nephritis ausgeschlossen werden kann, darf das Erbrechen auf eine Magenaffektion bezogen werden. Zuweilen genügt schon die Nahrungsentziehung allein oder auch Beförderung des Erbrechens durch Trinken von warmem Wasser und warmem Senfwasser, in anderen Fällen können Alkalien event. unter Zusatz von Wismuth oder Resorcin zur Desinfektion des Mageninhalts verordnet werden. Ferner sind Magenausspülungen mit warmem Wasser, alkalischen Lösungen oder einer 1—2 $^0/_0$ Resorcinlösung oder nach Entleerung der schädlichen Massen kleine Opiumdosen ($^1/_2$—1 mg stündlich) oder die entsprechenden Mengen Morphium oder Codein zu versuchen. Protrahirtes Erbrechen bessert sich nach meinen Erfahrungen bei Verabreichung kleiner Dosen arseniger Säure ($^5/_{100}$—$^1/_{10}$ mg stündlich oder zwei- bis dreistündlich je nach dem Alter des Kranken und den aus dem speciellen Fall sich ergebenden Indikationen). Auch kleine Mengen Eiswasser oder noch besser kleine Eispillen, die in Zwischenräumen von fünf bis zehn Minuten gegeben werden, sind von Nutzen, und ebenso in einigen Fällen geeistige kohlensäurehaltige Getränke wie Apollinaris, Selters, Vichy und Champagner, wenn ihr Erfolg auch selten so günstig ist wie bei den entsprechenden Erkrankungen erwachsener Personen.

b) Akuter Magenkatarrh.

Wenn ein akuter Magenkatarrh durch schädliche Nahrungsmittel entstanden ist, so müssen diese entfernt werden, und wenn es nicht spontan oder doch nur in ungenügender Weise zum Erbrechen gekommen ist, so wird man es durch die oben angeführten Getränke, durch Kitzeln des Schlundes, Reiben der Präkordialgegend, durch Ipecacuanha — der Syrup ist sehr häufig ein unzuverlässiges Präparat — oder durch andere Brechmittel auszulösen suchen, aber nur in sehr dringenden Fällen zu subkutanen Injektionen von Apomorphin übergehen. Im Beginn der Erkrankung dürfen keine Abführmittel, sondern nur grosse Einläufe aus warmem Wasser event. unter Zusatz von Antispasmodicis wie Asa foetida oder Stimulantien wie Terpentin gegeben werden, und erst nach einem bis zwei Tagen wird man durch Calomel Entleerungen herbeizuführen suchen. Wenn das Fieber nicht sehr hoch ist, wird eine besondere Behandlung nicht nöthig, und nur in aussergewöhnlichen Fällen ist die Darreichung von Antipyrin innerlich, per rectum oder subkutan indicirt. Bei Auftreten von Konvulsionen macht man kalte Umschläge auf den Kopf oder in der Herzgegend, da hierdurch gleichzeitig die erregte Herzthätigkeit und Bluttemperatur günstig beeinflusst wird. In derartigen Fällen können auch warme Bäder von Nutzen sein, das schablonenmässige Baden, Schütteln und Rütteln von Säuglingen während der Konvulsionen stiftet aber entschieden mehr Schaden als Nutzen. Bei starkem Durst giebt man Wasser, kohlensaure Getränke oder mit Salzsäure angesäuertes Wasser (1 : 3000—5000).

Feste Nahrung darf überhaupt nicht gereicht werden, Milch nur in kleinen Mengen und verdünnt entweder mit Wasser, Kalkwasser, Gerstenschleim oder nach der Vorschrift von Rudisch (Ac. hydrochlor. dil. 1, Wasser 250, Milch 500). Erbrechen wird entsprechend den oben gemachten Ausführungen, das Ueberwiegen von Säuren mit Alkalien, Obstipation besser durch häufige kleine Gaben calcinirter Magnesia als durch Drastica behandelt. In vielen Fällen wird man auch mit Erfolg von der Tinct. Rhei aquosa (0,5—2,0 öfter wiederholt) Gebrauch machen.

c) Gastritis.

Die schweren Formen der Gastritis — durch Verätzungen, die diphtherische und eitrige Form — erfordern die Anwendung kalter Umschläge in der Magengegend und Opium, das hier von allen Medikamenten die besten Dienste leistet, im Anfang in Form subkutaner Morphiuminjektionen. Bei Verätzungen sind vor allen Dingen die Gifte zu neutralisiren, Argent. nitric. durch Salzwasser, Laugen durch verdünnte Säuren (Essig), Säuren durch Alkalien (Kreide, Magnesia, Soda, Seife), Karbolsäure durch Natr. sulph. oder Oel, Sublimat durch Eiweiss, Wasser und Milch etc. Dabei ist für kürzere oder längere Zeit vollständige Nahrungsentziehung durchzuführen, deren Dauer von dem Zustand des Patienten und der Beurtheilung des Arztes im einzelnen Fall abhängt. Erwachsene halten eine solche Tage lang aus, Säuglinge und Kinder zwölf bis dreissig Stunden; soll sie länger ausgedehnt werden, so müssen Nährklystiere an Stelle der gewöhnlichen Ernährung treten. Rectum und Dickdarm verdauen kein Eiweiss und emulgiren kein Fett, wohl aber wird hier Rohrzucker in Traubenzucker übergeführt, und es kommen alle Arten Peptone, Eier, emulgirtes Fett und Stärke zur Resorption. In allen Fällen von rascher Wasserausscheidung durch Erbrechen oder bei hochgradiger Erschöpfung durch einen Magen-Darmkatarrh, der leicht zu Thrombosen der kleinen Gehirnvenen führen kann („Hydrencephaloid"), bewirken stündlich oder zweistündlich vorzunehmende Eingiessungen von Wasser oder einer schwachen Kochsalzlösung (30 ccm oder mehr) Füllung der Blutgefässe und Wiederherstellung der Cirkulation.

d) Chronischer Magenkatarrh.

Der chronische Magenkatarrh entsteht häufig aus der akuten Erkrankung, oder es treten frische Nachschübe in seinem Verlaufe auf, die dann selbstverständlich behandelt werden müssen. Die verschiedenen Ursachen des chronischen Magenkatarrhs geben eine Reihe Indikationen für die Therapie. Bei Erwachsenen und Kindern wird er oft durch venöse Kongestion, die auf Lungen- und Herzkrankheiten beruhen, herbeigeführt; unter diesen Umständen wird der fortgesetzte Gebrauch kleiner Mengen Digitalis in vielen Fällen den Kranken Erleichterung bringen. Eine sitzende Lebensweise ist zu vermeiden, Schul- und Privatstunden müssen in vernünftigen Grenzen gehalten und den Mahlzeiten entsprechend gelegt werden, nicht aber soll das Umgekehrte stattfinden. Auch die Masturbation bildet, wie ich beobachtet habe, bei Kindern wie bei jungen Leuten eine häufige Ursache der Verdauungsstörungen. Auf's Sorgfältigste ist die Quantität und Qualität der Speisen zu überwachen, denn die meisten Kinder essen zu viel und häufig zu unregelmässig. Feste Nahrung, Süssigkeiten und Fett sollen in solchen Fällen überhaupt nicht gegeben werden; alles, was gegessen wird, soll langsam verzehrt und gut gekaut werden. Geröstetes Brod oder altbackenes Weizenbrod, Milch mit Getreideabkochungen verdünnt oder mit Zusatz von Salzsäure oder auch als peptonisirte Milch — warm oder heiss genossen — werden in solchen Fällen am besten vertragen. Bei träger Verdauung mit Druckgefühl im Epigastrium ist ein Zusatz von Kochsalz oder Natr. bicarbonic. zur Nahrung oder ein brausendes alkalisches Getränk, bei Gährungsvorgängen Resorcin oder Kreosot in Mengen von 0,015—0,03 zu verordnen, oder es ist ein Versuch mit schwachen Salicyllösungen $(1—2\,^0/_{00})$ zu machen; ferner leistet Rhabarber mit Magnesium oder mit Natr. bicarbonic. und Tinctura Rhei aquos. ausgezeichnete Dienste. Bei sehr beträchtlicher Schleimabsonderung ist Verabreichung verdünnter Salzsäure mit Pepsin, bei stark belegter Zunge und häufigem Aufstossen Ammonium chlorat. mit Tinct. Rhei aquos., bei Neigung zu Erbrechen und Schmerzen Wismuth, wenn es sich um ältere Kinder handelt Karlsbader Brunnen und ein kräftig wirkendes Bitterwasser indicirt. Mit diesen Verordnungen muss man lange fortfahren, Wismuth kann sehr lange genommen werden, Zinc. sulphur. (0,002—0,004 häufig wiederholt) eignet sich ebenfalls für einen fortgesetzten Gebrauch, Argent. nitr. aber darf in Mengen von 0,002—0,004 mehrmals täglich höchstens eine Woche gegeben und muss dann ausgesetzt werden. Ausserdem leisten zuweilen Magenausspülungen gute Dienste.

e) Magenerweiterung.

Die Therapie der Magenerweiterung richtet sich in der Hauptsache nach der Aetiologie, und der Erfolg im einzelnen Falle hängt von den Ursachen ab. Die Erkrankung kann entstehen durch Ueberfütterung, speciell mit Amylaceen, in Folge von Muskelschwäche auf rhachitischer Basis, durch ungenügende Verdauung und Gasentwicklung bei grosser Gefrässigkeit der Kinder oder durch katarrhalische Entzündung, welche die Resorption verlangsamt. Weitere Ursachen sind Muskelinsufficienz bei anämischen Zuständen und in der Rekonvalescenz, kongenitaler Mangel oder partielles Fehlen der Muscularis des Magens und peritoneale Verwachsungen des Magens, die eine drei- oder viereckige Form des dilatirten Organs herbeiführen. Viele dieser Ursachen sind keiner Therapie zugänglich, so z. B. die kongenitale Hypertrophie der Ringfasern (in einem Fall FINCKELSTEIN's der Längsfasern) des Pylorus, welche auch zu einer Dilatation des Oesophagus führen kann. In den mitgetheilten Fällen trat der Tod zwischen der dritten Woche und dem sechsten Monat ein. Die Behandlung wird sich in der Hauptsache gegen den chronischen Katarrh zu wenden haben und auch unter den günstigsten Verhältnissen keine völlige Verkleinerung des Organs erzielen. (Bei excessiver Dilatation erstreckt sich die grosse Curvatur bis über Nabelhöhe und die Seitengrenzen reichen über die Linea alba und die mittlere Achsellinie hinaus.) Unter den Medikamenten sind in erster Linie die antifermentativ wirkenden Mittel, wie Wismuth, Argentum nitricum, Calomel und Resorcin am Platz; die Nahrung darf nur in kleinen Mengen, muss aber in kurzen Zwischenräumen zugeführt werden, und alles, was leicht zu Gährungsvorgängen führt, wie Fett und grosse Mengen Amylaceen, ist zu vermeiden; kleinere Quantitäten werden dagegen verdaut, event. ist Takadiastase zuzusetzen. Flüssigkeiten dürfen nicht in grösseren Mengen verabreicht werden, sondern man beschränkt sich auf Milch in kleinen Gaben. Das Auftreten von Diarrhöen kann den Gebrauch von Tannin und Adstringentien nöthig machen, doch ist hierbei der Zustand des Magens zu berücksichtigen, wie überhaupt die Behandlung der meisten im Anschluss an die Magenektasie entstehenden Diarrhöen mit derjenigen der primären Erkrankung zusammenfällt. Rohes Fleisch gehört zu den am leichtesten assimilirbaren Nahrungsmitteln, desgleichen Fleischpepton; rohe Milch wird nicht so rasch wie gekochte verdaut; in vielen Fällen ist die peptonisirte oder auch die nach RUDISCH zubereitete Milch vorzuziehen. Von weiteren Massnahmen kommen in Betracht das Tragen einer Leibbinde und die Anwendung der Elektricität; nach EWALD befördern Elektricität und Massage den Eintritt des Chymus in den Darm, es scheint mir aber zweifelhaft zu sein, ob die Verdauung dadurch begünstigt wird, und ob es sich nicht um ein vorzeitiges Oeffnen des Pylores handelt, ehe die Magenverdauung beendigt ist. Die Präparate der Nux vomica — die Tinktur — oder Strychnin dreimal täglich Dosen von $^1/_2$—1 mg dürften zur Steigerung des Tonus der Magenmuskulatur beitragen. Wenn die Magendilatation durch peritoneale Adhäsionen hervorgerufen ist, so wird ein operatives Verfahren in Erwägung zu ziehen sein.

f) Nervöse Dyspepsie.

Bei der nervösen Dyspepsie ist der Erfolg der Therapie, die nur sehr einfach sein kann, nicht ermuthigend. Man führt Speisen, welche leicht verdaulich sind, in reichlicher Menge zu, vermeidet alle Abführmittel und giebt statt ihrer Einläufe. Ausserdem kommen in Frage tonisirende Bittermittel, Land- und Seeluft, kalte Bäder oder Abwaschungen und die Anwendung der Elektricität, wobei die eine der beiden grossen Elektroden auf den Magen, die andere auf die Wirbelsäule gesetzt wird. In derartigen Fällen, die bei älteren Kindern durchaus nicht selten sind, besonders wenn es sich um frühzeitig auftretende hartnäckige Chorea und um Symptome der Anämie und „Neurasthenie" handelt, ist ganz besonders der lange fortzusetzende Gebrauch milder Eisenpräparate zu empfehlen. Durch Gymnastik, Arsen und Hydrotherapie wird der allgemeine Gesundheitszustand und die Willenskraft gekräftigt und dadurch auch in manchem hartnäckigen Fall Besserung erzielt.

g) Magengeschwür.

Magengeschwüre mit oder ohne Blutungen sind bei Kindern zwischen dem siebenten und dreizehnten Lebensjahre durchaus nichts Ungewöhnliches, und letal endende Hämorrhagien sind selbst bei Säuglingen beobachtet. Das Auftreten von Blutungen erfordert absolute Bettruhe, Auflegen einer Eisblase auf das Epigastrium, Morphiumeinspritzungen, Eispillen, Kompression der Venen der unteren Extremität durch Umschnürung des Gliedes (nicht länger als eine halbe Stunde) und Plumbum acetic., falls die Patienten es vertragen. Mag es sich ätiologisch um einen embolischen Process, um einen lange Zeit bestehenden chronischen Katarrh oder um lokale Verletzungen (durch Aetzmittel, Fremd-

körper, Steine, eine Sicherheitsnadel, wie bei einem achtmonatlichen Kinde) handeln, auf alle Fälle wird die Cirkulation hier
unterbrochen und die normale Alkalescenz der Gewebe vernichtet.
Diese sind also andauernd der schädlichen Einwirkung der Magen-
säure in ähnlicher Weise wie post mortem ausgesetzt, wo es durch
den Kontakt der Säuren mit der nicht secernirenden Magenober-
fläche zur Erweichung und Perforation der Magenwand (Gastro-
malacie) kommt.

Daraus ergiebt sich die Nothwendigkeit, den Magen und
das Duodenum jedenfalls zwischen den Mahlzeiten so alkalisch
wie möglich zu halten. Nach der Nahrungsaufnahme kommt
es zur Sekretion von Magensaft, der zuerst durch Milchsäure,
später durch Salzsäure sauer reagirt. Eine gewisse Menge dieser
Säure ist für die normale Verdauung nothwendig, alle Säuren
aber, die für den physiologischen Process nicht erforderlich sind,
besonders Essigsäure, Buttersäure, Caprylsäure oder ein Ueberschuss an Milchsäure, müssen beseitigt werden. Dafür genügt es
nicht, dann und wann Alkalien nehmen zu lassen, sondern die
Darreichung muss regelmässig während eines längeren Zeitraumes
geschehen. Ich gebe die einzelnen Dosen gewöhnlich in Zwischenräumen von zwei Stunden und ausserdem bei Kindern wie bei
Erwachsenen eine Dosis vor jeder Mahlzeit, um jede abnorme
Säure zu neutralisiren.

Welche „Antacidia" verdienen den Vorzug, die Kalium-,
Natrium-, Calcium- oder die Magnesiumsalze? Von den letzteren
ziehe ich die calcinirte der kohlensauren Magnesia vor, da ich
keine Entwicklung von freier Kohlensäure im Magen wünsche,
und gebrauche sie häufig, aber bei Kindern selten in grösseren
Tagesdosen als 0,75. Ein kleiner Theil davon, etwa 0,06, wird
zweistündlich vor den Mahlzeiten in nicht zu kaltem oder besser
noch in heissem Wasser genommen; grössere Quantitäten sind
im allgemeinen wegen der abführenden Wirkung nicht angezeigt
und eignen sich nur für Patienten, welche an Obstipation leiden.
Genügen diese Mengen nicht, um die Säuren zu neutralisiren,
oder soll die abführende Wirkung vermieden werden, so kann
man kohlensauren oder phosphorsauren Kalk zusetzen. Natrium
bicarbonicum wirkt nicht so prompt wie Calcium und Magnesium
und scheint auch die Sekretion des Magensaftes anzuregen; ich
verschreibe deshalb in den meisten Fällen Magnesium oder
Calcium mit oder ohne Wismuth und sonstigen Zusätzen, die mir
aus anderen Gründen indicirt erscheinen; die gleichzeitige Verabreichung kleiner Opiumgaben ist nur angezeigt, wenn es sich
darum handelt, eine übermässige motorische Funktion des Magens
herabzusetzen.

Diese medikamentöse Behandlung muss Wochen und Monate
lang fortgesetzt werden, sonst ist eine Heilung der Magen- und
Duodenalgeschwüre ausgeschlossen.

Der Erfolg des Karlsbader Brunnens und der salinischen Mittel überhaupt beruht einerseits auf ihrer neutralisirenden, andererseits auf ihrer abführenden Wirkung.

Die Verabreichung von Kalkwasser zur Neutralisirung der Säure kann nicht wirksam sein, da nur sehr geringe Mengen Calciumhydrat in der Flüssigkeit enthalten sind. Dagegen macht ein genügender Zusatz zur Kuhmilch (1 : 3—6) dieselbe entschieden leichter verdaulich.

Jede Thätigkeit des erkrankten Organs involvirt neue Gefahren für den Patienten; Magen und Duodenum müssen daher nach Möglichkeit ausser Funktion gesetzt werden, jedenfalls wird man bestrebt sein, die von ihnen zu leistende Arbeit auf das geringste Mass zu beschränken. Aus diesem Grunde dürfen die Kranken keine schwer verdauliche und feste Nahrung erhalten; in den meisten Fällen, besonders von älteren Kindern, wird gekochte Milch, altes Weissbrod, Graupen- und Haferschleim und zuweilen auch rohes Fleisch vertragen. Einige Kranke nehmen nichts als gekochte Milch, Buttermilch oder Kuhmilch, andere, speciell Erwachsene und Rekonvalescenten, klagen darüber, dass sie die Milch nicht verdauen können. In diesem Falle trinken sie zu schnell, und es bildet sich in Folge dessen ein grosser Käsekuchen im Magen, der nicht gelöst und verdaut werden kann. Derartige Patienten müssen ihre Milch morgens kochen, sie mehrere Male am Tage bis zum Siedepunkt erhitzen und eine kleine Menge Kochsalz sowie bei starker Säureproduktion des Magens etwas Natrium bicarbonicum, Calcium oder Magnesium zusetzen. Sie dürfen die Milch auch nicht rasch austrinken, sondern sollen sie in eine Schüssel giessen und langsam auslöffeln; so wird die Milch gut verdaut, besonders wenn sie nicht ganz kalt ist, wie überhaupt in vielen Fällen das Essen warm oder heiss besser vertragen wird.

Zur Erleichterung der Verdauung kann die Milch nach Fairchild's Verfahren peptonisirt, nach den Vorschriften von Rudisch (p. 279) zubereitet oder mit den oben erwähnten Mehlabkochungen versetzt werden.

Bei Alkalescenz der Schleimhaut und einer richtigen Diät können die Geschwüre heilen, ein Vorgang, der durch die Verabreichung von Argentum nitricum begünstigt wird. Ein Kind kann 0,002 — 0,003 vier bis fünfmal täglich in einem Esslöffel destillirten Wassers bei leerem Magen nehmen, oder man verschreibt kleine Mengen in Pillen mit oder ohne Opium etwa 0,001—0,004 p. dosi. Zuweilen lasse ich neben den Alkalien nur abends eine Gabe verabreichen; jedenfalls darf der Gebrauch des Höllensteins wegen der möglicher Weise danach auftretenden Argyrie nicht zu lange fortgesetzt werden.

Jodtinktur ist in Mengen von einem bis drei Tropfen für Erwachsene und einem halben bis einem Tropfen für Kinder stark mit Wasser verdünnt oft empfohlen worden; wahrscheinlich wirkt sie hier wie beim chronischen Magenkatarrh antifermentativ.

Bei starken Schmerzen in Folge beträchtlicher Sekretion besonders von Säuren ist der Gebrauch der Opiate, vor allen der leicht löslichen Präparate indicirt, dagegen wird Chloral schlecht vertragen.

Sehr schwere Fälle, vorzüglich wenn es sich um anämische Mädchen (und Frauen) handelt, gehören in's Bett.

Die Heilung wird selbstverständlich leichter von statten gehen, wenn der Magen Ruhe hat, als wenn er funktioniren muss, und aus diesem Grunde wird man zuweilen gezwungen sein, von der Ernährung per os ganz abzusehen und zu Nährklystieren überzugehen. Bei derartigen Hungerkuren ist die Resorptionskraft des Rectum gesteigert, und es findet daher hier eine schnelle Ausnutzung der eingeführten Nährmittel statt.

Da bei Kindern und Erwachsenen Magengeschwüre häufig mit hochgradiger Anämie einhergehen, so wird, wie es auch sonst wohl vorkommt, Ursache und Wirkung oft verwechselt, und es wird dann Eisen, das als Panacee für jede Anämie gilt, in den Magen, der es nicht verdauen kann, eingeführt. Die Folge derartiger Versuche ist, dass eine Vermehrung der Schmerzen und eine Verschlimmerung der Geschwüre stattfindet, so dass die Gefahr für die Kranken grösser wird.

6. Darmerkrankungen.

a) Obstipation.

Die katarrhalischen und entzündlichen Affektionen der Darmschleimhaut haben pathologisch-anatomisch so viele Berührungspunkte, dass ich aus praktischen Gründen und um Wiederholungen zu vermeiden eine Einteilung nach den hervorstechendsten Symptomen vorziehe. Der akute, subakute und chronische Katarrh (Enteritis), die Cholera nostras, die Enteritis follicularis und sogar die Enteritis membranacea sind ja auch nur verschiedene Formen desselben Processes. Die Unterschiede bestehen darin, dass die Erkrankung mehr oder weniger akut auftritt, einen grösseren oder kleineren Bezirk befällt, sich in den Epithelien, den Follikeln oder den Lymphdrüsen lokalisirt und mit oder ohne Störung der Innervation einhergeht.

Die hauptsächlichsten Symptome der Darmerkrankungen sind Obstipation (weniger häufig) und Diarrhoe.

Die Therapie der Obstipation richtet sich nach ihren Ursachen und ihrer Hartnäckigkeit, in keinem Falle darf aber eine derartige Diagnose ohne eine genaue Untersuchung, wobei häufig eine manuelle Exploration unumgänglich nothwendig ist, gestellt werden. Das Abdomen kann schmerzlos sein, gewöhnlich besteht starke Tympanie, die Fäces gehen als grosse Scybala oder kleine auseinander gerissene Stückchen ab. Leber und Milz können dislocirt sein, von den ersteren fühlt man zuweilen den Rand und die hintere Fläche; die Bauchvenen sind erweitert, der Appetit ist verringert, häufig kommt es zu Erbrechen und dann und wann auch zu Diarrhöen in Folge des Reizes, den die im Colon befindlichen verhärteten Fäkalmassen ausüben.

Zuweilen kann fälschlich eine Obstipation bei Kindern angenommen werden, die nur jeden zweiten oder dritten Tag eine Entleerung minimaler Mengen Fäces haben. Die kleinen Patienten sind dann abgemagert und atrophisch, die spärlichen Entleerungen sind die Folge einer ungenügenden Ernährung, und die angebliche Verstopfung wird in kurzer Zeit durch die genügende Zufuhr einer passenden Nahrung geheilt.

Zu den wichtigsten Ursachen der Obstipation gehört die mechanische Obstruktion durch cystische und andere Tumoren, Anus imperforatus, Hernien (freie und eingeklemmte), Intussusception, Darmverschluss oder durch einen eigenthümlichen Zustand der Flexura sigmoidea, den ich 1869 im Journal of Obstetrics beschrieben habe. Fälle von Obstipation, die auf übergrosser Länge des Colon descendens und sich daraus ergebender Vermehrung der einander dann komprimirenden Darmschlingen beruhen, bekommt jeder beschäftigte Arzt häufig zu Gesicht. Eine derartige Verstopfung pflegt bis zum sechsten oder siebenten Jahre anzudauern, muss sorgfältig beobachtet werden, bedarf aber keiner medikamentösen Behandlung, wenn die Fäces auch so hart und unbeweglich sind, dass man sie mit dem Finger oder einem Löffel aus dem Rectum entfernen muss. Keinesfalls dürfen regelmässig Abführmittel gegeben werden, sondern man beschränkt sich auf tägliche Klystiere, die Jahre lang täglich gegeben werden müssen. In dem eben erwähnten Alter bildet sich das normale Verhältniss der einzelnen Darmabschnitte zu einander aus, und damit werden derartige mechanische Mittel auch unnötig.

Häufig ist eine unrichtige Zusammensetzung der Nahrung Ursache der Verstopfung. Falls zu viel Kasein darin enthalten ist, muss die Menge desselben verringert werden, indem an Stelle der Kuhmilch Ammenmilch gegeben, für die weisse specifisch schwere Milch einer Amme die dünnere bläuliche einer anderen gewählt oder in der künstlichen Nahrung der Gehalt an Kasein auf $1\,^0/_0$ herabgesetzt wird. Ausserdem muss die Milch mit schleimigen Abkochungen verdünnt werden, besonders zu empfehlen ist Haferschleim, welcher bei Verstopfung dem Gerstenschleim oder anderen derartigen Zusätzen vorzuziehen sein wird; grössere Mengen Stärke sind zu vermeiden. Die Milch und die künstliche Nahrung verlieren oft ihre verstopfende Wirkung durch einen Zusatz von Rohrzucker, und die Obstipation von Brustkindern ist daher häufig durch Verabreichung von einem oder zwei Theelöffel Zuckerwasser oder etwas gut gesüssten Haferschleim vor jeder Mahlzeit zu heben.

Viele im Handel vorkommende Präparate enthalten beträchtliche Mengen phosphorsaurer Salze, die ebenso wie grosse Wismuthdosen im Darm nicht gelöst und resorbirt werden und daher Verstopfung veranlassen können. Die Indikation für die Behandlung ist damit gegeben, ebenso für die Fälle, wo die Obstipation durch Adstringentien und Opiate herbeigeführt ist. Das Aussetzen derartiger Medikamente ist natürlich die Vorbedingung für eine Heilung.

Die Verstopfung beruht ferner oft auf einer ungenügenden Absonderung oder abnormen Beschaffenheit des Darmschleims. Hierauf ist z. B. die Obstipation in fieberhaften Zuständen, zuweilen bei chronischem Intestinalkatarrh und Enteritis, bei zu starker Wasserausscheidung seitens der Haut und der Nieren und bei zu geringer Wasserzufuhr zu beziehen. Dass den meisten Säuglingen zu wenig Wasser gegeben wird, ist eine Thatsache, die ich nicht oft genug wiederholen kann. Kinder leiden seltener an Enteritis membranacea, bei der Wochen, Monate und selbst Jahre lang grosse Mengen Schleim ausgeschieden werden, als hysterische (Männer oder) Frauen. Der Schleim ist in diesen Fällen nicht mehr zähflüssig, sondern bildet Membranen oder Cylinder, welche aber abgesehen von geringen Fibrinmengen nur Schleim enthalten. Während diese Entleerungen sehr häufig sind, können die eigentlichen fäkalen Dejektionen auf ein Minimum reducirt sein. Die Behandlung besteht in Eingiessungen grosser Mengen Wasser mit 1—2 $^0/_0$ Natr. bicarbon., welche mindestens einmal täglich vorgenommen werden müssen; dabei giebt man gelegentlich ein mildes Abführmittel (Ricinusöl). Da es sich stets um nervöse oder nervös belastete Kinder handelt, so ist eine Heilung nur nach Hebung des Allgemeinzustandes durch hydrotherapeutische und allgemein tonisirende Massnahmen zu erreichen.

Ungenügende Peristaltik, welche zu Verstopfung führt, kann durch Erkrankungen oder Innervationsstörungen der Darm- und Bauchmuskulatur herbeigeführt werden. Frühzeitig auftretende Rhachitis bewirkt Muskelschwäche; derartige Kinder, welche nach der Geburt regelmässige Entleerungen hatten, werden im zweiten oder dritten Monat verstopft und bleiben obstipirt, obgleich sie angeblich „ein Bild der Gesundheit“ sind. Nicht selten treten rhachitische Veränderungen in den Epi- und Diaphysen und sogar in den Schädelknochen auf, während die kleinen Patienten nicht an Gewicht abnehmen, die Haut sich weich aber schlaff anfühlt und Rumpf und Extremitäten rundlich aber wachsbleich sind. Ja es giebt eine ganze Anzahl Fälle von Rhachitis, wo die Verstopfung das erste Symptom der Erkrankung ist und dann selbstverständlich nur durch eine energisch durchgeführte antirhachitische Behandlung beseitigt werden kann. Ebenso trägt die sitzende Lebens-

weise der Schulkinder zur Entstehung der Obstipation bei, welche
in diesem Falle durch Veränderung derselben und genügende körperliche Bewegung sowie durch Verordnung von Früchten gehoben
werden kann, während der fortwährende Gebrauch von Abführmitteln nur zur Verschlechterung beiträgt. Das Letztere gilt auch
für die auf chronischer Peritonitis beruhende Obstipation; eine
bequem sitzende Leibbinde giebt den Darmschlingen Halt und
erhöht den Tonus, und tägliche Einläufe, die Monate lang täglich
gegeben werden müssen, verhindern eine Ansammlung von Fäkalien und die daraus erwachsenden Folgezustände (Dilatation, Cirkulationsstörungen und Resorption septischer Stoffe). Bei Obstipation, welche auf allgemeiner Entkräftigung und Atrophie beruht,
fallen die Indikationen für die Behandlung mit denen der Grundkrankheit zusammen, bei chronischen Hirnkrankheiten (Hydrocephalus) ist die später zu erwähnende lokale und medikamentöse
Therapie einzuleiten.

Bei allen Formen der Verstopfung von Säuglingen und
grösseren Kindern sollen Medikamente so wenig wie möglich gebraucht werden. Da es sich häufig um einen Ueberschuss von
Säure im Magen- und sogar im Darminhalt handelt, so entspricht
calcinirte Magnesia zwei Indikationen und ist in häufig zu wiederholenden kleinen Mengen oder in einer einmaligen grossen Dosis —
aber nicht über 0,3—0,5 — zu geben; Mengen von 0,05—0,1 können
drei- bis sechsmal täglich gereicht werden. Als Zusatz bei sehr
protrahirter Verstopfung eignet sich besonders Rhabarber. Eingiessungen werden mit dem gewöhnlichen Irrigator gemacht, dessen
Ansatzrohr über die Sphincteren hinaus eingeführt werden muss.
Zuweilen ist es wünschenswerth, das Instrument noch weiter vorzuschieben, man befestigt dann zweckmässiger Weise an dem Ansatzrohr einen elastischen Katheter. Die oben beschriebene Beschaffenheit der Flexura sigmoidea macht aber die Einführung bis
über ihren Anfang hinaus eigentlich zu einem Ding der Unmöglichkeit. Bei derartigen Versuchen beobachtet man oft, dass das
über den Sphincter tertius hinaus eingeführte elastische Rohr sich
umbiegt und aus der Analöffnung wieder hervortritt. Um das
Einströmen der Flüssigkeit in und über die Flexur hinaus zu
erleichtern, muss die Injektion bei erhöhtem Becken des Kindes
vorsichtig und langsam gemacht werden.

Die Fortbewegung der Fäkalmassen und die Darmperistaltik
kann durch Reiben und Kneten (Massage) befördert werden. Das
Kneten wird vorsichtig mit der inneren Handfläche ausgeführt;
mit den Reibungen beginnt man am besten an der rechten Seite,
geht dann nach dem Epigastrium zu und endet links entsprechend
dem Verlaufe des Colon. Wegen des häufigen Vorkommens einer
circumscripten chronischen Peritonitis ist hierbei aber grosse Vorsicht und Erfahrung unerlässlich, da es sonst zu subakuten oder
akuten Exacerbationen kommen kann.

Auch die Elektricität ist mit Erfolg bei Verstopfung, die auf ungenügender Peristaltik beruht, benutzt worden. Nach E. Schill-bach reagiren die einzelnen Theile des Intestinaltractus in verschiedener Weise bei Anwendung des faradischen und galvanischen Stroms, und der Letztere scheint eine stärkere Wirkung zu haben. Da lokale Kontraktionen von dem negativen Pol (Kathode) und peristaltische Wellen von dem positiven Pol (Anode) ausgehen, so führt man bei chronischer Obstipation, welche durch unzureichende Muskelkontraktionen bedingt ist, die Kathode in das Rectum ein und legt die Anode entsprechend dem Colon auf das Abdomen.

Wenn ungenügende Funktion der Darmmuscularis zu andauernder Verstopfung führt, so wird zuweilen der Gebrauch von Medikamenten nicht zu umgehen sein. Eine Anzahl derartiger Fälle habe ich mit Nux vomica und Faba calabarica unter Zusatz eines Abführmittels behandelt; so nahm ein kleiner Knabe von drei Jahren mit ausgesprochener Rhachitis Wochen lang Extract. nux vomic., Extract. fab. calabaric., Extract. colocynthid. āā 0,004 dreimal täglich, aber derartige Fälle bilden doch nur Ausnahmen. Das beste und mildeste Abführmittel, um den Darm von unverdaulichen und schädlichen Massen zu befreien, ist unzweifelhaft Ricinusöl oder auch Calomel in kleinen Dosen, das zugleich abführend und antifermentativ wirkt. Falls die Kinder Ricinusöl nicht nehmen wollen oder nicht vertragen, so kann dafür das Pulv. liquirit. composit. oder das Extract. fluid. rhamn. frangul. gegeben werden.

Von den Drasticis, welche sämmtlich eine Reizung des Darmkanals zur Folge haben, dürften Rhabarber und Aloe als die mildesten zu betrachten sein; diese beiden Mittel werden lange gut vertragen. Das einfachste salinische Abführmittel ist das Chlornatrium, welches in der Hauptsache per osmosim wirkt, ausserdem aber auch Durst erregt, so dass die Kinder viel Wasser trinken. Der fortgesetzte Gebrauch salinischer Abführmittel reizt die Schleimhaut; als eine milde und gut wirkende Mischung ist die Kombination von Natr. sulphur. mit Magnes. sulphur. und Natr. chlorat. zu empfehlen.

Bei der Obstipation treten häufig Koliken auf; ausserdem werden sie hervorgerufen durch Gährungsprocesse im Darm, durch Magen- und Darmkatarrhe, durch die Anwesenheit zahlreicher Askariden und reflektorisch durch kalte Füsse und plötzliche Abkühlung der Haut. Weitere Ursachen sind Verringeruug des Tonus der Darmmuscularis (bei allgemeiner Anämie und Rhachitis im frühesten Kindesalter), peritoneale Adhäsionen in Folge früherer Entzündungen oder circumscripte Veränderungen in der Darmwand, welche lokale Zusammenziehungen und Ausdehnungen der Darmschlingen bewirken. Entsprechend diesen zahlreichen ätiologischen Faktoren wird man auch therapeutisch verschiedenartig verfahren müssen. Symptomatisch leisten Einläufe und Abführmittel sowie Antispasmodica und Narcotica (Asa foetida, Opium) oft rasch gute Dienste; recht günstig wirkt ferner vorsichtiges Reiben des Leibes, Auflegen von angewärmtem Flannel, heissen Deckeln oder Sandsäcken, die Verabreichung eines frisch bereiteten aromatischen Thees (Fenchel, Anis, Kamillen) oder einiger Tropfen Pfefferminzessenz in einem Theelöffel heissen Wassers; ferner Eingiessungen grosser Mengen aromatischer Aufgüsse (38° C. oder mehr), wobei aber sorgfältig der Eintritt atmosphärischer Luft in den Darm verhindert werden muss.

b) Diarrhoe.

Diarrhöen sind stets von Veränderungen der Darmschleimhaut abhängig, und zwar kann es sich um einen einfachen Katarrh oder um schwerere Erkrankungen (Ulcus) handeln. Der Katarrh kann an einer Stelle lokalisirt bleiben oder — was gewöhnlich der Fall ist — sich weiter ausbreiten, er kann vom Magen absteigen, vom Colon und Rectum aufsteigen oder an irgend einer Stelle des Dünndarms entstehen.

Die Therapie der Diarrhöen hängt zum Theil von ihrer Lokalisirung, zum Theil von der Aetiologie der speciellen Erkrankung ab. Hier kann es sich nicht um eine „specifische" Behandlung handeln, nicht einmal um die Anwendung der bei den Aerzten so beliebten Magenpumpe.

Zu den häufigsten Ursachen der Diarrhöen gehört eine quantitativ oder qualitativ ungeeignete Nahrung, besonders bei künstlich ernährten Kindern. Sie können aber auch durch die Muttermilch verursacht werden, wie die Fälle beweisen, wo Säuglinge, welche die Milch einer Frau nicht vertragen, beim Wechsel der Amme wieder gesund werden. Frauen, die krank sind oder sich noch in der Rekonvalescenz befinden, starken Aufregungen ausgesetzt sind, zu oft genährt haben, an Tuberkulose oder Syphilis leiden, secerniren Milch, welche den Kindern nicht bekommt. Dasselbe ist während der Gravidität und zuweilen während der Menstruation sowie bei ausgesprochener Anämie der Fall. Das sofort nach der Entbindung abgesonderte Colostrum erzeugt leicht Diarrhöen; eine zu fettreiche Milch ist die hauptsächlichste Ursache der besonders von deutschen Autoren beschriebenen Fettdiarrhöen, eines Zustandes, welcher auch durch zu starken Salzgehalt — besonders bei Anämie der Mutter — hervorgerufen werden kann.

Die Menge der zugeführten Nahrung kann absolut oder relativ zu gross sein; das letztere ist der Fall, wenn es sich um eine ungenügende Magensaftsekretion handelt, so dass es anstatt zur Verdauung zu Gährungsprocessen kommt; das Gleiche geschieht, wenn die in frühester Kindheit normaler Weise schon geringfügige Pankreassekretion durch irgend welche Erkrankung oder fieberhafte Zustände beschränkt wird oder das Sekret an Wirksamkeit verliert.

Der kindliche Darm reagirt nicht in demselben Mafse wie bei Erwachsenen auf psychische Eindrücke; dagegen bewirken lokale Reize sehr leicht Diarrhöen, ebenso ist Verminderung oder Vermehrung der atmosphärischen Feuchtigkeit und Wärme in dieser Beziehung von nicht zu unterschätzender Bedeutung. Ueberhitzung der allgemeinen Körperdecken hat höchstwahrscheinlich ähnliche Veränderungen im Blut, Duodenum und Nervensystem zur Folge wie ausgedehnte Verbrennungen.

Die Schleimhaut mit ihren Lymphgefässen und Follikeln wird leicht durch Fäulnissprodukte (Phenol, Indol, Skatol) und die Alkaliverbindungen, welche sich in Folge des normalen und abnormalen Vorhandenseins von Säuren in den oberen Darmabschnitten bilden, in einen Reizzustand versetzt. Die gleiche Folge können Abführmittel und zuweilen selbst ganz kleine Mengen Quecksilber und Arsen (das Erstere wird allerdings von Kindern viel besser als von Erwachsenen vertragen) und Erkältungen haben. Auch die Nachwirkungen des Abdominaltyphus, der Dysenterie und zuweilen schwerer Malariaformen machen sich hier oft lange bemerkbar.

Cirkulationsstörungen, welche von Erkrankungen der Leber, der Lungen oder des Herzens abhängen, prädisponiren zu Kongestionen des Darms und zu Diarrhöen, welche unter diesen Umständen als ein ominöses Sympton anzusehen sind. Bei keiner Darmerkrankung darf deshalb die Diagnose und Prognose als gesichert betrachtet werden, ehe die Leber und besonders Herz und Lungen genau untersucht sind.

Bei diesen zahlreichen Ursachen kann es sich natürlich nicht um eine einheitliche Therapie handeln; die Cirkulationsstörungen müssen gleichzeitig mit der Lokalerkrankung behandelt werden, Darmgeschwüre erfordern die bei der Besprechung der Dysenterie beschriebenen Behandlungsmethoden. Falls die Kranken fiebern, muss die Haut durch Bäder oder Waschungen kühl gehalten werden, und es ist für Zufuhr frischer kühler Luft zu sorgen.

Da die meisten Darmkatarrhe (mit oder ohne Magenkatarrh) und Diarrhöen Folge einer ungeeigneten Ernährung sind, so müssen diese Ingesta so schnell wie möglich entfernt werden. Wenn der Gährungsprocess im Magen vor sich geht und sich noch auf ihn beschränkt, oder wenn der letztere noch schädliche Massen enthält, so sind diese nach oben zu entleeren; in solchen Fällen wird der erfahrene Arzt zu entscheiden wissen, ob es angezeigt ist, Brechmittel zu geben oder ob Ausspülungen und Auswaschungen des Magens besser wirken werden. Die meisten Fälle von „Gastro-Enteritis" sind in der Hauptsache Darmkatarrhe, und daher kann die Behauptung, dass die Magenausspülungen in jedem Fall nicht nur vorzunehmen sind, sondern auch in den schlimmsten derartigen Erkrankungen ein unfehlbares Mittel darstellen, das Verfahren nur in den Augen derjenigen Aerzte discreditiren, welche ohne weiteres an den Wert solcher „neuen“ Methoden und an die Empfehlungen kurzsichtiger Enthusiasten glauben. Falls wir dem Geschwätz in der Presse Glauben schenken wollten, würde der Magen-Darmkatarrh bald zu den seltensten Krankheiten gehören.

In Wirklichkeit sind die schädlichen Stoffe meistentheils ausserhalb des Bereichs der Magenpumpe, ausserdem können durch diese nur gelöste und suspendirte Massen entleert werden, so dass die Entfernung grösserer Stücke, besonders auch von Milchcoagulis durch einen elastischen Katheder völlig unmöglich ist.

Die Bakterien spielen jedenfalls im Magen und Darm eine grosse Rolle, aber ihre Wirksamkeit wird doch bedeutend überschätzt; denn man findet sie in gleich grosser Zahl im gesunden wie im kranken Darm. Schon vier bis achtzehn Stunden nach der Geburt ist eine grosse Zahl von Bakterien und Kokken, der Bacillus subtilis und das Bacterium coli commune (ESCHERICH) — Letzteres im Dickdarm — in den Residuen der verdauten Milch vorhanden, und es ist unmöglich anzugeben, wie viele sofort nach der Geburt mit der verschluckten Luft in den Magen eingeführt werden. Ausser den erwähnten Mikroorganismen ist noch das Bacterium lactis aërogenes zu nennen, welches die Zerlegung des Milchzuckers in Milchsäure, Kohlensäure und Wasserstoff bewirken und auf diese Weise die Entstehung vieler im Darm stets vorhandener Gase veranlassen soll.

Die Anwesenheit grosser Mengen Mikroorganismen beweist indessen in Bezug auf die Aetiologie der Krankheiten gar nichts, da man sie sowohl bei gesunden Individuen als auch bei Krankheitsprocessen findet, in denen der Tod oder die pathologischen Veränderungen nicht auf dieselben zu beziehen sind; so wimmelt z. B. der Darm bei Arsenvergiftungen von Saprophyten. Trotz der Arbeiten BAGINSKY's und BOOKER's ist es noch zweifelhaft, inwieweit die Bakterien und welche Arten derselben wirklich Ursachen diarrhoischer Erkrankungen sind. Bei kleinen Kindern findet sich während der Laktation im oberen Teil des Dünndarms der B. lactis aërogenes und im Ileum und Colon das Bacterium coli commune. Bei Sommerdiarrhöen vermehren sich diese Mikroorganismen und verbreiten sich über den ganzen Darm; sie können also nicht als specifisch angesehen oder für die Aetiologie verwertet werden. Nach BOOKER findet man bei protrahirter katarrhalischer Enteritis mit Geschwürbildung zahlreiche Streptokokken, in der grösseren Hälfte der Fälle kommt hauptsächlich im Magen und Colon Proteus vulgaris vor. Diese Proteusformen und die Streptokokken können in die grossen Baucheingeweide, die Lungen und das Blut wandern und würden, falls sie wirklich das ursprüngliche Leiden hervorgerufen haben, zur Entwicklung einer allgemeinen konstitutionellen Krankheit führen. Da ganz unzweifelhaft Ansteckung bei diarrhoischen Erkrankungen vom Anus her (durch beschmutzte Windel, unreine Hände der Wärterin, direkte Berührung in grösseren Anstalten) vorkommt, so muss man die Bakterien wohl gelegentlich als die direkte Ursache und Quelle der lokalen und allgemeinen Erkrankung ansprechen.

Der Darm kann durch Abführmittel oder Eingiessungen entleert werden; diese wirken nur auf die unteren Abschnitte, jene auf den Darm in seiner ganzen Ausdehnung. Das so vielfach als Hausmittel gebräuchliche Ricinusöl erfreut sich wegen seiner milden und raschen Wirkung mit Recht einer grossen Beliebtheit; ein Zusatz von Opium ist nicht anzuraten, da der Effekt des Abführmittels nicht abgeschwächt werden soll; es darf deshalb erst gegeben werden, nachdem das Ricinusöl genügend gewirkt hat. In vielen Fällen ist die Verabreichung einer einmaligen Calomeldosis (0,03—0,3), die zugleich abführend und antifermentativ wirkt, noch von besserem Erfolg begleitet.

Die überschüssigen Magensäuren — besonders Milch- und Buttersäuren — müssen neutralisirt werden; die Magnesium- und Natriumverbindungen eignen sich wegen ihrer gleichzeitig abführenden Wirkung hierfür nicht so gut wie der kohlensaure oder phosphorsaure Kalk (0,05—0,1 stündlich bis zweistündlich). Derselbe hat keine derartige Nebenwirkung und bietet ausserdem den Vorteil, dass er mit den Fettsäuren unlösliche Verbindungen eingeht, welche eine Schutzdecke für die erkrankte Schleimhaut bilden. Bismuthum subnitricum und carbonicum wirkt antifermentativ, bindet den Schwefelwasserstoff und hat bei diesen Zuständen in Mengen von 0,01—0,1 mit oder ohne einen Zusatz von Opium gute Erfolge. Wenn die genannten Mittel in flüssiger Form gegeben werden, so dürfen als Geschmackscorrigentien keine Syrupe zugesetzt werden, sondern Glycerin, welches nicht sauer wird. Die Tanninverbindungen sollen einen noch besseren Effekt haben.

Zur Bekämpfung der bestehenden Gährungsvorgänge müssen die antifermentativ wirkenden Medikamente in regelmässigen Zwischenräumen gegeben werden; zu diesem Zweck sind Calomel, Wismuth, Alkohol, Kreosot, Natr. salicylic., Salol, Naphthalin, Resorcin, Sublimat und andere Mittel empfohlen. Wenn es sich um krankhafte Processe handelt, die sich im Darm abspielen, ist von denjenigen dieser Medikamente, die sich nicht leicht im Magen lösen, der meiste Nutzen zu erwarten, aber ich bin trotzdem überzeugt, dass Resorcin (0,015—0,06 zweistündlich) in Lösung oder als Pulver, Wismuth, Calcaria carbonic. und (oder) Opium mir in sehr vielen Fällen ganz ausgezeichnete Dienste geleistet hat. Von den beiden Quecksilberpräparaten ziehe ich das Calomel (0,003—0,015 öfter wiederholt) vor; die antifermentative Wirkung des Alkohols ist in den Verdünnungen, welche als Reizmittel verabreicht werden dürfen, nicht bedeutend, obgleich die gesammte Tagesmenge dabei zuweilen nicht unbedeutend sein kann. Das Natr. salicylic. ist weniger wirksam als die übrigen Mittel, der Effekt des Kreosots äussert sich besonders im Magen, weniger im Darm, Salol wird gut vertragen, Naphthalin ist dagegen wegen des Geschmackes und des Geruches den Kindern schwerer beizubringen.

Opium führt durch Herabsetzung der Reflexerregbarkeit eine Verminderung der Hyperästhesie, der Hypersekretion und der zu ausgiebigen Peristaltik herbei. Die Einwände gegen den Gebrauch desselben bei Diarrhöen sind rein theoretischer Natur; Pulv. Doweri wirkt nach Erfüllung der oben angegebenen Indikationen in zweistündlichen Dosen von 0,006—0,02 ev. mit anderen Mitteln kombinirt vortrefflich und ist entschieden unentbehrlich. Der richtige Zeitpunkt für dieses Medikament ist gekommen, wenn der Geruch der Entleerungen wieder normal zu werden beginnt, doch bilden auch Fälle von chronischer „Follikularententis", bei denen Wochen lang eine Neigung zu übelriechenden Stühlen besteht, keine Contraindication.

In akuten Fällen und bei gleichzeitig bestehender Magenaffektion werden Adstringentien wie Blei, Tannin, Alaun etc., die in chronisch verlaufenden Erkrankungen am Platz sind, schlecht vertragen. Von besserer Wirkung ist häufig das Argentum nitricum zweistündlich 0,001—0,002 in einem Kinderlöffel destillirten Wassers; das Extract. fluid. coto eignet sich ebenfalls nur für chronische Fälle, welche es zuweilen günstig beeinflusst. Tannalbin (Tagesdosen von 0,25—1,0 oder mehr) wird von einigen Autoren, noch mehr aber von den betreffenden Fabriken empfohlen.

Als Reizmittel kann Alkohol der Nahrung zugesetzt werden; im schlechten Brandy und Whisky ist Fuselöl enthalten, das betäubend wirkt; in Amerika macht man daher hauptsächlich vom Whisky — aber nur verdünnt — Gebrauch, der für einen geringeren Preis in besserer Qualität erhältlich ist. Kampher wird mit einem Zusatz von Glycerin in Pflanzenschleim (0,01—0,1 stündlich bis zweistündlich) von den Kindern gut vertragen. Das stärkste Nervenstimulans ist der Sibirische Moschus, von dem in schweren Kollapszuständen viertel- bis halbstündlich 0,06—0,125 bis zu einer Gesammtdosis von 0,3—0,6 in Pflanzenschleim gegeben wird. Zur Bekämpfung von Kollapszuständen sind mittelst eines langen Gummischlauchs (Katheter Nr. 12) hohe Eingiessungen von heissem Wasser mit etwas Alkohol oder einigen Tropfen Opiumtinktur zu machen; tritt bedrohliche Herzschwäche auf, so ist je nach Umständen starker heisser oder geeister Kaffee event. unter Zusatz anderer Mittel zu reichen. Bei chronischen Erkrankungen älterer Kinder kann auch kalter Thee in kleinen Mengen gegeben werden.

Bei akutem Darm- oder Magendarmkatarrh mit hohen Temperaturen sind den Kranken Umschläge auf den Leib (22—25° C.) angenehm; die gut ausgerungenen Tücher werden mit Guttaperchapapier und Flanell bedeckt und, sobald sie heiss werden, gewechselt; bei anämischen Kindern oder bei sehr heftigen Schmerzen sind statt dessen — event. nach einem warmen Bad — warme oder heisse Umschläge zu machen. Häufige Eingiessungen (37,5° C. oder höher) mit oder ohne Zusatz eines antiseptischen Mittels wie Thymol (1—2 %) sind bei den meisten derartigen Erkrankungen, nicht nur beim Dickdarmkatarrh von Nutzen. Hochgradige Schwäche oder Kollapszustände erfordern höhere Temperaturen (40—44° C.) und Zusätze von Alkohol, Opium oder einem Theelöffel Moschus; anstatt des Wassers können auch Lösungen von Gummi arabicum oder schleimigen Abkochungen (Leinsamen) benutzt werden. Stärkeklystiere tragen gleichzeitig zur Ernährung des Organismus bei, da das Amylum im Dickdarm schnell in das zur Resorption gelangende Dextrin umgewandelt wird. Ein Teil des injicirten Wassers wird stets resorbirt, füllt die Blutgefässe und kann so dem Entstehen von Thrombosen im Gehirn oder an anderen Stellen vorbeugen; daher werden in einer Reihe von schweren Fällen, in denen die auf „Hydrencephaloid" beruhenden cerebralen Symptome schon aufgetreten sind oder drohen, häufig wiederholte Klystiere kleiner Quantitäten warmen Wassers zur Wiederherstellung einer normalen Cirkulation viel beitragen.

In der heissen Jahreszeit sollen Thüren und Fenster am Tage und in der Nacht offen stehen, für den Kranken sind die kühlsten Plätze im Hause oder in der Nähe desselben auszuwählen. Wenn das Wetter heiss und der Körper warm ist, so wird dieser mit kaltem oder kühlem Wasser oder Wasser mit Alkohol (5:1) häufig abgewaschen. Dabei ist darauf zu achten, dass die Füsse warm bleiben, event. sind sie zu frottiren und einzuhüllen.

Die Nahrungszufuhr muss von dem Zustande des Magens und der oberen Darmabschnitte sowie von der Intensität der peristaltischen Bewegungen der Letzteren abhängig gemacht werden. Eine Komplikation von Gastritis und Enteritis verbietet die Verabreichung von Nahrung vollständig; eine derartige Entziehung ist bei Erbrechen besser als Eis, welches zwar für den Augenblick dem Kranken angenehm ist, aber doch den Magen, der eine Zeit lang Ruhe haben soll, anfüllt und peristaltische Bewegungen auslöst. Dass Säuglinge bei Magenaffektionen die Entziehung besser als die Zufuhr von Nahrungsmitteln vertragen, ist schon in einem der früheren Kapitel erwähnt. Beef-tea soll bei derartigen Zuständen, wegen der darin enthaltenen Salze nicht gegeben werden und muss auch in der Rekonvalescenz mit Gersten- oder Reiswasser stark verdünnt werden.

In allen Fällen von „Sommerdiarrhöen" ist der Genuss von Milch vollständig zu verbieten; bei schweren Erkrankungen wird

Milch in jeglicher Gestalt, ob roh oder gekocht, nicht vertragen. Wegen des raschen Auftretens von Zersetzungs- und Gährungsvorgängen sind die kleinsten Mengen auch als Zusatz zu Scheimsuppen contraindicirt. Das Fehlen des Magensaftes (Pepsin und Salzsäure) in dem Magen eines Kindes, welches fiebert oder bedeutenden Wasserverlust erlitten hat, verhindert die Verdauung der Eiweissstoffe. Selbst die Muttermilch wird in solchen Zuständen nicht verdaut, und wenn überhaupt wieder Milch versucht wird, so muss dies sehr vorsichtig geschehen; die gekochte oder sterilisirte Milch wird zuerst mit der sechsfachen Menge Gerstenschleim versetzt und dieser Zusatz erst allmählich verringert. Wir wollen dabei auch nicht vergessen, dass Kuhmilch immer Kuhmilch bleibt, mag sie auch noch so oft gekocht oder sterilisirt sein. An Stelle der Milch kann man im Laufe von vierundzwanzig Stunden dem Alter und dem Krankheitsfall entsprechend ein bis fünf Eiweiss geben, die gehörig mit Gerstenschleim gemischt werden; ausserdem wird etwas Salz und Zucker, um die Mischung schmackhaft zu machen, zugesetzt. Heftiges Erbrechen und Diarrhöen erfordern wie gesagt für zwei bis acht Stunden oder länger vollständige Nahrungsentziehung. Später können dann wieder schleimige oder Mehlabkochungen in kleinen Mengen und kurzen Zwischenräumen verabreicht werden; eine derartige Mischung, die sich mir sehr nützlich erwiesen hat, ist folgendermassen zusammengesetzt: 150,0 Wasser, ein Eiweiss, 1—2 Theelöffel Brandy oder Whisky, etwas Salz und Zucker, davon wird je nach Umständen alle fünf, zehn oder fünfzehn Minuten ein Theelöffel gegeben. Als Zusatz eignet sich ferner Hammelfleischsuppe allein oder mit Eiweiss und etwas Salz.

c) Vergrösserung der Mesenterialdrüsen.

Die Anschwellung der Mesenterialdrüsen ist eine ebenso häufige wie ernst zu nehmende Erkrankung, wenn auch die Resorption des Chylus nicht allein durch funktionelle Störungen im Bereich dieser Drüsen verhindert wird. Da die einfache entzündliche Hyperplasie der Drüsen gewöhnlich in Folge einer diarrhoischen Erkrankung entsteht, so ist die Prophylaxe leicht durchzuführen, eine Heilung ist dagegen recht schwer. Jede Irritation der Schleimhäute zieht die benachbarten Drüsen in Mitleidenschaft; wie bei einem Nasenkatarrh, einer Stomatitis, bei diphtherischen Processen und Lungenkatarrh sekundäre Drüsenentzündungen entstehen, so werden auch bei einem Darmkatarrh die benachbarten Mesenterialdrüsen bald hyperämisch und schwellen an. In Folge der Cirkulationsstörungen kommt es zu Proliferationen von Zellen, und wenn die eigentliche Ursache — in diesem Falle also die Hyperämie der Schleimhaut — verschwunden ist, so wird es hier stets ebenso zur Resorption kommen wie im Bereich der Halsdrüsen, nachdem der Nasenkatarrh durch entsprechende reinigende und [desinficirende Massnahmen behandelt ist. Wenn sich aber die neugebildeten Zellen erst einmal in festes fibröses Gewebe umgewandelt haben, so werden die Aussichten auf Resorption von Tag zu Tag schlechter. Die Prophylaxe einer Hyperplasie der Mesenterialdrüsen besteht daher in der möglichst raschen Beseitigung einer Diarrhoe. Wenn sie auch noch so gering ist, so handelt es sich doch immer um einen Krankheitsprocess, und auch der unschuldigste Name (z. B. Zahndiarrhöen) oder die im Publikum leider so verbreitete Ansicht, dass man diese Affektionen sich selbst überlassen soll, kann die Entwicklung anatomischer Veränderungen der Schleimhaut und der Drüsen, welche sich schliesslich nicht mehr zurückbilden, nicht verhindern. Bei länger dauernden Diarrhöen kann man mit Sicherheit auf chronische Veränderungen in den Drüsen schliessen, welche die Anwendung des Jods am besten als Jodnatrium in Tagesdosen von 0,3—1,0 entsprechend dem Alter des Kranken, der Schwere des Falles und der wahrscheinlichen Dauer des Processes indiciren. Dieses Medikament muss Wochen lang genommen werden, später ist dafür Jod-Eisensyrup (0,3—0,6 dreimal täglich) zu geben. Ausserdem können Drüsenanschwellungen durch die verschiedensten Krankheitsprocesse in den benachbarten Organen hervorgerufen werden. Bei einem zwölfjährigen Mädchen, welches an einem Leberadenom litt, entwickelte sich eine nicht adenomatöse sondern einfache hyperplastische Anschwellung der periportalen Lymphdrüsen und ein rapid zunehmender Ascites.

Primäre Tuberkulose der Mesenterialdrüsen und primäre Darmtuberkulose sind seltene Krankheiten, zuweilen entsteht allerdings die Letztere durch die mit Milch oder Fleisch eingeführten Bacillen. In beiden Fällen handelt es sich aber meistens um Folgezustände oder Komplikationen einer allgemeinen Tuberkulose. Die Behandlung der auf Tuberkulose beruhenden Vergrösserung der Mesenterialdrüsen fällt daher mit den gegen das Grundleiden zu treffenden Massnahmen zusammen, und wenn die Aussichten auch nur schlecht sind, so giebt es entschieden tuberkulöse Anschwellungen, welche ausheilen. So ist über eine ganze Anzahl Fälle von tuberkulöser Peritonitis berichtet, bei denen in Folge der auf Grund einer irrthümlichen Diagnose oder absichtlich ausgeführten Laparotomie Besserung der Symptome und Heilung erzielt wurde, und es sind unzweifelhaft andere derartige diagnostisch vollständig gesicherte Fälle bekannt, welche sich ohne jegliche Therapie oder unter dem gegen die Allgemeinerkrankung gerichteten Verfahren bedeutend gebessert haben. Aus diesen Gründen soll man es sich auch bei dieser Krankheit wohl überlegen, ehe man eine letale Prognose ausspricht.

Die genannten Erkrankungen dürfen nicht mit Vergrösserungen der Mesenterialdrüsen aus anderen Ursachen verwechselt werden

(z. B. nicht mit primären Lymphomen, der Drüsenschwellung bei Leukocythämie und Syphilis, den primär auftretenden Sarkomen und den bei kleineren und grösseren Kindern vorkommenden Krebsmetastasen). Lymphome und Sarkome werden durch fortgesetzten Arsengebrauch in steigenden Dosen, wie in einem anderen Kapitel ausgeführt ist, entschieden gebessert, die syphilitischen Anschwellungen indiciren den längeren Gebrauch von genügenden Quecksilber- und Jodmengen.

d) Appendicitis.

Bei der Appendicitis, welche im Kindesalter sehr oft vorkommt und eine viel häufigere Erkrankung ist als eine Colitis oder Typhlitis ohne eine gleichzeitige Affektion des Wurmfortsatzes, muss absolute Bettruhe angeordnet werden; die Kranken sollen auch bei den leichtesten Erkrankungen eine Bettschüssel und ein Uringlas benutzen und dürfen auf keinen Fall ohne Hülfe ihre Lage ändern. Denn grade bei beginnender Peritonitis kann durch solche mechanische Ursachen grosses Unheil angerichtet werden, da es durch Zerrung der frisch gebildeten Adhäsionen leicht zu neuen Anfällen kommt. Abführmittel dürfen nicht gegeben werden, eine Ausnahme bilden nur diejenigen seltenen Fälle, in denen wegen schon lange bestehender Verstopfung eine sehr beträchtliche Kothanhäufung im Colon wahrscheinlich ist und deshalb eine Dosis Oel verordnet werden kann; aber auch hier wird ein grosser Seifenwassereinlauf gewöhnlich zum Ziele führen. Ich bin also kein Anhänger der von einigen modernen Autoren empfohlenen Behandlung der Perityphlitis (und der Peritonitis überhaupt) mit Magnesium sulphur. oder einer grossen Calomeldosis, halte aber nach acht bis zehn Tagen die Injektion geringer Mengen Olivenöl und später grosser Quantitäten Seifenwasser mittelst eines Irrigators für indicirt. Dabei muss Opium in grossen Dosen innerlich, per rectum oder subkutan gegeben und während einer Reihe von Tagen Eis auf das rechte Hypochondrium gelegt werden. Die ausschliesslich flüssige Nahrung wird nur in kleinen Portionen verabreicht; der Kranke muss noch Wochen lang nach anscheinender Genesung ruhig im Bett bleiben, da es sich um einen abgekapselten Abscess handeln kann, der sonst event. perforiren würde.

Für die Diagnose, welche so früh wie möglich gestellt werden muss, sind die Angaben der Kranken über frühere Schmerzen an derselben Stelle und Verdauungsstörungen, über ähnliche Anfälle vor längerer Zeit und einen heftigen Schmerz in der Cökalgegend mit (oder ohne) Erbrechen sowie das Auftreten von Fieber und einer wenn auch unbedeutenden Schwellung in der Blinddarmgegend von grösster Wichtigkeit. Dass der Fall nach Stellung der Diagnose sofort in die Hände des Chirurgen übergehen soll, wie moderne Autoren (TYSON) meinen, ist jedenfals nicht richtig; BIERMER hat 112 (1874—89) im Krankenhaus ohne Operation behandelte Fälle zusammengestellt; von diesen wurden 98 geheilt, 9 gebessert, bei 17 traten Recidive auf (2 Todesfälle), bei 5 waren die Recidive sehr zahlreich. Die Zahlen sind sehr günstig, nach meinen Erfahrungen zu günstig, wenn auch der Verlauf bei Kindern im allgemeinen leichter als bei Erwachsenen ist. HAWKINS berichtet über 264 Fälle mit einer Mortalität von $14\,^0/_0$, in einer Anzahl derselben kam es zur Abscessbildung (Mortalität $26\,^0/_0$), in anderen zur Peritonitis (Mortalität $57\,^0/_0$). Aber selbst nach Entwicklung einer allgemeinen Peritonitis ist die Prognose nicht absolut infaust. R. ABBE (Med. News 29. Mai 1897) kommt auf Grund einer grossen fremden und eigenen Statistik zu dem Schluss, dass die Prognose um so besser ist, je früher operirt wird, dass aber stets noch Chancen für einen günstigen Ausgang bestehen, wenn nicht mehr als $2^1/_2$ Tage seit Auftreten der Peritonitis verstrichen sind.

In vielen akuten, unter schweren Erscheinungen verlaufenden Fällen kann das Leben nur durch rechtzeitiges chirurgisches Eingreifen gerettet werden. Bei der Indikationsstellung wird man sich nach der Beschaffenheit des Pulses, dem Fieber, der spontan oder bei Druck auftretenden Schmerzhaftigkeit und dem Vorhandensein oder Fehlen eines Tumors richten. Wenn die Pulszahl dauernd 120—140 beträgt, wenn sich nach 5—6 Tagen der Allgemeinzustand nicht gebessert hat, das Fieber und die Anschwellung nicht zurückgegangen ist, halte ich die Operation für dringend nöthig; allgemein gültige Regeln können aber nicht gegeben werden.

In vielen Fällen ist die Bestimmung des richtigen Zeitpunktes für die Operation nicht leicht, und die Ansichten der zuverlässigsten Autoren, welche sich mit diesem Gegenstande eingehend beschäftigt haben, weichen in dieser Beziehung von einander ab. Während die Einen sie sofort nach Perforation des Wurmfortsatzes empfehlen und ausführen, neigen Andere zu einer Verschiebung bis zum Beginn der zweiten Woche, eine dritte Partei ist überhaupt gegen jede Operation, sobald sich eine allgemeine Bauchfellentzündung entwickelt hat, und eine vierte hält gerade in derartigen Fällen die Laparotomie für indicirt. In einer Reihe von Fällen wird die Ausführung der Operation durch den Zustand des Patienten unmöglich gemacht, denn zuweilen besteht sofort nach der Darmperforation ein so hochgradiger Kollaps, dass jeder Eingriff ausgeschlossen ist. Hier muss man mit Eis, Opium und Excitantien über die momentane Gefahr hinwegzukommen suchen und die Operation verschieben. Ich habe derartige Fälle gesehen, wo sie zuerst sicherlich den letalen Ausgang veranlasst hätte, aber eine Woche später mit Erfolg ausgeführt wurde; sicherlich giebt es keine Erkrankung, bei der die

Verantwortung des Arztes grösser und Erfahrung und ein klarer Blick nothwendiger sind.

Nicht in allen Fällen kommt es zur Eiterung, obgleich sich ein grosses entzündliches Exsudat bildet. Hier leistet der fortgesetzte Gebrauch von Jodkalium oder Jodnatrium, von Jod-Lanolinsalbe event. auch von Vesikatoren gute Dienste. Ich kenne eine ganze Anzahl Personen, die mehrere Jahre hindurch an Recidiven litten, sich schliesslich aber eigentlich ganz wohl fühlten und lange Zeit nichts zu klagen hatten.

In derartigen Fällen kommt es aber in Folge der Entzündung zu Narbenbildung, Schrumpfungsvorgängen und Verwachsungen, welche das Auftreten eines Recidivs begünstigen, während der Patient nach Exstirpation des Wurmfortsatzes und des Narbengewebes dieser Gefahr nicht mehr ausgesetzt ist. Der Arzt übernimmt zwar eine grosse Verantwortlichkeit, wenn er nach mehrfachen Anfällen zur Exstirpation des Wurmfortsatzes räth, eine viel grössere aber, wenn er sie nicht empfiehlt. Dreizehn von Broca nach Ueberstehen eines Anfalles — also in der anfallsfreien Zeit — operirte Kinder sind sämmtlich wiederhergestellt; von 75 während der Anfälle Operirten starben 35 °/₀, von fünf Kindern, bei denen der Wurmfortsatz während eines Anfalles exstirpirt wurde, drei.

Die Indikationsstellung für die Operation in akuten Fällen und die Wahl des Zeitpunktes wird wohl dadurch beeinflusst, dass die Appendicitis jetzt unzweifelhaft häufiger wird, und dass im Verlauf öfter septische Erscheinungen auftreten. Selbst in den Händen sehr erfahrener Operateure sind viele Fälle, bei denen die Operation nicht mehr zu umgehen war, kurz darauf an Sepsis zu Grunde gegangen, und daher erscheint ein frühzeitiges Eingreifen entschieden angebracht.

Nach der Genesung dürfen lange Zeit keine Abführmittel gegeben werden, wohl aber empfiehlt es sich, prophylaktisch täglich warme Einläufe machen zu lassen.

e) Paratyphlitis.

Hier handelt es sich um eine lokale Entzündung, um Exsudationsvorgänge und Eiterung, welche nicht den Wurmfortsatz selbst, sondern das sehr reichlich entwickelte Bindegewebe zwischen dem Becken und dem an dieser Stelle nicht vom Peritoneum bedeckten Colon betreffen.

Für die Aetiologie derartiger Abscesse kommen in Betracht Traumen, nicht selten Beckenabscesse, Entzündung des M. psoas und Wirbelcaries, in einer Reihe von Fällen kann aber keine Ursache gefunden werden. Die Abscesse entwickeln sich rapid und können sehr gross werden, so dass sich zuweilen spontan oder nach einer Incision beträchtliche Mengen Eiter entleeren.

Nicht immer kommt es aber bei diesem entzündlichen Processe im Bindegewebe zur Eiterung, sondern es bildet sich nur ein Exsudat aus, welches innerlich mit Jod, äusserlich mit Jodoform- oder Jodlanolin oder Jodoformcollodium (1 : 8—10) behandelt wird. Umschläge von kaltem Wasser, welche häufig gewechselt werden oder, besonders bei anämischen Kindern, warme Um- schläge sind ebenfalls entschieden von Nutzen.

f) Intussusception.

Fünfundzwanzig Procent aller Fälle von Invagination und Intussusception des Darmes kommen während des ersten Lebens- jahres ($^2/_3$ davon zwischen dem vierten und sechsten Monat) und dreiundfünfzig Procent vor Ende des ersten Jahres vor,[1] daher muss jeder Arzt, welcher viele Kinder zu behandeln hat, die Er- krankung und ihre Behandlung, welche ausschliesslich in der Reposition des Darmes besteht, genau kennen. Sobald dieselbe gelungen ist, sind alle Symptome mit einem Schlage verschwunden, der ängstliche Ausdruck, die Blässe und der Kollaps bessern sich sofort, der kleine Patient schläft ein und nimmt bald Nahrung. Im Beginn meiner Praxis benutzte ich, wenn die Invagination sich bis zum Rectum erstreckte, grosse Sonden zur Reposition der invaginirten Massen, fand aber stets, dass die Fälle schlecht ver- liefen, weil durch die Sonde die Theile zu sehr zusammen- gedrängt wurden. Ich habe auch mit einem Blasebalg durch ein langes Rohr Lufteinblasungen gemacht und mich vor fünf- undzwanzig oder dreissig Jahren eines Kohlensäureapparates be- dient, um die eindringende Gasmenge besser kontrolliren zu können. Nach Erfindung der Siphons für kohlensaures Mineral- wasser habe ich dann mittelst dieser den Darm rascher oder langsamer mit Gas und Wasser gefüllt; alle diese Massnahmen haben sich in einzelnen Fällen bewährt. Die besten Resultate habe ich aber auf folgende einfache Weise erhalten: Das Kind liegt mit erhöhtem Unterkörper auf dem Bauch, das Abdomen wird durch Unterschieben eines weichen Kissens gestützt und Mund und Nase freigehalten. In Chloroformnarkose lässt man dann unter geringem Druck Wasser in das Rectum einfliessen und unterbricht die Injektion häufig, während der Anus mit dem Finger verschlossen wird; gleichzeitig wird das Abdomen in der Richtung von unten nach oben massirt und dadurch sein Inhalt vorwärts geschoben. Von dieser Behandlung habe ich während der letzten zwanzig Jahre häufig Erfolge gesehen. Nach voll- endeter Reposition muss das Kind absolut ruhig gehalten werden, Opium oder Chloral per clysma erhalten sowie eine Leibbinde tragen, die den Darmschlingen Festigkeit giebt. Recidive sind

---

[1] Intestinal Diseases etc. p. 242.

durchaus nicht selten, möglicher Weise handelt es sich um einen
derartigen Fall mit mehrfachen Recidiven, den KNAGGS nach
44 Tagen operirte (Lancet 24. Apr. 1891).

Bei Erwachsenen hat KUSSMAUL durch Magenausspülungen
günstige Resultate erzielt. Wenn die von mir vorgeschlagenen
einfachen Massnahmen nach einer Reihe von Versuchen erfolglos
geblieben sind, so muss man zur Laparotomie schreiten, und obgleich die günstigen Resultate nicht sehr zahlreich sind, so liegen
doch genügend derartige Berichte vor, um ihre Ausführung, von
der allein bei irreponiblen Fällen noch etwas .erwartet werden
kann, zu rechtfertigen. Der verstorbene HENRY B. SANDS war
einer der Ersten, welcher durch die Operation ein sechsmonatliches Kind rettete; jetzt sind zahlreiche Fälle mit glücklichem
oder unglücklichem Ausgang operirt, die wohl nur zum Theil
publicirt sind; jedenfalls wären alle diejenigen Patienten, welche
durch die Operation gerettet sind, ohne dieselbe verloren gewesen. PITTS (Lancet 12. Juni 1897) stellte sechs von sieben
hintereinander operirten Kranken wieder her.

Wichtig ist es, dass man die Operation rechtzeitig vornimmt
und nicht zu lange wartet, denn selbst im günstigsten Fall bietet
die Laparotomie unter diesen Umständen grosse Schwierigkeiten.
Schon frühzeitig sind die Gewebe hyperämisch und weich und
werden leicht gangränös; bei einem achtmonatlichen Kind, welches
ich operirte, dauerte es zehn Minuten, bis die Lösung gelang, obgleich ich die sechs bis sieben Zoll lange Invagination eventerirt
hatte. Hieran war die Weichheit der Gewebe, die feste Ein-
klemmung und das Vorhandensein eines grossen Theiles des
Mesenteriums in der Invagination Schuld. Ausserdem ist das
Operationsfeld nur sehr klein und die Schwierigkeit, die Därme
wieder in die Bauchhöhle zu bringen, nicht gering.

g) Helminthen.

Alle Anthelmintica sind starke Reizmittel für den Darm
und dürfen daher erst, nachdem die Diagnose vollständig gesichert ist, gegeben werden. Ein Kind, welches einer Band-
wurmkur unterzogen werden soll, muss im übrigen völlig gesund
sein, besonders auch deshalb, weil die in diesem Alter gewöhnliche Bandwurmart, die Taenia mediocanellata, am schwierigsten
abzutreiben ist. Man wählt am besten die Zeit, in der Proglottiden
in den Stühlen gefunden werden, beschränkt einige Tage, jedenfalls aber einen Tag, die Nahrungsaufnahme und giebt vor Verabreichung des Bandwurmmittels ein Abführmittel (Ricinusöl).
Die Abtreibung ist absolut nothwendig, denn auch wenn die Tänie
momentan keine Krankheitserscheinungen macht, wird sie dieselben später direkt oder auf reflektorischem Wege hervorrufen.

Ein spontaner Abgang wird zuweilen aber doch nur in seltenen Fällen beobachtet. Nachdem die Abtreibung gelungen ist, muss der Darm möglichst ruhig gestellt und eine leicht verdauliche Diät — Milch, durchgerührte Suppen und Peptone — für einige Tage angeordnet werden.

Ich habe grosse Mengen Kamala, zuweilen 10,0—15,0 im Laufe einer Stunde früh morgens und dann die Frühstücksmilch zwei Stunden später nehmen lassen. Die Wirkung war nicht immer gleich gut, zuweilen selbst negativ, besserte sich aber, wenn ich etwa zehn Tage lang vor Verabreichung dieser grossen Dosis täglich vier- bis fünfmal 0,25—0,5 verordnete. Einige Stunden nach der grossen Dosis wird Ricinusöl genommen.

Koso wird nach derselben Vorbereitung eingegeben; für zwei- bis zehnjährige Kinder beträgt die Dosis 4,0—15,0 innerhalb zweier Stunden.

Die besten Erfolge habe ich mit dem Extr. filicis maris aether. erzielt; kleine Kinder lasse ich davon 1,0 frühmorgens in einer aromatischen Mixtur oder in einer oder mehreren Kapseln nehmen. Für Kinder von sieben bis acht Jahren sind 4,0 nöthig, diese Dosis wird von ihnen gut vertragen. Die Abtreibung der Tänie ist keine gleichgültige Sache, und deshalb muss man bei der Auswahl der Mittel vorsichtig zu Werke gehen.

Pelletierin tannicum wird in Dosen von 0,1—0,3 gegeben; eigene Erfahrungen stehen mir darüber nur in beschränktem Mafse zu Gebote. Es wird aus der Granatwurzelrinde gewonnen, welche früher (und auch jetzt noch) als Dekokt verschrieben wurde, aber für kleine und grössere Kinder ein viel zu unangenehmes und häufig auch nicht ungefährliches Medikament ist.

Für die Entfernung der Askariden ist die oben geschilderte Vorbehandlung ebenfalls nothwendig, jedenfalls soll der Darm vorher entleert werden. Wirksame Mittel sind Semina oder Flores cinae pulveris. (1,0 oder mehr in Syrup, dann Ricinusöl) und das daraus hergestellte Santonin, welches angenehmer zu nehmen ist. Man giebt davon mehrmals täglich 0,01—0,06 und setzt Abführmittel wie Magnesia, Calomel oder Jalapa zu, da sonst zuweilen Vergiftungserscheinungen auftreten. Aeltere Kinder klagen dann über Xanthopsie, und es tritt Gelbfärbung des Urins sowie der Konjunktiven auf.

Da die Oxyuren sich gewöhnlich im Rectum oder dessen Nachbarschaft aufhalten, wird der Juckreiz durch eine innerliche Behandlung nicht beseitigt. Folgezustände, wie ein Vaginalkatarrh, erfordern eine lokale Therapie; die Würmer selbst werden durch Einführung kleiner Stücke grauer Salbe in das Rectum, durch Klystiere von Essig und Wasser (1 : 3—4), von Sublimat (1 : 1500 bis 6000) oder von Zwiebel- und Knoblauchabkochungen abgetrieben. Die radikale Beseitigung der Oxyuren ist aber schwer, da sie auch das Colon oder den Dünndarm bewohnen.

Das Anchylostoma duodenale ist in neuester Zeit Gegenstand besonderer Aufmerksamkeit geworden und wird ein noch höheres praktisches Interesse beanspruchen, wenn die Einwanderung aus den Gegenden, wo der Wurm einheimisch ist, weiter anhält.

Das Männchen ist sechs bis zehn, das Weibchen zehn bis achtzehn Millimeter lang, der Mund ist glockenförmig und trägt zwei Zahnfortsätze oben und vier unten, so dass das Weibchen, das in dieser Beziehung besonders gut ausgebildet ist, zugleich beissen und saugen kann. Die Eier, welche sich im Stuhl finden, sind kleiner als die der Askariden. Der Parasit ist in grosser Zahl bei den italienischen Arbeitern im Gotthardtunnel, bei den Ziegelarbeitern in der Rheinprovinz und den ungarischen Bergarbeitern und ihren Kindern gefunden. Die Uebertragung soll durch das schlammige Trinkwasser, welches die Eier enthält, und durch das Arbeiten in dem Lehmboden, in welchem sich die Embryonen befinden, stattfinden. Die sehr schweren und bedenklichen Allgemeinerscheinungen bestehen in Schwäche, Blässe, ungemeiner Erschöpfung wie bei perniciöser Anämie und einer entsprechenden Verminderung der rothen Blutkörperchen; GRIESINGER erkannte schon 1854 in dem Anchylostoma die Ursache der „egyptischen Chlorose". Ausserdem bestehen Schmerzen im Epigastrium, Verstopfung, schleimige und blutige Entleerungen, zuweilen treten wirkliche Blutungen und Athemnoth auf.

Für die Therapie kommen in Betracht Santonin, Thymol (für Erwachsene 2,0—10,0), und besonders Extr. filicis maris. Die Prophylaxe besteht im Kochen und Filtriren des Trinkwassers.

h) Nabelhernie.

Nabelhernien kommen oft vor, werden aber fast niemals gefährlich und führen nur in seltenen Fällen — TREVES und andere Autoren haben über derartige erfolgreich ausgeführte Operationen berichtet — zur Inkarceration. Es besteht allerdings eine gewisse Prädisposition zur Entwicklung dieser Brüche, aber auch eine Tendenz zur spontanen Heilung, denn die runde Nabelöffnung wandelt sich normaler Weise nach Monaten oder einem Jahr in einen engen Spalt um, es entwickelt sich mehr Fett, die Muskulatur wird kräftiger, und die Darmschlingen werden auf diese Weise in der Bauchhöhle zurückgehalten. Um dieses Resultat ganz sicher zu erreichen, muss man dafür sorgen, dass der Inhalt des Bruchsackes nicht aus der Abdominalhöhle hervortritt; dafür eignen sich Bruchbänder weniger gut als Heftpflasterstreifen, welche freilich oft die zarte kindliche Haut reizen; Zinkpflastermull hat diese unangenehme Eigenschaft nicht und ist daher mehr zu empfehlen.

Jeder für den Bruch bestimmte Apparat muss grösser als die Oeffnung und nicht zu hart sein. Man kann Kompressen aus

Leinen oder Lint, mit Leinen oder Lint überzogene Korkplatten
wählen und sie mit einer Binde befestigen; Cambricbinden sind
den aus Leinen, Baumwolle oder Flanell gefertigten hierbei vorzuziehen.

i) Inguinalhernien.

Inguinalhernien können bei neugeborenen und ganz kleinen
Kindern spontan heilen; besteht gleichzeitig eine Phimose, so ist
die Ausführung der Circumcision indicirt, da durch das Drängen
beim Uriniren die Heilung erschwert wird. Wenn im Verlauf
einiger Jahre der kurze und grade Leistenkanal länger und
schräg wird und sich mehr Fett bildet, so kann der Bruch verschwinden, doch tritt diese Spontanheilung nur ein, wenn die
Hernie dauernd durch ein Bruchband vollständig zurückgehalten
wird. Diese Bruchbänder, welche Jahre lang getragen werden
müssen und nur während des Schlafes entfernt werden dürfen,
sind im Anfang unbequem und führen besonders durch Beschmutzung mit Urin zu Entzündungen der Haut; um so nothwendiger ist es, gut passende Bänder auszuwählen, welche
nicht drücken, und für grösste Reinlichkeit Sorge zu tragen.
Wenn durch solche mechanische Mittel nach einigen Jahren keine
Heilung erzielt wird, so kann man durch die Radikaloperation
nach BASSINI, KOCHER oder G. FOWLER (intraperitoneale Verlagerung des Samenstrangs mit Obliteration des inneren Leistenringes
und des Leistenkanals. New York Policlinic 15. Juli 1897) den
Kranken von vielen Beschwerden befreien und die Gefahr einer
etwaigen Inkarceration beseitigen; eine ähnliche Operation haben
NÉLATON und OMBRÉVILLE (Lyon Méd. 1. August 1897) empfohlen.
Die LANNELONGUE'schen Chlorzinkeinspritzungen sind hier ebenso
wenig zu empfehlen wie bei Spondylitis und tuberkulösen Gelenkerkrankungen.

Im allgemeinen gelingt die Reposition des Bruches leicht
event. nach Hochlagerung des Unterkörpers, im warmen Bade
oder in Narkose; aber es ist doch auch über eine nicht unbedeutende Anzahl von Fällen berichtet, wo eingeklemmte und
gangränöse Hernien einen operativen Eingriff nöthig machten. Derselbe darf nicht aufgeschoben werden, wenn die Taxis sich in
Chloroformnarkose als unmöglich erwiesen hat. ST. GERMAIN hat
über eine glücklich verlaufene Operation Mittheilung gemacht, welche
er bei einem elfjährigen Mädchen wegen einer gangränösen
Schenkelhernie ausgeführt hat; REES gelang die Reposition
einer Inguinalhernie, nachdem er aus der Darmschlinge eine trübe
Flüssigkeit aspirirt hatte, ein eigentümliches Verfahren, das wohl
kaum Nachahmung verdienen dürfte. Bei lange bestehender Inkarceration sind keine Repositionsversuche zu machen.

k) Katarrh des Rectum.

Der Katarrh des Rectum tritt oft als reine örtliche Erkrankung auf; die Ursachen können lokale Reize sein, welche den Anus treffen (Kratzen, Sitzen an feuchten Plätzen) ferner Oxyuren, Fremdkörper und eingedickte Kothmassen. In allen diesen Fällen besteht die Therapie in der ·Beseitigung dieser Ursachen durch Klystiere von Wasser, Leinsamenaufgüssen, oder Stärkeabkochungen (bei starkem Tenesmus mit Zusatz von etwas Opium). Wirkliche Proctitiden, welche zu Ulcerationen — nicht dysenterischer Natur — und fibröser Hyperplasie führen, sind selten, kommen aber vor und können dann bedeutende Infiltration und Betheiligung des umgebenden Zellgewebes zur Folge haben. Aus dieser Periproctitis entstehen Abscesse und oft Fisteln — äussere und innere, vollständige und unvollständige —, welche ebenso wie die auf Pyämie, Sepsis oder schwerem Typhus beruhende Periproctitis frühzeitig auszuführende Incisionen nöthig machen.

l) Prolaps des Anus und des Rectum.

Prolaps des Anus und des Rectum ist die Folge von katarrhalischen und entzündlichen Reizzuständen, von chronischem Katarrh und Dysenterie. Er entsteht ferner durch Schwäche der Sphincteren, welche entweder kongenital ist oder sich im Anschluss an Krankheiten in der Nachbarschaft sowie nach Verabreichung drastischer Abführmittel ausbildet. Auch bei Kindern, welche an starker Obstipation, an Polypen oder Würmern des Rectum, an Steinen oder Katarrhen der Blase oder einer Phimose leiden, entwickelt sich in Folge zu starken Pressens beim Stuhlgang häufig ein derartiger Prolaps. Eine Prädisposition zur Entstehung des Vorfalls ist durch die eigenthümliche Form des kindlichen Rectum gegeben, welches gerader verläuft als beim Erwachsenen, weil die Höhlung des Kreuzbeins noch nicht so ausgesprochen ist.

Die Reposition des Vorfalles ist leicht auszuführen, besonders wenn der Sphincter schwach ist, aber der Darm tritt sehr leicht wieder aus. Die Defäkation muss aufs Sorgfältigste beobachtet und jedes Drängen der Kinder beim Stuhlgang verhindert werden; das Nachtgeschirr soll deshalb so hoch stehen, dass die Füsse den Boden nicht berühren, oder man lässt das Kind während der Defäkation überhaupt nicht darauf sitzen.[1]

----

[1] Hippokrates äussert sich über diesen Gegenstand folgendermassen. „Bei Kindern, die an Steinen und langdauernder echter Dysenterie leiden, tritt das Rectum leicht aus, das man dann mit einem weichen Schwamm zusammendrückt und mit einer Schnecke berührt. Wenn der Patient nun mit zusammengebundenen Händen eine kurze Zeit lang suspendirt wird, tritt das

Es sind die verschiedensten Verfahren vorgeschlagen, um das Rectum zurückzuhalten, ohne dabei die Passage für die Fäces zu verlegen; zu diesem Zweck ist Heftpflaster empfohlen, und es sind auch Instrumente aus Hartgummi, Blei und anderem Material angegeben. Tampons und Kompressen, welche die Nates zusammenhalten sollen, sind unpraktisch, weil sie den gelähmten Sphincter unzweifelhaft dilatiren. CURLING beschränkt sich darauf, die Nates zu komprimiren.

Am wichtigsten ist es, die Verstopfung und Diarrhoe, Eingeweidewürmer, Polypen, Blasensteine, eine etwa bestehende Phimose und alle die oben angeführten Ursachen des Drängens und Vorfalles zu beseitigen.

Die eigentliche Behandlung besteht in Klystieren von Adstringentien, besonders von Alaun und Tannin in $1-2^0/_0$ Lösungen, sowie in der Anwendung von Eis oder Eiswasser. Derartig drei- bis viermal täglich vorzunehmende Einspritzungen (15—30 ccm) sind entschieden von günstiger Wirkung; ausserdem muss täglich ein Einlauf gegeben werden, um das Colon zu entleeren und Drängen beim Stuhl zu verhindern.

In den meisten Fällen besteht beträchtliche Schwellung und zuweilen ausgesprochene Hypertrophie der Schleimhaut, Zustände, welche entschieden Abhülfe erheischen. Zu diesem Zweck hat man Teile des erkrankten Gewebes excidirt oder Caustica benutzt. Wenn Argentum nitricum angewendet werden soll, muss die überschüssige Menge sofort durch eine Kochsalzlösung neutralisirt werden; auch koncentrirte Salpetersäure ist zur Zerstörung dieses hypertrophischen Gewebes benutzt worden. Am vollständigsten wird aber der angestrebte Zweck durch das Glüheisen erreicht, mit dem man einige lange Streifen zieht oder sechs bis zwölf punktförmige Schorfe setzt; ob der Galvanokauter, der PAQUELIN'sche Thermokauter oder das gewöhnliche Glüheisen gebraucht wird, ist gleichgültig.

Um den Sphincter zu kräftigen, habe ich seit Jahren eine Salbe aus Nux vomica (1) und Fett (10—15) verschrieben; dieselbe wird drei- bis fünfmal täglich auf den unteren Theil des Rectum gestrichen oder jedesmal, wenn der Darm austritt, aufgetragen. Secale cornutum ist auch bei innerer Darreichung von Nutzen, Strychnin aber nur in Form subkutaner Injektionen (Strychnin sulphur. 0,001—0,002 in Wasser gelöst einmal täglich), welche in der Nähe des Sphincter gemacht werden. Ihre Wirkung wird durch ein- bis zweimal täglich vorzunehmendes Faradisiren (kurze

---

Rectum wieder zurück. Wenn es wieder austritt, legt man ein Band um die Lenden und reponirt das Rectum, nachdem es mit einer Lotusabkochung befeuchtet ist, mit einem weichen Schwamm. Nachdem auch der Darm mit dieser Abkochung ausgewaschen ist, wird eine Binde angelegt. Während der Defäkation muss das Kind mit gestreckten Beinen auf den Füssen der Mutter sitzen und dabei den Oberkörper gegen ihre Knie legen."

Sitzungen) unterstützt. Bei Schwäche und Abmagerung in Folge konstitutioneller Erkrankungen (Rhachitis, Tuberkulose) ist eine entsprechende Behandlung einzuleiten.

m) Anusfissuren.

Anusfissuren sind bei Säuglingen und besonders bei grösseren Kindern durchaus nicht selten; die Symptome sind die gleichen wie bei Erwachsenen, nämlich heftige Schmerzen bei der Defäkation, Tenesmus und Dysurie — auch bei ihnen können Koliken, Flatulenz und Schmerzen bei den Entleerungen durch eine Fissur herbeigeführt werden. Die schwersten Formen entstehen direkt im Anschluss an Verletzungen durch Fremdkörper, harte Scybala etc., die leichten sind die Folge von Erosionen und Ulcerationen, von Rhagaden, welche auf kongenitaler oder acquirirter Lues beruhen, oder von Geschwüren, welche sich bei Erythemen, Ekzemen, Herpes und einer Vulvo-Vaginitis entwickeln. Die an einem schlaffen und dehnbaren Anus sich entwickelnde Fissur kann durch schwache Höllensteinlösungen schnell zur Heilung gebracht werden. Bei Syphilis ist eine allgemeine und lokale Behandlung nothwendig, bei Vaginalkatarrhen und Ekzemen ist die entsprechende Therapie einzuleiten.

Bei der Behandlung der schweren Formen beschränkte man sich früher darauf, eine Besserung der etwa auftretenden Diarrhöen zu erzielen und durch milde Abführmittel und Einläufe die (häufiger vorkommende) Verstopfung zu beseitigen. Ferner wurden Adstringentien wie Blei, Kupfer, Zink und Alaun oder Caustica wie Höllenstein (ESMARCH) und Salpetersäure versucht. Dieses Verfahren ist aber langwierig und schmerzhaft und daher ebenso wenig zu empfehlen wie die von BOYER vorgeschlagene völlige Durchschneidung der Sphincteren, da die offene Wunde zu Blutungen, Ulcerationen und Sepsis Anlass geben kann. Die richtige Therapie besteht in einer Dilatation der Sphincteren. Wenn man dieselben nach JOSSELINE allmählich ausführt, so wird die Heilungsdauer verlängert, während die forcirte Dilatation am besten und schnellsten zum Ziele führt. Die Operation geht so rasch von statten, dass die Narkose höchstens bei sehr kleinen oder zu Konvulsionen neigenden Kindern nöthig wird; die Einführung von zwei Fingern einer Hand genügt gewöhnlich nicht, sondern man muss drei oder vier Finger oder noch besser die beiden Daumen oder Zeigefinger gebrauchen. Bei genügender Dilatation fühlt man deutlich ein Zerreissen von Muskelfasern; die äussere Wunde ist nur unbedeutend und oberflächlich.

In den seltenen Fällen, wo es sich um eine Kombination einer Fissur mit Polypen handelt, sind beide Zustände zu behandeln.

n) Polypen des Rectum.

Die Rectumpolypen sind Tumoren von Erbsen-, Kirschen-, Haselnussgrösse oder noch bedeutenderem Umfang. Sie kommen vereinzelt oder multipel vor, sind weich oder gewöhnlich ziemlich hart und bestehen aus Zellen oder sehr gefässreichem Zellgewebe, das oft im Innern einen harten, aus Drüsensubstanz bestehenden Kern oder eine LIEBERKÜHN'sche Drüse enthält. Sie sind entweder gestielt oder sitzen breitbasig auf, finden sich zuweilen zwischen den Sphincteren, gewöhnlich aber dicht oberhalb des Sphincter int., nicht selten in der oberen Hälfte des Rectum und in einigen Fällen ganz nahe dem Sphincter tertius.

Als Symptome beobachten wir neben abnormer Defäkation (Verstopfung, Diarrhöen oder beide Zustände abwechselnd) zuweilen Enteralgien, Tenesmus und häufig Abgang von Schleim und Blut. Tenesmus kommt besonders in den Fällen vor, wo der Polyp nahe am Sphincter int. oder zwischen den Sphincteren sitzt; das Blut ist selten mit Schleim gemischt sondern gewöhnlich ganz klar, die Menge beträgt einen halben bis einen ganzen Theelöffel oder mehr, so dass sich bei häufiger Wiederholung dieser kleinen Blutungen ausgesprochene Anämie entwickeln kann. Der Tumor wird beim Stuhlgang nicht selten in oder aus dem Anus herausgedrängt.

Die Behandlung besteht in der Entfernung der Geschwulst mit einer gewöhnlichen oder galvanokaustischen Schlinge, einer Zange, mit dem Finger oder durch Abbinden. Diese Ligaturen sind in den Fällen leicht anzulegen, wo der Polyp bei jeder Entleerung wie ein Fremdkörper herausgedrängt wird; bei diesem häufigen Hervortreten können gestielte Polypen auch spontan, gewöhnlich ohne Blutverlust abgestossen werden. Ueberhaupt treten nach der Entfernung selten so beträchtliche Hämorrhagien auf wie von einigen Autoren berichtet ist. Ich habe mindestens bei Kindern und Säuglingen, wo Varikositäten der Blutgefässe entschieden ungewöhnlich sind, nie eine bedeutende Blutung erlebt, nachdem ich den Stiel mit meinem in das Rectum eingeführten Finger — ein mitteldicker Zeigefinger passirt ohne Schwierigkeit — durchgerissen hatte.

Stiellose Polypen bewirken keine bedenklichen Erscheinungen und sind zuweilen nicht leicht zu finden. Therapeutisch sind nur schwache adstringirende Injektionen zu machen, es genügen dazu mehrmals täglich vorzunehmende Einspritzungen einer $1\,^0/_0$ Alaunlösung oder $2\,^0/_0$ Salben und Suppositorien.

7. Erkrankungen der Leber.

Erkrankungen der Leber werden häufig fälschlich diagnosticirt, denn einerseits ist ihr primäres Vorkommen bei Kindern

überhaupt selten, und andererseits wird oft irrthümlicher Weise
eine Vergrösserung des Organs bei vollständig normalen Verhältnissen angenommen. Die Leber hat nämlich beim Fötus und
Säugling schon einen verhältnissmässig grossen Umfang, scheint
aber noch grösser zu sein, weil ihr unterer Teil nicht von
den Rippen (die bei kleinen Kindern horizontaler verlaufen) bedeckt ist wie bei Erwachsenen. Ausserdem machen die tympa-
nitischen Darmschlingen, welche die Leber von unten und hinten
vordrängen, und der rhachitische Thoraxbau einen grösseren Theil
derselben der Perkussion und Palpation zugänglich. Eine wirkliche
primäre Vergrösserung ist also selten, dagegen kommt dieselbe
sekundär vor in Folge akuter oder chronischer Konstitutionskrankheiten wie Alkoholismus, Syphilis, Leukocythämie, chronischer Tuberkulose, Knochen- und Drüseneiterungen, Malaria oder
im Anschluss an Typhus. Die Therapie derartiger Zustände
richtet sich natürlich nach den verschiedenen Ursachen. Einen
Fall von multiplen Leberadenomen, welcher ein zwölfjähriges
Mädchen betraf, habe ich in der Verhandlung der Amerikanischen
Gesellschaft für Physiologie 1897 beschrieben. Eine Vergrösserung
der Leber darf nicht angenommen werden, wenn es sich nur um
eine Senkung des Organs (Hepatoptosis) handelt. In sehr
seltenen Fällen beobachtet man Lageveränderungen der Leber,
bei denen die Zwerchfellfläche nach aussen und rechts gekehrt ist.

Ferner kommt es bei Cirkulationsstörungen zur Vergrösserung
der Leber. Eine Pleuritis diaphragmatica kann zur Constriction
der V. cava infer. und dadurch zur Hypertrophie der Leber, Ascites,
Anasarca und zum Tode führen; die akute Pneumonie bewirkt gewöhnlich nur vorübergehende Alterationen des Leberkreislaufes,
während die durch die chronische Lungenentzündung entstehende
Hyperämie Hypertrophie herbeiführen kann, welche sich andererseits auch im Anschluss an lange bestehende Pleuraergüsse ausbildet. Häufiger entwickelt sich bei Herzkrankheiten eine sekundäre Lebervergrösserung, und zwar nicht sowohl bei den kongenitalen Formen, wo in Folge der schlechten allgemeinen Ernährung die Blutmenge beträchtlich vermindert ist, als bei der
erworbenen, gewöhnlich auf Rheumatismus beruhenden Endocarditis. Derartige Lebervergrösserungen beobachtet man nicht
selten bei älteren Kindern von acht bis zehn Jahren, die an
Klappenfehlern leiden; die Therapie ist natürlich auch hier in
erster Linie gegen die Grundkrankheit zu richten.

Die fettige Infiltration, welche bei kleinen Kindern in
gewisser Weise eine normale Erscheinung darstellt, ist gewöhnlich
nicht mit einer beträchtlichen Vergrösserung des Organs verbunden. Bei allgemeinen Ernährungsstörungen, protrahirten
Diarrhöen, chronischer Phthise und nach schweren Erkrankungen
an Diphtherie und Scharlach kommt aber eine wirkliche fettige
Degeneration mit Vergrösserung der Leber vor; zuweilen ent-

wickelt sich gleichzeitig eine interstitielle Entzündung (Cirrhosis), besonders bei Syphilis, Rhachitis, Tuberkulose sowie nach Masern oder Scharlach. An diese Thatsachen soll hier nur erinnert werden, um zu zeigen, dass der umsichtige Arzt, welcher sich nicht auf die Behandlung einmal entwickelter lokaler Uebel durch Jod, Calomel oder Abführmittel beschränkt sondern die Verhütung derselben für seine Hauptaufgabe ansieht, ein reiches Feld der Thätigkeit findet. Denn durch eine sorgfältige, auf eine genaue Beobachtung begründete Behandlung der Rhachitis, der Masern, des Scharlachfiebers etc. ist es in vielen Fällen unzweifelhaft zu erreichen, dass die sonst nur zu leicht daraus resultirenden Nachkrankheiten überhaupt nicht entstehen. Principiis obsta; die Prophylaxe imponirt den Laien allerdings weniger, stiftet jedenfalls aber mehr Nutzen als die therapeutische Polypragmasie, welche erst einsetzt, nachdem das Leiden zur vollen Entwicklung gelangt ist.

Ausser der mit Fettinfiltration der Leber komplicirten Cirrhose sind auch, allerdings selten, genuine Fälle beobachtet, die gewöhnlich mit Alkoholismus oder Syphilis zusammenhängen. Die meistens auf Syphilis beruhende atrophische Form ist selten, häufiger kommt die mit geringem oder stärkerem Ikterus und geringer Milzvergrösserung einhergehende hypertrophische Form vor, aber auch hiervon sind kaum 100 Fälle mitgetheilt. GILBERT und FOURNIER (Sem. Méd. 1895 p. 248) berichten über sechs derartige Kranke im Alter von fünf bis elf Jahren; bei allen bestand Gelbsucht, die Milz war sehr gross, in einzelnen Fällen grösser als die Leber, die letzten Phalangen der Finger und Zehen waren ebenfalls vergrössert, die Nägel gekrümmt, die Enden der Ober- und Unterschenkel hypertrophisch, und es bestanden mehrfache Gelenkschmerzen und Ergüsse in die Gelenke; alle Kinder waren schlecht entwickelt und schlecht ernährt. Ascites tritt in diesem Lebensalter nicht so häufig wie bei Erwachsenen auf; häufiger entsteht er in Folge chronischer Peritonitis oder einer Störung im Pfortaderkreislauf als im Anschluss an eine Cirrhose. Die energische Bekämpfung des Alkoholismus, der bei Kindern und jungen Leuten häufiger vorkommt als vielfach geglaubt wird, und die Behandlung der — nicht immer hereditären Syphilis — kann Heilung des Leidens herbeiführen. Quecksilber und Jod sind aber nicht nur bei der syphilitischen Form von Nutzen, sondern ich habe die verschiedenartigsten Fälle in jedem Alter durch Jodkalium oder Jodnatrium und Quecksilber (Sublimat, Hydragyrum jodat. und Calomel), welche ich in Intervallen von acht bis vierzehn Tagen abwechselnd verordnete, zuweilen dauernd gebessert.

Die Therapie der Stauungsleber fällt mit derjenigen der Grundkrankheiten (Herz- und Lungenleiden, Phosphorvergiftung, Infektionskrankheiten und sehr hohen Temperaturen) zusammen.

So verkehrt der Missbrauch der Antipyretica bei mässigen Temperatursteigerungen ist, ebenso falsch ist es, excessiv hohes Fieber, das zu Cirkulationsstörungen und Schädigung der Körpergewebe führt, unbehandelt zu lassen. Das Gleiche gilt von Entzündungen und Eiterungen der Leber; die Ersteren beruhen, wenn sie das ganze Organ betreffen, in unserem Klima gewöhnlich auf Traumen, die Letzteren sind die Folge von Pyämie, Phlebitis umbilicalis, Dysenterie, Perityphlitis und Pleuritis oder können auch zuweilen durch eine Pylephebitis, durch Askariden oder Kontusionen hervorgerufen sein. Mancher Leberabscess würde nie entstanden sein, wenn das dysenterisch erkrankte Rectum durch genügende Eingiessungen desinficirt, eine eitrige Perityphlitis oder Pleuritis rechtzeitig operirt oder eine Entzündung der Nabelvene durch aseptische Behandlung der Nabelschnur verhindert wäre. Multiple Abscesse führen stets zum Tode, ein einzelner Abscess kann durch Aspiration oder Incision und Drainage geheilt werden; die letztere Operationsmethode scheint mir die empfehlenswerthere zu sein, doch habe ich auch einmal einen guten Erfolg von einer einmaligen Aspiration mit daran angeschlossener Irrigation einer antiseptischen Flüssigkeit gesehen. Akute gelbe Leberatrophie ist bei Kindern im Alter von einem Monat bis zu 14 Jahren beobachtet. Greves (Liverp. Med. Surg. Journ. Juli 1884) hat siebzehn Fälle zusammengestellt; ich selbst habe zwei Fälle beobachtet, welche unter Schmerzen, Erbrechen, Ikterus, Nephritis, Fieber und früh einsetzenden Gehirnerscheinungen verliefen. Gewöhnlich tritt der Tod innerhalb einer Woche ein.

Die Behandlung des Ikterus richtet sich nach den Ursachen; die gefährliche bei septischen Neugeborenen vorkommende Form kann verhütet aber nicht geheilt werden. Wenn die Erkrankung durch syphilitische Strikturen der Gallengänge entstanden ist, so wird auch nach Monate langem Bestehen noch eine energische Quecksilberbehandlung möglicher Weise Genesung herbeiführen; eine vollständige Obliteration der Gallengänge führt sicher zum Tode, wenn es sich nicht um eine entzündliche Erkrankung handelt. Hier kann durch einen lange fortgesetzten Gebrauch von Quecksilber und Jod Besserung oder Heilung erzielt werden. Mit Quecksilber und geringen per rectum beigebrachten Jodmengen stellte ich ein zehnjähriges Kind wieder her, welches fünf Monate lang an Ikterus (die Leber war gross und hart, wahrscheinlich hatte vorher Fettleber bestanden) und sekundärer Nephritis gelitten hatte. Der leichte Ikterus, welcher in Folge der plötzlich nach der Geburt auftretenden Veränderung im Leberkreislauf entsteht, bedarf keiner Behandlung, die im Anschluss an einen Magen- oder Duodenalkatarrh bei Neugeborenen, Säuglingen (selten) und grösseren Kindern auftretende Form heilt unter einer dem einzelnen Fall und dem Alter entsprechenden Diät und medikamentöser Therapie. Die Nahrungsaufnahme muss beschränkt werden und darf nur aus wenig Fleisch (Geflügel) und in der Hauptsache aus Milch und Vegetabilien bestehen; in einer Reihe von Fällen erweisen sich alkalische Wässer (Selters, Vichy), Natr. bicarbonic. oder phosphoric., Bismuth. subnitr., Ac. hydrochloric., Resorcin, in anderen häufige Kaltwasserklystiere und Tinct. Rhei aquosa nützlich. Der epidemisch auftretende, von Witterungseinflüssen abhängende Ikterus erfordert neben der angegebenen Behandlung Bettruhe, warme Bäder und Diaphoretica. H. PLETZER (7. Jahresbericht der Bremer Medicinalbehörde) berichtet über eine grosse Zahl derartiger nicht kontagiöser Fälle nach der Revaccination, die humanisirte Glycerinlymphe war aus verschiedenen Stellen in Ostpreussen bezogen. Durch Gallensteine wird — allerdings sehr selten — bei kleinen Kindern und selbst bei Neugeborenen Gelbsucht hervorgerufen; 'die Regeln für die diätetische und medikamentöse Therapie bei Cholelithiasis sind in jedem Lebensalter dieselben, stickstoffreiche Nahrung muss überhaupt vermieden oder doch nur in sehr kleinen Mengen genossen werden, während Milch und Früchte (Orangen, Trauben) und frische vegetabilische Nahrungsmittel erlaubt sind. Unter den mir bekannten Medikamenten trägt der Monate lang fortgesetzte Gebrauch von Natr. sulphur. und salicyl. am meisten zur Verhütung neuer Anfälle bei.

BACELLI aspirirt bei Leberechinokokken 30 ccm der Flüssigkeit durch einen dünnen sterilisirten Troikar und injicirt dann 20 ccm einer $1\,^0/_{00}$ Sublimatlösung; die Punktionsstelle wird mit Gaze und Heftpflaster verschlossen. Nach einigen Tagen wird der Sack kleiner und schrumpft schliesslich. J. VON BOKAY hat drei mit Erfolg operirte Fälle veröffentlicht (Arch. f. Kinderheilk 1897 p. 310).

8. Erkrankungen der Milz.

Erkrankungen der Milz entstehen, abgesehen von den meistens kongenitalen und keiner Therapie zugänglichen Pseudoplasmen, nur ausnahmsweise primär; nur die Sarkome, welche durchaus nicht so selten vorkommen wie gewöhnlich angenommen wird, können durch Arsen und das Toxin des Erysipelcoccus und des B. prodigiosus zwar nicht geheilt aber doch erheblich gebessert werden. Die meisten Erkrankungen der Milz stehen mit konstitutionellen Leiden in Verbindung, welche gewöhnlich eine Vergrösserung des Organs bewirken. Zu nennen sind hier Malaria, Leukocythämie und Pseudo-Leukocythämie (HODGKIN'sche Krankheit) amyloide Degeneration und Rhachitis und Syphilis, welche durch Hyperplasie des Bindegewebes zur Induration führen können. Tuberkulose der Milz ist bei Kindern häufig eine Theilerscheinung der allgemeinen Tuberkulose, welche sich in vielen Fällen hier zuerst lokalisirt. Die Unterscheidung der zuweilen mikroskopisch kleinen Herde, welche in akuten Fällen transparent, sonst leicht gelblich sind, zuweilen verkäsen und unregelmässig in der Milz verstreut sind, von den Milzfollikeln ist nicht immer leicht. Herzkrankheiten können Embolien und Abscesse (die Letzteren entstehen auch bei allgemeiner Pyämie), der Abdominaltyphus Erweichung und Vergrösserung der Milz zur Folge haben; dabei entwickelt sich dann in Folge einer Betheiligung des peritonealen Ueberzuges eine Perisplenitis, welche allerdings der Diagnose nicht recht zugänglich ist. Je jünger überhaupt das Kind ist, desto schwieriger wird es, durch die Perkussion die Grösse der Milz exakt festzustellen, da die geringe Länge des Thorax und die häufig vorhandene Tympanie hierbei sehr hinderlich sind. So lange man das Organ nicht unter dem Rippenbogen fühlen kann, darf man keine Vergrösserung annehmen, und selbst wenn diese Untersuchung positiv ausfällt, muss die genannte Veränderung nicht nothwendig bestehen, da in seltenen Fällen Wandermilzen beobachtet sind.

Die Therapie der in Frage kommenden Konstitutionskrankheiten ist in früheren Kapiteln besprochen; Chinin, Secale cornut. und Arsen haben sich in einer Reihe von Fällen bewährt, während sie in anderen vollständig wirkungslos blieben; bei chronischen Erkrankungen ist eine Kombination von Chinin und Secale cornut. mit oder ohne Zusatz von Jodpräparaten wohl am meisten zu empfehlen. Bei akuten Schwellungen und Entzündungen ist eine energische Eisbehandlung einzuleiten, und dabei sind gleichzeitig Abführmittel und grosse Dosen Secale zu geben; wenn Eiter vorhanden ist, was ohne Bedenken durch Probepunktionen festgestellt werden kann, so muss incidirt und drainirt werden. Inwieweit bei chronischen Fällen eine Exstirpation des Organs von Nutzen sein kann, muss die Zukunft lehren; die meisten derselben, die auf Cirkulations- und Ernährungsstörungen beruhen, sind jedenfalls eher der Prophylaxe als der Therapie zugänglich.

9. Peritonitis.

Die akute, subakute und chronische Peritonitis ist in jedem Alter sehr häufig und auch bei Kindern eine gewöhnliche Krankheit; die verschiedenen Formen können mit einander abwechseln oder sich kombiniren, die chronische Form kann lange Zeit latent bleiben und dann plötzlich wieder mit voller Kraft einsetzen. Die Peritonitis entwickelt sich im Anschluss an alle septischen und Infektionskrankheiten von der Sepsis der Neugeborenen an bis zum Scharlach, Erysipel, Variola, Dysenterie und Abdominaltyphus (hier häufiger ohne als mit Darmperforation); weitere Ursachen sind Traumen und Perforationen aus anderen Gründen, Kontusionen, Indigestionen, Diarrhöen und Verstopfung (bei Kindern allerdings seltener als bei Erwachsenen), entzündliche Processe in der Nachbarschaft wie Perityphlitiden und Pleuritiden, lokale Entzündungen in Folge von beginnender Brucheinklemmung oder Kryptorchismus. Am häufigsten entwickelt sich aber jedenfalls die Peritonitis nach einem früheren Anfall, wenn auch eine noch so lange Zeit seitdem verstrichen ist. Aus diesen hier kurz angeführten Thatsachen kann man leicht ersehen, wie viel eine richtige Prophylaxe nützen kann; die Ueberwachung und Abschwächung der typisch verlaufenden Infektionskrankheiten, die schleunige Desinfektion des Darmes bei Typhus und Dysenterie, die Verhütung chronischer Verstopfung und Diarrhoe, die richtige Behandlung der Perityphlitis und Pleuritis, die Anlegung eines Bruchbandes und die Beseitigung der von einem torquirten Hoden herrührenden bedenklichen Erscheinungen bilden zugleich Schutzmittel gegen das Auftreten von peritonitischen Anfällen.

Wenn es sich um eine akute, circumscripte oder allgemeine Peritonitis handelt, so ist für die afficirten Organe und den ganzen Körper absolute Ruhe dringend nothwendig; daher darf keine unnöthige Anstrengung, keine Körperbewegung, kein Aufsitzen zur Entleerung der Blase und des Darmes und kein Drängen beim Stuhl erlaubt werden. Die Nahrung soll nur flüssig sein, also aus Milch und solchen Cerealien bestehen, die möglichst wenig Stärke enthalten, wie Hafermehl und besonders Graupen. Die Verdauung von Fleisch würde mehr Pepsin und Salzsäure erfordern als der Magen bei Temperaturen von 40—41° C. liefern kann, und der Körper hat keine schlimmeren Feinde, als die in der Bildung begriffenen oder unvollständig resorbirten Peptone. Die Peristaltik muss inhibirt werden, denn Alles, was die Konsolidirung der zarten Adhäsionen stört, führt zur Zerrung der neu gebildeten Blutgefässe, zum Auftreten von Blutungen und steigert so die Gefahr. Deshalb ist es nothwendig, Opium innerlich, per rectum, subkutan oder gleichzeitig auf verschiedene Arten in Dosen zu geben, welche nicht nur den Schmerz betäuben oder zeitweise Schlaf herbeiführen, sondern solche Mengen zu verschreiben, welche andauernde Schläfrigkeit, selbst Sopor zur Folge haben und den Puls beeinflussen. Wenn die Kranken sehr viel erbrechen, muss die Nahrung für einen halben oder ganzen Tag vollständig entzogen werden, und es kommen sogar Fälle vor, in denen selbst Eispillen den Magen reizen. Selbstverständlich ist aus diesem Grunde Kohlensäure häufig noch weit mehr contraindicirt, obgleich sie bei anderen Fällen in Form von alkalischen Wässern oder Champagner den Kranken grosse Erleichterung schafft. Wenn im späteren Krankheitsstadium eine ausgiebigere Ernährung nothwendig wird, so kann das Erbrechen oft durch die subkutane oder interne Verabreichung weniger Tropfen einer

Morphiumlösung vor jeder Mahlzeit vermieden werden. Während der ersten Tage einer akuten Peritonitis ist Wasser wichtiger als jede Nahrung, und es ist deshalb nothwendig, wenn es dem Magen nicht zugeführt werden kann, stündlich oder zweistündlich kleine Mengen in das Rectum einzugiessen, ohne durch zu grosse Quantitäten den Darm zu belästigen oder die Peristaltik anzuregen.

Günstig wirkt das Auflegen einer Eisblase — besonders bei circumscripter Entzündung — oder wenn sie zu schwer ist, eines Eisumschlages auf das Abdomen. Wenn die Kranken sich hierbei unbehaglich fühlen, so kann man zuerst Wasser von Zimmertemperatur nehmen und allmählich zu niedrigeren Temperaturen übergehen. Bei sehr kleinen oder anämischen Kindern ist die Anwendung der Kälte überhaupt nicht indicirt, sondern hier sind warme Umschläge am Platz. Bei einer circumscripten akuten Peritonitis (Pericystitis, Perihepatitis) wirkt das Ansetzen einiger Blutegel häufig sehr gut, Abführmittel dürfen bei akuter Peritonitis auf keinen Fall gegeben werden. Die auf Obstipation beruhende Form ist bei Kindern ungemein selten; daher trifft die Empfehlung von Magnesium sulph. und anderen ähnlichen kräftig wirkenden Mitteln, welche bei der puerperalen und auf anderen Ursachen beruhenden Peritonitis Erwachsener möglicher Weise von Nutzen sein können, für Säuglinge und grössere Kinder nicht zu. Wenn eine gewisse Entlastung des Darmes nothwendig erscheinen sollte, so kann man im Beginn der Entzündung event. vorsichtig eine Warmwassereingiessung mit oder ohne einen Zusatz von einem Thee- bis Esslöffel Terpentinöl auf $\frac{1}{4}$ oder $\frac{1}{2}$ Liter Wasser machen. Absolute Ruhe des Darms ist ganz unumgänglich nothwendig, und eine acht bis zehn Tage dauernde Stuhlverhaltung daher oft garnicht zu umgehen. Die bei Peritonitis sich entwickelnde Tympanie ist nicht etwa eine Folge der Obstipation, sondern hängt von der Lähmung der Darmmuscularis, welche vielfach durch ödematöse Durchtränkung entsteht, ab. In Fällen, wo sie sehr lästig oder durch den Druck auf das Zwerchfell gefährlich wird, schafft die Einführung eines oder mehrerer Darmrohre zuweilen Erleichterung. Von jeder äusserlichen Behandlung ist abzusehen, da es dabei leicht zu peristaltischen Bewegungen, die den Kranken neue Gefahren bringen, kommen kann. Allgemein gültige Indikationen für die Vornahme von Darmpunktionen, um die Gase nach aussen zu entleeren, lassen sich nicht geben, zuweilen wird dadurch allerdings dieser Zweck erreicht, in anderen Fällen hat aber die Darmwand in Folge der übermässigen Ausdehnung ihre Elasticität verloren, und die Punktionsöffnungen schliessen sich dann nicht sofort wieder. So sah ich in einem Fall, dass sich durch die feinen mit einer Aspirationsnadel angelegten Oeffnungen flüssige Kothmassen in die Bauchhöhle entleerten.

Die eitrige Peritonitis kann circumscript (abgekapselter Abscess) oder diffus sein; in solchen Fällen kommt es allerdings zuweilen spontan zu Perforationen und Entleerung des Eiters in den Darm, die Ureteren, die Blase oder durch den Nabel nach aussen, aber derartige Ereignisse sind doch nur glückliche Zufälle, welche für unsere Therapie nicht massgebend sein können. Wir haben daher nur die Wahl zwischen einer absolut schlechten Prognose und der Eröffnung des Abscesses oder der Laparotomie mit entsprechender Nachbehandlung. In Betreff ihrer Ausführung verweise ich auf die neueren Lehrbücher der Chirurgie und möchte nur rathen, die Incision nicht zu klein zu machen. Der Bauchschnitt ist ebenfalls zur Heilung der tuberkulösen Peritonitis empfohlen, und es liegen aus der letzten Zeit zahlreiche Berichte über derartige erfolgreich ausgeführte Operationen vor. Wenn wir nun auch wissen, dass eine lokale Tuberkulose sehr wohl spontan heilen kann, so können wir daraus nicht folgern, dass die Heilung einer tuberkulösen Peritonitis nach der Laparotomie auch ausschliesslich spontan erfolgt. Wir dürfen doch nicht vergessen, dass eine gute empirische Beobachtung mindestens ebenso werthvoll ist wie die verschiedensten im Laboratorium vorgenommenen Experimente oder eine mikroskopische Untersuchung. Wenn die tuberkulöse Peritonitis eine Theilerscheinung der allgemeinen Miliartuberkulose ist, so ist der letale Ausgang sicher und eine Operation daher zwecklos; der einfache Ascites, welcher freilich häufig spontan heilt, contraindicirt sie aber nicht. Bei der käsigen tuberkulösen Peritonitis werden trotz gleichzeitig bestehender chronischer Lungenerkrankungen gute Resultate erzielt. Die einfache Punktion mit oder ohne Injektionen kann die Laparotomie nicht ersetzen.

Eine chronische Peritonitis, welche sich aus akuten Anfällen oder auch selbständig entwickelt hat, erfordert eine besondere Therapie; ätiologisch handelt es sich hier meistens um Traumen oder um Folgen chronischer Diarrhöen, eines Abdominaltyphus oder der Tuberkulose. Bettruhe, warme Bäder und warme Umschläge sind zu empfehlen; jodhaltige Bäder (Kreuznach), Jodkalium oder Natrium innerlich (Eisen nur wenn längere Zeit kein Fieber vorhanden gewesen ist) befördern die Resorption des Exsudats, besonders wenn es sich um sehr feste Massen handelt. Vesikatoren leisten zuweilen gute Dienste; Jodoform kann in Salbenform oder mit Kollodium (1:8—12) zweimal täglich längere Zeit gebraucht werden, während die Jodtinktur weniger wirksam ist und die Haut reizt. Bei Ascites wird zuweilen die Paracentese nicht zu umgehen sein, aber ich habe nicht wenige Fälle gesehen, welche sich unter Jodpräparaten in Verbindung mit Diureticis besserten. Am wirksamsten ist das Spartein sulphuricum (aus Spartium Scoparium dargestellt) in Tagesdosen von höchstens 0,06 bis 0,25 oder eine Kombination mit Jodpräparaten. Wenn die Resorption des festen Exsudats sich in die Länge zieht, versucht

man neben den Jodpräparaten graue Salbe, welche an der Innenseite der Arme und besonders der Schenkel aber nie in die
Bauchhaut eingerieben wird. Denn nur zu leicht kann eine milde
chronische Form durch Reiben und ähnliche Traumen in eine
akute Peritonitis umgewandelt werden, und es ist gar nicht zu
bestreiten, dass die so modern gewordene Massage die Zahl derartiger Erkrankungen gesteigert hat. Das beste Mittel zur Linderung der Beschwerden und zur Prophylaxe gegen neue Anfälle
ist das permanente Tragen einer bequemen Leibbinde, welche
aber doch fest genug sitzt, um den früher erkrankten und noch
sehr empfindlichen Konvoluten von Darmschlingen einen Halt zu
geben.

VIII.

Krankheiten der Harn- und Geschlechts- organe.

1. Erkrankungen der Nieren.

Die Prophylaxe der Nierenerkrankungen muss bereits in den ersten Stunden nach der Geburt beginnen. Der gewöhnlich helle und klare Urin des Neugeborenen scheidet zuweilen vom zweiten Tage an häufig mehrere Wochen lang grosse Mengen Harnsäure und Urate aus, die in Form orangegelber Krystalle oder eines amorphen Pulvers sich in den Pyramiden und Papillen der Nieren niederschlagen und im Nierenbecken sowie in der Blase grössere Konkremente bilden können. Diese Harnsäure- infarkte, deren Vorhandensein man nicht selten an einer dunk- leren Färbung der Windel erkennen kann, entstehen in Folge der plötzlich veränderten Blutcirkulation; dieselbe führt zu einer un- gemein starken Ausscheidung stickstoffhaltiger Umsetzungspro- dukte, welche nicht gelöst ausgeschieden werden können, weil dem Neugeborenen nicht genügend Wasser zugeführt wird. Die rasche Entfernung dieser Harnsäureinfarkte ist von der grössten Wichtigkeit, denn sie wirken lokal reizend, können zu kleineren und grösseren Blutungen, zu Albuminurie und sogar zu Nephritis Anlass geben. Ausserdem führt ihre Anwesenheit in den Nieren und der Blase leicht zur Bildung von Steinen; (bekanntlich be- stehen die Kerne der meisten Nieren- und Blasensteine aus Harnsäure). Aus diesen Thatsachen ergiebt sich ohne weiteres die Nothwendigkeit, dem Neugeborenen genügend Wasser zuzu- führen, da hierdurch viele schmerzhafte Krankheiten verhindert werden können.[1]

Missbildungen und die — gewöhnlich kongenitalen — malignen Neubildungen können nur selten zu einer Behand- lung Anlass geben. Eine abnorme Form, das Vorhandensein von

---

[1] cf. A. Jacobi: Nephritis in the Newly-Born. New York Med. Journ. 18. Jan. 1896.

nur einer Niere (zuweilen in Gestalt der Hufeisenniere), cystische Degeneration von verstopften Harnkanälchen, Carcinome sowie Sarkome sind leider nichts Ungewöhnliches, so dass ich z. B. in einem Vortrag auf dem achten internationalen Kongress fast fünfzig Fälle der letzteren Erkrankung zusammenstellen konnte. Die Behandlung kann nur in rechtzeitiger Entfernung des Tumors, ehe er zu gross wird, bestehen. In inoperabelen Fällen könnte ein Versuch mit den COLEY'schen Injektionen gemacht werden. Glücklicher Weise ist die Diagnose leicht zu stellen, und es handelt sich gewöhnlich nur um eine Niere, während die überhaupt seltenen Metastasen in der anderen Niere immer nur in einem späteren Stadium der Erkrankung auftreten.

Die primäre Tuberkulose der Harnorgane entwickelt sich am häufigsten in den Nieren und hat einen mehr descendirenden als ascendirenden Charakter. Zuerst wird nur die eine Niere ergriffen, und zwar lokalisirt sich die Krankheit in der Rinde und an der Basis der Pyramiden; später kann es zur Abscessbildung kommen. Die Kranken leiden an Enuresis und klagen über Schmerzen; der Urin enthält Eiter, Blut, Bindegewebs- und elastische Fasern, die Diagnose wird aber erst durch den Nachweis von Bacillen, welcher meistens nur nach Centrifugiren des Urins möglich ist, gesichert. S. M. HAMILL (Int. Med. Journ. Januar 1896) hat über 54 Fälle berichtet, von denen 17 operirt sind. In vier Fällen wurde die Nephrotomie (2 Heilungen, 1 Besserung, 1 Todesfall), in 9 die Nephrektomie (5 Heilungen, 1 Besserung, 3 Todesfälle), in 4 die Nephrotomie und später der Nephrektomie (1 Todesfall) vorgenommen.

Echinokokken und Hydronephrosen indiciren eine chirurgische Behandlung. Mehr als die Hälfte aller Hydronephrosen sind angeboren und geben daher eine ungünstige Prognose, andere entstehen in Folge kongenitaler Hypertrophie der Blase, durch Pseudoplasmen, Steine, welche die Ureteren verstopfen, Erkrankungen der Prostata, der Urethra und ihrer Umgebung. Der Indicatio causalis ist selten zu entsprechen, und es muss daher die chirurgische Behandlung mit Aspiration, Drainage, Einspritzungen reizender Flüssigkeit in ihr Recht treten. J. CAMPBELL (Brit. Med. Journ. 15. März 1897) entfernte eine drei Pfund schwere cystische Geschwulst bei einem siebenmonatlichen Kind; dieselbe sass an der Vorderseite der linken Niere, enthielt 300 Gramm einer klaren gelblichen Flüssigkeit und eine feste Masse, in welcher ein Knorpel und ein Knochenstück eingebettet waren.

Bewegliche Nieren sind bei Säuglingen und grösseren Kindern meistens angeboren, zuweilen findet man aber auch bei Kindern von zehn bis zwölf Jahren hierauf deutende Symptome, welche nach einem Fall oder Sprung aufgetreten sind. Wenn dies auch glücklicher Weise ein seltenes Ereigniss ist, so habe ich doch in einer über vierzigjährigen Praxis mindestens acht

derartige Fälle gesehen. Für die Behandlung bewährte sich immer
eine bequeme aber gut sitzende Leibbinde am besten; die Nephro-
pexie erschien mir in keinem Fall indicirt.

Unter den bei wirklich vorhandenen oder scheinbaren
Nierenerkrankungen auftretenden Symptomen sind die Hämaturie und Hämoglobinurie von besonderer Wichtigkeit, so
dass eine eingehendere Besprechung gerechtfertigt erscheinen
dürfte. Die Hämaturie entsteht stets in Folge von Gefässrupturen,
welche durch die verschiedensten Ursachen hervorgerufen sein
können. Zu nennen sind hier Nieren- oder Blasensteine, Nephritis
und Cystitis, Neubildungen (hauptsächlich Carcinome, selten Sarkome), Thrombosen der V. renalis und Infektionskrankheiten wie
Purpura und Cerebro-Spinalmeningitis. Die angioneurotische Form
habe ich bei Kindern nicht beobachtet. Bei einem Zusammenhang mit Infektionskrankheiten und Thrombosen ist die Indikationsstellung ohne weiteres klar, aber die Wirksamkeit der sich
daraus ergebenden Therapie sehr unsicher. Bei Nierensteinen
durchspült man nach der weiter unten zu besprechenden Methode
die Niere mit Alkalien, oder versucht Secale cornutum oder Hydrastis in Form des Extract. solid. oder fluid., das bei empfindlichem Magen auch per rectum gegeben werden kann. Häufig
wird man auch zu Herzstimulantien greifen, muss aber von der
Digitalis wegen ihrer lokalen Wirkung auf die Nieren absehen
und dafür Spartein oder Strophanthus wählen. Adstringentien,
welche durch die Nieren ausgeschieden werden, wie Blei, Tannin,
Gallussäure sind recht wirksam, wenn sie in grösseren Dosen als
die Lehrbücher vorschreiben genommen werden; allen anderen
Mitteln überlegen ist aber das Auflegen einer Eisblase in der
Gegend der blutenden Niere, vorausgesetzt, dass der Patient nicht
zu jung ist, denn sehr kleine Kinder vertragen keine länger
dauernde Eisbehandlung.

Nach sehr ausgedehnten Verbrennungen tritt zuweilen Hämoglobinurie in Folge Zerfalls der rothen Blutkörperchen auf. Im
Urin kann man ausser Hämoglobin Blut und Cylinder finden; bei
den Autopsien sieht man die Kapseln und Harnkanälchen mit
Blut und Detritus gefüllt.

Die akute, subakute und chronische Nephritis ist eine häufige
Erkrankung des Säuglings- und Kindesalters und selbst bei Neugeborenen durchaus nicht selten (N. Y. Med. Journ. 18. Jan. 1896).
Im letzteren Falle handelt es sich entweder um Kongestionszustände (in Folge von ungenügender Cirkulation, kongenitalen Herzkrankheiten, Asphyxie, Kälteeinwirkung) oder um Processe, welche
zur Obstruktion führen (in Folge des physiologisch sehr rasch vor
sich gehenden Zerfalls rother Blutkörperchen des Neugeborenen,
durch Hämatoidin-Bilirubin, Methämoglobin [Kal. chloric., excessiv hohe Temperatur], Blut in den Harnkanälchen) oder um
irritative Processe (Harnsäure, Blutungen, Mikroben, Toxine, welche

bei Enteritis oder Infektionskrankheiten gebildet werden). Da die Nephritis durchaus nicht immer primär entsteht, sondern oft im Anschluss an andere Krankheiten auftritt, so wird sie nicht selten übersehen, bis es zu spät ist. Wenn diese so ungemein häufige sekundäre Entwicklung der Nephritis erst allgemein bekannt sein wird, dürften die tödtlichen Ausgänge dieser Erkrankung seltener werden und die Vortheile prophylaktischer Massnahmen erst voll und ganz zur Geltung kommen. Eine vollständige Aufzählung aller Ursachen der Nephritis ist kaum möglich, denn fast alle wichtigeren Krankheiten des Säuglings- und Kindesalters können dazu führen. In erster Linie kommen hier die akuten Infektionskrankheiten: Scharlach, Masern, Rötheln, Diphtherie, Varicellen, Malaria, Abdominaltyphus, Cerebro-Spinalmeningitis, Tonsillitis, Parotitis und Pyämie in Betracht; ferner können dazu führen Konstitutionskrankheiten wie Syphilis, Purpura und Diabetes, sehr ausgebreitete Ekzeme, Cirkulationsänderungen der Haut durch plötzliche Abkühlungen oder langdauernde Kältewirkung, Stasen und Thrombosen, die sich im Anschluss an Herz- oder Lungenkrankheiten entwickeln, sowie Diarrhöen. Auch gewisse Medikamente geben gelegentlich Anlass zur Entwicklung einer Nephritis, z. B. Kal. chloric., Mineralsäuren, Salicyl-, Karbol- und Pyrogallussäure, Terpentin, Naphthol, Styrax, Petroleum, Theer,[1]) grosse Bleidosen, Phosphor, Arsen, Quecksilber und Mangan, die z. Th. innerlich, z. Th. äusserlich gebraucht werden; schliesslich sind noch die Harnsäureinfarkte der Neugeborenen und die bei Kindern durchaus nicht so seltenen Nierensteine als Ursachen der Entzündung anzuführen. Die meisten dieser Schädlichkeiten wirken um so intensiver, je jünger das Kind ist, und in einem solchen Falle kann z. B. die einmalige äusserliche Verwendung einer Karbolsäurelösung Nephritis zur Folge haben. Die grosse Zahl dieser Ursachen der Nephritis lehrt zum mindesten zweierlei: einmal, dass die sorglose exspektative Behandlung der akuten Infektionskrankheiten gradezu sträflich ist, und ferner, dass der Effekt jedes reizend wirkenden Medikaments bei innerlichem und auch bei äusserlichem Gebrauche sorgfältig überwacht werden muss.

Sobald eine akute Nephritis zur vollen Entwicklung gekommen ist, muss in erster Linie für eine Entlastung der mit Blut überfüllten Nieren gesorgt werden. Das Kind muss das Bett hüten und warm gehalten werden, durch ein warmes Bad sucht man das Blut von den inneren Organen nach den Hautgefässen abzu-

---

[1]) Auch Perubalsam sollte zur Entwickelung von Nephritis führen können, BRÄUTIGAM und NOWACK haben aber durch tägliche Urinuntersuchungen von 22 Patienten nachgewiesen, dass er, wenn er keine ätherischen Oele enthält, diese Wirkung nicht hat, obgleich sie in einem Falle 52,8 in elf Tagen, in einem anderen 80,0 in 24 Tagen innerlich gaben. (Centralblatt für klin. Med. Nr. 7, 1890.)

leiten oder lässt aus demselben Grunde in der Nierengegend trockne Schröpfköpfe setzen und heisse Umschläge machen. Die Darmschleimhaut muss in gleicher Weise zur Ableitung beitragen, und man giebt daher Magnesium sulphur. in Mengen, die zu drei bis vier Entleerungen täglich führen, oder häufig wiederholte kleine Gaben Calomel. Eine Herabsetzung der arteriellen Spannung durch Nitrite ist besonders indicirt, wenn cerebrale Symptome auftreten; aus demselben Grunde können wiederholt kleine Gaben von Aconit oder Opium und Chloralhydrat verordnet werden. Digitalis ist aus dem oben angeführten Grunde contraindicirt, dafür wird bei drohender Herzschwäche Strophanthus oder Spartein neben Nitroglycerin oder das in dieser Beziehung ebenfalls günstig wirkende Jodkalium gegeben; SENATOR empfiehlt bei derartigen Zuständen das Natr. sulfo-ichthyolicum, von dem er Erwachsenen Tagesdosen von 0,1—1,0 in Pillen giebt.

Besonders wichtig ist eine sorgfältige Regelung der Diät; alles, was die Nieren reizen kann, z. B. Alkohol, Eisen, Gewürze muss vermieden werden, die Nahrung muss ausschliesslich flüssig sein und darf keine Stoffe enthalten, welche die Nierenerkrankung verschlimmern können. Da die direkten Umsatzstoffe der Eiweisskörper durch die Nieren ausgeschieden werden, und einige ihrer Endprodukte wie Phenol, Kreatin und die Extraktivstoffe überhaupt Gifte für sie darstellen, so sind — im Gegensatze zu der Ansicht von OERTEL, LÖWENMEYER und ihrer Anhänger — sehr stickstoffreiche Nahrungsmittel streng zu verbieten. Es sollen deshalb keine Eier und in der Regel auch keine Fleischspeisen gegeben werden, zuweilen kann vielleicht eine Ausnahme mit Kalbfleisch, jungem Lammbraten, jungem Hühnchen, Fischen oder Austern gemacht werden, aber im allgemeinen thut man gut, die Diät auf Milch und Vegetabilien zu beschränken. Graupen, altbacknes Weizenbrod, Hominy, Reis, Kartoffeln und grüne Gemüse sind erlaubt, als Getränk giebt man Wasser oder ein alkalisches Mineralwasser, event. auch Limonade, wenn die Verdauung der Milch dadurch nicht beeinträchtigt wird. Weder bei akuter noch bei subakuter und chronischer Nephritis sind starke Muskelanstrengungen am Platze, da hierdurch der Eiweissumsatz befördert wird, nur bei der chronischen Form ist Bewegung im mässigen Grade zu gestatten, weil sie hier die Eiweissausscheidung nicht steigert.

Die Luft im Krankenzimmer muss, wenn der Patient im Bette ist, mässig warm sein; für Kranke, welche nicht bettlägerig sind, ist dagegen eine wärmere Temperatur zu wählen. Da die Beförderung der Hautthätigkeit und eine mässige Transpiration entschieden nützlich ist, so sind warme Bäder und der Aufenthalt in einem warmen Klima indicirt, denn hierdurch werden die Nieren (und auch die Lungen) entlastet. Zu beachten ist dabei aber, dass in feuchter Luft die Ausscheidung seitens der Haut

vermindert ist und deshalb ein trocknes Klima vorzuziehen sein
wird. Heisse Bäder sind nur bei plötzlich auftretender Urämie
zu verordnen.

Die subakute Nephritis, eine häufige Nachkrankheit von
Scharlach und Diphtherie, wird oft übersehen; man beobachtet
dabei einen hellen, oft sehr reichlichen Urin, Oedeme, allmähliche
Kräfteabnahme, zuweilen eine starke Spannung im arteriellen
System und Auftreten von Gehirnerscheinungen. Blutentziehungen,
heisse Luft- und Wasserbäder, sowie Eisen, das im Epithel der
Harnkanälchen niedergeschlagen wird, sind zu vermeiden; ebenso
ist die Digitalis, da sie die Arterienspannung erhöht, gewöhnlich contraindicirt. Bei Fällen von Urämie, welche mit hohem
arteriellen Drucke einhergehen, wird die Cirkulation fast immer
durch kleine Opiumdosen, durch Nitrite (Nitroglycerin), Chloralhydrat und Spartein günstig beeinflusst. Quecksilber (Sublimat)
kann Wochen lang in kleinen Mengen (0,004 — 0,006) in starker Verdünnung (mindestens 1 : 6000 — 10000) täglich gegeben
und für fieberlose Patienten mit Eisen in geringen Mengen
kombinirt verordnet werden. Empfehlenswerth ist es, dass
der Kranke sich in warmer Luft, womöglich in einem warmen
Klima, aufhält, täglich warme Bäder nimmt und danach frottirt
wird. Vor der Aufnahme grosser Mengen gewöhnlichen oder
alkalischen Wassers ist zu warnen, da die Nieren, soweit es mit
einer normalen Cirkulation vereinbar ist, geschont werden sollen,
eine Regel, welche besonders bei lokalen oder allgemeinen Oedemen
streng inne gehalten werden muss; in derartigen Fällen darf die
aufzunehmende Flüssigkeitsquantität nicht grösser als die ausgeschiedene Harnmenge sein. Milde Diaphoretica und Abführmittel können ebenfalls zur Entlastung der Nieren beitragen;
deutet das konstante Vorhandensein beträchtlicher Harnsäure-
mengen auf eine gichtische Diathese, so giebt man Natr. salicylic.
in Tagesdosen von 0,6—1,0.

Die chronische Nephritis ist eine häufige Krankheit; das
zeitweise Auftreten von Kopfschmerzen oder Erbrechen sowie eine
protrahirte Rekonvalescenz sind verdächtige Erscheinungen, welche
zur Untersuchung des Urins auffordern müssen. Dieselbe ist in
kurzen Zwischenräumen mit den empfindlichsten Proben zu wiederholen, da die Albuminurie nicht konstant zu sein braucht und
der Eiweissgehalt schwankt; in manchen Fällen wird man sich
erst nach Centrifugiren des Urins darüber klar werden, dass es sich
bei einer Albuminurie und sogar bei einer „transitorischen" Albuminurie in Wirklichkeit um eine Nephritis handelt. Selbstverständlich muss die Differentialdiagnose zwischen Albuminurie und Pepton-
urie (bei Leukocytose, croupöser Pneumonie, ulceröser Enteritis,
Meningitis) gestellt werden, ebenso darf das von einer Pyelitis
oder Pyelo-Nephritis herrührende Albumen nicht mit dem bei der
Nephritis ausgeschiedenen Eiweiss verwechselt werden. Das Fehlen

von Oedemen beweist, besonders bei sehr kleinen Kindern, nichts, da nach Pleuritis, Pneumonie, Erysipel und bei Syphilis Nephritis sehr oft ohne Hydrops auftritt; grade derartige Fälle sind am gefährlichsten. Viele chronische Nephritiden wären durch die rechtzeitige Diagnose des akuten oder subakuten Stadiums und durch Beachtung ihrer so zahlreichen Ursachen vermeidbar. Ich habe eine Anzahl Fälle gesehen, die eine Purpura komplicirten oder richtiger gesagt im Anschluss daran entstanden und unter fortgesetztem Phosphorgebrauch (zwei- bis dreimal täglich $^4/_{10}$ mg mehrere Monate lang) vollständig ausheilten. Hier hatten augenscheinlich die kleinen im Nierenparenchym aufgetretenen Blutungen den Anlass zu der Entzündung gegeben.

Dann und wann tritt auch bei chronischer Nephritis Genesung ein; die meisten meiner so günstig verlaufenen Fälle hatten Sublimat genommen; eine Giftwirkung habe ich weder hier noch in anderen Fällen, welche ich genau beobachtete, gesehen. Man kann dieses Medikament Kindern von fünf Jahren ruhig Wochen lang in Einzeldosen von 0,001 in einem Esslöffel Wasser drei- bis viermal täglich geben. Gleichzeitig damit, oder wenn Aussetzen der Medikation rathsam erscheint, wird Jodkalium in Tagesdosen von 0,4—0,6 und Eisen als Tinct. ferri chlorat. (10—20 Tropfen täglich) oder in anderer besser vertraglicher Form verordnet. Eine vorsichtige Beförderung der Nierenthätigkeit durch Juniperuspräparate oder durch Kalium bitartaric. oder citric. ist empfehlenswerth, dagegen muss von stärkeren Reizmitteln abgesehen werden; Digitalis kann nur Schaden stiften, ausgenommen in Fällen, die mit Herzklappenfehlern komplicirt sind. Wenn daher durch Kräftigung der Herzthätigkeit die Urinmenge gesteigert werden soll, so greift man besser zum Spartein oder Coffein (Letzteres ist bei cerebralen Symptomen contraindicirt). Nitroglycerin wirkt als Diureticum vortrefflich, da es das Herz kräftigt und zugleich die arterielle Spannung erniedrigt. In letzterer Beziehung sind auch kleine Mengen Opium oft sehr nützlich, welche sich ebenfalls bei hartnäckigem Erbrechen häufig als das einzige brauchbare Mittel bewähren.

Durch Ansammlung von Harnstoff im Blut, durch den Druck des Hirnödems, die arterielle Spannung und den erhöhten Blutdruck sowie durch reflektorische Reizung der motorischen Centren wird die bedenklichste Folgeerscheinung der chronischen Nephritis, die Urämie, welche zu Erbrechen, Diarrhöen, Coma und Konvulsionen führt, herbeigeführt. Hier muss sofort eine eingreifende Behandlung durch stark wirkende Abführmittel (Calomel 0,3—0,5, Elaterium 0,003, Crotonöl 0,003—0,006 stündlich, danach Magnesium sulphur.) oder kräftige Diaphoretica (heisse Luft- oder Wasserbäder, heisse Wassereinpackungen, Pilocarpin subkutan in Mengen von 0,004—0,008) einsetzen. Wenn die auf Gehirnhyperämie beruhenden Symptome in den Vordergrund treten, wirken zuweilen

einige — am besten an das Septum narium oder an den Processus
mastoideus gesetzte — Blutegel direkt lebensrettend. Da jedoch
durch die angeführten Massnahmen dem Körper viel Wasser entzogen wird, so muss für neue Zufuhr entweder per os oder per
rectum gesorgt werden; über die zu diesem Zwecke empfohlenen
subkutanen Kochsalzwasserinjektionen fehlen mir eigene Erfahrungen.

Bei anderen Nachkrankheiten oder Komplikationen ergeben
sich aus diesen die Indikationen für die Behandlung. Bei Glottisödem z. B. kann der Effekt der angegebenen Therapie nicht abgewartet werden, sondern es wird vorher die Scarifikation oder
Intubation vorzunehmen sein; drohende, auf Hydroperikard oder
Hydrothorax beruhende Symptome machen die Ausführung der
Paracentese nothwendig.

Auf das Vorkommen von Nierensteinen ist bereits an anderer Stelle hingewiesen. Sie sind etwas durchaus Gewöhnliches
und werden schon beim Fötus beobachtet; in Folge der heftigen
Schmerzen schreien die Kinder laut, es treten Konvulsionen, Erbrechen sowie Retraktion der Testikel auf; im Urin findet sich
zuweilen Blut, Eiter und Harngries.

Die meisten Steine bestehen aus Harnsäure, nur wenige aus
Oxalsäureverbindungen, Cystin (mehrere Fälle in derselben Familie) oder phosphorsaurem Ammonium und Magnesium. Für die
Therapie ergeben sich aus der chemischen Zusammensetzung ganz
bestimmte Indikationen. Die Niederschläge von kohlensaurem und
phosphorsaurem Kalk, welche sich bei Neugeborenen am unteren
Ende der graden Harnkanälchen, in der Nähe der Papillen und
im Epithel finden, sind wegen ihrer weisslichen Farbe fälschlich für Produkte einer interstitiellen Entzündung gehalten worden.
Die Steine sind nicht ausschliesslich aus anorganischen Stoffen
zusammengesetzt, sondern die Harnsäureinfarkte der Neugeborenen
bedecken sich mit organischen Massen, und aus dieser Vereinigung
entstehen die Steine. Bei ihrer Genese hat man ausserdem an
Blutungen zu denken, denn diese sind nicht nur Folgen, sondern
auch Ursachen der Steinbildung. MECKEL sprach von einem stein-
bildenden Katarrh der Nieren, ebenso wie wir jetzt wissen, dass
Katarrhe der Gallenblase die Entstehung von Gallensteinen veranlassen können. Besonders bei Fällen aus Familien, in denen
Gicht vorkommt, ist die Zufuhr stickstoffhaltiger Nahrung zu beschränken und nur einmal am Tage Fleisch — weisses lieber als
dunkles — zu gestatten. Sellerie, Petersilie, Spargel und alle
reizenden Nahrungsmittel sind zu vermeiden, die Kranken müssen
viel Wasser, besonders alkalische Wässer trinken. Da dieselben
mehr Natrium als Kalium enthalten und die letztere Substanz
eine grössere Affinität zur Harnsäure besitzt, so lässt man Kal.
bicarbonic. (0,6—1,5) in grossen Mengen Selters oder Vichywasser
nehmen. Die natürlichen Lithionwässer enthalten weniger Lithion

als für den zu erreichenden Effekt nothwendig ist — es müssen täglich mindestens 0,2—0,5 zugeführt werden —, und aus diesem Grunde sind die künstlichen, natürlich sorgfältig hergestellten Lithionwässer ihnen vorzuziehen. Piperazin (und Lysidin) kann dreimal täglich in Dosen von 0,125—0,3 gegeben werden. Urotropin soll grössere Mengen Harnsäure lösen als irgend ein anderes Mittel; im Reagenzglas verhält sich die Sache auch so, bei einem zweijährigen Kinde, dem ich das Medikament lange Zeit mit Unterbrechungen gab, beobachtete ich jedoch, dass beim Aussetzen des Mittels die Harnsäure als Pulver im Urin enthalten war, nach dem Einnehmen dagegen in Form sehr zahlreicher Nadeln erschien. Mit Harnstoff (dreimal täglich $^{1}/_{2}$—1 Theelöffel einer 5—10 $^{0}/_{0}$ Lösung) wäre ein Versuch zu machen.

Ausser den angeführten Symptomen können Nierensteine Katarrhe dieses Organs sowie sekundäre Katarrhe der Ureteren und der Blase herbeiführen. Bei Auftreten von Pyelitis und Pyelonephritis ist die aus der Aetiologie sich ergebende Behandlung fortzuführen, gleichzeitig sind Gallussäure (täglich 0,5—1,5) und, falls der Zustand des Magens es erlaubt, Balsamica (Cubeben, Copaiva) zu versuchen. Methylenblau (nicht Pyoktanin) habe ich häufig und lange Zeit gegeben, konnte dabei aber keine Verminderung der Eitermenge oder der Alkalescenz des Urins bemerken. Wenn jede andere Therapie erfolglos bleibt, die Niere vergrössert ist und Pyämie droht, wird ein chirurgischer Eingriff nicht zu umgehen sein, und es kann, falls die andere Niere gesund ist, durch die Nephrotomie oder Nephrektomie das Leben des Kranken gerettet werden. Eine auf Tuberkulose beruhende Pyelitis indicirt, sobald die Diagnose gesichert ist, die Ausführung der Nephrektomie.

2. Erkrankungen der Blase.

Die Cystitis ist eine häufige Erkrankung im Säuglings- und Kindesalter — eine häufigere als ASHBY annimmt —, und man beobachtet die verschiedensten Formen von der katarrhalischen bis zur diphtherischen und ulcerösen. Als Ursachen sind zu nennen: Einwirkung niederer Temperaturen, Abkühlung der Theile durch Sitzen auf kalten Steinen oder in nassem Grase, Traumen, Vulvo-Vaginitis, die Ueberwanderung des B. coli, besonders während oder nach einer Enteritis follicularis, Anwendung von Kanthariden oder anderer reizender Substanzen, Trinken von Bier, schwere Verdauungsstörungen, Abdominaltyphus, Variola, Diphtherie und Nieren- oder Blasensteine. Die Symptome sind Dysurie, Retentio oder Incontinentia urinae, Tenesmus vesicae und recti, Schleim-, Eiter- oder Blutgehalt des Urins, Fieber, sekundäre Peritonitis und „typhöse Erscheinungen". Die Therapie besteht bei Traumen in absoluter Bettruhe, warmen oder

kalten Umschlägen, ausserdem in der Verordnung von Opium
innerlich oder in Suppositorien; bei Erkältungen in warmen Bädern, Bettruhe, Diureticis und Narcoticis; bei der im Verlauf von
Infektionskrankheiten entstehenden Cystitis in Bettruhe und Verordnung von Tonicis, wenn die Erkrankung durch Kanthariden
(innerlich oder in Vesicatoren) entstanden ist, in Kampher (0,125
bis 0,6 täglich) innerlich; bei hochgradigen Verdauungsstörungen
in Beseitigung derselben durch Nahrungsentziehung, Abführmittel
und Zufuhr von recht viel Wasser; bei Hyperacidität des Urins
in dem Gebrauche alkalischer Wässer; zu starke Alkalescenz
macht die Verordnung von Salzsäure nöthig. Wenn Blasensteine
vorhanden sind, so ist ihre Entfernung durch die Cystotomia supra-
pubica indicirt. In den meisten Fällen müssen die Kranken das
Bett hüten, viel kohlensaures alkalisches Wasser trinken, kalte
Getränke vermeiden, in der Hauptsache von Milch und Mehlspeisen
leben, den Körper, speciell das Abdomen und die Füsse warm
halten, Calomel nehmen und zur Hebung der Schmerzen ein Opiat
erhalten. Das beste symptomatische Mittel bei den krampfhaften
Schmerzen der Cystitis ist Extr. hyoscyami (0,125 – 0,25 täglich
lange Zeit hindurch genommen). Bei chronischen Fällen ist Borsäure oder Kal. chloric. innerlich (1,0—2,0 täglich), Terpentin,
Gallussäure oder Tannin, Uva ursi, Salol und Salicylsäure (falls
es sich nicht gleichzeitig um Nephritis handelt) zu versuchen, oft
ist aber eine lokale Behandlung der Blase nicht zu umgehen. Zu
diesem Zwecke werden Ausspülungen mit warmem Wasser, 6 $^0/_{00}$
Kochsalzlösung, warmer 2 bis 3 $^0/_0$ Borsäure-, $^1/_4$ bis $^1/_2$ $^0/_0$ Höllensteinlösungen oder Lysol ($^1/_4$ $^0/_0$) gemacht. Zuweilen, besonders
wenn es sich um kleine Kinder handelt, ist dabei die Chloroformnarkose nicht zu umgehen.

Einige der bei der Cystitis genannten Symptome kommen
auch unabhängig von dieser vor, so beobachtet man krampfhafte Schmerzen bei dein Miktionen, Retentio und Incontinentia urinae in Folge verschiedenartigster Einwirkungen, nach
denen sich dann natürlich auch die Therapie richten muss. Der Urin
kann neben einer übermässig grossen Harnsäuremenge Bestandtheile
der Galle andere reizende Stoffe, deren Natur nicht immer sicher
festzustellen ist, enthalten. Urticaria der Haut, welche durch bestimmte Nahrungsmittel entsteht, komplicirt sich nicht selten mit
Blasenkrampf, so dass anscheinend dieselbe Ursache auf Haut und
Schleimhaut gleichzeitig einwirkt. Die Dysurie kann ferner
durch Schmerzen in der Urethra entstehen, welche auf einer Hyperacidität des Urins oder auf einer fortgepflanzten Vulvo-Vaginitis
beruhen, oder es kann sich um kongenitale Verengerung des
Orificium urethrae, um (meistens erworbene und leicht zu tren-
nende) Adhäsionen der Labia majora und um eine Balanitis handeln, wenn bei Bestehen einer Phimose die Eichel durch den hier
zurückgehaltenen Urin gereizt wird. Die Indikationen für die

Behandlung dieser Zustände ergeben sich ohne weiteres aus der Aetiologie; ausserdem kommen aber auch bei Kindern wie bei Erwachsenen Fälle von „irritable bladder" vor, bei denen man aus dem Erfolge der Bahandlung auf die Aetiologie schliessen kann. So genügte z. B. in einigen wenigen Fällen die Einführung eines Katheters, um den Krampf des Blasenhalses zu heben, in anderen wieder bewährte sich der Gebrauch von Hyoscyamus.

Urinretention in Folge lokaler Atonie oder Paralyse ist ausser durch übermässige Ausdehnuug der Blase während der Schulstunden selten, kann sich aber auch im Verlaufe von Spinalerkrankungen entwickeln. Dann und wann handelt es sich um mechanische Hindernisse; beim Neugeborenen ist der Colliculus seminalis oft sehr gross, so dass die Einführung einer Sonde nothwendig wird; grosse Steine in der Blase, ein kleinerer in der Nähe des Blasenhalses, ein in der Urethra eingeklemmter Stein, ein um den Penis geschlungenes und in das ödematöse Gewebe eingeschnürtes Band, Epithelverklebung des Orificium urethrae oder ein ödematöses Präputium sind mehr oder weniger leicht zu diagnosticirende und zu beseitigende Zustände. In Frage kommen hier warme oder kalte Injektionen in die Blase, warme Voll- oder Sitzbäder, Lösung der Verklebung des Präputium und Anwendung der Sonde oder des Katheters. Besondere Aufmerksamkeit verdient die bei Gehirnkrankheiten auftretende Harnverhaltung, welche häufig auf Unbesinnlichkeit der Kranken beruht und dann nur durch oft zu wiederholende Perkussion der Blase erkannt werden kann.

Die Ursachen der Harnverhaltung sind, wie man sieht, recht zahlreich; einer der merkwürdigsten Fälle, wo es sich um eine ungemein bedeutende Urinansammlung handelte, war folgender: Durch die Einführung eines elastischen Katheters, der in seiner ganzen Länge in die Blase eindrang, wurde nichts entleert, ein Metallkatheter konnte nur unter Schwierigkeiten eingeführt werden, bis er plötzlich ein Hinderniss zu überwinden schien, worauf der Urin mit grosser Gewalt entleert wurde. Bei der Autopsie fand sich als Erklärung dieser eigenthümlichen Erscheinung, dass die ganze Blase mit einer dicken diphtherischen leicht abzulösenden Membran bedeckt war, welche aber die Einführung des elastischen Katheters nicht zuliess. Dieser wich daher nach der Blasenwand hin ab, während der silberne Katheter die Pseudo-Membran perforirte.

Bei der Verschiedenheit der Ursachen der Incontinentia urinae muss die Auswahl unter den Mitteln sehr sorgsam vorgenommen werden. Bei allgemeiner Anämie und Muskelschwäche ist eine möglichst stickstoffreiche und dabei leicht verdauliche Diät anzuordnen; vorsichtig ausgeführte Massage des ganzen Körpers, Abwaschen mit Alkohol und Wasser (1 : 6) oder mit Wasser und Frottiren mit rauhen Handtüchern, Seebäder und Roborantien wie Eisen und Arsen werden in den meisten Fällen den Zustand günstig beeinflussen; bei schlechter Verdauung und Atonie des Magens ist der Pepsin, Wismuth und Strychnin enthaltende Elixir der amerikanischen (U. S.) Pharmakopöe zu empfehlen; die Dosis für ein dreijähriges Kind beträgt dreimal täglich einen Theelöffel.

Mit Rücksicht auf die Kapacität der Blase ist die aufzunehmende Flüssigkeitsmenge besonders am Abend zu beschränken. Die Flexura sigmoidea und das Rectum sollen Nachts leer sein, und die Kinder müssen deshalb angehalten werden, Blase und Mastdarm vor dem Schlafengehen zu entleeren; nach einigen Stunden werden sie dann wieder aufgenommen und genügend munter gemacht, um die Verrichtungen zu wiederholen.

Muskelschwäche des Blasenhalses (des Sphincters) erfordert allgemein und lokal wirkende Stimulantien; bis zu einem gewissen Grade ist dies durch Strychnin und die anderen Präparate der Nux vomica zu erreichen, da sie die Innervation und den Appetit günstig beeinflussen; in sehr hartnäckigen Fällen leisten gelegentlich subkutane Injektionen von Strychnin in das Perineum (0,0015—0,003) gute Dienste, oder man gebraucht eine Salbe von einem Theil Extr. nucis vomic. auf zehn bis sechzehn Theile Fett und lässt davon ein bohnengrosses Stück längere Zeit hindurch täglich mehrmals in das Rectum einführen. Der gleichen Indikation entspricht das Secale cornutum, das als Extract. solid. oder fluidum innerlich gegeben wird. Das wirksamste lokale Reizmittel ist wohl der faradische Strom, dabei wird die eine Elektrode auf das Perineum, die andere auf das Hypogastrium oder die Lumbalgegend aufgesetzt; dagegen muss davor gewarnt werden, den negativen Pol in die Urethra oder die Blase einzuführen, da in Folge davon eine Urethritis oder Cystitis entstehen kann. Gerade für solche Fälle, wo der Sphincter nicht genügend Widerstandsfähigkeit besitzt, ist Schlafen mit erhöhtem Becken (durch Unterschieben von Kissen, Erhöhung des Fussendes des Bettes) empfohlen. Die Methode ist vom mechanischen Standpunkte aus sinnreich erdacht, aber die Patienten sind nicht ruhig genug, um so zu schlafen.

Falls der Urin Oxalsäure, Zucker, übermässig viele Urate oder Phosphate enthält, wird man den Ursachen dieser Erscheinungen nachzugehen haben; wenn Verdauungsstörungen den Grund des Leidens bilden, so wird eine entsprechende Veränderung der Diät (Verminderung der stickstoffhaltigen Nahrung) oder eine Behandlung der Magen- und Lebererkrankung durch Salzsäure und Abführmittel nothwendig, da dies eine conditio sine qua non für die Heilung ist. Das Vorhandensein eines Blasenkatarrhs, einer Nephritis, eines Nieren- oder Blasensteins indicirt eine entsprechende Diät oder die Entfernung der Letzteren durch die suprapubisch auszuführende Operation, die Hyperästhesie des Blasenkörpers mit oder ohne Katarrh — sie kommt nämlich auch häufig ohne einen solchen vor — den Gebrauch der Belladonna oder ihres Alkaloids (Kinder vertragen Belladonna und Atropin im Verhältniss zu ihrem Alter und ihrer Grösse besser als Erwachsene); zuweilen nützen schon einmalige Abenddosen von Extract. belladonnae (0,015—0,06) oder von Atropin sulphur. ($^6/_{10}$—$^8/_{10}$ mg) in überraschender Weise. Ferner wirken günstig Bromkalium (0,4—1,75), Kampher (0,125 bis 0,3), Extract. humuli fluid. (0,2—0,5) oder Elixir humuli (Ph. U. S.) abends theelöffelweise genommen.

Wenn der Refleximpuls von der Vagina, dem Penis oder dem Rectum ausgeht, ist eine Lokalbehandlung nothwendig; sehr häufig handelt es sich um Vaginalkatarrhe, die der Therapie recht schwer zugänglich zu machen sind; polypöse Wucherungen um die Vagina oder in der weiblichen Harnröhre sind zu entfernen, Phimosen erfordern die Ausführung der Circumcision, falls nicht das Präputium dilatirt werden kann, was sehr oft der Fall ist; wenn feste Adhäsionen vorhanden sind, so müssen dieselben vorsichtig gelöst werden. Eingeweidewürmer sind abzutreiben, dabei darf aber nicht vergessen werden, dass die Oxyuren ursprünglich den unteren Theil des Ileum und den oberen des Colon bewohnen, so dass Klystiere gewöhnlich nur eine vorübergehende Wirkung haben. Bei den meistens nur kleinen und in der hinteren Wand des Rectum gelegenen Fissuren ist die forcirte Dilatation vorzunehmen, eine rasch und ohne Narkose auszuführende Operation, welche einen vortrefflichen Effekt hat.

Bei grosser Empfindlichkeit des Blasenhalses und der Pars prostatica der Harnröhre hat HENRY THOMPSON die Kauterisation mit einer $2^0/_0$ Höllensteinlösung vorgeschlagen; gewöhnlich genügt aber eine $1^0/_{00}$ Lösung oder eine 1—$2^0/_0$ Tannin oder Alaunlösung. Noch wirksamer ist die Einführung eines elastischen Katheters oder einer Metallsonde in die Blase. Dieselbe wiederholt man in Zwischenräumen von einigen Tagen und lässt das Instrument zwei bis vier Minuten liegen. Dabei ist gewöhnlich die Narkose zu entbehren, wenn kurz vorher einige Tropfen einer Cocainlösung in die Harnröhre instillirt werden. Immer ist es allerdings nicht der Fall, und ich musste z. B. bei einem dreijährigen Mädchen, das an chronischem Blasenkatarrh und Inkontinenz litt, etwa zwölfmal die Narkose einleiten, um eine $1^0/_{00}$ Höllensteinlösung in die Blase einzuspritzen und um das Organ, welches nur noch geringe Flüssigkeitsmengen halten konnte, durch steigende Wassermengen forcirt zu dilatiren.

Bei Masturbation, die so häufig zur Reizung der Pars prostatica und daher auch zur Inkontinenz führt, ist die Indikation gegeben, die Heilung aber keineswegs leicht. Bei kleinen Kindern, welche häufiger durch Aneinanderreiben der Oberschenkel als durch Manipulationen mit den Fingern onaniren, ist das Uebel allerdings durch sorgsame Ueberwachung leicht zu beseitigen, bei älteren Kindern bedarf es aber einer ungemein sorgfältigen Beaufsichtigung und grosser Energie. Durch körperliche Züchtigungen erreicht man bei der Inkontinenz wenig, höchstens kämen hier Fälle von Enuresis diurna in Betracht, wenn die Kinder sich zu sehr in das Spiel vertiefen oder zu indolent sind.

In einigen Fällen ist durch die Entfernung adenoider Vegetationen oder die Resection stark hypertrophischer Tonsillen die Inkontinenz geheilt worden.

3. Erkrankungen und Anomalien der übrigen Organe.

Die Entwicklung der Genitalien beginnt in der sechsten Woche des embryonalen Lebens, die des Septum uro-rectale, durch welche die Urethra des Penis gebildet wird, etwa in der Mitte des dritten Monats. Um dieselbe Zeit entwickelt sich der vordere Theil der Urethra durch Einstülpung des epidermoidalen Ueberzugs der Eichel. Diese Einstülpung erstreckt sich nach hinten bis zur GUÉRIN'schen Klappe in der Fossa navicularis, und hier, wo die beiden Theile der Urethra sich vereinigen, ist Gelegenheit zur Bildung der verschiedensten Anomalien gegeben.

Findet die Invagination gar nicht statt, so bildet sich überhaupt keine Urethra anterior. Nach ihrer Entstehung kann es zu einer oberflächlichen Epithelverklebung und Urinansammlung dahinter kommen, ferner zu einer partiellen Kontraktur oder Verengerung des Orificium externum, besonders bei angeborener Phimose, oder auch zu einer genuinen Striktur in der Pars cavernosa, die von GUYON, DEMME und ENGLISCH beschrieben ist. Ein völliger Verschluss ist gewöhnlich mit Anomalien des Rectum verbunden und führt zu Urinretention, Dilatation der Ureteren und der Nierenbecken; der nur in wenigen Fällen beobachtete Verschluss des Blasenhalses hat die gleichen Erscheinungen zur Folge.

Die Urinentleerung beginnt in der Mitte des Fötallebens, und wenn, was zuweilen der Fall ist, dann die Vereinigung der beiden Theile der Harnröhre noch nicht stattgefunden hat, so kommt es hinter der Fossa navicularis zu einer Erweiterung und einer immer mehr und mehr zunehmenden Ansammlung von Urin. Derselbe kann das Hinderniss mit oder ohne Bildung einer Klappe durchbrechen oder hinter demselben die untere Wand der Urethra durchbohren und so zur Entstehung einer geringfügigen Hypospadie Anlass geben; findet dieser Durchbruch weiter hinten statt, so wird dadurch eine Hypospadia scrotalis oder perinealis herbeigeführt. Dass Hypospadien wirklich auf diese Weise und nicht nur in Folge von Entwicklungshemmungen entstehen, beweist das Vorkommen von Narben und Kontrakturen, die nur auf diese Weise zu Stande gekommen sein können.

Viele dieser Anomalien sind Gegenstand der chirurgischen Behandlung, glücklicher Weise kommen sie aber nur selten vor, wie die sorgfältigen Zusammenstellungen von KAUFFMANN in der „Deutschen Chirurgie" und von BOHN im GERHARDT'schen Handbuch beweisen. Der epitheliale Verschluss des Orificium externum kann durch Punktion und Dilatation beseitigt werden (einen solchen Fall habe ich vor dreissig Jahren gesehen und seitdem nie wieder); der membranöse Verschluss der Fossa navicularis ist durchbohrt worden, und sogar ein Fall mit nicht perforirter Glans ist von RAUCHFUSS auf diese Weise, wie es scheint, erfolgreich operirt. Kongenitale Strikturen sind mit Bougies, die engen Oeffnungen der Hypospadien mit Bougies, blutig oder durch Kombination beider Methoden behandelt und Laminariastifte eingeführt, um einen dauernden Effekt zu erzielen. Die moderne Chirurgie hat in der Behandlung der Hypospadien jedenfalls bessere Resultete aufzuweisen als DIEFFENBACH durch seine plastischen Operationen erreichen konnte.

Das Präputium beginnt sich am Ende des dritten und im Anfang des vierten Monats des Embryonallebens zu entwickeln und reicht einen Monat später bis zur Mitte der Eichel. Es ist mit einem sechs bis acht Schichten dicken Pflasterepithel bedeckt, welches sich bis zur Urethra und zuweilen bis in die Fossa navicularis hinein erstreckt. Hieraus bestehen auch die mehr oder weniger dicken Massen, die sog. Epithelperlen, welche sich besonders an der Corona glandis anhäufen und früher für Fett gehalten wurden. Man findet sie schon im fünften Monat des Uterinlebens, und zuweilen sind sie so massenhaft vorhanden, dass sie das innere Vorhautblatt von der Oberfläche der Eichel abheben und um sich kleine Hohlräume bilden, wodurch die spontane Lösung der Präputialadhäsionen begünstigt wird.

Diese Adhäsionen sind in der Mehrzahl der Fälle zarte Verklebungen und nur selten feste Verwachsungen. Ihre Genese erklärt sich leicht daraus, dass Eichel und Vorhaut dicht aneinander liegen und in Folge dessen solche Verklebungen ihrer Epithelien entstehen. Dieselben kommen daher nur dann überhaupt nicht oder nur im beschränkten Maſse zu Stande, wenn die Vorhaut die Eichel nicht völlig bedeckt, also z. B. bei Epi- und Hypospadie. Ausserdem werden auch Fälle mit einer festen Vereinigung beider Flächen beobachtet. Dieselbe entsteht entweder in Folge einer entzündlichen Exsudation oder durch das Vorhandensein von aussergewöhnlich vielen oberflächlichen Papillen, welche, wie ENGLISCH es ausdrückt, sich mit einander zu vereinigen streben. Die zarte Verklebung der Vorhaut und der Eichel ist also ein physiologischer Zustand, welchen man fast bei jedem Knaben findet, und nur die Intensität derselben ist eine verschiedene. Wenn das Präputium des Neugeborenen sehr lang ist und die ganze Eichel bis zum Orificium urethrae bedeckt, so kann es durch diese Adhäsionen zu

Urinverhaltung und durch den Reiz, welchen einerseits der Urin andererseits die bei den Miktionen mit den Formveränderungen des Gliedes verbundenen Zerrungen ausüben, zu Schmerzen, Röthung, schleimig-eiteriger Sekretion, zuweilen auch zu mässiger Exsudation und zu Erektionen kommen, die ihrerseits wieder einen lokalen Reiz ausüben. Durch die häufiger und später normaler Weise auftretenden Erektionen und durch die oben erwähnte Bildung von Hohlräumen zwischen den Epithelialperlen wird allmählich die Vorhaut gänzlich von der Eichel abgelöst, ein Vorgang, welcher gewöhnlich zwischen dem neunten und dreizehnten Jahr vollendet ist. Meistentheils ist also irgend eine Behandlung nicht nöthig, denn je allmählicher die Trennung stattfindet, desto unbedenklicher ist sie, während die künstliche Lösung durch Herbeiführung sekundärer Veränderungen bedenkliche Zustände verursachen kann. Ein Eingriff ist nur bei Harnverhaltung und Balanitis — beide Zustände kommen auch mit einander kombinirt vor — gerechtfertigt, die Lösung gelingt meistens sehr leicht, wenn man die Eichel zart aber doch fest zwischen die Finger nimmt und die Vorhaut nach der Corona glandis hin zurückschiebt. Gegen Ende der Operation werden die Perlen sichtbar, sie sollen aber bei Vollendung der Lösung nicht entfernt werden; das Präputium wird dann wieder nach vorne geschoben, damit keine Paraphimose in Folge des zuweilen auftretenden Oedems entsteht. Vorher wird noch Vaselin, Zink- oder Bleisalbe aufgestrichen oder die ganze Gegend mit Borsäure, Wismuth oder einem aus Salicylsäure (1), Wismuth (15) und Talkum (20) bestehenden Pulver eingepudert; Karbolsäure ist contraindicirt, da hierdurch das Auftreten von allerdings nur geringfügigen Blutungen begünstigt wird. In den meisten Fällen thut man gut daran, den Eingriff nicht zu bald zu wiederholen, da jede Wunde und jeder Einriss zur Narbenbildung und Entstehung einer sekundären Phimose führen kann. In einer Reihe von Fällen gelingt die Lösung nicht so leicht, und man muss eine Knopfsonde zwischen die beiden Blätter einführen, um das Hinderniss zu beseitigen. Bei der nöthigen Geduld und Vorsicht genügen Finger und Sonde nicht nur, um die Lösung zu bewerkstelligen, sondern es gelingt dabei auch, Zerrung, Blutungen, Oedem und Entzündung zu vermeiden. Narbenbildung ist immer ein bedenklicher Folgezustand, ich habe dieselbe bei einer ungemein grossen Anzahl von Fällen aber nicht erlebt. Ueber die Nothwendigkeit einer vorzunehmenden Circumcision — einer der modernen Gewaltsmassregeln bei Behandlung des Uro-Genitalsystems — werden wir heut zu Tage sehr häufig um Rath gefragt; unter dreissig dieser angeblich nicht zu lösenden Phimosen sind aber neunundzwanzig sicherlich derartig, dass durch geduldiges Manipuliren eine chirurgische Operation unnöthig wird. Feste Verwachsungen, welche eine blutige Operation durch einen geübten Chirurgen nöthig machen, sind sehr selten, und ich habe in meinem ganzen Leben nur einen Fall gesehen, wo es sich um eine vollständige Synechie handelte. Eine Heilung ist nach meiner Ansicht ohne eine plastische Operation oder eine vollständige Entfernung der Vorhaut nach der Lösung nicht möglich, denn beim Fehlen der Schleimhaut müssen in Folge der operativen Lösung neue Adhäsionen entstehen.

Aus dem Gesagten ergiebt sich, das man bei kleinen Kindern das Vorhandensein einer wirklichen Phimose nicht diagnosticiren kann, ehe die Verklebungen gelöst sind; es kann sich dabei um ein langes oder kurzes Präputium, um eine partielle oder totale Phimose, um kongenitale oder erworbene, um atrophische oder hypertrophische Formen handeln. Die letzteren sind häufig von Veränderungen des inneren Präputialblattes abhängig, welche in Folge entzündlicher und exsudativer Processe entstehen; die atrophische Form dagegen beruht auf einer durch Entwicklungshemmnisse verursachten Verdünnung der Membran. Beide Formen können kongenital sein und worden bei kleinen und grösseren Kindern beobachtet; der Grad der Phimose hängt von der Entwicklung der beschriebenen Anomalien und ferner von der Dicke der elastischen Schicht ab, welche sich nach REINER zwischen den beiden Vorhautblättern befindet.

Die erworbene Phimose entsteht durch pathologische Gewebsveränderungen in Folge interkurrenter Erkrankungen oder auch in Folge der bei Hydrops auftretenden ödematösen Schwellung des Präputium. Das ursprüngliche kürzere oder längere Frenulum kann vereitern und vernarben, Entzündungen und Ulcerationen aus den verschiedenartigsten Ursachen, Reizungen und Einrisse, welche bei ungeduldig oder erfolglos ausgeführten Versuchen zur Lösung der Adhäsionen entstehen, und die Narbenschrumpfung nach der Circumcision können den Rand der Vorhaut ungewöhnlich starr machen.

Die Symptome der Phimose lassen sich in lokale und allgemeine eintheilen. Sehr häufig entsteht eine Entzündung und Aufblähung der Vorhaut durch den am Abfluss verhinderten Urin; das Smegma wird ranzig, wenn die ursprünglichen Epithelverklebungen gelöst sind, Urinverhaltung, Inkontinenz oder eine Kombination beider Zustände kommt dabei vor. Die Harnverhaltung und die dadurch ausgelöste spastische Dysurie kann zu starkem Pressen bei der Urinentleerung und zu Symptomen ähnlich wie bei Blasensteinen, zu Prolaps des Rectum mit mehr oder weniger konstant bleibendem Tenesmus, zum Austritt einer Hernie oder zur Bildung einer Struma führen. Ferner wird dabei sehr häufig eine Balanitis beobachtet, es kommt Cystitis und Hämaturie vor, der lokale Reiz veranlasst Erektionen, sexuelle Erregung und selbst bei ganz kleinen Kindern Masturbation. Bei dem Bestehen einer Phimose sollen angeblich häufig vorübergehende Kopfschmerzen und die verschiedensten nervösen

Leiden auftreten, wie überhaupt — heute allerdings weniger
als vor zehn Jahren — die schwersten nervösen Störungen darauf bezogen werden. Ein Londoner Neurologe hat behauptet,
unter 25 Fällen von Epilepsie elfmal eine kongenitale Phimose
gefunden zu haben — wahrscheinlich handelte es sich in Wirklichkeit garnicht um eine Phimose (cf. p. 334). Die sogenannten „Reflexparalysen", welche mit dem Uro-Genitalapparat in
Verbindung stehen sollen, haben eine wichtige Rolle in der
amerikanischen Pathologie gespielt und spielen sie noch. Viele
Fälle von Poliomyelitis infantilis, von spastischen Paralysen
und Paraplegien, Chorea, Epilepsie, Kontrakturen und Idiotie
sollten durch das Bestehen einer Phimose erklärt werden, und
die zahlreichen Fälle angeblicher Phimose, bei denen mir, wie
oben gesagt, die Lösung leicht gelang, sollten in der Hauptsache
wegen ernster davon abhängiger Spinal- oder Cerebralkrankheiten
operirt werden. Es ist einmal in einer New Yorker medicinischen
Gesellschaft vorgekommen, dass ein Vertreter dieser Theorie der
Reflexparalysen über Kontrakturen und Konvulsionen berichtete,
und als man ihm vorhielt, dass es sich hier gar nicht um Lähmungen,
sondern um Krampfzustände handle, erwiderte, dass er kein
Physiologe sei, sondern nur die Aufgabe habe, seine Kranken zu
heilen. In einer anderen später stattgefundenen Versammlung
konnte ich konstatiren, dass ich keinen Fall gesehen hatte, bei
dem ich einen Kausalnexus zwischen Paralyse oder Kontraktur
mit einer Phimose hätte annehmen müssen, und es pflichteten mir
angesehene Neurologen bei, welche ebenfalls einen derartigen
Zusammenhang niemals hatten nachweisen können. Aber der
Aberglaube besteht noch heute, manches Präputium wird noch
geopfert, manches Honorar bezahlt, manche Diagnose nicht gestellt, und mancher Fall in die Länge gezogen oder überhaupt
nicht geheilt.

Bei vielen nicht hochgradigen Phimosen genügt vorsichtiges
und allmähliches Zurückschieben der Vorhaut, andere bessern sich
durch die normaler Weise bei den Miktionen auftretenden Erektionen oder aus anderen Gründen, und daher konnte schon vor
Jahren GUERSAUT, ein in der Kinderpraxis erfahrener Chirurg,
über die Seltenheit der Phimosenoperation bei Kindern unter vier
bis fünf Jahren berichten. Wenn sich bei der forcirten Dilatation
Fissuren an den Rändern bilden, so muss sie häufig wiederholt
werden, damit es nicht zu starren Narben und zur Verkürzung
kommt. Fälle, welche auf diese Weise nicht gebessert werden
können, machen die Operation mit Messer oder Scheere nothwendig; die Incision des inneren Blattes allein aber, welche
empfohlen ist, genügt häufig nicht und kann zu sekundärer
Schwellung Anlass geben. Bei der atrophischen Form macht man
einen Dorsalabschnitt entweder auf der Hohlsonde mit dem Messer
oder mit der Scheere, darf aber nicht ausser Acht lassen, dass

das innere Blatt häufig nicht weit genug durchtrennt wird, und dass deshalb die Incision hier wiederholt werden muss. Wenn die Scheere nicht über die ganze Länge der Eichel eingeführt werden kann, schneidet man zuerst auf die Corona glandis ein, um das Instrument genügend vorschieben zu können. Die Wundränder vereinigt man gewöhnlich nach KOCHER durch eine fortlaufende Naht und behandelt dann das ganze Operationsfeld nach den Regeln der Antisepsis mit Wismuth (Dermatol) und antiseptischen Umschlägen (schwache Borsäure- oder Bor-Salicylsäurelösung nach THIERSCH); Jodoform und Karbolsäure ist zu vermeiden. Die unteren Ecken werden gewöhnlich abgerundet, ein Verfahren, das besonders nothwendig wird, falls es sich um eine hypertrophische Phimose gehandelt hat; die Mehrzahl dieser Fälle erfordert allerdings eine vollständige Circumcision, dabei ist es wichtig, dass am Rücken des Gliedes mehr als auf der entgegengesetzten Seite abgetragen wird, dass das innere Blatt nachträglich noch einmal gespalten wird und die epithelialen Adhäsionen sorgfältig gelöst werden. Bei der Operation muss die Vorhaut genügend nach vorne gezogen werden, damit Verletzungen der Eichel, die ich mehr als einmal gesehen habe — in einem Fall entwickelte sich sekundär eine Diphtherie — vermieden werden. Die Wunde wird genäht und antiseptisch behandelt; einer der traurigsten Fälle, welche ich erlebt habe und nie vergessen werde, war der Tod eines dreijährigen Knaben an Erysipel, das sich im Anschluss an diese einfache Operation entwickelt hatte. Infektionen der Circumcisionswunde durch bakterielle Gifte sind recht häufig; derartige diphtherische Erkrankungen habe ich bereits vor zehn Jahren in meiner Abhandlung über Diphtherie und vorher im zweiten Band des GERHARDT'schen Handbuches mitgetheilt, und seitdem habe ich noch verschiedene andere gesehen. Syphilis und Tuberkulose entwickeln sich bekanntlich zuweilen im Anschluss an chirurgische, häufiger allerdings nach rituellen Circumcisionen.

Die Diphtherie der Vorhaut oder vielmehr des ganzen Uro-Genitalapparates — auch des weiblichen — kann, wie schon bemerkt, als Lokalerkrankung oder im Verlauf verschiedener Infektionskrankheiten auftreten. Zu den Letzteren gehören Diphtherie, Scharlach und ganz besonders die Masern, welche diese Organe augenscheinlich für die schwersten Formen lokaler Infektionen besonders disponiren. Die aphthöse Vulvitis und Noma kleiner Mädchen findet man meistens nach Masern; die sich im Anschluss an Masern entwickelnde Diphtherie führt häufig rasch unter schweren Allgemeinerscheinungen zum Tode. Oft sind dieselben allerdings bei der lokalen Diphtherie wenig ausgeprägt, vorausgesetzt, dass sofort die richtige Therapie eingeleitet wird. Dazu gehört peinlichste Säuberung der Theile durch Waschen und Baden, dann eine lokale Desinfektion; für leichte Fälle genügt Kalkwasser, sonst gebraucht man $1—2^0/_0$ Lösungen von Zinc.

sulpho-carbolic. oder 1—5 % wässrige Lösungen von Aluminium acetico-tartaric., die sich auch für Vaginalinjektionen bei den kleinsten Mädchen eignen. Empfehlenswerth ist es, an die Hartgummispitze der Spritze ein dünnes Stück eines Gummischlauches (1—2 cm) zu befestigen, das den Hymen leicht passirt und so die Irrigation der sonst nicht zugänglichen Theile ermöglicht. In vielen Fällen haben Sublimatlösungen einen sehr guten Erfolg (für selteneren Gebrauch $^1/_3$—$^1/_5$ %, zur häufigeren Anwendung $^1/_2$—$^1/_5$ %/$_{00}$). Auch das Jodoform ist recht nützlich und wird entweder als Pulver oder in Salbenform (mit 8—15 Theilen Vaselin) benutzt.

Bei Noma der Vulva und Vagina ist eine eingreifendere Behandlung neben ausgiebigster Verabreichung von Kräftigungs- und Reizmitteln nöthig. Manche Fälle, in denen der Verlauf nicht zu rapid war, sind durch unverdünnte Mineralsäuren oder starke Sublimatlösungen gebessert, ich selbst aber habe den besten Erfolg beim Gebrauch des Ferrum candens gesehen. Pyoktanin hat mich bei Noma des Gesichts und der Vulva vollständig im Stich gelassen.

Die Paraphimose ist stets ein Kunstprodukt. An die Lösung der Epithelialverklebungen und an die Dilatation der Phimose kann sich eine ödematöse Schwellung anschliessen, und wenn das bei Kindern relativ lange Präputium nicht wieder über die Eichel vorgezogen wird, so kommt es zur Anschwellung und event. zur Gangrän; glücklicher Weise wird der Penis selbst selten in Mitleidenschaft gezogen. Zur Ausführung der Reposition wird die stark angeschwollene Eichel mit beiden Händen komprimirt, während man die Vorhaut vorzuschieben versucht; dabei muss oft eine recht bedeutende Kraft angewendet werden, häufig ist auch die Narkose nicht zu umgehen. Zuweilen empfiehlt es sich, die Vorhaut vor der Reposition mit einer Leinen- oder Gummibinde allmählich zu komprimiren; gelingt dieselbe aber auf diese Weise nicht, so bleibt nichts übrig als den einschnürenden Ring vorsichtig zu spalten, um so vorsichtiger, wenn die Einführung einer Hohlsonde zwischen Eichel und Vorhaut unmöglich ist.

Die Behandlung der gewöhnlichen Formen von Balanitis und Balano-Posthitis, welche durch Zersetzung von Smegma Masturbation, Gonorrhoe oder durch Traumen, z. B. Umschnürung mit einem Bändchen entstehen, ist nicht immer ganz einfach. Bei hochgradigem Oedem kann es nöthig werden, das Präputium zu incidiren, um eine Therapie einleiten zu können, gewöhnlich ist aber die Anwendung von Adstringentien oder Antisepticis entweder direkt oder mittelst einer Spritze möglich. Zu diesem Zwecke können verschiedene starke Lösungen von Plumbum aceticum, Zincum sulphuricum, Alaun, Tannin, Zincum sulpho-carbolicum, Aluminium acetico-tartaricum verschrieben werden; für die Armenpraxis, wo die Kranken nicht unter andauernder Kontrolle stehen, sind Pulver oder mit Vaselin bereitete Salben vorzuziehen. Warme Waschungen und Bäder sind zur Beschleunigung der Heilung stets anzurathen.

Eine ähnliche Behandlung ist für den Katarrh der Vulva und Vagina sowohl bei Erwachsenen als auch bei kleineren und grösseren Kindern indicirt. Derselbe ist bei diesen sehr häufig und hartnäckig, mag er specifisch oder nicht specifisch sein, weil die Theile der Behandlung verhältnissmässig schwer zugänglich sind. Die Ursachen des einfachen Katarrhs sind sehr verschiedenartig; eine Prädisposition wird möglicher Weise durch die skrophulöse Konstitution gegeben, womit wir die Vulnerabilität und die Neigung verschiedener Gewebe zu chronischen Entzündungen zu bezeichnen pflegen. Aetiologisch heranzuziehen sind lokale Abkühlungen, das Sitzen auf steinernen Treppen, Masturbation oder reizende Fremdkörper wie feuchte Erde, Baumwolle, Wollfasern, Glas, Holz — alle diese Dinge habe ich in den engsten Vaginen gefunden —, Oxyuren, die aus dem Rectum übergewandert sind, der Gebrauch schmutziger Kleidungsstücke und Handtücher und die Vernachlässigung der einfachsten Reinlichkeitsregeln, welche zur direkten Uebertragung des B. coli führten. Der specifische Katarrh, die Colpitis gonorrhoica, ist keineswegs selten, und die Infektion, welche allerdings häufig indirekt durch Handtücher, Nachtgeschirre etc., aber auch durch direkte Ansteckung (hauptsächlich in grossen Anstalten durch Vernachlässigung der nothwendigen Vorsichtsmassregeln) stattfindet, führt selbst bei den kleinsten Kindern zu Drüsenschwellungen, Endo- und Parametritis, Peritonitis und auch zu Urethritis; allerdings scheint die Letztere bei Kindern seltener als bei Erwachsenen zu sein. Dass die Ansteckung, wie BOUCHARD meint, durch die Luft stattfinden kann, habe ich niemals beobachten können. Ausser der oben angegebenen Lokalbehandlung ist strikteste Sauberkeit der Kleider und des Körpers und häufiges Baden (Voll- und Sitzbäder), Verhütung der Masturbation sowie das Aufsuchen und die Entfernung von Fremdkörpern nothwendig.

Gegen Oxyuren werden Injektionen mit Wasser, Knoblauchabkochungen oder Leberthran gemacht, die nach Verlauf einiger Wochen zu wiederholen sind, da die Nematoden aus den oberen Darmabschnitten, welche sie ursprünglich bewohnen, wieder in das Rectum wandern. In specifischen Fällen ist die Infektion der Augen und anderer Personen zu verhüten; um die Recessus der Vagina zu erreichen, ist vorgeschlagen, den Hymen ganz oder theilweise zu entfernen, ich habe dafür aber niemals eine Indikation gefunden. Ausser den angeführten Mitteln ist der Gebrauch des Höllensteins empfohlen, den ich in einer Reihe von Fällen in 1—2 $^{0}/_{00}$ Lösungen bei ulcerösem Katarrh gebraucht habe; dabei glaubte ich eine schnellere Ausheilung der oberflächlichen Substanzverluste bemerken zu können. In stärkerer

Lösung und in Substanz wird der Höllenstein bei tuberkulösen Geschwüren gelobt, eigene Erfahrungen besitze ich darüber aber nicht. Bei vielen Vaginalkatarrhen ist die Umgebung wund, ekzematös oder eitert, Zustände, welche durch Blei- oder Wismuth-salben oder durch Wismuthpulver mit oder ohne Salicylsäure be-seitigt werden.

Eine häufige Folge lange bestehender Vaginalkatarrhe ist ein mässiger Grad von Atresie der Vagina, die meistens nur auf Epithelialverklebungen beruht und durch manuelle Zerreissung der Adhäsionen oder Durchbohrung mit einer Sonde und Dilatation der neu geschaffenen Oeffnung beseitigt werden kann; durch Adstringentien oder Dermatolsalben (1 : 6—8) muss dann ein Recidiv verhütet werden. Nach diphtherischer Entzündung der Vulva und Vagina habe ich einen vollständig festen Verschluss gesehen, der in einem Fall nur mit beträcht-licher Gewalt gesprengt werden konnte und den fortgesetzten Gebrauch von Bougies und Adstringentien nöthig machte, um eine Wiedervereinigung zu verhindern. Die Undurchgänglichkeit des Hymen (Hymen imperforatus), ein meistens angeborener Zustand, bildet sich durch die gleichen im Fötalleben auftretenden epithelialen und entzündlichen Adhäsionen. Entsprechend seiner früheren oder späteren Entstehung und dem Vorhandensein oder Fehlen von Komplikationen seitens der Vagina wird eine stumpfe oder blutige Trennung nothwendig werden. Diese Komplikationen sind meistens die Folge von Entwicklungshemmungen oder ent-zündlichen Missbildungen; eine früh auftretende adhäsive Ent-zündung der Vagina bewirkt Verschluss derselben in ihrer ganzen Länge, ein querer Verschluss der Müller'schen Gänge kann zum Fehlen der Vagina führen.

Geringfügige Vaginalblutungen sind bei Neugeborenen ohne sonstige Komplikationen beobachtet, seltener kommen sie mit anderweitigen Hämorrhagien kombinirt vor. Bei kleineren und grösseren Kindern, welche masturbiren oder an starkem Vaginalkatarrh leiden, findet man zuweilen etwas blutigen Ausfluss, der aber keine besondere Behandlung erfordert. Ebenso wenig war eine solche in den seltenen Fällen von genuiner Menstruation bei sehr kleinen Kindern, über die berichtet ist, nöthig.

Als eine Ursache des Vaginalkatarrhs führte ich die Mastur-bation an, sie ist aber nicht nur die Ursache, sondern in vielen Fällen auch die Folge davon. Die Masturbation ist ein so häu-figes Laster, dass einige Worte darüber wohl angebracht erscheinen. In dem Aprilheft 1890 der „Archives of Pediatrics" habe ich eine klinische Vorlesung darüber veröffentlicht und dort wie in einem früheren Aufsatz in dem American Journal of Diseases of Children and Women schon auf das häufige Vorkommen bei Säuglingen und älteren Kindern — im zarten Alter handelt es sich hauptsächlich um Mädchen, später mehr um Knaben — und auf die verschiedensten Ursachen hingewiesen. Hier sind zu nennen lokale Reizung der Genitalien kleiner Kinder (zuweilen seitens der Wärterinnen), Aufregung bei älteren, übermässige Fleischnahrung, reizende Getränke, Federbetten, ranzig gewordenes Smegma, Hautausschläge am Penis, Vaginal- und Blasenkatarrh, Nierensteine, Adhäsionen der Vorhaut, Phimosen, Oxyuren und Obstipation. Zur Heilung empfahl ich die Beseitigung der angeführten Ursachen, kühle Diät und leichte Bettdecken, genaue Ueberwachung der Funktion der Nieren, der Blase und des Rectum, Verhinderung äusserer Reize durch die Kleider, Aufstehen sofort nach dem Erwachen, kaltes Baden und Abwaschen, mechanische Vorrichtungen und zur rechten Zeit körperliche Züchtigung.

Unter Kryptorchismus verstehen wir das Fehlen der Hoden im Scrotum; normaler Weise erfolgt der Descensus im neunten Monat der Schwangerschaft oder in den ersten Wochen nach der Geburt, häufig aber später oder überhaupt nicht. Im letzteren Fall kommt es, besonders bei Fixation im Leistenkanal, später leicht zu einer malignen Degeneration des Organs; wenn es wie eine Hernie unter der Schenkelbeuge erscheint oder nach dem Damm hin wandert, können Entzündungen entstehen, welche die Anwendung von Eis, event. eine Blutentziehung oder eine Punktion zur Entfernung der angesammelten Flüssigkeit und die Verabreichung von Sedativis wegen reflektorisch entstehender Konvulsionen nöthig machen. Bei unvollständigem Descensus findet sich der Hoden meistens im Leistenkanal und ist etwas beweglich; häufig ist gleichzeitig eine Hernie vorhanden. Auf alle Fälle muss dauernd ein Bruchband getragen werden, welches den Testis unten und den Darm oben hält; die Wirkung desselben kann durch häufig und vorsichtig ausgeführte Massage verstärkt werden. Diese einfache Behandlung hat sich in so vielen meiner Fälle bewährt, dass mir die Ansicht von ASHBY und WRIGHT, man dürfe sich nicht darauf verlassen, sondern müsse den Hoden unten fixiren oder exstirpiren, unverständlich ist. Wenn aber die angegebene Therapie nicht das gewünschte Resultat hat, oder wenn die Anomalie lange unbeachtet war, so ist die Orchidopexie zwischen dem 10. und 14. Jahr (vor Eintritt der Pubertät) dringend anzurathen. Dann wird sich der Hoden entwickeln, im anderen Fall atrophirt er oder es kommt zur malignen Degeneration.

Eine Orchitis kommt zuweilen bei Kindern vor; die akute Form entsteht entweder nach Traumen, im Zusammenhang mit einer Parotitis oder durch unbekannte Ursachen. Die Behandlung ist nach allgemeinen Regeln zu leiten und besteht in Anwendung von Eis, Abführmitteln und wenn nöthig von Antipyreticis und Narcoticis; nach Ansetzen von Blutegeln trat in einigen meiner Fälle eine sehr beträchtliche Schwellung des Scrotum auf. Die chronische Orchitis, welche meistens mit einer Epididymitis kombinirt ist, entsteht durch Traumen bei skrophulöser Diathese und führt leicht zu Indurationen, Verkäsung und Tuberkelbildung. Im letzteren Fall muss das Organ exstirpirt werden, um eine allgemeine Tuberkulose zu verhüten.

Die primäre Tuberkulose beginnt gewöhnlich im Nebenhoden und indicirt wie das Dermoid, Sarkom und Carcinom die Exstirpation. Die letztere Erkrankung habe ich bei einem vierjährigen Knaben gesehen, welcher seit der Operation kein lokales Recidiv aufgewiesen hat; nicht einmal die benachbarten Lymphdrüsen sind geschwollen, und dennoch scheint die Erkrankung auf die Lungen übergegangen zu sein. Abgesehen von den Nieren kommen angeborene Tumoren in keinem anderen Organ so häufig vor wie an den Hoden und Ovarien.

Syphilis der Hoden erfordert eine streng durchzuführende antisyphilitische Kur; Quecksilber und Jod kann innerlich gegeben werden, Injektionen löslicher Quecksilbersalze, die in den ersten Wochen täglich vorzunehmen sind, geben aber bessere Chancen für die Genesung.

Hydrocelen sind sehr häufig; einige Tropfen Serum sind normaler Weise in der Tunica propria vorhanden, Ansammlung grösserer Mengen finden sich bei über $10^0/_0$ aller Knaben, meistens rechts, seltener links oder auf beiden Seiten. In der Mehrzahl der Fälle besteht keine Kommunikation mit der Bauchhöhle mehr; ist eine solche vorhanden, so kann sich die Hydrocele mit einer Hernie kombiniren und die Diagnose dadurch erschweren, weil dann die Möglichkeit besteht, dass die Flüssigkeit in die Bauchhöhle zurücktritt. Eine spontane Resorption findet zuweilen statt, der Uebergang in Eiterung ist ganz ungewöhnlich. Früher habe ich Alkohol und verdünnte Jodtinktur eingespritzt und durch das Scrotum einen Silberdraht oder Seidenfaden gezogen, aber diese ganz schlechten Methoden jetzt völlig verlassen; jedenfalls soll die Behandlung nicht auf diese Weise begonnen werden. Durch eine oder mehrere event. wiederholt auszuführende Punktionen lässt man die Flüssigkeit ablaufen, die sich nach einmaligem Ablassen gewöhnlich nicht wieder ansammelt. Empfehlenswerth ist es, eine kleine Hautfalte anzuheben, damit kein direkter Abfluss von Serum stattfinden kann. Kommt es nach mehreren Punktionen doch noch zu Recidiven, so kann man durch Injektionen kleiner Mengen Jodtinktur, Lugol'scher Lösung oder von 2—3 Tropfen Karbolsäure nach Ablassen der Flüssigkeit Heilung erzielen. Radikaloperationen (Volkmann, Bergmann) sind unnöthig. Bei Bestehen einer Kommunikation mit der Bauchhöhle lässt man nach Zurückdrängen der Flüssigkeit in die Bauchhöhle ein Bruchband tragen oder führt die Radikaloperation nach Bassini aus.

Die Neoplasmen des jugendlichen weiblichen Uro-Genitalapparats ergeben für die Therapie keine besondere Indikationen. Ovarialtumoren erweisen sich bei der Operation meistens als Dermoidcysten, selten als Carcinome oder tuberkulöse Geschwülste, die ebenso wie Sarkome, von denen D'ARCY POWER 25 Fälle aus der Litteratur zusammenstellen konnte (St. Barth. Rep. XXXI) seltene Befunde in der Vagina jugendlicher Individuen bilden. Zuweilen handelt es sich um Cysten oberhalb des Hymen, etwas häufiger um weiche Polypen der Urethra, die entweder leicht diagnosticirt oder für einen einfachen Prolaps der Urethralschleimhaut gehalten werden können. Die Symptome sind Tenesmus der Blase, zuweilen Dysurie und — gewöhnlich unbedeutende — Blutungen. Für die Behandlung ist die Abdrehung, Aetzen mit Chromsäure, Abtrennung mit der Scheere und Verwendung des Thermokauter allein oder mit einander kombinirt vorgeschlagen. Die Ligatur hat sich in keinem meiner Fälle bewährt, sie schnitt stets durch, führte zu Blutungen und machte sofort die Ausführung einer zweiten Operation nöthig.

IX.

Krankheiten der Athmungsorgane.

1. Krankheiten der Nase.

Der akute Nasenkatarrh (Rhinitis catarrhalis acuta) tritt sporadisch oder epidemisch auf; in letzterem Fall ist selten ein ursächlicher Zusammenhang mit einem Erysipel oder einer Gonorrhoe nachweisbar, häufiger bildet ein derartiger Schnupfen eine Theilerscheinung einer Allgemeinerkrankung (Influenza, Masern, Keuchhusten). Die Anwesenheit von Mikroben ist ohne Bedeutung, denn so lange die Schleimhaut intakt ist, besitzt der Nasenschleim eine kräftige bactericide Wirkung, und die Invasion der Bakterien ist auch nicht gleichbedeutend mit einer Infektion. Die sporadische Form ist zuweilen einseitig, dann ist fast immer eine lokal wirkende Schädlichkeit (Traumen, Fremdkörper) aufzufinden, während die generalisirte Entzündung gewöhnlich in Folge plötzlicher Temperatur- und Witterungsschwankungen oder durch Erkältungen entsteht. Zuweilen führt bei abnormer und besonders schwieriger Dentition die Reizung der zum Kiefer gehenden Trigeminusäste zu vasomotorischen und sekretorischen Veränderungen der Nasenschleimhaut, welche von Verzweigungen desselben Nervs versorgt wird. Der akute Nasenkatarrh kann mit hohem Fieber, beträchtlicher Schwellung der Schleimhaut und Verstopfung der Nasengänge einhergehen, so dass die Athmung, besonders wenn es sich um neugeborene oder ganz kleine Kinder handelt, auf's Aeusserste erschwert ist; ausserdem kann es dabei zur Entwicklung von Sekundärerscheinungen (Schwellung der Halslymphdrüsen, akuter Pharyngitis, Tonsillitis und Otitis) kommen. Die Therapie besteht in Beseitigung der lokalen Hyperämie und Schwellung, Entfernung des Sekrets, Herabsetzung des Fiebers und in der Verhütung oder Heilung der Sekundärerscheinungen.

Die Hyperämie und Schwellung der Schleimhaut kann für sehr junge Kinder bedenklich werden, denn die Nasengänge sind hier so eng und verstopfen sich bei einem akuten Katarrh so leicht, dass das neugeborene Kind, welches noch nicht durch den

Mund zu athmen versteht, in Gefahr kommt, zu ersticken. Bei einigen dieser Fälle ist eine konstante Beaufsichtigung nöthig, der Mund muss Tag und Nacht durch leichten Druck auf das Kinn offen gehalten werden, damit der kleine Patient durch den Mund athmen kann, bis die Nase wieder durchgängig ist. Besonders gross ist die Gefahr der Erstickung in Fällen, wo die Schleimhaut schon vor Auftreten des Katarrhs verdickt war oder wo ein Nasenpolyp und Vergrösserung der Rachen- oder Gaumenmandeln besteht. In einem einzigen Fall war ich gezwungen, bei einem Neugeborenen, dessen linke Nasenhöhle in Folge eines akuten Katarrhs vollständig verstopft war, den Galvanokauter anzuwenden. Die zu dem gleichen Zweck empfohlenen adstringirenden Lösungen oder Salben, welche mit einem Haarpinsel eingetragen werden, haben mir keinen Nutzen gebracht, besser ist eine $2^0/_0$ Cocain-lösung, welche auf dieselbe Weise oder mit einem Zerstäuber auf die Schleimhaut gebracht werden kann; auch Kampherinhalationen sind vielfach empfohlen worden. Das Sekret muss dann und wann durch Auswischen der Nase oder durch Reizen zum Niesen entfernt werden; das Auswischen kann mit einer Sonde geschehen, welche mit trockener oder befeuchteter Verbandwatte (Alaun, Cocainlösung) umwickelt ist. Um die Nase freizuhalten, kann man auch physiologische Kochsalzlösung, adstringirende oder anti-septische Lösungen wie Alaun, Zincum sulphuricum, oder Acidum boricum benutzen. Der Gebrauch der Borsäure hat nicht immer den gewünschten Effekt, in vielen Fällen wirkt sie allerdings sehr milde, doch ich habe auch gesehen, dass sich katarrhalische Ent-zündungen bei ihrem Gebrauch verschlimmerten. Diese Mittel können in verschiedener Weise auf die Schleimhaut gebracht werden; ein Zerstäuber, dessen Spitze mit einem dünnen Gummi-schlauch armirt ist, wird keine Verletzung bewirken, dagegen können Einspritzungen, falls sie nicht sehr vorsichtig gemacht werden, Ohrenerkrankungen zur Folge haben; meistens genügt auch Eingiessen der Flüssigkeit in die Nase mit einer Pipette oder einem kleinen Theelöffel. Im übrigen begnügt man sich mit einer rationellen Allgemeinbehandlung des Katarrhs, sorgt für mässig warme Zimmertemperatur (20—23⁰ C.), lässt, wenn das Sekret dick und zähe oder spärlich ist, feuchte Luft einathmen und giebt dann und wann ein warmes Bad. Bei beträchtlichen abendlichen Temperatursteigerungen wird nachmittags eine Dosis Chinin, im Lauf des Tages eine kleine Menge Antipyrin oder Phenacetin oder kleine Dosen Tinctura aconiti zweistündlich und, falls es nöthig scheint, spät abends etwas Opium als Sedativum und Diaphoreticum gegeben.

Die Behandlung des chronischen Nasenkatarrhs muss in erster Linie eine ätiologische sein. Zu den Ursachen der Er-krankungen gehören häufig wiederkehrende akute Katarrhe, das Einathmen staubiger, kalter und feuchter Luft, Druck eines Fremd-

körpers und Verbiegung des Septum, welche angeboren — auch
hereditär — oder durch ein Trauma herbeigeführt sein kann. Die
Folge dieser Abnormität ist eine Verstopfung des Nasengangs und
eine Ansammlung von Schleim, der sich zersetzt und zu Reizzuständen Anlass giebt. Weitere Ursachen des chronischen Nasenkatarrhs sind vergrösserte Tonsillen, ein chronischer Rachenkatarrh
und adenoide Vegetationen; die Letzteren beeinträchtigen ausserdem die Respiration, die Verdauung, den Geschmack und Geruch
sowie die geistige Entwicklung. Auch Skrophulose, Tuberkulose
und Syphilis erzeugen durch ihren Einfluss auf die Schleimhäute,
Knorpel und Knochen häufig einen chronischen Nasenkatarrh;
weniger oft ist er die Folge von Furunkulose, die bei Kindern
seltener als bei Erwachsenen auftritt, von croupöser Entzündung,
von Nasendiphtherie, welche auch unabhängig von Rachendiphtherie vorkommt oder von einem Ekzem der Oberlippe.

Bei Syphilis, Tuberkulose oder Skrophulose sind die Indikationen klar, eine darauf beruhende Rhinitis erfordert je nach Sachlage die Anwendung von Quecksilber, Arsen, Kreosot, Leberthran,
Eisen oder Phosphor; Abscesse müssen eröffnet, kleine Furunkel
incidirt und nekrotische Knochenstücke eliminirt werden. Fremdkörper sind zu extrahiren, adenoide Vegetationen zu entfernen,
hypertrophische Tonsillen zu reseciren oder — in passenden
Fällen — zu kauterisiren. Mancher chronische Nasenkatarrh wird
auf diese Weise gebessert oder fast geheilt, andererseits wird die
Behandlung des chronischen Nasenkatarrhs auch auf eine gleichzeitig bestehende chronische Pharyngitis günstig wirken; übrigens
ist es häufig recht schwer oder auch ganz unmöglich, bei derartigen Komplikationen den eigentlichen Ausgangspunkt der Krankheit zu bestimmen. Eine starke Verkrümmung des Septum muss
korrigirt werden, dies kann bei ganz kleinen Kindern zuweilen durch
Druck mit den Händen erreicht werden. Da die Reinigung der Nasen-
höhlen mindestens ebenso nothwendig ist wie beim akuten Katarrh,
so müssen sie zwei- bis viermal täglich mit warmen Flüssigkeiten
ausgespült werden. Dazu kann man Salzwasser, $2-4^0/_0$ Borsäurelösung, eine $^1/_2{}^0/_0$ Alaunlösung oder eine $1^0/_0$ Lösung von Aluminium acetico-tartaricum benutzen, muss aber die oben angegebenen Kautelen befolgen; wenn grössere Flüssigkeitsmengen
eingespritzt werden sollen, so muss man vorsichtig injiciren,
während das Kind den Mund offen hält. Ferner wird eine 1 bis
$3^0/_0$ Kal. chloricum-Lösung, Resorcin ($2^0/_0$), Kreosot und Jod oder
Tannin mit Glycerin dazu benutzt. Cocainlösungen wirken entschieden günstig und stellen nicht etwa nur momentane Erleich-
terungsmittel dar. Recht gute Erfolge habe ich ferner durch
Anwendung eines Höllensteinsprays ($^1/_3{}^0/_0$ Lösungen einmal täglich oder jeden zweiten Tag) gesehen. Wenn ein kariöser Knochen
Ursache des chronischen Katarrhs ist, so ist mehrmals täglich
eine Jodoformsalbe (1:8—15 Vaselin) zu gebrauchen. Die mit

Ulcerationen und Granulationsbildung einhergehende Hypertrophie der Mucosa und Submucosa erschwert die Heilung sehr; meiner Ansicht nach hat sich die für derartige Processe empfohlene Milchsäure (Pulver oder starke Lösungen), welche angeblich das kranke Gewebe, speciell die Granulationen zerstören, das gesunde Gewebe aber intakt lassen soll, in den Fällen, welche mir dafür geeignet erschienen, nicht bewährt. Dagegen sind bei dieser Hypertrophie Jodlösungen (1 : 8 oder 1 : 4 mehrfach wiederholt), Jodol, Aristol, Bismuthum subnitricum, $90^0/_0$ Karbolsäurelösung (alle vier bis fünf Tage), Chromsäure (etwa alle zehn Tage) recht nützlich, am wirksamsten ist aber unzweifelhaft die unter Cocainanästhesie auszuführende galvanokaustische Behandlung. Zur Kompression des angeschwollenen weichen Gewebes und zur Korrektion der Verbiegung des Septum sind Bougies mit Zink, Tannin und Karbolsäure empfohlen; ich habe aber auch bei den schlimmsten Fällen die besten Erfolge von Chromsäure und dem Thermokauter gesehen. Das Gleiche gilt für manche Fälle von Ozaena, während andere den Gebrauch von starken Höllensteinlösungen als Spray, von übermangansaurem Kalium in Lösung, von $1—3^0/_0$ Lösungen von Aluminium acetico-tartaricum, von Jod- und Aristoleinblasungen oder eine Kombination dieser Mittel erfordern.

Intelligente Kinder begreifen sehr rasch, wie die Nase durch Irrigationen mittelst der Nasendouche gereinigt wird. Der Irrigator darf dabei nicht zu hoch (höchstens einen Fuss über dem Niveau der Nase) hängen, die Ausspülung wird mit schwachen auf Körpertemperatur erwärmten Flüssigkeiten (Salzwasser) vorgenommen, die Kranken halten den Kopf leicht nach vorne gebeugt, den Mund geöffnet und vermeiden Schlucken oder Husten, event. wird der Schlauch rasch komprimirt. Die Spitze wird horizontal in das engere Nasenloch eingeführt. Falls die Patienten niesen, müssen sie dabei den Mund öffnen.

Angeborene oder durch einen chronischen Katarrh erworbene Polypen sind nicht sehr häufig, kommen aber in der Praxis eines jeden beschäftigten Arztes vor. Die weichen Polypen bestehen aus Schleimhaut, die härteren aus festem Bindegewebe; verhältnissmässig selten findet man darin sarkomatöses Gewebe, dann häufiger Spindelzellen mit reichlichem Stroma als Rundzellen. Die kalte oder galvano-kaustische Schlinge ist zur Abtragung von Polypen mit dickem Stiel nöthig, während die weichen dünnstieligen mit einer gewöhnlichen Polypenzange herausgerissen werden können. Selten braucht man danach wegen einer heftigen Blutung fest zu tamponiren, sondern die Hämorrhagie steht gewöhnlich spontan. Wenn dies nicht der Fall ist, genügt gewöhnlich die Einführung eines mässig grossen mit gepulvertem Alaun oder Tannin bestreuten Tampons, oder Kauterisation des Stumpfes mit Chromsäure in Krystallen oder in starker Lösung, die mit einem Haarpinsel oder mit einer Sonde aufgetragen wird. Um eine Wiederholung der Blutung sicher zu verhindern, kann die Aetzung nach einiger Zeit wiederholt werden.

Fremdkörper werden häufig in der Nase kleiner und grösserer Kinder gefunden, so z. B. Papierkugeln, Schuhknöpfe, trockne Erbsen und Bohnen, Fliegen und Käfer, Kirschsteine, Perlen, und sind durchaus nicht immer leicht zu diagnosticiren. Der sich im Anschluss daran entwickelnde Katarrh kann zur Annahme syphilitischer und kariöser Processe oder eines Tumors führen; Fälle, in welchen der Fremdkörper Delirium und Konvulsionen auslöste, so dass eine beginnende Meningitis angenommen wurde, sind glücklicher Weise selten. Zur Stellung der Diagnose ist häufig die Chloroformnarkose nothwendig. Die Therapie des konsekutiven Katarrhs und der Ulcerationen besteht in der Anwendung verdünnter desinficirender Ausspülungen und Injektionen; zur Entfernung der Fremdkörper genügt meistens eine Zange, ein Ohrlöffel oder ein DAVIEL'scher Löffel. Der Operateur steht an der Seite und etwas hinter dem Patienten, welcher von einem Assistenten fest gehalten wird, und führt das Instrument mit nach vorne gerichteter Höhlung hinter dem Fremdkörper ein; auf diese Weise gelingt die Entfernung desselben leicht. Bei sehr bedenklichen Symptomen (Krämpfen, hohem Fieber) ist zur Erleichterung der Extraktion Spaltung des einen Nasenflügels vorgeschlagen. BIESER (Ped. 15. Juli 1897) empfiehlt folgende Methode: Das Kind wird in die bei der Intubation übliche Lage gebracht, ein Assistent verschliesst den Mund des Kranken fest mit der Hand. Das eine Ende eines Gummischlauchs wird in das freie Nasenloch eingeführt, das andere nimmt der Operateur in den Mund und bläst dann plötzlich kräftig Luft in die Nase, so dass der Fremdkörper herausgeschleudert wird. Das Verfahren ist bei fester Einkeilung des Fremdkörpers nicht anwendbar, da dann durch das kräftige Blasen das Mittelohr leiden kann. In allen Fällen ist der Mund geschlossen zu halten.

Nasenbluten entsteht durch Ruptur eines oder mehrerer Blutgefässe, die klein oder gross, normal oder abnorm sein können. Blutungen aus normalen Gefässen kommen nach Traumen oder in Folge von Erosionen (chronischer Katarrh, Lues, Diphtherie) vor; das Nasenbluten kann ferner auf die Anwesenheit eines Nasenpolypen deuten oder mit Cirkulationsstörungen im Abdomen, den Lungen (chronischer Pneumonie, Emphysem), der Schilddrüse und mit Herzkrankheiten zusammenhängen. Eine weitere Ursache ist die Kompression der Baucheingeweide durch das andauerde Sitzen in überheizten und schlecht ventilirten Schulräumen und die sich daraus entwickelnde Obstipation. Bei einer Reihe von Infektions- und Konstitutionskrankheiten werden die Wände der Blutgefässe brüchig, so z. B. bei der sich früh entwickelnden Chlorose, bei Tuberkulose, Hämophilie, Leukocythämie, allgemeiner amyloider Degeneration, Purpura, Skorbut und Abdominaltyphus. Die hart-

näckigste, glücklicher Weise seltene Form des Nasenblutens ist
diejenige, welche auf angeborenen Herzfehlern und Hypoplasie
der grossen Arterien und dadurch hervorgerufener hochgradiger
Chlorose beruht. Die sich aus diesen verschiedenen Ursachen
ergebenden Indikationen für die Behandlung sind klar; für die
zu lokalen Blutungen führenden Konstitutionskrankheiten sind allgemeine Vorschriften an anderer Stelle gegeben, ausserdem ist
eine Lokalbehandlung nothwendig. Natürlich muss man bei jedem
Falle darauf bedacht sein, die Kongestion zur Nasenschleimhaut
nach Möglichkeit zu vermindern und die Koagulation des Blutes
zu befördern. Durch Heben der Arme über den Kopf und forcirte Inspiration wird die Lunge ausgedehnt und der Blutzufluss
hierher begünstigt, in ähnlicher Weise wirken heisse Hand- und
und Fussbäder; Auflegen von Eis auf Nacken und Hals und Einlegen kleiner Eisstücke in der Nase kann versucht werden, dagegen ist von Ausspüluugen und Injektionen mit Wasser abzurathen, da hierdurch die Gerinnung des Blutes auf der Schleimhaut
verhindert wird. Zur Stillung der Hämorrhagie verwendet man
besser Alaun- oder Tanninlösungen, oder führt einen Tampon aus
Watte oder Lint, welcher mit Alaun oder Tannin bestreut oder
mit Ferrum sesquichloratum oder subsulphuricum getränkt ist
(blutstillende Watte), ein. Dabei benutzt man entweder eine feine
Zange oder wickelt die Watte um eine dünne gewöhnliche Sonde
oder eine Fischbeinsonde. Nur selten wird es nothwendig, die
Tamponade der ganzen Nasenhöhle von vorne und hinten auszuführen; dieselbe ist gewöhnlich nicht sehr zeitraubend und mühsam,
da das Nasenbluten nur selten beiderseitig auftritt. Von der
Verwendung des Bellocq'schen Röhrchens ist abzusehen, da es
leicht Verletzungen herbeiführt, empfehlenswerther ist der Gebrauch eines elastischen Katheters, der durch die Nase nach den
Mund geschoben und dann mit dem Tampon armirt wird. Bei
hartnäckigem Nasenbluten älterer Kinder ist auf lokale Ursachen
— Ulcerationen, welche zur Arrosion der Blutgefässe geführt
haben — zu fahnden. Ulcerationen des Septum narium sind bei
Kindern selten, kommen aber vor.

Der chronische Nasenkatarrh und die daraus resultirenden
Ulcerationen sind nach den oben gegebenen Regeln zu behandeln, ausserdem ist bei der Therapie den verschiedenen Ursachen des Nasenblutens Rechnung zu tragen. Nicht genug Nachdruck kann auf eine sorgfältige Behandlung von Kongestionen
zum Unterleib und von Darmkrankheiten bei Schulkindern gelegt
werden; das zusammengekauerte Sitzen auf schlecht konstruirten
Stühlen und Bänken sowie die Unmöglichkeit, den Darm zur
rechten Zeit zu entleeren, führt häufig zu einer das ganze übrige
Leben dauernden Neigung zur Obstipation. Kinder, die an Verstopfung, besonders diejenigen, welche an der von mir als kongenitale Obstipation bezeichneten Form leiden, sollen täglich einen

Einlauf und dann und wann ein vegetabilisches Abführmittel erhalten; hierdurch werden sie auch gleichzeitig von ihrem Nasenbluten befreit werden. Dass dies bei vielen Kindern erst zu erreichen ist, wenn sie vom Schulbesuch dispensirt werden und sich viel im Freien bewegen können, ist leicht verständlich; in Fällen, wo eine chronische Pneumonie oder ein chronisches Herzleiden mit ·allgemeiner und hartnäckiger Anämie die Ursache des Nasenblutens ist, wird oft rasch durch genügende Mengen Digitalis und Eisen Besserung erzielt.

2. Erkrankungen des Larynx.

Der akute Larynxkatarrh, die Laryngitis acuta, ist eine so häufige Krankheit, dass ich an dieser Stelle auf die Aetiologie und Diagnose nicht einzugehen nöthig habe; in Bezug auf die Letztere möchte ich nur bemerken, dass die Körpertemperatur hierbei stets erhöht ist. Bei einer unkomplicirten akuten Laryngitis fehlt nie Fieber, während eine unkomplicirte Larynxdiphtherie (der pseudomembranöse Croup) fieberlos verläuft. Diese schon vor langer Zeit von mir beobachtete Thatsache ist seitdem durch eine Jahre lange Erfahrung bestätigt worden. Die übrigen Symptome von der Heiserkeit und Aphonie bis zu den verschiedensten Graden der Dyspnoe und dem bellenden Husten sind nicht zu verkennen und werden ohne Schwierigkeit von ähnlichen Symptomen, welche bei anderen Erkrankungen der Athmungsorgane auftreten, oder von dem reflektorisch entstehenden Husten bei Anwesenheit von Fremdkörpern im Nasenrachenraume und im Ohre unterschieden werden. Bei der Behandlung ist möglichste Ruhe, Verhinderung des Sprechens und womöglich auch des Schreiens erforderlich; wenn kein anderer Grund vorläge, so wäre schon zu diesem Zwecke der Gebrauch der Opiate angezeigt. Ausserdem beseitigen sie aber auch den lokalen zum Husten führenden Reizzustand, verschaffen dem Kranken den so nothwendigen Schlaf, in dem die Cirkulationsstörungen schwinden und die erschöpften Muskeln sich erholen können. Die auf 20—23° C. erwärmte Luft des Krankenzimmers soll feucht sein, weil hierdurch die grossen Bronchien am wenigsten gereizt werden, während eine trockne, kalte Luft den Stoffwechsel anregt. Alle Getränke müssen warm genossen werden, ein warmes Vollbad, warme Umschläge (heisses Wasser, Breiumschläge, kalte Umschläge, die man warm werden lässt) wirken subjektiv und objektiv günstig. Ausserdem lässt man recht viel trinken, besonders alkalische Mineralwässer, und giebt ein Ipecacuanhainfus mit Natrium bicarbonic. in kleinen aber häufig wiederholten Dosen, um den zähen Schleim zu verflüssigen.

Die schwerste Form des akuten Larynxkatarrhs führt zu Anfällen von Dyspnoe („Croup"), welche sehr häufig in der Nacht, nachdem die Kinder einige Zeit geschlafen haben, auftreten. Da der im Pharynx eintrocknende Schleim sowohl Husten als auch Dyspnoe auslösen kann, so thut man gut, die kleinen Patienten dann und wann zu wecken, um sie trinken zu lassen. Die gewöhnliche Feuchtigkeit der Luft genügt nicht, und aus diesem Grunde lässt man andauernd Wasser kochen, damit die Luft des Zimmers (oder eines genügend grossen Zeltes) mit Wasserdampf gesättigt bleibt. Das Besprengen der Pharynxschleimhaut mit kaltem Wasser hat nicht annähernd die gleiche Wirkung; Blutegel, welche ich vor dreissig Jahren zuweilen in schweren Fällen fieberhafter und croupöser Katarrhe verordnete, haben keinen Effekt, dagegen beobachtete ich häufig, dass durch ein Brechmittel (Ipecacuanha, Zincum und Cuprum sulphuricum, Apomorphin) die krampfhafte Dyspnoe, welche diese meist Nachts auftretenden Croupanfälle begleitet, rasch beseitigt wird. Die Wirksamkeit der Brechmittel und ihre Unentbehrlichkeit wird aber jedenfalls übertrieben, und gewöhnlich sind sie weniger nöthig, um den Kindern Erleichterung zu schaffen als um die besorgten Mütter zu beruhigen und um die Störung der Nachtruhe des Hausarztes zu vermeiden.

Der chronische Kehlkopfkatarrh kann sich aus einem protrahirten akuten Katarrh entwickeln oder primär entstehen und führt dann, wenn er auch im Anfang nur geringfügige Symptome macht, frühzeitig zu Infiltrationen. Dieser Process wird schon im zartesten Alter beobachtet, und ich sah z. B. die Erkrankung mit Dr. HOPKINS in Brooklyn bei einem neugeborenen Kinde, welches nach einer allerdings Monate lang fortgesetzten täglichen Verabreichung von geringen Mengen Jodkalium genas. Die Resorption wird durch warme oder kalte Umschläge, die man warm werden lässt, begünstigt; ausserdem ist in Fällen, welche sich im Anschluss an einen Pharynxkatarrh ausbilden, der Gebrauch der Tinctura pimpinellae saxifrag. sehr empfehlenswerth (2,0—4,0 täglich in zehn oder zwölf Dosen); am besten ist es, die Tinktur nicht zu stark verdünnt und unter Zusatz kleiner Mengen Kal. chloric. nehmen zu lassen. Das Mittel ist lange als obsolet betrachtet worden, verdient aber seinen alten Platz wieder einzunehmen. Die meisten Fälle werden durch eine Behandlung mit Lösungen von Natrium bicarbonic., Jodkalium oder Salmiak geheilt.

Laryngitis diphtherica, pseudomembranöser Croup.

Ohne die pathologischen Fragen hier zu berühren und die Identität von Diphtherie und „Croup" nochmals zu diskutiren, gehen wir sofort zur Therapie über. Wenn die Rachendiphtherie in den Kehlkopf hinabgewandert oder die Bronchialdiphtherie hinaufgestiegen ist und zur plötzlichen Larynxstenose geführt hat, so hilft die gewöhnliche antidiphtherische Behandlung wenig. Dass lokale oder allgemeine Blutentziehungen nur den Kräftezustand des Kranken verschlechtern können, ist lange bekannt; bei Gebrauch von Blasenpflastern besteht die Gefahr, dass sich auf der Körperoberfläche ebenfalls diphtherische Pseudomembranen entwickeln. Brechmittel sind zwecklos, wenn nicht ein eigenthümlicher Ton bei der Athmung die Anwesenheit einer halbgelösten Membran in den oberen Luftwegen verräth; in derartigen Fällen können sie allerdings direkt lebensrettend wirken. Dagegen war ich sonst nie in der Lage, ihren angeblichen günstigen Effekt zu beobachten. Ebenso konnte ich nicht die gute Wirkung der von BELA WEISS empfohlenen Massage des Larynx in den wenigen Fällen, für die ich sie anordnete, konstatiren; möglicher Weise ist der Erfolg, welcher bei Einreibungen von Quecksilber- und sonstigen Salben in der Larynxgegend aufgetreten sein soll, der Massage zuzuschreiben. Stärkere und schwächere Milchsäurelösungen (Pinselungen oder Spray) sollen nach anderen Berichten die Lösung der Membranen im Kehlkopfe begünstigen, aber auch hiermit habe ich negative Resultate erzielt. Dagegen habe ich gesehen oder glaube wenigstens beobachtet zu haben, dass Papayotin in der doppelten Menge Wasser und Glycerin die Membranen löste, besonders wenn es sich um eine langsam absteigende Pharynxdiphtherie handelte. Der Kalkwasserspray ist bei vielen Aerzten sehr beliebt, eine bessere Wirkung erzielt man aber jedenfalls, wenn man den Kalk in einem kleinen Zimmer oder in einem Zelte löscht, da hierbei eine grosse Menge Kalk mit den Dämpfen fortgerissen und eingeathmet wird. Gleichzeitig erreicht man eine Erweichung und Lösung der Membranen wie durch den Spray, welcher übrigens nicht immer die gerühmte günstige Wirkung hat. In vielen Fällen sind kalte Umschläge oder eine Eisblase um den Hals vorzuziehen, die allerdings von anämischen und sehr nervösen Kindern nicht vertragen wird. In einer grossen Zahl von Erkrankungen schienen mir fortgesetzte Terpentin- oder Karbolsäureinhalationen (nach der an anderer Stelle angegebenen Methode) einen guten Erfolg zu haben, ferner wirken jedenfalls Inhalationen von Calomel (in einem kleinen Zimmer oder Zelt werden 0,5 verdampft) günstig; diese Fumigationen sind stündlich oder nach längeren Pausen zu wiederholen.

Die kleinen Patienten müssen, wenn irgend möglich, im Bett bleiben; katarrhalische Erscheinungen indiciren den Gebrauch von heissen Getränken, Expektorantien, Diaphoreticis, event. auch von Opiaten, die gleichzeitig als Schlafmittel wirken. Wenn die Erkrankung einmal den Larynx erreicht hat, ist das Kal. chloric. überflüssig; Antipyretica kommen gar nicht in Frage, es sei denn, dass in Folge von Komplikationen (allgemeine Diphtherie, Pneumonie) sehr bedeutende Temperatursteigerungen auftreten; Pilo-

karpin ist schädlich, da es die Kranken schwächt; Fälle, in denen
es wirklich genützt hat, sind ausserordentlich selten. Jeder anderen Behandlung ist diejenige mit Quecksilberpräparaten überlegen, von denen besonders das Quecksilbercyanid und Queck-
silberjodid empfohlen werden. Ich habe in den letzten zehn
Jahren ausschliesslich das Sublimat in Dosen von 0,001 oder mehr
stündlich gebraucht und davon selbst den kleinsten Kindern Tage
lang 0,015—0,02 gegeben. Fast niemals sieht man dabei eine
Stomatitis oder eine Entzündung des Gastro-Intestinaltractus auftreten, wenn man das Mittel nur in genügender Verdünnung
(mindestens 1 : 7000) giebt; sollte wirklich einmal eine leichte
Diarrhoe auftreten, so genügt ein Zusatz von kleinen Opiummengen. Ich kann nur das, was ich schon früher gesagt habe,
wiederholen, dass ich niemals bei so vielen Croupfällen mit oder
ohne Intubation oder Tracheotomie einen günstigen Ausgang gesehen habe wie unter dieser Behandlung; bleibt sie ohne Erfolg,
so muss man, falls ein frequenter, intermittirender Puls, Aphonie,
Cyanose, inspiratorische Einziehungen der Supra-Claviculargruben
und im Epigastrium auftreten, zu diesen Operationen schreiten.
Ich verzichte an dieser Stelle darauf, dieselben zu vergleichen,
und will auch nicht erörtern, dass das Unterlassen derselben bei
Erstickungsgefahr eigentlich direkt strafbar ist, sondern möchte
nur bemerken, dass ich seit Jahren keinen Fall gesehen habe, in
welchem die Intubation nicht an Stelle der Tracheotomie treten
konnte, und dass ich daher die Letztere seitdem nicht mehr ausgeführt habe. Die Intubation gehört jetzt zum eisernen Bestande
unserer Therapie und ist keine der modernen Erfindungen, welche
nach ihrer Ankündigung rasch wieder in Vergessenheit gerathen
wird. Sie kann, wie gesagt, meistens an Stelle der Tracheotomie
treten und macht die nachträgliche Ausführung dieser Operation,
falls sie nöthig erscheinen sollte, nicht unmöglich. Dies könnte
z. B. der Fall sein, wenn Membranen aus der Trachea oder den
Bronchien entfernt werden sollen, oder wenn es sich um Einleitung einer anderen lokalen Therapie handelt; ein Erfolg wird in
derartig behandelten Fällen nur selten zu verzeichnen sein. Wahrscheinlich wird man auch später in Europa nicht mehr so viele
Tracheotomien nach angeblich ungenügendem Erfolge der Intubation für nothwendig halten.

Auf keinen Fall dürfen wir vergessen, dass bei den meisten
Fällen von pseudo-membranöser Laryngitis der KLEBS-LÖFFLER'sche
Bacillus gefunden wird, und dass diese der Antitoxinbehandlung
unterzogen werden müssen; seit Einführung derselben sind die
Resultate bei allgemeiner und lokaler (Larynx-) Diphtherie be-
deutend besser geworden. Aus der Sammelforschung über die
Erfolge der Antitoxinbehandlung bei der Larynxdiphtherie in
der Privatpraxis (American Pediatric Society, Versammlung in
Washington Mai 1897) sind folgende Ergebnisse besonders be-

merkenswerth: Zahl der in 11 Monaten bis zum 1. April 1897 berichteten Fälle 1704 (Mortalität $21,12\%$), Zahl der berichtenden Aerzte aus den Vereinigten Staaten (22 Staaten), aus dem Distrikt Kolumbia und Kanada 422. Operationen: Intubation in 637 Fällen (Mortalität 26%), Tracheotomie in 20 Fällen (Mortalität 45%), Intubation und Tracheotomie in 11 Fällen (Mortalität $63,63\%$), Zahl der nicht operirten Fälle 1036 (Mortalität $17,8\%$), Zahl der operirten Fälle 668 (Mortalität $27,24\%$). Zwei Punkte sind hierbei besonders hervorzuheben, erstens, dass vor der Einführung der Antitoxinbehandlung in 90% der Fälle von Larynxdiphtherie die Ausführung der Operation nöthig war, bei der neuen Therapie aber nur in $39,21\%$, und zweitens, dass früher die Zahl der Heilungen 27% betrug, während jetzt umgekehrt diese Zahl den Procentsatz der Todesfälle angiebt. Der Bericht glaubt aber auf noch bessere Resultate rechnen zu können, wenn das Antitoxin früher und in grösseren Mengen injicirt wird. Die hier für alle an Larynxdiphtherie leidenden Patienten im Alter von mindestens 2 Jahren empfohlene Dosis ist folgende: 2000 Einheiten so früh wie möglich, 2000 Einheiten nach 12—18 Stunden, falls keine Besserung eingetreten ist, 2000 Einheiten 24 Stunden nach der zweiten Injektion, wenn auch jetzt noch keine Besserung zu verzeichnen ist. Kinder unter 2 Jahren erhalten 1000 oder 1500 Einheiten.

Die Zahlen von Dr. DILLON BROWN, welcher über eine aussergewöhnlich grosse Erfahrung verfügt, möchte ich noch anführen. Er theilt seine Fälle in 3 Klassen, 1. bis zum November 1890, 2. von November 1890 bis September 1894 (Calomelfumigationen), 3. von September 1894 bis 1. April 1897 (Antitoxin). Von 442 intubirten Fällen der ersten Periode genasen $27,3\%$, von 295 der zweiten $41,6\%$, von 69 der dritten $67,8\%$. Ohne Fumigationen genasen $10,1\%$, mit Fumigationen $13,2\%$, mit Antitoxin 23%. Im ersten Jahre der Antitoxinbehandlung genasen nach der Operation $38,4\%$, im zweiten Jahre $62,9\%$ und im dritten $94,7\%$. Die schlechten Resultate im ersten Jahre beruhten augenscheinlich auf einer ungenügenden Stärke des Antitoxins und auf Verwendung zu kleiner Dosen.

Sehr häufig treten bei kleinen (und auch grösseren) Kindern nervöse Erkrankung des Larynx, speciell der Spasmus glottidis auf; in Betracht kommt hierbei hauptsächlich der N. laryngeus inf., welcher die Glottisschliesser und Glottisöffner versorgt. Bei der Behandlung ist den verschiedenen Ursachen der Erkrankung Rechnung zu tragen. Bei neuropathischer Belastung ist die Hygiene des Kindes von der grössten Wichtigkeit, deshalb ist für genügend frische Luft, vorsichtige Gewöhnung an kühleres und kaltes Wasser zu sorgen und frühzeitig neben der Muttermilch flüssige animale Nahrung zu geben. Da die Rhachitis die häufigste Ursache des Stimmritzenkrampfes ist (p. 206), so wird man diese besonders berücksichtigen, ausserdem Verdauungsstörungen beseitigen und die allgemeine Reizbarkeit durch Brompräparate oder Kampher (Camphora monobromata kann Wochen lang in Tagesdosen von 0,05—0,2 genommen werden) herabzusetzen versuchen. Jede psychische Erregung, welche besonders für nervöse Kinder schon im jugendlichen Alter gefährlich werden kann, ist zu vermeiden; bei den Anfällen (einige, besonders der Stimmritzenkrampf, beginnen mit Apnoe) müssen die Kinder genau überwacht und mit etwas erhöhtem Kopf umhergetragen werden, so dass der Larynx möglichst frei ist. Wenn die Zunge nach hinten gefallen ist, muss sie hervorgezogen werden, der Rachen wird gekitzelt, Wasser in's Gesicht gespritzt und bei Entwicklung von allgemeinen Konvulsionen im Anschluss an den lokalen Krampf die Chloroformnarkose eingeleitet. Ueber den Zusammenhang mit Anomalien der Thymus ist an anderer Stelle (p. 219) gesprochen.

Weniger häufig ist die Stimmbandlähmung, welche bei kleinen Kindern höchst selten auftritt und fast nie angeboren vorkommt. Diphtherie, Hysterie, Cerebralerkrankungen, Keuchhusten und Schwellung der benachbarten Drüsen führen zuweilen zu ein- oder beiderseitiger Stimmbandlähmung; die Anämie prädisponirt zur Entstehung derselben. Eine vollständige beiderseitige Posticuslähmung hat die schwerste Dyspnoe zur Folge, kann nicht lange ertragen werden und macht event. die sofortige Ausführung der Intubation oder Tracheotomie nothwendig. In anderen Fällen genügt eine Behandlung der prädisponirenden Ursachen, die Exstirpation der Drüsen, falls eine Verkleinerung derselben auf andere Weise nicht gelingt, und vor allen Dingen die systematische Anwendung des Induktionsstromes (wobei die Elektroden zu beiden Seiten des Kehlkopfes aufgesetzt werden), um Besserung und allmähliche, zuweilen sogar eine sehr schnelle Heilung zu erzielen.

Neoplasmen des Larynx findet man bei Säuglingen und grösseren Kindern durchaus nicht selten, viele sind angeboren, besonders die zahlreichen Papillome; ferner sind Fibrome, Enchondrome und auch Epitheliome beobachtet. Zuweilen machen sie sich erst im Anschluss an eine entzündliche Affektion bemerkbar; in Betreff ihrer Entfernung gelten dieselben Regeln wie bei Erwachsenen, nur dass hier die Operation vom Munde aus leichter auszuführen ist, während dies höchstens in Ausnahmefällen bei grösseren Kindern möglich sein wird. A. Rosenberg hat 231 Fälle von Larynxpapillomen bei Kindern (Arch. Laryng. V) zusammengestellt. Die Laryngotomie gab 37 $^0/_0$ Heilungen, in 38,5 $^0/_0$ traten Recidive auf. Die Tracheotomie wurde in 34 Fällen ausgeführt, 4 Fälle heilten später spontan, die endolaryngeale Behandlung nach der Tracheotomie ergab dauernde Heilung in 12 Fällen, vorübergehende Besserung bei einem Patienten und Recidive in 3 Fällen. Durch eine ausschliessliche endolaryngeale

Therapie wurde Heilung bei $50\,^0/_0$ der Kinder unter 4 Jahren, bei $70\,^0/_0$ zwischen dem 4. und 8. Jahr und bei $50\,^0/_0$ im Alter von 8 Jahren oder darüber erzielt. Nach diesen Zahlen wird die endolaryngeale Behandlung vorzuziehen sein, wenn nicht durch hochgradige Dyspnoe die Intubation nöthig werden sollte. An zweiter Stelle steht die Tracheotomie mit anschliessender endolaryngealer Behandlung, während die Laryngotomie nur für die schwersten und dringendsten Fälle in ·Anwendung zu ziehen sein würde. Immerhin scheint diese zuletzt ausgeführte Methode von den Aerzten, welche keine genügende specialistische Ausbildung besitzen und kein Hospital zu ihrer Verfügung haben, vorgezogen zu werden. Die Laryngotomie ohne oder nach vorausgeschickter Tracheotomie wird in derselben Weise wie zur Entfernung von Fremdkörpern ausgeführt, doch darf man nicht vergessen, dass die hierbei auftretenden Blutungen für Kinder gefährlicher sind als für Erwachsene, denn auch geringe Mengen Blut, welche in die engen Luftwege hinabfliessen, können zur Entstehung bedenklicher lobulärer Pneumonien Anlass geben; bei der Operation ist deshalb stets ein Thermo- oder Galvanokauter bereit zu halten. Fremdkörper im Larynx sind womöglich vom Mund aus, sonst nach Ausführung der Laryngotomie zu extrahiren. Um die Ausstossung eines Fremdkörpers aus der Trachea und den Bronchien nach der Tracheotomie zu erleichtern, lässt man die Kanüle nur kurze Zeit liegen; die Trachea kann dann mit einigen Nähten mit der Haut vereinigt oder nach dem Vorschlag von A. CAILLÉ durch Haken, die mit einem Gummiband verbunden sind, auseinandergehalten werden.

Eine angeborene Striktur des Larynx oder der Trachea (ein glücklicher Weise seltenes Vorkommniss) kann zur irrthümlichen Annahme einer Kehlkopfgeschwulst Anlass geben.

3. Erkrankungen der Bronchien.

Bei einem akuten Bronchialkatarrh müssen die Kinder im Zimmer (feuchte, gleichmässig warme Luft von etwa 20^0 C.) gehalten werden, und zwar gilt dies für alle Fälle, gleichgültig ob die Erkrankung sich in den grossen Bronchien oder ihren feinsten Verzweigungen lokalisirt hat; bestehen auch nur abends leichte Temperatursteigerungen, so müssen die Patienten im Bette bleiben. Dabei sollen sie recht viel Wasser oder noch besser alkalisches Mineralwasser trinken (kein Eis); grössere Kinder können auch wohl dazu gebracht werden, Gummi arabicum-Wasser, Leinsamenthee und andere schleimige Abkochungen, welche die gleichzeitig bestehende Entzündung des Pharynx herabsetzen, zu nehmen; recht günstig wirkt ferner ein Senfteig (Senf 1, Mehl 4—8) oder eine Terpentineinreibung. Unterzeug, das von Schweiss feucht ist, muss gewechselt werden; eine Umhüllung der Brust mit Flanell (in das ausgebreitete Stück werden zu diesem Zwecke zwei Aermellöcher eingeschnitten) trägt zur Erhaltung einer gleichmässigen Temperatur bei und übt zugleich einen leichten Reiz auf die Haut aus; im allgemeinen ist dieselbe warmen Umschlägen vorzuziehen, weil hierdurch Bettzeug und Wäsche feucht werden können, und so neben der Unannehmlichkeit für den Patienten die Gefahr einer erneuten Erkrankung entsteht. Ist aber die Haut sehr trocken, so können diese warmen oder besser kalten Umschläge (ein gut ausgerungenes Tuch wird um die Brust gelegt und halbstündlich oder stündlich, wenn es warm geworden ist, gewechselt) gemacht werden. Von Medikamenten sind zu versuchen Natrium bicarbonic. 0,6—3,0 täglich je nach dem Alter und 0,05 Ipecacuanha p. die oder event. auch gleichzeitig 0,6—1,5 Ammonium chloratum mit Extractum liquiritae mehrmals täglich, wenn der Auswurf zähe ist. Als Expektorans wirkt Apomorphin (zwei bis dreistündlich in Dosen von 0,0005), ebenso — vorzüglich bei chronischem Katarrh — Terpinhydrat (häufig wiederholte Gaben von 0,015—0,03) gut. Asthmatische Anfälle mit ungenügender Expektoration werden durch Jodkalium (täglich 0,25—1,0) günstig beeinflusst; die auf allgemeiner Schwäche beruhende mangelhafte Expektoration erfordert den Gebrauch von Ammonium carbonicum (0,015—0,06 halbstündlich oder in grösseren Zwischenräumen), von Aq. camphorata oder von Kampher (0,01—0,06 halb- bis zweistündlich) oder von Liquor Ammonii anisati (zwei bis sechs Tropfen stündlich bis zweistündlich). Bei Anhäufung von Schleim in den Bronchien und Erstickungsgefahr in Folge der Unfähigkeit, denselben auszuhusten, ist die Anwendung eines Brechmittels indicirt; bei Asphyxie lässt man die Kinder mit kaltem Wasser ausspritzen und von der Wärterin umhertragen, überhaupt soll in jedem schwereren Fall die Lage des Kranken häufig gewechselt werden. Wenn bei ausgedehnter Capillarbronchitis die Cyanose zunimmt und das Kind einige Zeit ruhig geblieben ist, so muss es auf alle Fälle zum Schreien gebracht werden. Schlagen mit einem nassen Handtuch, Schwingungen oder alle die anderen bei der Asphyxie der Neugeborenen aufgeführten Massnahmen sind hier zu versuchen; auch der faradische Strom kann nach den oben gegebenen Regeln (p. 66) benutzt werden. Ein quälender Reizhusten erfordert die Anwendung von Narcoticis, also kleine Opiumdosen in regelmässigen Zwischenräumen oder (und) eine grössere Dosis abends, wiederholte Gabe von Extractum hyoscyami (0,06—0,1 p. die) und ein Opiat als Schlafmittel.

Der chronische Bronchialkatarrh macht eine ähnliche Therapie nothwendig; prophylaktisch ist die Gewöhnung an kühles und kaltes Wasser sowie die Behandlung derjenigen Konstitutionskrankheiten zu empfehlen, welche wie z. B. Rhachitis eine Prädisposition zur Entwicklung chronischer Bronchitis schaffen.

Entschieden günstig beeinflusst wird dieselbe durch Terpinhydrat und Tereben (zehn bis zwanzig Tropfen täglich), durch Einathmung von Salmiakdämpfen (Erhitzung auf einem Ofen oder einem Blech) oder von Terpentin (mittels eines Sprays oder damit getränkter Schwämme und Tücher) sowie nach der Empfehlung von BIEDERT durch die pneumatische Behandlung (Einathmung komprimirter Luft), welche besonders bei Atelektase und Peribronchitis indicirt ist. Die die Erkrankung sehr häufig komplicirenden Rachenkatarrhe müssen lokal behandelt werden, eine schwache ($^1/_2\,^0/_{00}$) Höllensteinlösung kann dabei im Spray zerstäubt werden. Falls ein Uebergang in Tuberkulose zu befürchten ist, wird man lange Zeit Leberthran, Guajakol (mehrmals täglich 2 bis 4 Tropfen) oder Kreosot geben und einen Klimawechsel (besonders Mittelgebirge) empfehlen.

Die fibrinöse Bronchitis ist durchaus nicht so selten, wie man früher annahm, und besonders während Diphtherieepidemien gar nicht ungewöhnlich. Allerdings sind die in den Bronchien befindlichen Pseudo-Membranen durchaus nicht immer gleichmässig zusammengesetzt, denn während die einen unzweifelhaft diphtherischer Natur sind, bestehen andere aus eingetrocknetem, coagulirtem Schleim und ähneln den bei der „Enteritis membranosa" gebildeten Membranen. Dem entsprechend schwankt auch die Dauer der Erkrankung zwischen Tagen und Monaten. Antipyretica sind hier noch weniger angebracht als bei der gewöhnlichen Bronchitis; besser ist es, häufig oder in schweren Fällen auch dauernd Inhalationen von Wasserdampf, Einathmungen von Terpentin mit oder ohne Wasserdampf, von Salmiak und einige Tage lang Räucherungen mit Calomel 0,3—1,0 (bei hochgradiger Dyspnoe stündlich oder etwas seltener) anzuordnen. Innerlich giebt man Jodkalium in Tagesdosen von 0,6 — 3,0; bei unzweifelhafter Diphtherie ist die Antitoxinbehandlung einzuleiten.

Bronchialkatarrhe, Croup und einige Formen der Pneumonie können zu Lungenkollaps, zur Atelektase, welche, wie oben besprochen, auch kongenital vorkommt, führen. Prädisponirend wirkt die auf allgemeiner Atrophie beruhende Muskelschwäche und die durch Rhachitis herbeigeführte Verengerung des Thorax. Bei diesem höchst gefährlichen Zustand muss das Kind viel umhergetragen, im Bett umgelegt und zum Schreien gebracht werden. Die Anwendung der Elektricität, event. auch eines Brechmittels kann nothwendig werden, ausserdem sind Stimulantien, wie Alkohol, Kampher, Ammonium carbonicum und Moschus häufig und in kräftigen Dosen zu verabreichen.

Die Pathologie, Symptomatologie und Therapie des Asthmas ist die gleiche wie bei Erwachsenen; die hauptsächlich zu berücksichtigenden Ursachen sind Vergrösserung der Mediastinaldrüsen, Hypertrophie der Tonsillen, Flatulenz, welche die Bewegungen des Zwerchfells behindert („Asthma dyspepticum"), Peribronchitis,

Emphysem (eine durchaus nicht seltene Erkrankung) und durch Anomalien der Nase hervorgerufene Reflexe. Im letzteren Fall können die Anfälle durch Einpinselung der Nasenschleimhaut mit einer 2—10$^0/_0$ Cocainlösung oder durch den Gebrauch eines Cocain-Sprays gemildert werden. Die Kauterisation des hypertrophischen Gewebes oder die Entfernung eines Polypen genügt zuweilen, um eine radikale Heilung herbeizuführen, leider ist dies aber nicht so oft der Fall, wie man vor einigen Jahren annahm. Häufiger ist eine Peribronchitis oder ein Emphysem die Ursache. In diesen Fällen hat der fortgesetzte Gebrauch von Jodkalium (dreimal täglich 0,125—0,3) unter gleichzeitiger Verabreichung von einer genügend grossen Dosis Chloral oder eines Opiats abends, um das Auftreten nächtlicher Anfälle zu verhüten, entschieden eine günstige Wirkung. Bei hochgradiger Dyspnoe erzielt man oft durch Tinctura lobeliae (8,0—12,0), durch das Extract. fluid. quebracho oder grindeliae (4,0—8,0 täglich) einen recht guten Effekt; ferner sind zu versuchen Inhalationen von Stramonium oder Pyridin dämpfen und Salpeterpapier. Leider werden aber durch alle diese Massnahmen so wenig dauernde Heilungen erzielt, dass hier Geheimmittel und Patentmixturen die ausgiebigste Verwendung finden.

Der periodisch auftretende nächtliche Husten, welcher nach den Lehrbüchern eine besondere Krankheitsform darstellen soll, ist entweder ein leichter Asthmaanfall, bildet eine Theilerscheinung der Tuberkulose oder beruht auf Reizung der Rachenschleimhaut; im letzteren Fall treten allerdings die Anfälle meistens morgens nach dem Erwachen auf. Diese nächtlichen Attacken können durch Trinken alkalischer Wässer am Abend und jedes Mal beim Erwachen sowie durch Verordnung von Brom, Chloral oder eines Opiats vor dem Schlafengehen verhütet werden; Chinin ist hier nutzlos.

4. Erkrankungen der Lungen.

Pneumonie. Im Säuglings- und Kindesalter sind drei Formen der Pneumonie, die katarrhalische oder lobuläre, die fibrinöse oder lobäre und die interstitielle, zu unterscheiden: etwa zwei Drittel aller Fälle gehört der ersten, ein Drittel der zweiten und nur eine geringe Zahl der dritten Klasse an. Damit soll aber nicht gesagt sein, dass die einzelnen Formen immer rein und unkomplicirt vorkommen, im Gegentheil Komplikationen der lobulären und der lobären und beider mit der interstitiellen und jeder von ihnen mit einer Pleuritis sind sehr häufig. Der lobulären Form geht fast immer, der lobären recht häufig ein Bronchialkatarrh voraus; derselbe entsteht durch Erkältungen, plötzlichen Temperaturwechsel, im Anschluss an Typhus, Keuchhusten, Masern etc. sowie durch den Reiz, welchen Fremdkörper oder rhachitische und tuberkulöse Bronchial- oder Mediastinaldrüsen ausüben. Daraus ergiebt sich die Nothwendigkeit prophylaktischer Massnahmen; jeder noch so unbedeutende Nasenkatarrh kann die Lunge gefährden, Rhachitis, Drüsentuberkulose, Masern und Keuchhusten dürfen nicht sich selbst überlassen bleiben, um schliesslich günstig oder ungünstig zu enden. Jedes Kind sollte in gesunden Tagen durch regelmässige kalte Abwaschungen und Abreibungen abgehärtet werden; ist aber einmal eine Erkältung mit Fieber aufgetreten, so wird man versuchen, durch ein warmes Bad, Ammonium aceticum, Tinctura opii, Tinctura aconiti, heisse Getränke, Natrium salicylicum oder durch andere Antipyretica und Diaphoretica und durch Bettruhe das Entstehen einer Pneumonie zu verhüten.

Die Behandlung der Pneumonie wird bis jetzt noch nicht von den modernen ätiologischen Anschauungen beeinflusst; vielleicht gelingt es später, Thiere durch das Blutserum pneumonischer Patienten zu immunisiren und eine Serumtherapie zu begründen. Trotz der zahlreichen Mikroben, welche bei der Pneumonie gefunden werden (Pneumococcus, Diplococcus lanceolatus, Streptococcus, Staphylococcus) müssen wir die Pneumonie als einen entzündlichen Process ansehen, auf den man nicht ohne weiteres die im Laboratorium gewonnenen Erfahrungen und Anschauungen übertragen kann.

Die Lungen von Kindern, welche nicht an einer Pneumonie gestorben waren, und von frisch geschlachteten Hausthieren (Dürck Arch. f. Kl. Med. 1897) enthielten den Pneumoniediplococcus und die verschiedenen bei der Pneumonie vorkommenden Bakterien. Durch Einblasen von Reinkulturen der Bakterien in gesunde Lungen konnte Dürck keine Pneumonie erzeugen, wohl aber durch Staub, und durch eine Mischung von Bakterien und Staub. Hier, wie bei der bakteriellen Entstehung der Krankheiten überhaupt, haben wir nicht auf die Anwesenheit von noch so vielen virulenten Bakterien sondern auf ihre Fähigkeit, Toxine zu erzeugen, Gewicht zu legen.

Die akute lobuläre Pneumonie ist weniger eine Allgemeinerkrankung als die lobäre Form, hat daher auch nicht in demselben Maſse wie diese einen direkten und unmittelbaren Einfluss auf das Nerven- und Muskelsystem und das Herz und komplicirt sich nicht so häufig mit einer Pleuritis. Aus diesen Gründen ist die Gefahr in dem ersten Stadium nicht so gross, später wird aber die Prognose dubiöser, da die Erkrankung einen protrahirten Verlauf zu nehmen pflegt. Das Auftreten von Herzschwäche erscheint zwar nicht ausgeschlossen, weit grösser aber ist die Gefahr der Erstickung, welche weniger durch die Ausdehnung der Entzündung als durch das kollaterale Oedem und die Blutüberfüllung bedingt wird.

Am langwierigsten ist die interstitielle Pneumonie, bei welcher hohes, Wochen und Monate lang dauerndes Fieber bestehen kann. Selten kommt es hier zu einer vollständigen Genesung, und Indurationen sowie Retraktionen des Lungengewebes mit Bronchiektasien sind häufige Folgeerscheinungen.

Aus dem Gesagten ergiebt sich, dass keine gleichmässige Therapie für die verschiedenartigen Formen und die individuell verschieden verlaufenden Fälle vorgeschrieben werden kann; wir wollen ja auch den Kranken und nicht den griechischen Namen seiner Krankheit behandeln. Immerhin sind einige Regeln bei jedem einzelnen Fall festzuhalten.

Absolute körperliche und psychische Ruhe, Ausschliessen von Besuchern, Fernhalten von Licht und Lärm.

Zimmertemperatur von 20 — 22° C., dabei mässig feuchte Luft.

Lagerung des Kranken nach seiner Wahl.

Isolirung lobärer Formen.

Flüssige Nahrung, viel Wasser, Limonade oder Salzsäure in Wasser.

Beseitigung von Cirkulationshemmnissen; eine Calomeldosis erleichtert durch Entleerung des Darms und Verringerung der Flatulenz die Zwerchfellbewegungen und setzt die arterielle Spannung herab.

Die Hauptgefahren der akuten Pneumonie sind hohe Temperaturen, Herzschwäche und Athmungsinsufficienz in Folge der Lungenerkrankung selbst oder des Zustandes des rechten Herzens (das linke wird nicht so oft in Mitleidenschaft gezogen wie bei Erwachsenen). In anderen Fällen sind beide Faktoren zu berücksichtigen, oder es handelt sich um Komplikationen z. B. mit einer Nephritis, die entweder zufällig zur gleichen Zeit aufgetreten ist oder als Folge der (Pneumokokken?) Toxinwirkung angesehen werden muss.

Welche Temperaturen dürfen unbeeinflusst bleiben, und bei welchen muss eingegriffen werden? Soll dies bei 39,5°, bei 40°, bei 40,5° geschehen? Hohe Temperaturen schädigen allerdings die Gewebe, aber dies ist nicht in allen Fällen gleichmässig der Fall, denn manche Kinder ertragen 40°, während andere schon bei 39,5° erliegen; ausserdem scheinen zuweilen Temperaturen, welche am ersten oder zweiten Tag bedenkliche Erscheinungen hervorrufen, später von keiner Bedeutung zu sein. Daher kann es kommen, dass im Beginn eine antipyretische Behandlung indicirt ist, während sie später — besonders bei Fällen mit ausgesprochenen morgendlichen Remissionen — nicht mehr nothwendig wird. Denn gefährlich ist nur eine dauernde Höhe der Temperatur, nicht das zeitweise wenn auch regelmässige Ansteigen, wie ja auch z. B. das Rückfallsfieber mit seinen enorm hohen Temperaturen aber vollständigen Intermissionen nur eine geringe Mortalität aufzuweisen hat.

Das schablonenhafte Verfahren, in allen Fällen bei einem Fieber von etwa 39,5° eingreifen zu wollen, ist entschieden tadelnswerth, denn die Temperatur an und für sich ist nicht das Bedenkliche, sondern die fehlende oder ungenügende Widerstandsfähigkeit, welche die Körpergewebe ihr entgegensetzen können. Zur Erniedrigung derselben stehen uns eine Reihe Mittel zur Verfügung; die neuesten Erwerbungen unseres antipyretischen Heilschatzes sind bekannt und werden nur zu allgemein gebraucht, denn Phenacetin, Antipyrin und Antifebrin haben sicherlich häufiger Temperaturen erniedrigt als zur Lebensrettung der Kranken beigetragen. Ihre Dosirung, Anwendung und Gefahren sind allen Aerzten geläufig; wenn sie keinen genügenden Effekt haben, so kann man durch eine Kombination mit Chinin häufig den gewünschten Erfolg erzielen. Dieses Mittel allein ist allerdings nicht mehr das sine qua non wie man früher annahm, wirkt aber in allen Fällen mit ausgesprochenen Remissionen gut und muss stets in dieser Zeit gegeben werden. Die Dosis beträgt 0,5—1,0; es kann innerlich, subkutan und im Klystier oder in Suppositorien verordnet werden, falls der Magen das Mittel nicht verträgt. Bei der Anwendung per rectum sind die löslichsten Präparate, also das Chininum bisulphuricum, muriaticum, bromatum oder carbamidatum auszuwählen, Zusätze von Säuren und grossen Mengen Glycerin sind zu vermeiden. Die Dosis muss mindestens 50% grösser sein als beim innerlichen Gebrauch.

Die interne Verwendung des Mittels wird oft durch den schlechten Geschmack erschwert. Dreissig Theile des Elixirium aurantiorum verdecken den Geschmack von einem Theil Chininum sulphuricum, doch muss die Mischung jedes Mal frisch hergestellt und darf nicht aufbewahrt werden; aus diesem Grund sollen Pulver verschrieben werden, die erst beim Gebrauch mit dem Elixir zu mischen sind. Als Corrigentia können ferner mit Erfolg Kaffee, entweder im Aufguss oder mit Zucker eingedickt, Extractum liquiritiae und Chokolade benutzt werden. Das neutrale Chininum tannicum ist geschmacklos, die Dosis muss aber zweieinhalbmal so gross sein wie die des Chininum sulphuricum. Das Chininum muriaticum passt am besten für einen empfindlichen Magen, das Chininum bromatum für Patienten mit erregbarem Nervensystem, ausserdem bewirkt das letztere Präparat am langsamsten unangenehme Nebenerscheinungen. Für subkutane Injektionen eignet sich besonders das Chininum carbamidatum, welches sich leicht in fünf Theilen Wasser löst, in Lösung gehalten wird und nicht im subkutanen Gewebe liegen bleibt. Ich habe es jetzt mindestens zwölf Jahre gebraucht und nur ein einziges Mal eine schwere lokale Entzündung danach gesehen.

Das beste Antipyreticum ist unzweifelhaft die Kälte, und wenn dadurch nicht überall gleichmässig gute Resultate erzielt sind, so beruht dies auf der falschen und zuweilen gedankenlosen

Anwendung. In den meisten Fällen genügen kalte Abwaschungen oder Abreibungen mit nassen Tüchern, nach denen sich die Kranken erfrischt und erquickt fühlen. Der Zweck der kalten Bäder, welche früher viel angewendet wurden, dann verlassen und durch warme Bäder ersetzt sind, ist eine Abkühlung des aus dem Innern zur Körperoberfläche — dieselbe ist bei Kindern verhältnissmässig grösser als bei Erwachsenen — dringenden Blutes. So lange die Cirkulation normal ist, werden stets neue Massen hierher getrieben, so dass durch das kalte Baden schliesslich der ganze Körper abgekühlt wird. Sobald aber die Cirkulation gelitten hat, Herzschwäche auftritt und die Extremitäten kalt bleiben, ist es entschieden gefährlich. Schon vor vielen Jahren habe ich daher gelehrt, kein kaltes Bad bei kalten Extremitäten zu geben, und es nicht zu wiederholen, wenn nach der ersten Anwendung die Füsse kalt oder kühl bleiben, denn in diesen Fällen wird allerdings die Körperoberfläche danach kühler, aber die Innentemperatur steigt. Vor zwanzig Jahren habe ich über ein kleines Kind berichtet, bei dem ich zuerst diese Erfahrung gemacht hatte; einige wenige kalte Bäder hatten die Temperatur und die Tendenz zu Konvulsionen herabgesetzt, und als eine Wiederholung des Bades angebracht erschien, wurde auch anscheinend der gewünschte Erfolg erzielt, es traten aber Konvulsionen auf. Die Temperaturmessung im Mastdarm ergab eine Steigerung von $40{,}2^0$ auf 41^0, ein sofort verabreichtes warmes Bad stellte die Cirkulation an der Oberfläche wieder her, und zehn Minuten später war die Temperatur im Rectum unter 39^0.

Durch Wiedererwärmung der Körperoberfläche und besonders der Füsse wird die Cirkulation beschleunigt und daher die Wärmeausstrahlung von der Haut aus begünstigt. Daher empfiehlt es sich, bei Anwendung des Kaltwasserverfahrens an die unteren Extremitäten Wärmflaschen legen zu lassen. An Stelle der kalten Bäder habe ich gewöhnlich kalte Einpackungen von der Brust bis zu den Schenkeln mit Ausschluss der Arme machen lassen; das Kind wird zu dem Zweck in ein nasses Tuch eingeschlagen und dann in eine wollene Decke eingewickelt. Bei schweren Fällen muss das feuchte Tuch in Zwischenräumen von 2 bis 5 Minuten durch ein neues, welches vorher ausgebreitet wird, ersetzt werden. In zwanzig bis vierzig Minuten pflegen solche Einpackungen die Temperatur von 41^0 auf $38{,}5^0$ herabzusetzen, und häufig ist der Abfall so rapid, dass sofort danach künstliche Erwärmung nöthig wird. Wenn das häufige Wechseln des nassen Tuches nicht angezeigt erscheint, so kann man es liegen lassen und durch Reiben mit Eisstücken abkühlen; das Wasser, welches sich dabei unter dem Kranken ansammelt, muss durch untergeschobene Tücher und Schwämme aufgesogen werden. Bei einem viermonatlichen Kind, welches an einer Pneumonie litt, wurde die Temperatur auf diese Weise in fünfundzwanzig Minuten von 42,5⁰ auf 40⁰ erniedrigt, dann sank sie rapid auf 35,5⁰, so dass künstliche Erwärmung der Körperoberfläche nothwendig wurde.

. Aus den weiter oben gemachten Ausführungen ergiebt sich, dass sehr schwache und anämische Kinder die Kälte nicht vertragen, wenn ihre Temperatur auch noch so hoch ist. In solchen Fällen ersetzt man die kalte Einpackung durch warme Bäder, lauwarme Einpackungen (Wasser oder Wasser und Alkohol) oder ein warmes Bad, das langsam und allmählich abgekühlt wird, während man den kleinen Körper andauernd reibt. Oder man lässt kalte Umschläge um einzelne Theile, z. B. die vordere Partie der Brust machen, um auf diese Weise die Temperatur zu erniedrigen und gleichzeitig die Schmerzen zu lindern; in vielen Fällen fühlen sich auch die Kranken durch das Auflegen einer leichten Eisblase auf das Herz erfrischt und gestärkt.

Die Befolgung dieser Vorschriften empfehle ich denjenigen Aerzten, welchen sie zum Theil neu sind, auf's Dringendste. Seitdem ich — vor und nach 1870 — die Anwendung des kalten Wassers bei Abdominaltyphus, Scharlachfieber, Blattern, Augenentzündungen, diphtherischer Conjunctivitis, Diphtherie, lobärer und anderer Pneumonie, Herzkrankheiten, lokalen Entzündungen, Phlegmonen, Synovitis und Peritonitis angerathen habe,[1] konnte ich vielfach die Richtigkeit meiner Vorschläge erproben. Diejenigen, welche sich über diesen Gegenstand und Alles, was damit zusammenhängt, genau informiren wollen, verweise ich auf Dr. Simon Baruch's bekanntes Buch.

Die Herzthätigkeit macht bei vielen Pneumonien eine intensive Behandlung nothwendig, denn, wenn auch bei einem sonst gesunden Individuum seine Innervation und Kraft nicht frühzeitig leidet, so stellt doch jede Lungenkrankheit hohe Ansprüche an seine Leistungsfähigkeit. Die lobäre Pneumonie macht die Anwendung von Herzstimulantien früher nöthig als die lobuläre Form, aber auch hier können sie im weiteren Verlauf indicirt sein. Unter diesen Umständen rathe ich dringend, nicht zu warten, denn es ist leichter, die Herzschwäche zu verhüten, als sie zu bekämpfen. Mag unsere Therapie auch noch so exspektativ sein, sie darf nicht indolent und indifferent werden. Um die schlechte Blutcirkulation in den Lungen zu verbessern, muss das Herz frühzeitig stimulirt werden. Aber wie?

Vielfach wird der Alkohol in dieser Absicht benutzt, und er stellt auch entschieden ein Reizmittel für das Herz dar, dagegen ist es — zum mindesten bei rein entzündlichen Krankheiten — zweifelhaft, ob er, wie häufig angenommen wird, die arterielle Spannung vermindert. Ausserdem soll er ein Nährmittel sein, was jedenfalls für die kleinen Mengen, in denen er gegeben wird, nicht zutrifft. Der grösste Theil wird unverändert durch die

---

[1] New York Medical Record.

Lungen ausgeschieden, es wird dadurch also den erkrankten und erschöpften Organen eine neue Last aufgebürdet; ausserdem contraindiciren die bei Pneumonien nicht seltenen Nierenkomplikationen und die besonders bei kleinen Kindern häufigen Gehirnaffektionen den Gebrauch des Alkohols. Ich muss daher sagen, dass bei einem gut entwickelten Säugling oder grösseren Kinde eine Pneumonie im Anfang seine Anwendung eher contraindicirt als verlangt, später können sich die Verhältnisse ändern, und grosse Dosen Alkohol — aber immer stark verdünnt — nöthig werden. In neuester Zeit hat allerdings ein Autor den Ausspruch gethan, dass die von den Aerzten in der Kinderpraxis gebrauchten Alkoholdosen im direkten Verhältniss zu ihrer Unwissenheit stehen; derartige Schlagworte können aber die gute Wirkung, welche neben sonstigen Excitantien auch dem Alkohol zukommt, nicht aus der Welt schaffen.

Digitalis kräftigt das Herz und bewirkt ausgiebigere Kontraktionen, hat aber auch den gleichen Effekt auf die Arterien, so dass der periphere Widerstand gesteigert wird. Einige wenige grosse Dosen können das Gleichgewicht der in's Schwanken gerathenen Cirkulation wiederherstellen und müssen dann ausgesetzt werden. Ich habe nicht selten Digitalismengen von 0,06—0,25 auf einmal gegeben und diese Dosis mehrfach wiederholt, denn durch diese Art der Anwendung erzielt man die gewünschte Wirkung auf das Herz und den Puls ohne jede Unregelmässigkeit, erreicht das Resultat schnell und kann das Medikament aussetzen, während die üblichen kleinen Mengen ihren Effekt erst nach Tagen zeigen. Später können wir mit kleinen Mengen allein oder in Kombination mit Mitteln wie Strophanthus, Spartein oder Coffein, die nicht die unangenehme Wirkung auf die arterielle Spannung haben, fortfahren, oder diese auch allein geben. Von der Tinctura strophanthi weniger als einen Tropfen, von Spartein. sulphuricum weniger als 0,005—0,01 stündlich oder zweistündlich zu geben, ist nutzlos, denn die Wirkung, welche wir verlangen, müssen wir rasch erzielen, und die Mengen müssen gross genug sein, um dies zu ermöglichen.

Bei schlechter peripherer Cirkulation und kleinem Puls darf Digitalis nicht allein weiter gebraucht, sondern muss mit Nitroglycerin (stündlich bis zweistündlich $^1/_{10}$– $^5/_{10}$ mg) oder mit Natriumnitrit 0,005—0,015 kombinirt werden, bis der Puls sich gehoben hat. Ihr Gebrauch ist ganz besonders indicirt, wenn es sich hauptsächlich um Schwäche des rechten Ventrikels handelt; hierher gehören diejenigen Pneumonien, in deren Verlauf der Puls gut bleibt, während die oberflächlichen Venen erweitert, die Nägel blau sind, die Haut cyanotisch erscheint, grosse Dyspnoe und Lungenödem mit starker Transpiration, Vergrösserung der Herzdämpfung und der Leber, Hypersekretion im Intestinaltractus und Albuminurie besteht, also ein Symptomenkomplex, welcher ohne weiteres auf eine ungenügende Thätigkeit des rechten Ventrikels deutet. In diesen Fällen handelt es sich darum, die Cirkulation an der Oberfläche wieder herzustellen, und diese Indikation erfüllen die Nitrite; ähnlich wirkt das Diuretin (dreimal täglich 0,125—0,6). Ausserdem sieht man bei derartigen Zuständen häufig gute Erfolge nach lokalen Blutentziehungen durch Blutegel; bei Erwachsenen würden wir uns unter solchen Umständen nicht vor einem Aderlass scheuen, und auch ältere Kinder können event. auf diese Weise gerettet werden. Ein einziges Mal habe ich, als ich jünger und muthiger oder weniger feige als heute war, die mit Blut überfüllte Vena jugularis bei einem kleinen Kinde geöffnet, das in Folge einer Pneumonie zu ersticken drohte; die Angehörigen, auf deren Wunsch ich es that, hielten dies für das einzig Richtige, während ich weniger zuversichtlich war. Das Kind genas. Trockene, zuweilen auch blutige Schröpfköpfe, grosse Sinapismen und Senfbäder, über die Dr. L. Weber vor zwölf Jahren eine eingehende Arbeit publicirte, sind ebenfalls von Nutzen. „Zu einem Senfbad habe ich dann und wann bei schweren Lungen- und Gehirnentzündungen meine Zuflucht genommen; ich liess ein heisses Bad bereiten, warf Senf ad libitum hinein, um in wenigen Minuten eine möglichst kräftige Ableitung nach der Haut zu erzielen, und glaube, damit sehr gute Resultate erzielt zu haben."[1]) In derartigen Fällen können wir auch durch Sauerstoffinhalationen (besser durch die Nase als durch den Mund) und künstliche Athmung Zeit gewinnen und so das Leben des Kranken retten.

Die bedenklichen Katarrhalpneumonien kleiner Kinder, welche sich im Anschluss an einen ausgebreiteten Bronchialkatarrh oder eine Capillarbronchitis entwickeln, nehmen zuweilen erst eine günstige Wendung, nachdem es uns gelungen ist, die kleinen Patienten zum Schreien zu bringen, wenn künstliche Athmung eingeleitet ist oder reflektorische Athembewegungen durch Anspritzen mit kaltem Wasser oder kurze Anwendung des faradischen Stromes etc. ausgelöst sind.

Zur direkten Anregung der Herzthätigkeit dient das Strychnin in kleinen aber häufig zu wiederholenden Gaben (für ein einjähriges Kind selten mehr als 0,002 in 24 Stunden) und Ammonium carbonicum (0,03—0,06 halbstündlich, stündlich oder zweistündlich in Aniswasser oder Milch). Bei Gefahr in Verzug sind die Stimulantien subkutan zu gebrauchen, Strychninum sulphuricum in wiederholten Gaben von mindestens $^6/_{10}$ mg, Coffein natriosalicylicum oder natrio-benzoicum in Mengen von 0,06—0,3 (denen die halb so grosse Quantität des Coffein entspricht) stündlich bis vierstündlich, oder Kampher. Lösungen des letzteren Medikamentes in Alkohol oder Aether sind sehr schmerzhaft, ich ge-

---

[1]) Jacobi. New York Medical Record 15. August 1870.

brauche es deshalb immer in vier bis fünf Theilen süssen Mandelöls gelöst und injicire davon je nach Umständen sechs bis zwanzig Tropfen. Die Einspritzungen dieser Flüssigkeit müssen langsam gemacht werden, da sie schwieriger durch die dünne Nadel hindurchgeht als eine wässrige Lösung.

In Betreff der seit einigen Jahren vielfach üblichen Behandlung mit Strychnin, Digitalis und Aconitin ist daran zu erinnern, dass sich für die Mittel in einer Reihe von Fällen sicherlich Indikationen finden, dass es aber grundfalsch wäre, eine solche Therapie schablonenmässig für alle diese Erkrankungen vorschreiben zu wollen.

Wenn während der Hepatisation oder der beginnenden Resolution die Expektoration ungenügend ist, so sind Inhalationen von Wasserdampf mit oder ohne Terpentin anzuordnen. Zur Sättigung der Zimmerluft mit Terpentindämpfen benutzt man Schwämme, welche mit dem Medikament getränkt sind, oder lässt dasselbe auf kochendem Wasser verdampfen. Am besten ist es, das ganze Zimmer mit den Dämpfen anzufüllen, dazu genügen aber die gewöhnlichen Inhalationsapparate nicht. Innerlich sind zu versuchen Kampher als Aqua camphorata oder 0,01—0,06 in verdünntem Gummischleim, Pulver von Benzoesäure in denselben Mengen oder Ammonium carbonicum. Ipecacuanha kann die Verdauung stören, Senega ist dagegen ein nützliches oder jedenfalls doch den Kranken angenehmes Mittel; das Trinken von grossen Mengen Wasser, besonders von alkalischen Wässern — Selters, Vichy — ebenso Natrium bicarbonicum und Kalium jodatum tragen zur Beförderung und Verflüssigung des Bronchialsekrets bei. Ammonium chloratum ist während der Hepatisation nur von geringem Nutzen, erhitzt man aber 0,6—1,0 davon in Zwischenräumen von einigen Stunden auf einem heissen Ofen oder über einer Flamme, so wird das Zimmer mit weissen Wolken erfüllt, welche die Bronchialschleimhaut zur stärkeren Thätigkeit anregen. Das Gleiche erreicht man durch warme Umschläge, die aber nicht im ersten Stadium der Pneumonie anzuwenden sind, sondern erst während der Hepatisation, um die Resorption zu befördern. Sollte die Pflege der Kinder ungenügend und die Befürchtung gerechtfertigt sein, dass die Kleinen und das Bettzeug nass werden, so ist ein Flanelljäckchen mehr zu empfehlen.

Pleuritische Schmerzen werden durch Sinapismen gelindert; in den meisten Fällen werden diese gut vertragen, wenn man es sich zur Regel macht, sie wiederholt, aber stets nur für kurze Zeit einwirken zu lassen. Einen ähnlichen Erfolg erzielt man durch warme Umschläge, kleine Gaben Natrium salicylicum oder Phenacetin und in sehr schweren Fällen durch eine Morphiuminjektion. Blasenpflaster sind schädlich, sie reizen die Haut, geben zu Entzündungen Anlass und sind dem Kranken unangenehm; die einzige — höchst seltene — Indikation dafür geben lang dauernde Hepatisationen mit oder ohne chronische Pleuritis.

Quälende Hustenanfälle erfordern den Gebrauch kleiner Opiumgaben, abgesehen von den nicht seltenen Fällen, wo eine gleichzeitig bestehende Pharynxaffektion ihnen zu Grunde liegt; hier genügt häufiges Trinken von kleinen Quantitäten warmen Wassers. Die Verabreichung . kleiner Opiumdosen abends ist ferner bei Schlaflosigkeit und grosser allgemeiner Erregung indicirt, da die Patienten nach einem mehrstündigen Schlaf weniger zu husten pflegen und auch unter den übrigen Krankheitserscheinungen nicht mehr so sehr leiden. Sonst ist aber im allgemeinen im ersten Stadium der Pneumonie vor der Verordnung des Opiums zu warnen.

Der bei komplicirender Gangrän auftretende üble Geruch macht Inhalationen von Terpentin, Eucalyptol oder Karbolsäure, die Entstehung von Lungenabscessen chirurgisches Eingreifen nothwendig, falls es nicht zu einem spontanen Durchbruch nach einem Bronchus kommt. Die meisten Abscesse liegen im Bereich des Messers oder des Thermokauter, denn gewöhnlich haben sich so beträchtliche pleuritische Adhäsionen gebildet, dass die Operation ohne Gefahr ausgeführt werden kann.

Die seltenen Komplikationen mit Malaria indiciren die Anwendung von Chinin, die ebenfalls ungewöhnlichen intermittirenden Pneumonien Chinin und Secale cornutum, bei Komplikationen mit Nephritis ist Digitalis und Alkohol zu vermeiden und dafür Spartein, Kampher und Nitroglycerin zu gebrauchen. Tritt Atelektase auf, so muss man zu stärkeren Excitantien greifen und event. künstliche Athmung einleiten — die Kinder müssen schreien —, akute Gehirnerkrankungen sind mit Eis, Abführmitteln und Brompräparaten, die chronischen mit Jodkalium zu behandeln.

Um Hypostase und hypostatische Pneumonien, welche so oft im Verlauf der Infektionskrankheiten und bei hochgradigen Schwächezuständen auftreten, zu verhüten, ist es zweckmässig, das Kind nicht anhaltend auf dem Rücken liegen zu lassen, sondern es abwechselnd auf die eine oder andere Seite zu legen und es von Zeit zu Zeit umhertragen zu lassen. Ausserdem ist die frühzeitige Verwendung von Excitantien in grossen Dosen sowie Abreiben des ganzen Körpers mit kaltem oder heissem Wasser oder mit Alkohol und Wasser indicirt. Der sibirische Moschus, das kräftigste aller internen Excitantien, muss häufig, also halbstündlich, stündlich oder zweistündlich in Mengen von 0,03—0,1 bis zu einer Gesammtmenge von 0,4—1,0 in 12 Stunden gegeben werden.

Die interstitiellen Pneumonien werden nach den oben dargelegten allgemeinen Regeln behandelt; später ist Jodkalium in genügend grossen Mengen, äusserlich verdünnte Jodtinktur und event. ein Blasenpflaster zu versuchen. Im chronischen Stadium müssen kleine Dosen Digitalis Monate lang gegeben werden, um eine hinreichende Blutzufuhr zu den indurirten Lungen und eine genügende Ernährung des Herzmuskels zu sichern; gleichzeitig kann abwechselnd Jodkalium und Jodeisen verordnet werden. Später ist für eine Jahre lang sorgfältig durchzuführende Lungengymnastik zu sorgen.

Die Diagnose des Lungenemphysems ist bei kleinen Kindern wegen der Grösse der Leber und der Tympanie des Leibes durchaus nicht leicht und kann nur bei sehr leiser Perkussion gestellt werden. Wegen der Elasticität des Lungengewebes ist häufig eine Restitutio ad integrum möglich, und die Prognose ist deshalb nicht so schlecht wie bei Erwachsenen, gleichgültig ob forcirte Inspirationen (bei Pneumonie) oder Exspirationen (heftige Hustenanfälle) oder eine schlechte Ernährung der Alveolen die Ursachen sind. Die Therapie besteht in der Behandlung des chronischen Katarrhs, in gymnastischen Uebungen der Athmungsmuskulatur und allgemeiner Kräftigung des Organismus; ausserdem lässt man forcirte Exspirationsbewegungen machen und dabei den Thorax komprimiren. Empfehlenswerth ist ferner der Gebrauch von Schnupftabak (etwa sechsmal täglich), um häufiges Niesen zu bewirken, sowie — bei intelligenten Kindern — Ausathmung in verdünnte Luft mittelst eines pneumatischen Apparats.

Bei Lungenödem muss die Behandlung gegen die Ursachen — Herz-, Lungen- und Nierenkrankheiten — gerichtet werden; in schweren Fällen — die Krankheit kann in kurzer Zeit zum Tode führen — sind trockne Schröpfköpfe, event. Brechmittel zur Entleerung der Oedemflüssigkeit (Apomorphin subkutan, wenn die Kräfte darniederliegen und die Muskulatur nicht mehr genügend funktionirt), sowie Reizmittel zur Hebung der Thätigkeit des Herzens und der Exkretionsorgane nothwendig. Kräftige Purgantien wie Calomel, Crotonöl oder Elaterium sind wirksame Ableitungsmittel, Digitalis in grossen Dosen regt die Herzthätigkeit an, und ebenso wird durch Coffein natrio-benzoicum oder natrio-salicylicum in subkutanen Injektionen (0,05—0,3) fünf- bis sechsmal in Zwischenräumen von fünfzehn Minuten) eine vortreffliche Wirkung erzielt. Plumbum aceticum beschränkt sehr häufig die Hypersekretion, Pilokarpin (0,003—0,01 subkutan) hat bei einem Zusammenhang mit Nierenkrankheiten einen guten Effekt und kann hier direkt lebensrettend wirken.

Lungenblutungen sind nicht häufig, denn die Tuberkulose führt bei Kindern eher zu Induration und Gefässverschluss als zur Cavernenbildung, und auch die beim Keuchhusten auftretenden Hämorrhagien stammen gewöhnlich aus der Trachea oder den Bronchien und nicht aus den Lungen; bei Herzkrankheitrn kann es zu Thrombosen und im Anschluss daran zu Blutungen kommen. Dieselben indiciren die Verwendung von Digitalis, Blei, Alaun, Secale cornutum und Narcoticis, Auflegen einer Eisblase auf die

Brust für kurze Zeit, ein heisses (Senf-) Bad der unteren Körperhälfte, sowie absolute körperliche und geistige Ruhe. DEMELIN hat 22 Fälle bei Neugeborenen zusammengestellt (Rev. Obst. Intern. 1. Jan. 1897), sie endeten entweder rasch tödtlich oder wurden fälschlich für Melaena gehalten (das Blut war verschluckt).

Die plötzlich mit heftigster Dyspnoe (zuweilen mit einem Schüttelfrost) einsetzenden Infarkte sind die Folge von Embolien, welche bei Neugeborenen von der Nabelvene oder dem Ductus arteriosus ihren Ursprung nehmen. Bei älteren Kindern hat man auf marantische Thrombosen der Sinus, der Vena renalis, femoralis oder der Pfortader, auf Caries des Felsenbeins oder eines anderen Knochens, auf Klappenfehler, Infektionskrankheiten und ausgedehnte Verbrennungen zu rekurriren. Womöglich ist der Indicatio causalis zu entsprechen, sonst legt man Eis auf die afficirte Gegend, wendet Opiate, Digitalis, wenn nöthig Excitantien an und verfährt später symptomatisch (Antipyretica).

In einigen Fällen entwickelt sich hieraus eine Gangrän, gewöhnlich ist dieselbe aber durch Fremdkörper bedingt oder schliesst sich an akute Infektionskrankheiten (Diphtherie, Masern, Noma, Unterleibstyphus) und Pneumonien (besonders lobuläre) an; in einigen Fällen soll sie auch die Folge einer unvorsichtigen pneumatischen Behandlung gewesen sein. Therapeutisch sind hierbei häufig stark mit Wasser verdünnte Mineralsäuren sowie Chinin und Blei benutzt worden; ich selbst habe neben Excitantien in genügender Menge besonders Inhalationen von Terpentin (unter Benutzung eines Papierbeutels, in welchem sich ein mit dem Medikament getränkter Schwamm befindet, oder eines Kessels mit kochendem Wasser) oder von Tereben anwenden lassen und innerlich Tereben zwanzig bis fünfzig Tropfen oder täglich einige Tropfen Kreosot gegeben.

Diejenigen Pseudoplasmen, welche in den Kinderlungen beobachtet sind oder vorkommen können, sind nach allgemeinen Principien zu behandeln. Carcinome sind einige Male hier und im Mediastinum beschrieben, Sarkome sind hier häufiger, hauptsächlich in den Pleuren. Die Therapie muss in steigenden Arsendosen und den COLEY'schen Injektionen von Toxinen des Erysipelcoccus und Bacillus prodigiosus bestehen. Echinokokken der Lungen und Pleuren (Flüssigkeit, welche kein Albumen und Kochsalz aber Scolices enthält) erfordern ausgiebige Injektionen, Rippenresektion und Drainage; die Punktion und Einspritzung von LUGOL'scher Lösung genügt nicht. Ueber einen Fall von Aktinomykose im vorderen Mediastinum eines sechsjährigen Knaben ist von SOLTMANN berichtet.

Lungenhernien kommen unter der Clavicula und am Rücken vor; der weiche elastische Tumor verändert seine Grösse bei der Athmung, die Lungen können dabei normal oder emphysematös sein. Unter Anwendung passender Bandagen verschwindet der Husten. Difformitäten der Brustwand mit oder ohne Defekt der Knochen oder Muskeln, speciell die Trichterbrust, wobei der untere Theil des Brustbeins soweit eingesunken ist, dass er beinahe die Wirbelsäule berührt, können nie redressirt werden, doch ist es möglich, der Entwicklung einer konsekutiven Verengerung des intrathoracischen Raumes durch frühzeitige systematische Gymnastik und Ausbildung der Lungenthätigkeit in gewisser Weise vorzubeugen.

5. Erkrankungen der intrathoracischen Lymphdrüsen.

In innigstem Zusammenhange mit den Kongestionszuständen und den entzündlichen Erkrankungen der Brustorgane stehen die häufigen Veränderungen der Bronchial- und Mediastinaldrüsen, die leichter verhütet als geheilt werden können. Ein protrahirter Bronchialkatarrh führt zur Hyperämie und Hyperplasie der Drüsen, ein Nasenkatarrh des Neugeborenen oder des Säuglings schreitet rasch nach unten fort und hat dieselben Folgen, oder die sich im Anschluss daran entwickelnde Vergrösserung der Submental- und Submaxillardrüsen pflanzt sich auf die benachbarten Lymphdrüsen fort. Ausserdem besteht im Verlaufe der Rhachitis, der Skrophulose und Tuberkulose eine Disposition zur Entzündung der Bronchial- und Mediastinaldrüsen. Die Bacillen können auch bei intaktem Epithel und normaler Bronchialschleimhaut in die Lymphdrüsen eindringen. In Folge der Erkrankung kann es zur Kompression der Venen, der Nerven und Trachea und zu Hustenanfällen mit keuchhustenartigen Inspirationen kommen. Der Pektoralfremitus ist abgeschwächt oder verstärkt, das Athmungsgeräusch verschärft und bronchial oder abgeschwächt. Durch die Perkussion ist zuweilen eine Dämpfung über dem Sternum bis zur zweiten Rippe, die aber nicht bis zum äusseren Lungenrand reicht, und eine solche hinten in der Gegend des Hilus, welche entsprechend der Lage des Ductus thoracicus links mehr als rechts ausgeprägt ist, nachweisbar. Durch die Kompression der Trachea oder eines grossen Bronchus kann es zu Stenose und Erstickungsanfällen kommen. Etwa auftretendes Fieber hängt von Komplikationen oder von der Resorption der zerfallenen Drüsensubstanz ab. Bei der Therapie ist die Rhachitis, Skrophulose und Tuberkulose in's Auge zu fassen; die Anwendung von Quecksilber- oder Jodkaliumsalben, Einreibungen von grüner Seife, Jodkalium innerlich, Jodeisen, steigende Arsendosen, Eis äusserlich bei lokalisirten Schmerzen und die Behandlung der Folgezustände oder Komplikationen (Katarrh, lobuläre Pneumonie, Dyspnoe, andauerndes Fieber) sind nothwendig, werden aber nicht immer Erfolg haben.

6. Erkrankungen der Pleura.

Pleuritiden kommen häufig in der ersten Dekade des Lebens vor, Empyeme sind im Säuglings- und Kindesalter gewöhnlicher als im späteren Leben. Die meisten Pleuritiden der Neugeborenen sind pyämischen Ursprungs und hängen dann gewöhnlich von einer Nabelvenenentzündung ab, doch sind auch seröse und die gewöhnlichen eitrigen Exsudate bei ganz kleinen Kindern nichts Seltenes. Die Brustfellentzündung kann die direkte Folge einer Erkältung, einer Kontusion, einer Broncho-Pneumonie oder fibrinösen Pneumonie, einer Pericarditis oder Peritonitis sein und im Anschluss an Lungentuberkulose, Diphtherie, akuten Rheumatismus oder exanthematische Krankheiten entstehen; in Folge dessen wird die Indicatio causalis selten zu erfüllen sein. Prophylaktisch sind alle Krankheiten, welche die Entstehung einer Pleuritis veranlassen können, auf das Sorgsamste zu behandeln. Auf subjektive Symptome ist kein zu grosser Werth zu legen, denn selbst der Schmerz, eines der häufigsten Symptome, ist nicht immer vorhanden. Zuweilen ist er auf kleine Bezirke beschränkt, andere Male strahlt er aber über grössere Strecken hin aus, oder die Lokalisation entspricht nicht dem Sitz der Erkrankung; die Verzweigungen der peripheren Aeste der Interkostalnerven sind so ausgedehnt, dass die Kinder oft über heftige epigastrische Schmerzen an der erkrankten Seite, welche bis zum Nabel hin ausstrahlen, klagen. Die Pleuritis erfordert absolute Ruhe und Immobilisation der Brust; breite Heftpflasterstreifen, welche die Haut reizen und jede Lokalbehandlung erschweren, habe ich lange aufgegeben, eine breite Binde oder ein mässig grosses Handtuch, das mit Sicherheitsnadeln befestigt wird, eignet sich besser dazu. Das Auflegen einer Eisblase auf die erkrankte Gegend wirkt entschieden günstig, doch darf sie nicht direkt mit der Haut in Berührung kommen. Wenn eine Binde entbehrlich scheint, können gut ausgerungene Tücher um die Brust gelegt werden; dieselben werden mit Guttaperchapapier oder Flanell bedeckt und sind in Zwischenräumen von 15 bis 30 Minuten zu wechseln. In schweren Fällen müssen die Schmerzen durch subkutane Injektionen von Morphium — innerlich ist es gewöhnlich nutzlos, zuweilen sogar schädlich — gelindert werden; lokale Blutentziehungen durch Schröpfköpfe oder Blutegel habe ich seit 25 Jahren — glücklicher Weise — nicht mehr anwenden lassen. Trockne Schröpfköpfe können Kindern, die alt und intelligent genug sind, um sich nicht aufzuregen und sich nicht durch Schreien und Widerstreben zu schaden, Erleichterung schaffen. Ein Senfpapier darf nur wenige Minuten liegen bleiben und kann nach einigen Stunden von neuem aufgelegt werden; warme Umschläge, die bei anämischen und schwachen Kindern recht günstig wirken, müssen im Beginn der Krankheit vermieden werden, da es zu dieser Zeit hauptsächlich darauf ankommt, die Kongestion und Sekretion zu beschränken. Eine Dosis Calomel, die gross genug ist, um den Darm zu entleeren (zuweilen mit einem Opiat), der Gebrauch des salicylsauren Natrium in dem Alter des Kranken entsprechenden Mengen haben eine günstige Wirkung. Die in dem Mittel enthaltene Menge der Salicylsäure ist nicht so bedeutend, dass dadurch eine erhebliche Herabsetzung des Blutdrucks zu befürchten wäre. Blasenpflaster sind im ersten Stadium der Pleuritis noch weniger indicirt als später, denn sie reizen die Haut, regen den Patienten auf, haben schlaflose Nächte zur Folge und vergrössern die Unannehmlichkeiten der Krankheit; schlaflose Nächte und deprimirte Stimmung verschlechtern aber die Prognose. Vielleicht könnte durch solche Vesikatoren die Pleuritis gebessert werden, dem Kranken würde aber jedenfalls dadurch geschadet.

Wenn die Temperatur so hoch steigt, dass sie auf den Kranken schädlich wirken kann, müssen Antipyretica gegeben werden; 0,2—0,5 Chinin vormittags dürften genügen, um den abendlichen Anstieg zu verringern; wenn nöthig kann um acht oder zehn Uhr abends eine Dosis Phenacetin mit oder ohne Codein gegeben werden.

Bei Abfall des Fiebers oder frühzeitig auftretender Herzschwäche ist der Gebrauch von Digitalis, Strophanthus, Spartein, Coffein mit oder ohne Ammonium carbonicum oder Kampher indicirt; dagegen ist von Anregung der Diaphorese und Diurese nichts zu erwarten, so lange die Herzthätigkeit darniederliegt; welches Coffeinpräparat man wählt, ist gleichgültig; die in dem Doppelsalz (Na + Coffein) enthaltene Salicylsäuremenge ist nicht gross genug, um die Herzthätigkeit zu beeinträchtigen. Gleichzeitig können essigsaure und citronensaure Salze oder Jodpräparate gegeben werden. Das für diese Erkrankung empfohlene Pilokarpin ist ein zweischneidiges Schwert und erfordert eine so starke Konstitution, die sicherlich kein Säugling und selten ein grösseres Kind besitzt. Bei der Pleuritis besteht auch keine Indicatio vitalis wie zuweilen bei akutem Lungen- und Hirnödem, der durch das Mittel entsprochen werden könnte. In dieser Krankheitsperiode kann der äusserliche Gebrauch der mit Alkohol verdünnten Jodtinktur einen gewissen Nutzen schaffen; besonders gilt dies für die trockne Pleuritis, bei der auch mit warmen Umschlägen und Jod innerlich ein Versuch zu machen ist. Sobald es sich hauptsächlich darum handelt, den Erguss zur Resorption zu bringen, empfiehlt sich eine möglichste Enthaltung von Getränken und der Gebrauch von mässigen Kochsalzmengen, um die Diurese zu befördern. Diuretin (viermal täglich 0,125—0,3) wird in einer Reihe von Fällen die Nierenthätigkeit derartig steigern, dass es schliesslich zur Resorption des Exsudats kommt.

Die Indikationen für die operative Behandlung der pleuritischen Ergüsse sind mannigfaltig; sie wird nothwendig, wenn die Erschwerung der Respiration oder (und) der Cirkulation sofortige Abhülfe erheischt. Die Cirkulation kann dabei auch leiden, ohne dass gleichzeitig eine stärkere Behinderung der Athmung stattfindet, wie z. B. ein von Trousseau beschriebener Fall lehrt, in dem ein tödtlich endender Kollaps nur darauf zurückzuführen war. Unter den zur Operation drängenden Symptomen sind zu nennen intensive Dyspnoe, Cyanose, Verringerung der Harnmenge, Anasarca und Ascites, beträchtliche Verdrängung des Herzens und der Leber; häufig sind die Interkostalräume bei der Inspiration und der Exspiration verstrichen, zuweilen wölben sie sich sogar vor. Nicht in allen Fällen entsprechen die Folgeerscheinungen der Grösse des Exsudats, und es ist z. B. häufig im Verhältniss zu seiner Wirkung gering, wenn sich die Pleuritis als Komplikation oder als sekundäre Erkrankung bei Herz- oder Nierenleiden oder beider Organe entwickelt hat. Häufiger wird allerdings die in den Pleurahöhlen enthaltene Flüssigkeitsmenge unter- als überschätzt, gleichgültig ob die nach oben gedrängte und komprimirte Lunge auf der Flüssigkeit oder ob sie mit Blut überfüllt und entzündet in der Mitte derselben schwimmt oder theilweise an der Brustwand adhärent ist. Aus diesen Gründen ist es unmöglich, exakte Indikationen zur Operation nach der Exsudatmenge zu stellen. Potain's Forderung, dieselbe auszuführen, wenn das Exsudat bis zur Clavicula reicht, wird durch die in solchen Fällen auftretenden sehr bedenklichen Folgeerscheinungen gerechtfertigt; fehlen dann subjektive Klagen, so ist dies gewöhnlich auf eine herabgesetzte psychische Thätigkeit — Unbesinnlichkeit bei Meningitis, Abdominaltyphus oder Idiotie — zu beziehen. Wenn die Dämpfung sich vorne und hinten weit hinauf erstreckt und es nicht in einigen Wochen zur Resorption kommt, so ist die Operation indicirt, denn je länger die Kompression der Lungen dauert, desto schlechter werden die Chancen für eine Restitutio ad integrum, wenn auch dann und wann Fälle vorkommen, in denen nach einer zwei bis drei Monate dauernden Kompression sich die Lungen wieder vollständig ausdehnen. Der von der Flüssigkeit ausgeübte Druck hat ausserdem noch die sehr bedenkliche Folge, dass die Blut- und Lymphgefässe der Wände der Pleurahöhle bei vollständiger Kompression nicht mehr funktioniren können, und daher auch keine Resorption stattfinden kann. Aus diesem Grunde ist schon oft eine nur theilweise Entfernung der Flüssigkeit und die dadurch herbeigeführte Entlastnng der Gefässe genügend, um die Aufsaugung anzuregen und so die Genesung einzuleiten.

Zur Bestätigung der Diagnose eines pleuritischen Exsudats wird häufig eine Probepunktion nothwendig, denn trotz einer Anzahl hierfür sprechender Symptome ist dieselbe oft ohne diesen direkten Nachweis der Flüssigkeit nicht als völlig gesichert anzusehen. Die Punktion wird nahe dem oberen Rand einer Rippe gemacht, um die Interkostalarterie zu vermeiden, dabei wird zur Erweiterung der Interkostalräume die Hand der erkrankten Seite auf die entgegengesetzte Schulter gelegt. Der Schmerz der kleinen Operation wird durch eine schnelle Ausführung verringert, ausserdem kann auch durch langsames Einstechen, besonders wenn eine dickere Nadel gewählt ist, die Pleura von der Brustwand abgelöst werden. Bei grossem Exsudat ist es unter gewissen Beschränkungen gleichgültig, an welcher Stelle die Punktion ausgeführt wird, gewöhnlich wählt man eine solche, wo sich die Interkostalräume vorwölben, wo eine sehr intensive Dämpfung vorhanden ist und das Athmungsgeräusch mehr oder weniger vollständig fehlt, häufig im sechsten Interkostalraum nach hinten von der Achsellinie. Wenn die Zwischenrippenräume sehr eng oder die Kranken sehr unruhig sind, ist es nicht immer leicht, in die Pleurahöhle einzudringen, in solchen Fällen wird zuweilen die Interkostalarterie verletzt oder durch Läsion des Knochens oder des Periosts dem Kranken Schmerz bereitet. Wird die Nadel nicht weit genug vorgeschoben, so kann die Spitze in der Brustwand oder der verdickten Pleura stecken bleiben, im entgegengesetzten Fall dringt sie in die Lunge, und wenn ihr eine falsche Richtung gegeben wird, in die Leber oder Milz ein; in derartigen Fällen können die durch die In- und Exspirationen bewirkten Exkursionen auf die Nadel übertragen werden, und es fliesst Blut anstatt des Exsudats aus. In seltenen Fällen kann es vorkommen, dass man das Exsudat punktirt und dabei trotzdem die Lunge verletzt; so trat in einem meiner Fälle, nachdem durch die Probepunktion Eiter nachgewiesen und an derselben Stelle die Incision und Rippenresektion ausgeführt war, bei Incision der Pleura eine Blutung aus der Lunge auf. Dieselbe wurde durch Tamponade mit Jodoformgaze gestillt, dann wurde an einer anderen Stelle punktirt, Eiter gefunden, eine Rippe resecirt, und wiederum kam es bei der Incision zu einer Hämorrhagie, welche auf die gleiche Weise behandelt wurde. Erst eine dritte Punktion und Resektion führte mich zum Empyem; die Misserfolge vorher waren durch die sehr beträchtlichen pleuritischen Verwachsungen herbeigeführt, und das zur Täuschung Anlass gebende Resultat der Probepunktion war dadurch zu Stande gekommen, dass die Nadel erst in den Eiter eindrang, nachdem sie die adhärente komprimirte Lunge durchbohrt hatte.

Während auf der einen Seite die Diagnose nicht immer ohne eine Punktion gestellt werden kann, sind auf der anderen Seite ihre Resultate nicht immer entscheidend; denn, wenn auch viel Flüssigkeit (Serum, Eiter, Blut) in der Brusthöhle vorhanden ist, so wird dieselbe trotzdem nicht immer durch die Spritze anzusaugen sein. Denn einmal kann die Nadel in die Lunge eindringen, nachdem sie die Flüssigkeit passirt hat, und diese wird dann nur bei langsamem Zurückziehen der Nadel — vorausgesetzt dass sie nicht durch ein Blutcoagulum verstopft ist — in die Spritze einströmen; bei negativem Resultate der Punktion muss deshalb stets die Nadel auf ihre Durchgängigkeit geprüft werden. Dieselbe kann auch zu dünn für das Exsudat sein, denn es findet sich oft Eiter, wenn Serum erwartet war, oder sie fängt sich in den Fibrinauflagerungen, ein Vorgang, der sich mehrfach wiederholen und zu den folgeschwersten Missdeutungen und Irrtümern Anlass geben kann. Ferner kann es sich um eine circumscripte Pleuritis gehandelt haben, die zu einem abgekapselten Empyem anstatt zu einem allgemeinen Pyothorax geführt hat. Derartige abgekapselte Empyeme findet man häufiger hinten oben als tief unten, wie man eigentlich erwarten sollte, da sich die freien pleuritischen Ergüsse gewöhnlich hier ansammeln. Sie sind zuweilen sehr klein, nicht selten multipel und schwer zu finden; in Fällen, wo die Symptome für Pyämie sprechen und nicht sofort Eiter entdeckt wird, muss daher Punktion auf Punktion gemacht werden. Wird er schliesslich gefunden, so ist es noch durchaus nicht sicher, dass er von einem Empyem stammt, vielmehr kann er auch von einem kleinen Lungenabscess oder einem Pyo-Pneumothorax herrühren; im letzteren, zuweilen auch in ersterem Fall ist indessen oft Luft (oder Gas) dem Eiter beigemischt.

Es kann ausserdem noch zur Stellung einer falschen Diagnose dadurch kommen, dass die Punktion nur Serum liefert, während doch Blut oder Eiter vorhanden ist, denn bei Patienten, welche sich in der Rückenlage oder, wie es gewöhnlich bei der Pleuritis der Fall ist, in halbsitzender Stellung befinden, senken sich die festen Bestandtheile des Bluts und Eiters nach dem Zwerchfell zu; aus diesem Grund muss die Diagnose über die Art des Exsudats stets durch die mikroskopische Untersuchung vervollständigt werden. Das Auffinden von Eiter indicirt stets die sofortige Vornahme der Radikaloperation, denn am Punktionskanal kann eine Eiterinfiltration entstehen und von hier möglicher Weise eine Pyämie ausgehen. Die Gefahr ist besonders gross, wenn der Eiter missfarben und übelriechend ist, wie es hauptsächlich in Fällen von Pyo-Pneumothorax oder bei einem Zusammenhang mit Caries beobachtet wird. Die letzteren Fälle gehen gewöhnlich mit hohen Temperaturen einher (allerdings giebt es auch Ausnahmen), und das Fieber ist dann kontinuirlich oder unregelmässig intermittirend. Bei einem derartigen Fieber muss frühzeitig eine Probepunktion gemacht werden (gewöhnlich wird dieselbe zu lange aufgeschoben), und es ist daran festzuhalten, dass jede unkomplicirte Pleuritis, bei der hohe Temperaturen vier oder fünf Tage andauern, besonders wenn gleichzeitig heftige Schmerzen und lokale Oedeme bestehen, verdächtig ist. Schon am vierten Tage habe ich nicht nur bei kleinen und grösseren Kindern, welche zur Entwicklung von Empyemen mehr neigen, sondern auch bei Erwachsenen grosse Mengen Eiter gefunden. Mittelhohes Fieber macht aber die Probe-

punktion nicht absolut nothwendig, denn Temperaturen von 38,5°
bis 39° können Wochen lang anhalten, ohne etwas anderes als
eine Reizung des Organismus durch den fortwährenden Resorp-
tions- und Eliminationsprozess anzudeuten. Nach alledem können
also keine für alle Fälle gültigen und gedankenlos zu befolgen-
den Regeln gegeben werden.

Vor der Ausführung der Punktion muss die Haut gründlich
gereinigt und desinficirt werden; nach dem Herausziehen der
Nadel wird die Wunde mit Wismuthpulver oder Jodoformgaze
bedeckt und diese mit Heftpflaster oder einer Binde befestigt.
Bei Schmerzen lässt man Eis auflegen, im übrigen ist dem Kranken
für die nächsten 24 Stunden absolute Ruhe vorzuschreiben. Therapeutisch kann eine einfache Punktion nicht wirken, und wenn
es im Anschluss daran zur Genesung kommt, so ist dies ein Zufall und nicht hierauf zu beziehen, denn spontane Resorption von
den in der Brusthöhle angesammelten Transsudaten und Exsudaten
ist recht häufig. Besonders oft kann dieser Vorgang bei rein
seröser und nicht zu bedeutender Flüssigkeitsmenge beobachtet
werden, während bei sehr grossen Quantitäten die Aufsaugung
erst beginnt, wenn durch eine Aspiration die Blut- und Lymphgefässe von dem auf ihnen lastenden Druck zum Theil befreit
sind. Auch bei hämorrhagischen Exsudaten und selbst bei Extravasaten kommt es häufig zur Resorption, nachdem sich die festen
Bestandtheile auf der Oberfläche der Pleura niedergeschlagen
haben. Ebenso kann ein tuberkulöses pleuritisches Exsudat wieder
verschwinden, wie ja auch bei dem von einer tuberkulösen Peritonitis herrührenden Ascites Heilung beobachtet wird, mögen in
der Flüssigkeit Tuberkelbacillen gefunden sein oder nicht. In
den meisten Fällen, wo spontan Genesung erfolgt, sind keine
Mikroben vorhanden, bei positivem Befund handelt es sich meistens
um die wenig widerstandsfähigen FRÄNKEL'schen Kokken. Kein
so günstiges Resultat ist zu erwarten, wenn die resistenteren
Streptokokken oder Staphylokokken nachgewiesen werden, und
noch ungünstiger ist der Einfluss von Proteus vulgaris und mirabilis
in putriden Empyemen. Einfache abgekapselte Empyeme können
schliesslich auch ohne einen operativen Eingriff durch allmähliche
Eindickung und Resorption heilen.

Eine Genesung kann ferner durch spontane Perforation des
Pyothorax nach den Lungen oder nach der Brustwand zu Stande
kommen, aber durch den protrahirten Verlauf, welchen die Krank-
heit unter diesen Umständen nimmt, und durch die heftigen
Schmerzen, welche die Patienten zu erdulden haben, leidet der
Kräftezustand, und es können sich im Anschluss daran neue
Krankheiten entwickeln. Aus diesen Gründen ist ein solcher
Ausgang niemals zu wünschen oder gar abzuwarten.

Die Thorakocentese muss bald nach der Probepunktion ausgeführt werden; in vielen Fällen, wo nur eine Aspiration zu

machen ist, scheint die Operation sehr einfach zu sein, doch soll
sie in allen Fällen als ein ernster Eingriff angesehen werden, wie
sie es ja auch häufig ist. Der Kranke muss dabei ruhig in der
für die Probepunktion empfohlenen Stellung liegen, so dass Respiration und Cirkulation nicht unnöthig gehemmt werden. Die Nadel
wird unter den bei der Probepunktion besprochenen Vorsichtsmassregeln eingestochen; trifft sie ein Fibringerinnsel, so kann
dieses mit einer Sonde entfernt werden, event. wird aber auch
die Ausführung einer zweiten Punktion gewöhnlich mehr nach
vorne und oben nothwendig werden. Die Aspiration allein genügt
höchstens bei kleinen Kindern zur Heilung eines Empyems, da
hier die Rippen biegsam sind und der Brustkorb leichter zusam-
mendrückbar ist, so dass sich die Abscesswände aneinanderlegen
können. Aber auch in diesem Alter darf dieselbe Operation nicht
wiederholt werden, wenn sich der Eiter zum zweiten Mal ansammelt, sondern es ist dann eine ausgiebigere und radikale
Operation vorzunehmen. Die Aspiration ist bei Empyemen Erwachsener stets contraindicirt, ausgenommen bei Indicatio vitalis
zur momentanen Entlastung, bei hämorrhagischem Charakter der
Flüssigkeit oder bei sonst absolut inoperabelen Fällen.

Während der Operation soll der Patient so viel wie möglich
auf der erkrankten Seite liegen, um eine Kompression der anderen
Lunge und eine Erschwerung der Herzthätigkeit zu vermeiden.
So lange der Abfluss des Serums während der In- und Exspiration gleichbleibt, kann die Operation fortgesetzt werden, muss
aber unterbrochen werden, wenn er während der Inspiration sistirt.
Die durch Ablassen von $^1/_4$—$^1/_2$ Liter erzielte Erleichterung ist
oft schon sehr bedeutend, bei kleinen Kindern, deren Thorax
leicht komprimirbar ist und sich dem entsprechend auch den sich
wieder ausdehnenden Lungen anpasst, kann man ohne Bedenken
die Brusthöhle vollständig entleeren. Wird die Operation bei Indicatio vitalis vorgenommen, während der Exsudationsprocess noch
nicht beendigt ist, und tritt später wieder Dyspnoe auf, so kann
nach kurzer Zeit eine erneute Thorakocentese nothwendig werden;
so habe ich in einem Fall zweimal an einem Tage operiren müssen.
Bei hämorrhagischem Charakter der Flüssigkeit in Folge von
Tuberkulose, Carcinom, Alkoholismus, Nephritis (bei Kindern selten)
soll so wenig wie möglich abgelassen werden.

Die Operation erfordert Zeit; es ist wünschenswerth, dass der
Abfluss dann und wann unterbrochen wird, denn das rasche Eindringen von Luft in die Bronchien löst Hustenanfälle aus (irrthümlich werden dieselben auf einen Reiz, welchen die Nadel auf die
Pleura pulmonalis ausüben soll, bezogen), und dieses plötzliche
Einströmen von Luft in die sich ausdehnenden Lungen kann zur
Absonderung grosser Quantitäten eines stark eiweisshaltigen Bronchialsekrets, zu beträchtlichem Lungenödem, zu Hämorrhagien mit
geringen Schleimhautverletzungen oder auch zu grösseren Rupturen

im Lungengewebe führen. Ferner kommen bei raschem Abfliessen der Flüssigkeit häufig Ohnmachtsanfälle entweder in Folge von psychischer Erregung oder von Gehirnanämie vor; in anderen (glücklicher Weise seltenen) Fällen können Thromben, welche sich in der komprimirten Lunge, dem Herzen oder der verletzten Bronchialschleimhaut gebildet haben, nach entfernten Blutgefässen verschleppt werden, so sind z. B. Fälle bekannt, in denen sich Emboli in der Lungenarterie oder der Arteria fossae Sylvii gefunden haben.

Die Nachbehandlung der Operationswunde ist in der gleichen Weise auszuführen wie bei der zu diagnostischen Zwecken vorgenommenen Probepunktion, ausserdem ist absolute Ruhe und das Auflegen einer Eisblase anzuordnen. Die Letztere ist besonders bei starken Schmerzen nothwendig; sind dieselben besonders heftig, so macht man eine Morphiuminjektion; es dürfen aber nur geringe Mengen eingespritzt werden, da die Resorption sehr rasch vor sich geht und die Wirkung viel ausgesprochener ist als unter gewöhnlichen Umständen.

Die einfache Aspiration genügt nicht, wenn das Exsudat ganz oder zum Theil aus gutartigem oder putridem Eiter besteht. Wie ich oben bemerkte, wird zuweilen schon am vierten Tag und dann oft beiderseits Eiter gefunden; sind derartige Fälle von hohem Fieber begleitet, so wird dadurch die Vornahme der Radikaloperation nicht nur nicht contraindicirt, sondern ist im Gegentheil dringend nothwendig. In Fällen, bei denen sich einige Zeit nach der Operation keine Besserung einstellt, handelt es sich entweder um eine Komplikation (Pneumonie, Pericarditis, Peritonitis) oder um eine in einem Recessus verborgene Eiteransammlung, die aufgesucht und abgelassen werden muss; NELSON gebrauchte eine Metallsonde, um die Adhäsionen zu zerreissen und den Eiterabfluss zu erleichtern.

Die Radikaloperation besteht in der Anlegung einer grossen Oeffnung entweder durch einfache Incision zwischen zwei Rippen, womöglich im fünften oder sechsten Interkostalraum zwischen der Mamillar- und Axillarlinie oder durch Incision mit Resektion eines Rippenstücks von 1—3 cm Länge, so dass zwei mitteldicke Drains eingeführt werden können. Die Oeffnung ist ungenügend, wenn die Fibringerinnsel, durch deren Anwesenheit man häufig ebenso wie durch ihre ungemeine Grösse überrascht wird, nicht hindurchtreten können, denn auf ihrer schleunigen und vollständigen Entfernung beruht die Dauer der Rekonvalescenz und der günstige und ungünstige Ausgang der Krankheit; deshalb müssen sie schon bei der Operation von der Oberfläche der Lunge und der Brustwand durch den in die Pleurahöhle eingeführten Finger gelöst werden. Bei der angeschlossenen Irrigation werden sie dann herausgespült oder in der Oeffnung sichtbar, so dass sie mit einer Zange gefasst werden können. Da das Vorhandensein oder Fehlen

solcher Gerinnsel nicht diagnosticirt werden kann, so empfehlen
einige Autoren die Rippenresektion bei jedem Empyem, gleichgültig ob dieses erst kurze Zeit oder schon lange besteht. Jedenfalls ist in Fällen, welche mit langdauerndem oder pyämischem
Fieber, mit heftigen Schmerzen Interkostalödem oder Komplikationen wie infektiösen Embolien, Pyo-Pneumothorax, Tuberkulose,
oberflächlichen Lungen- oder Leberabscessen einhergehen, die
Resektion eines grossen Rippenstückes nicht zu umgehen.

Nach Ausführung der Operation ist die Höhle mit warmer
Sublimatlösung oder der THIER'schen Mischung (Bor- und Salicylsäure) auszuspülen, bis die irrigirte Flüssigkeit klar abfliesst,
stärkere Antiseptica sind zu vermeiden oder doch nur bei Zersetz-
ungsvorgängen im Exsudat — dann sehr stark verdünnt — zu
benutzen. Unter diesen Umständen sind die Ausspülungen unentbehrlich, bei gutartigem Eiter und hochgradiger Schwäche des Patienten ist aber davon vollständig abzusehen. Nach der Operation
wird ein weicher, dicker aseptischer Verband angelegt; wie häufig
derselbe zu wechseln und wie oft die Injektionen zu wiederholen
sind, hängt von der Art und der Menge des Exsudats ab; in den
meisten Fällen kann man ruhig warten, bis der Verband durchfeuchtet ist. Wenn sich die Lungen rasch ausdehnen, können
viele Tage vergehen, bis die Entfernung und Erneuerung nötig
wird. Um eine genügende Drainage zu ermöglichen, lagert man
den Kranken mindestens dreimal täglich horizontal mit erhöhtem
Becken, so dass die Wunde den tiefsten Punkt bildet, und lässt
ihn möglichst kräftig husten (KÖNIG). Ist der Eiter putrid oder
handelt es sich um eine der oben erwähnten Komplikationen, so
muss täglich ein Verbandwechsel vorgenommen und mit gelegentlichen Unterbrechungen auch täglich die Pleurahöhle ausgespült
werden. Um die Wiederausdehnung der Lungen zu begünstigen
und die nothwendige Verklebung der Pleurablätter zu befördern,
lässt man das Kind Seifenblasen machen, trompeten oder nach
W. F. JAMES Luft in eine Flasche blasen, so dass das darin enthaltene (mit Fuchsin, Methylenblau etc. gefärbte) Wasser durch
einen Gummischlauch in eine andere Flasche strömt. Wenn
Fisteln zurückbleiben oder die Heilung sich verzögert, weil die
Ausdehnung der Lunge durch pleuritische Schwarten verhindert
wird, so müssen grössere Stücke einer oder mehrerer Rippen entfernt werden, damit die Brustwand einsinken kann und ein Aneinanderlegen der Pleurablätter möglich wird. In diesen wie auch
in vielen unkomplicirten Fällen muss die Wunde lange Zeit offen
gehalten werden, was wegen der langsamen Callusbildung in dieser
Gegend leicht zu erreichen ist.

Hydrothorax (Flüssigkeit mit geringem spec. Gewicht,
weniger als 1015 und 1—5 $^0/_0$ Eiweiss) entsteht im Verlauf von
Malaria, Nephritis, Herzkrankheiten, Anämie oder kachektischen
Zuständen; die sich im Anschluss an Scharlach entwickelnden

Fälle gehören zu den günstigsten. Ausser der sich aus der Aetiologie ergebenden Behandlung und einer guten Ernährung ist bei dem Hydrothorax die Anwendung duretischer Mittel wie Digitalis, Spartein sulphuricum, Coffein, Diuretin und Kalium bitartaricum indicirt. Je weniger die Patienten trinken, desto rascher wird die Flüssigkeit resorbirt werden; ein starker Kochsalzzusatz zu Speisen und Getränken steigert die Nierenthätigkeit. Tritt keine Abnahme der Flüssigkeit ein, so wird die Paracentese nothwendig.

Der Pneumothorax ist eine Komplikation oder die Folge der Perforation einer Caverne, eines gangränösen Lungenherdes, eines Infarkts oder eines perforirenden Empyems; in vielen derartigen Fällen kommt es zur Bildung eines Pyo-Pneumothorax. Fremdkörper führen leichter zur Entstehung eines Pneumothorax als Keuchhusten, der weit eher Zerreissungen des Mediastinum als der Pleura veranlasst. Eis lindert die lokale Entzündung und Schmerzen, ebenso Opium, das zugleich die Dyspnoe vermindert. Fälle von Pyo-Pneumothorax, bei welchen die Entleerung des Eiters durch die Lungen nicht in genügender Weise vor sich geht, erfordern die Anlegung einer Gegenöffnung in der Brustwand unter lokaler Anästhesie (die Narkose ist dabei zu vermeiden).

X.

Krankheiten der Cirkulationsorgane.

1. Krankheiten des Herzens.

Sowohl bei akuten als auch bei chronischen Herzkrankheiten müssen in der Quantität und der Qualität der
Nahrung gewisse Veränderungen Platz greifen, die sich allerdings
schon in vielen Fällen aus der Verringerung oder dem Fehlen
des Appetits von selbst ergeben. Als Regel hat zu gelten, dass der
Patient beträchtlich weniger zu sich nimmt als in gesunden Tagen,
und zwar bezieht sich dies nicht nur auf die Gesammtmenge,
sondern auch die einzelnen Mahlzeiten sollen verhältnissmässig
klein sein. Am besten ist es daher, jede derselben in zwei oder
drei Theile zu zerlegen und den Kranken alle zwei bis drei
Stunden essen zu lassen. Das Zwerchfell darf nicht durch eine
zu starke Füllung des Magens oder durch Gasentwicklung in
seinen Bewegungen behindert werden, und aus diesem Grunde
wird man wenig Kohlenhydrate sowie nur wenig Fett geben und
die Verdauung stickstoffhaltiger Nahrungsmittel wie Fleisch, Eier,
Milch mit oder ohne Cerealien durch Verabreichung von Pepsin
und verdünnter Salzsäure zu unterstützen suchen. Die Letztere befördert ganz besonders die Verdauung der Milch, wenn die Mischung
nach der Vorschrift von J. RUDISH (p. 27) zubereitet wird, oder man
verfährt damit nach den anderen im ersten Kapitel dieses Buches
gegebenen Regeln. Jedenfalls ist die Milch bei Herzkrankheiten
das wichtigste Nahrungsmittel; sie hat ausserdem noch den Vortheil,
dass es bei ihrer Verdauung nicht zu der physiologischen Hyperämie des Magens, der Leber und der Niere kommt, die nach
reichhaltigen und schweren Mahlzeiten recht unangenehm werden
und Cirkulationsstörungen herbeiführen kann. Auch enthält sie
nicht die grossen Mengen fettbildender Elemente, welche sich
in der gemischten Nahrung grösserer Kinder und Erwachsener
finden. Jedenfalls ist es wünschenswerth, dass der Kranke etwas
unterernährt wird, denn hierdurch wird die Arbeit des Herzens
verringert, ein Ziel, welches wir niemals aus den Augen ver-

lieren dürfen. Aus demselben Grunde ist schnelles Trinken selbst
von Wasser zu vermeiden, denn durch die rasche Resorption
werden die Blutgefässe zu plötzlich gefüllt, und auch die prompte
Elimination verringert nicht die momentane Ueberanstrengung des
Herzens. Diese Warnung bezieht sich ganz besonders auf geeiste
Getränke, welche sowohl durch ihre Menge als auch auf reflektorischem Wege wirken, und ist weder für Aerzte noch für Kranke
überflüssig. Schon vor fünfzig Jahren hat WILLIAMS sich in
diesem Sinne geäussert, STOKES verbot grosse Mengen Suppe oder
Milch und neuerdings hat OERTEL eine darauf beruhende Behandlungsmethode so eindringlich empfohlen, dass das Dursten
geradezu Mode geworden ist.

Dass Reizmittel wie Kaffee, Thee und alkoholische Getränke
bei Herzkrankheiten nicht regelmässig gereicht werden dürfen,
versteht sich von selbst, dagegen können sie unter bestimmten
Indikationen als Medikamente nöthig werden.

Bei jeder Form der Herzkrankheiten ist absolute Ruhe des
Körpers und des Geistes dringend nothwendig; letztere ist hier
mindestens ebenso wichtig, wenn nicht noch wichtiger als bei
Erkrankungen der Nerven und ihrer Centren. Aerger, Verdruss
und Schreien ist schädlich, und unruhige Kinder müssen deshalb
zeitweise aus dem Bett genommen oder umgebettet werden, denn
das hypertrophische Herz kann in der Rückenlage den Nervus
phrenicus oder den Plexus sympathicus unter diesen Umständen
irritiren. In anderen Fällen wird man den Oberkörper und den
Kopf etwas erhöhen, um die intrakranielle Hyperämie und die
darauf beruhende Vagusreizung herabzusetzen, oder eine kleine
Opium- oder Bromkaliumdosis geben, um den Kranken Ruhe und
Schlaf zu verschaffen. Das Kind soll seine Lage selbst wählen,
denn es weiss am besten, auf welche Weise es am bequemsten
liegt, denn ruhen muss es. Das Herz befindet sich unter den
günstigsten Bedingungen, wenn es möglichst wenig Arbeit zu
leisten hat; in der Rückenlage wird die Zahl der Herzkontraktionen um zehn bis fünfundzwanzig erniedrigt. Die Ruhe wirkt
aber nicht nur kurativ, sondern auch prophylaktisch, und manche
das ganze Leben lang bestehenbleibende Herzkrankheit hätte
durch eine rechtzeitige vorsichtige Behandlung verhütet werden
können. Wir werden uns allmählich immer mehr über die Häufigkeit der Herzmuskelerkrankungen klar, denn die akute, subakute
und chronische Myocarditis sind durchaus keine seltenen Erkrankungen, und wir müssen bei oder nach jedem Falle von
Abdominaltyphus, Scharlachfieber, Diphtherie oder Blattern darauf
gefasst sein, eine Herzerkrankung, sei es eine interstitielle Myocarditis oder eine parenchymatöse Degeneration, auftreten zu sehen.
Ruhe im Bett oder auf dem Sopha (diese aber nicht so sicher)
kann dies verhüten und muss fast in jedem Fall Wochen lang
fortgesetzt werden. Wie die nach Infektionskrankheiten ent-

stehenden Lähmungen, welche sich erst nach Wochen entwickeln, können Herzkrankheiten theils als direkte Folge der Primär-erkrankung, theils als Ausdruck einer nervösen Erschöpfung zu Stande kommen; so lange bei geringen Anstrengungen oder beim Aufstehen Pulsbeschleunigung auftritt, ist absolute Bettruhe das beste Schutz- und Heilmittel. In derartigen Fällen ist die Differentialdiagnose zwischen funktioneller Herzschwäche und wirklicher Organerkrankung nicht immer möglich, und die Autopsien führen uns in dieser Beziehung nur zu oft unsere Irrthümer vor Augen; geringe Grössenveränderungen können durch die Perkussion nicht nachgewiesen und leise Geräusche nicht immer ihrer wahren Bedeutung entsprechend beurtheilt werden. Funktionelle Geräusche sind bei Kindern nicht so häufig wie bei jungen Leuten und Erwachsenen, und andererseits sind bei jenen die Aussichten für eine — wirkliche — Heilung organischer Herzkrankheiten besser als bei diesen. Um so grösser ist die Verantwortlichkeit des Arztes bei den zu verhütenden oder zu heilenden Herzleiden. Selbst Kranke, die mit den schwersten Formen behaftet sind, fühlen sich häufig bei Bettruhe, strikter Diät und loser, bequem sitzender Kleidung nach wenigen (Stunden oder) Tagen bedeutend besser; aus diesen Fällen können wir lernen, was sich mit dem gleichen Regimen bei leichten oder beginnenden Fällen durch Herabsetzung der Thätigkeit des Herzens und der willkürlichen Muskulatur sowie durch eine Verringerung der zu starken Thätigkeit des gesammten Nervensystems und speciell der beschleunigenden und hemmenden Herznervenfasern erreichen lässt.

Die Entscheidung, wann an Stelle der Ruhe Bewegung treten soll, ist schwer zu treffen. Die Herzen der Kranken sind ebenso wenig ganz gleich wie ihre Nasen und Fingerspitzen, bei der Behandlung muss man daher individualisiren und darf nicht erwarten, durch die übliche Behandlungsmethode bei allen Kranken in einem Monat oder einem Jahr zum Ziel zu kommen. Das Herz ist weder bei Gesunden noch bei Kranken ein unveränderlicher Körper, die Innervation kann sich von Minute zu Minute ändern, die Ernährung ist von plötzlich auftretenden und sich allmählich vollziehenden Vorgängen abhängig, der arterielle Zufluss, der venöse Abfluss und der Lymphstrom wird nicht nur von seinem eigenen normalen und kranken Zustand sondern auch von den stets wechselnden Verhältnissen in den übrigen Organen beeinflusst. Aus diesem Grunde werden manche heute gegebenen Vorschriften morgen keinen Werth mehr haben. Immerhin wird man gut thun, einige Zeit nach dem Auftreten einer akuten Myocarditis oder Endocarditis Körperbewegung anzurathen; das Kind kann dann aufstehen, ruhig an einem Tische spielen, sich auf ebener Erde bewegen und einen vorsichtigen Versuch mit leichter Gymnastik machen. Mehr darf nicht gestattet werden, ehe nicht die Schleimhäute ihre blasse Farbe verloren haben, die

Arterien gespannter sind und die Herzaktion regelmässiger geworden ist. Die von STOKES und OERTEL empfohlene Kur hat mehr Geltung für die beginnende fettige Degeneration und chronische Myocarditis Erwachsener als für Kinder, bei denen im Anfang von Herzkrankheiten überhaupt keine unumstösslich festen Regeln zu geben sind. Am besten ist es, wenn hier vorsichtige Bewegungen mit langdauernder Ruhe abwechseln.

Diese können durch Massage der Muskeln und der Haut ersetzt oder ergänzt werden, da hierdurch die Cirkulation und der Stoffwechsel sehr günstig beeinflusst wird. Das im ruhenden Muskel während einer Minute cirkulirende Blut beträgt $17,5\,^0/_0$ seines Gewichtes, während in dem sich kontrahirenden Muskel die Menge fünffach so gross ist. Es ist daher ohne weiteres verständlich, wie segensreich Massage, Hydrotherapie und faradische Reizung des Muskels unter Vermeidung jeder Anstrengung des Herzens wirken kann. Hierauf und auf gleichzeitiger Muskelübung durch Widerstandsbewegungen beruht die SCHOTT'sche Behandlung, welche in einer grossen Reihe von Fällen indicirt ist; für andere eignet sich die OERTEL'sche Terrainkur mehr. Jedenfalls muss der Arzt im einzelnen Fall sorgsam individualisiren.

Sehr wichtig ist eine verständige Hautpflege; Kälte bewirkt Kontraktion der Hautgefässe und dadurch Hyperämie der Eingeweide, Verlangsamung der Cirkulation und Steigerung der Arbeit des Herzens. Aus diesem Grunde ist ein kaltes Vollbad (wie bei atheromatösen Veränderungen älterer Leute) bei der akuten Herzentzündung (wo die lokale Anwendung der Kälte recht günstig wirkt) oder bei extremer Herzschwäche gefährlich. Auf der anderen Seite stellt eine schnell ausgeführte kalte Abwaschung mit nachträglichem Frottiren einen intensiven Reiz dar, welcher mit Vortheil bei schwachem Herzen angewendet werden kann, wenn die Extremitäten nicht kalt und die Schleimhäute nicht cyanotisch sind; bei Auftreten der zuletzt genannten Erscheinungen sind dagegen heisse Waschungen mit oder ohne Zusatz von Alkohol indicirt. Im allgemeinen müssen bei Krankheiten des Herzens heisse Vollbäder vermieden werden, da sie das Organ überreizen und lähmen und daher eine direkte Gefahr für akute wie auch für chronische Fälle bilden. Wer hat nicht in den Zeitungen von Personen gelesen, welche eigenmächtig ein Dampfbad nahmen und ihre therapeutische Weisheit mit ihrem Leben bezahlen mussten! Ein warmes Bad, dessen Temperatur aber $32-33^0$ C. nicht übersteigen darf, ist oft erquickend, und die Kinder zeigen uns, wenn sie auch noch nicht sprechen können, bald sehr genau, welche Temperatur ihren Bedürfnissen am besten entspricht, denn in derartigen Fällen deckt sich das Angenehme mit dem Nützlichen. Die Dauer der Bäder, besonders der ersten, muss auf wenige Minuten beschränkt werden; tritt dabei die geringste Pulsveränderung auf, so ist von einer Wiederholung abzusehen. Auf

keinen Fall dürfen die kleinen Patienten durch die Bäder ge-
schwächt oder ermüdet werden.

Die Bäder, welche sich, wie Nauheim und Oeynhausen, bei der
Behandlung chronischer Herzkrankheiten einer besonderen Beliebt-
heit erfreuen, verdanken ihren Ruf der stimulirenden Wirkung der
Kohlensäure und der Salze, welche im Wasser enthalten sind.

Ebenso wie heisses Wasser ist heisse Luft bei Herzkrankheiten contraindicirt (die Wirkung der Sommerhitze giebt sich
bald in den welken Formen der Kleinen zu erkennen); eine
mässig trockene Luft von 18—21° C. ist am meisten zu empfehlen. Beträchtliche Höhen passen nicht für Herzkrankheiten,
besonders nicht bei mangelhafter Kompensation. Die sich bei
Mitralinsufficienz entwickelnde kompensatorische Hypertrophie des
linken Ventrikels kann nicht als genügend angesehen werden,
wenn dadurch nicht ebenso viel Blut in die Aorta wie durch die
Lungenarterie in die Lungen getrieben wird, da die Lungen sonst
verhältnissmässig hyperämisch sind und zur Entwicklung von
Katarrhen, Blutungen und Oedem neigen. Bei derartigen Zuständen ist deshalb die verdünnte Luft des Höhenklimas zu vermeiden, und ich habe es mir zur Regel gemacht, für Kinder mit
chronischer Endocarditis niemals einen Aufenthalt in einer Höhe
von mehr als fünfzehnhundert Fuss anzurathen.

Bei der Behandlung der Herzleiden muss man sich in
erster Linie vor einer Verwechselung funktioneller Erkrankungen
mit den Folgen organischer Affektionen hüten. Zahl und Rhythmus
der Herzkontraktionen (des Pulses) werden häufig durch Störungen
in anderen Organen oder im ganzen Stoffwechsel beeinflusst. Der
Puls kann in Folge eines Herzleidens (meistens handelt es sich
um myokarditische Veränderungen) aber auch bei Meningitis, bei
Neurosen (Chorea, Hysterie, Epilepsie), bei Anämie in der Rekonvalescenz nach schweren Erkrankungen, bei Chlorose, bei allgemeiner Obesitas und selbst bei scheinbar ganz gesunden Personen
arhythmisch werden. Weitere Ursachen sind Autoinfektion in Folge
von Verstopfung oder von Ikterus und die Wirkung von Medikamenten. Selbstverständlich hat man in allen diesen Fällen der
Ursache nachzugehen und darf nicht nur das am meisten in die
Augen springende Symptom behandeln.

Vom klinischen Standpunkt aus empfiehlt sich eine gemein-
same Besprechung der Funktionen des Herzens und der Blutgefässe,
denn sie kontrolliren auch gemeinsam den normalen Blutdruck
und die normale Blutvertheilung. Treten hier Störungen auf, so
werden gewöhnlich (nicht immer) dieselben therapeutischen Massnahmen und Medikamente in Anwendung gezogen, um gleichzeitig
auf das Herz und die Arterien einen Einfluss auszuüben. In
Betracht kommen Erhöhung oder Erniedrigung des Blutdrucks
und Cirkulationsstörungen, welche durch Verlangsamung oder
Beschleunigung des Pulses charakterisirt werden. Bei jugendlichen

Individuen wird man fast immer eine stimulirende Behandlung des Herzens und der Arterien anzustreben haben, und daher kommen hier in der Hauptsache die Excitantien in Frage. Indicirt ist ihre Anwendung bei primärer oder sekundärer Schwäche des Herzmuskels in Folge akuter oder chronischer, entzündlicher oder infektiöser Erkrankungen, zuweilen bei kongenitaler Hypoplasie des Herzens, bei Darniederliegen der Gehirnthätigkeit nach Blutungen, bei Ohnmachtsanfällen oder chronischer Hirnanämie, bei ungenügender Diurese, bei Lungenödem, bei reflektorisch erfolgender Erniedrigung des Blutdrucks im Shock, durch Koliken oder sehr ausgedehnte Verbrennungen, ferner bei Hämorrhagien und bei Erweiterung der Blutgefässe in Folge toxischer Wirkung von Arzneimitteln (Chloralhydrat, Nitrite, Pilokarpin, Muskarin).

Auf den Blutdruck und die Cirkulation wirken gewisse Massnahmen wie Transfusion, Salzwasserinfusion, Lagerung der Kranken mit erhöhten Füssen und tiefem Kopf, Anlegung von Ligaturen um die Extremitäten, manuelle Kompression der Bauchaorta und Hydrotherapie günstig. Die Centren der Medulla oblongata und des Rückenmarks werden durch Strychnin und Secale cornutum, die vasomotorischen Centren und das Herz durch Coffein, Kampher, Ammonium und Moschus, die vasomotorischen Centren und die peripheren vasomotorischen Nerven durch Hydrastis, das Herz durch Alkohol, Atropin und Spartein, das Herz und die Arterien durch Digitalis, Strophanthus, Adonis, Convallaria, Helleborus und Apocynum beeinflusst.

Zur Erniedrigung des Blutdrucks und Erweiterung der peripheren Gefässe dienen in erster Linie warme Voll- oder Fussbäder mit oder ohne einen Zusatz von Senf, Bedecken des Körpers mit warmen Decken, Bettruhe, Narcotica (Morphium und Chloralhydrat), Säuren und Alkalien sowie die Nitrite.

Unter den Reizmitteln für das Herz und die Blutgefässe ist die Digitalis von der grössten Bedeutung; sie steigert die Herzthätigkeit und dadurch auch den Blutdruck. Sie ist bei allen Schwächezuständen des Herzmuskels indicirt, so lange keine Entartung desselben aufgetreten ist. Ein derartiger Zustand kommt im Kindesalter kaum je primär vor, denn die unkomplicirte fettige Degeneration, welche das Mittel contraindiciren würde, ist in dieser Lebensperiode so gut wie unbekannt. Dagegen bildet sich bei und nach Infektionskrankheiten wie Abdominaltyphus, Dysenterie, Rheumatismus, Scharlach, Diphtherie etc. häufig sekundär eine parenchymatöse Degeneration aus; Digitalis ist ferner nutzlos und manchmal gradezu schädlich für nervöse Affektionen, z. B. für Herzpalpitationen, welche bei der GRAVES'schen Krankheit, bei Neurasthenie und Fieber auftreten. Die Wirkung der Digitalis tritt mit grösster Wahrscheinlichkeit zuerst im linken Ventrikel, der eine dickere Muskulatur besitzt, aber doch auch fast gleichzeitig im rechten Ventrikel auf. Der Effekt äussert

sich in der Regulirung des grossen Kreislaufes, in der Erleichterung der Ansaugung des venösen Blutes und der Cirkulation in
den Lungen und dem rechten Herzen. Bei Anwendung des
Mittels werden die Herzkontraktionen kräftiger und nehmen an
Zahl ab, der arterielle Puls wird langsamer und voller, die Urinmenge steigt, Cyanose und Dyspnoe vermindern sich, und der
Hydrops schwindet allmählich. Wenn längere Zeit grosse Dosen
gegeben sind, so tritt eine Kumulirung der Wirkung ein, der
Puls wird dann sehr langsam und unregelmässig, und es kommt
zu Erbrechen; ein derartiger Effekt ist, wenn irgend möglich, zu
vermeiden.

Wie lange Zeit kann Digitalis in mässigen Gaben verabreicht
werden? Diese Frage ist ebenso oft gestellt wie beantwortet
worden. Leider sind die käuflichen Präparate von verschiedener
und zu oft von wechselnder Stärke, und deshalb benutzen wir
am besten nur solche, welche sicher nicht versagen. Unter dieser
Einschränkung kann ich auf Grund einer Jahre langen Erfahrung
sagen, dass ich nicht mit Denjenigen übereinstimme, welche das
Mittel nach einigen Tagen aussetzen, um den Gebrauch nach einer
kurzen Pause wieder aufzunehmen. Mässige Dosen können Monate
lang Tag für Tag ohne jede üble Wirkung und mit grossem
Nutzen gegeben werden, und es ist auch nicht nöthig, mit den
Herzmitteln abzuwechseln, so lange die Digitalis keinen unangenehmen Effekt hat.

In der Praxis werden wir allerdings leider oft in unseren
Erwartungen getäuscht, denn die Präparate sind ebenso zahlreich
wie die Fabrikanten und die Händler, welche sie verkaufen. Der
praktische Arzt verlässt sich immer noch am besten auf die in
der Pharmakopoe aufgeführten Mittel, welche zahlreich genug sind,
um jedermanns Geschmack zu befriedigen. Von einem guten Digitalis-
infus (1,5 : 100) kann ein sechsjähriges Kind zwei- bis viermal täglich einen Theelöffel, von dem Extractum fluidum 2—3 Tropfen,
von dem Extract. solid. 0,03—0,06 täglich erhalten. Die verschiedenen Präparate sind nicht gleichwerthig, das Infus ist durch
den Gehalt an Digitonin, welches in Wasser leicht löslich ist und
die Wirkung des Digitalin und Digitoxin bis zu einem gewissen
Grade aufhebt, schwächer. Eine brauchbare (nicht durch Mischung
eines schwachen „Extr. fluid." mit Alkohol hergestellte) Tinktur kann
das Extr. fluid. ersetzen. Kinder vertragen unzweifelhaft Digitalis und die übrigen Herzstimulantien besser und in verhältnissmässig grösseren Dosen als Erwachsene. Digitalin habe ich vielfach gebraucht, leider sind die unter diesem Namen gehenden
Präparate höchst ungleichwerthig: es sind Glykoside und keine
Alkaloide. Um ein Präparat von möglichst gleichmässiger Zusammensetzung zu bekommen, pflege ich das MERCK'sche zu verschreiben (vielleicht ist das SCHMIEDEBERG'sche vorzuziehen), wo-
von ein sechsjähriges Kind drei- bis zehnmal täglich $^5/_{10}$ mg.

nehmen kann; oft habe ich allerdings viel grössere Dosen geben müssen, um einen Effekt zu erzielen. Denn wenn wir auch bei chronischen Fällen ruhig das Auftreten der Wirkung abwarten können, so sollten oder vielmehr müssen in gefährlichen und akut einsetzenden Fällen eine oder mehrere grosse Dosen verabreicht werden, um den Zweck sofort zu erreichen. In derartigen Fällen muss ein sechsjähriges Kind 1—5 Tropfen des Extractum fluidum auf einmal und dieselbe Dosis nach einigen Stunden und event. zum dritten Mal erhalten, bis die Wirkung bemerkbar wird; dann ist es Zeit, die Menge allmählich zu verringern oder das Mittel ganz auszusetzen. Besonders in den Fällen, wo der Lungenkreislauf durch lokale Entzündungsprocesse oder durch Insufficienz des Herzens behindert wird, ist ein derartiges Vorgehen anzurathen.

Der Effekt der Digitalis beschränkt sich nicht auf das Herz, sondern es findet dadurch ebenfalls eine Einwirkung auf die Arterien statt, und aus diesem Grund ist das Mittel oft bei senilen Erkrankungen des gesammten Gefässsystems nicht anwendbar. Da diese atheromatösen Zustände (mit Ausnahme weniger in der Litteratur verstreuter Fälle) im Säuglings- und Kindesalter nicht vorkommen, so ist diese Contraindication hier sehr selten gegeben. Die einzige Ausnahme von dieser Regel liefern die Fälle von abnormer kongenitaler Enge der Arterien, welche durchaus nicht so selten ist wie man glauben möchte, und häufig die Ursache von Migräne, Neurasthenie, Hysterie und Chlorose bildet; bei diesen hierauf beruhenden Zuständen wird die Digitalis nicht gut vertragen.

In Fällen, wo das Auftreten der Digitaliswirkung sich zu verzögern scheint, oder wo der Arzt „Grund hat, die Güte des Mittels zu bezweifeln", kann ein anderes Medikament dafür gebraucht oder damit kombinirt werden. Ich muss mich entschieden dafür aussprechen, dass dies gelegentlich geschieht und finde den Eigensinn, nur ein Mittel zur Zeit verschreiben zu wollen, gradezu kindisch. Die fanatischen Anhänger dieses „einfachen Receptirens" vergessen, dass in ihrem einfachen Digitalisrecept die verschiedensten Komponenten enthalten sind. Ausserdem dürfen wir doch nicht übersehen, dass das Herz, dessen Thätigkeit wir anregen wollen, ein komplicirtes Organ ist, und dass der Muskel, die Ganglien, der Vagus und die Vasomotoren gleichzeitig afficirt sind. Das Kind kann ausser der Digitalis von der Tinctura strophanthi täglich 6—25 Tropfen und von dem Extr. fluid. convallar. maj. die gleichen oder etwas grössere Dosen erhalten. An dieser Stelle möchte ich wiederum darauf aufmerksam machen, dass man die für längere Zeit zu gebende mittlere Dosis am besten bestimmt, indem man im Beginn eine kräftige Gabe verabreicht und ihre Wirkung beobachtet. Spartein sulphuricum (das beste Scopariuspräparat) muss acht- bis zehnmal täglich in einer Gesammtmenge von 0,03—0,15 gegeben werden, die mittlere und gewöhnlich gut wirksame Dosis des Coffein beträgt 0,1—0,5 und diejenige des Coffein. natrio-benzoicum oder natrio-salicylicum 0,25—1,0. In einem anderen Kapitel dieses Buches (p. 54) habe ich bereits auf den subkutanen Gebrauch der beiden letzteren Präparate hingewiesen, welche sich in der doppelten Menge Wasser lösen, in keiner Weise lokal reizen und sich daher für diese Art der Anwendung besonders eignen. Der Effekt derartiger Injektionen ist häufig sehr ausgesprochen, so habe ich z. B. vor mehr als zwölf Jahren unter anderen einen Fall von Lungenödem, das im Anschluss an ein Herzleiden aufgetreten war, publicirt, wo die Wiederherstellung ihnen ganz unzweifelhaft zu danken war. Die einzige aber auch absolute Contraindication gegen den Gebrauch des Coffein (und des Kaffees) bildet aktive oder passive Gehirnhyperämie oder Neigung zu Konvulsionen. Das Gleiche gilt für das Strychnin. sulphur.; dieses Mittel hat sich zur Anregung der Herzthätigkeit entschieden bewährt und kann Tage und Wochen lang in Tagesdosen von 0,001—0,003 gegeben werden. In bedenklichen Fällen wird man das Medikament subkutan injiciren; bei gefährlichen Kollapszuständen und bei Sepsis kann ein zehnjähriges Kind kurze Zeit Tagesdosen von 0,015—0,02 erhalten. Das von G. Sée als „Diuretin" eingeführte Theobrominium natriosalicylic ist eher ein Diureticum als ein Herzstimulans und bleibt im Gegensatz zu dem Strychnin häufig ohne Erfolg; Calomel stellt in kleinen Dosen unzweifelhaft ein Beruhigungsmittel für das Herz dar und verdient, da es sicher auch diuretisch wirkt, die ihm allerdings mehr von älteren als modernen Aerzten gezollten Lobsprüche. Der Effekt der salinischen Mittel auf das Herz erklärt sich hauptsächlich aus ihrer Wirkung auf die Verdauungs- und Harnorgane; die Brompräparate sind Sedativa, beruhigen daher die Thätigkeit des Herzens und verringern seine Arbeitsleistung. Jodkalium wirkt mehr direkt, indem es die Arterien erweitert, die arterielle Spannung herabsetzt und die Ausscheidung durch die Bronchialschleimhaut und die Nieren befördert, es findet deshalb mit besonderem Erfolg bei der vom Herzen abhängenden Erschwerung des Lungenkreislaufes Verwendung. Sklerose der Coronararterien kommt bei Kindern nicht vor und giebt nur in vorgerückterem Alter eine Indikation zur Anwendung des Mittels. Ein sechsjähriges Kind kann ohne Bedenken täglich 0,3—1,25 in drei bis vier Gaben nach den Mahlzeiten mit viel Wasser nehmen, und man wird nicht häufig in die Lage kommen, das Medikament wegen gastrischer Symptome auszusetzen. Die Nitrite und ihre Präparate bewirken in erster Linie eine Erniedrigung des Blutdrucks; die danach auftretende Erweiterung der Blutgefässe beruht auf einer Lähmung der vasomotorischen Centren (nicht des Centralnervensystems) und der peripheren Gefässe. Grosse Dosen verwandeln das Hämoglobin in Methämoglobin, so dass es zu Cyanose, Dyspnoe und zuweilen auch zu Methämoglobinurie kommt. Amylnitrit kann zu Inhalationen (1 Tropfen p. dosi) benutzt werden; Nitroglycerin (Glycerintrinitrat, Glonoin) wird in Lösung ($^1/_8$—$^1/_4$ mg. p. dosi) verschrieben, der Spiritus Glonoini der Amerikanischen (U. S.) Pharmakopoe enthält $^6/_{10}$ mg. in einem Tropfen. Natrium nitrosum (0,06—0,25 p. die in Lösung oder Pulver) hat eine schwächere aber länger dauernde Wirkung. Der Spiritus nitro-aethereus hat keine konstante Zusammensetzung und wirkt mehr auf die Nieren als auf den gesammten Kreislauf.

Zuweilen sieht man Fälle von ungenügender Kompensation bei Mitralinsufficienz, welche zu bedenklichen Kompensationsstörungen, Cyanose und Lungen- (oder) und Hirnödem führen. In derartigen Fällen, welche mit Coma und Konvulsionen, Dyspnoe, Cyanose, Erweiterung der Venen, kalten Extremitäten und einem kleinen und aussetzenden Puls einhergehen, sind einige grosse Digitalisdosen nach den oben gegebenen Vorschriften besonders nützlich, und hier ist Schwanken und Zögern gradezu sträflich. Wenn die Digitalis keinen Effekt hat, so kann man ihn möglicher Weise durch einen Aderlass erreichen; unsere Vorfahren waren weniger ängstlich als wir, vielleicht haben sie die Blutentziehungen übertrieben, jedenfalls haben sie dieselben in solchen bedenklichen Fällen stets in Anwendung gezogen. Ich weiss, dass ich verschiedene Male das Leben von Kindern (und Erwachsenen) durch die schnelle Eröffnung einer Vene (einmal der Iugularis) gerettet habe.

Chronische (zuweilen auch die Endstadien akuter) Herzkrankheiten können zu Herzinsufficienz führen. In derartigen Fällen sind Excitantien indicirt; Alkohol darf bei Hirnhyperämie nicht unverdünnt und in grossen Dosen gegeben werden; ein sechsjähriges Kind kann intern 0,2—1,25 Kampher oder fünf bis fünfzehn Tropfen einer Lösung von Kampher (1) in Oleum amygdalarum dulcium (5) wiederholt als subkutane Injektion erhalten. Aether wird in Mengen von drei bis zehn Tropfen in Alkohol und Wasser, Ammonium carbonicum in wiederholten Dosen von 0,03 bis 0,12 in Aniswasser oder in Milch gegeben; ausserdem kann der Gebrauch des sibirischen Moschus innerlich und des Strychnins subkutan nothwendig werden. Je gefährlicher die Fälle zu sein scheinen, desto zwingender ist die Indikation zur Kombinirung verschiedener dieser Mittel.

Myocarditis. Wenn auch die akute und chronische Myocarditis bei Kindern nicht so häufig vorkommt wie bei Erwachsenen, so ist die Krankheit doch keineswegs etwas aussergewöhnlich Seltenes, und es muss entschieden darauf aufmerksam gemacht werden, dass die Diagnose häufig nicht gestellt und die Bedeutung der Erkrankung nicht genügend gewürdigt wird. Dieselbe kommt entweder in Verbindung mit Endocarditis, Pericarditis, Rheumatismus etc. vor oder tritt spontan und unkomplicirt auf.

Bei der Behandlung ist von Reizmitteln, welche auf den

Muskel wirken, abzusehen; Digitalis ist contraindicirt, die Empfehlung des Secale cornutum von HEFFEN kann ich nicht billigen,
denn durch die Einwirkung auf die Muskelfasern wird der Ge-
fässdruck und dadurch sekundär die Arbeit des erkrankten Herzmuskels gesteigert. Dagegen sind alle Mittel, welche ihn zeitweise
entlasten, von Nutzen, und es wirkt daher Jodkalium mit einem
Brompräparat kombinirt günstig, ebenso Morphium in grossen
Dosen mit langen Pausen oder in häufigeren kleinen Gaben unter
gleichzeitiger Verwendung einer Eisblase. Während eines Kollaps-
anfälles und bei Schwäche oder Prostration muss Aether, Kampher
und Alkohol entweder intern oder, wenn eine schnelle Wirkung
nothwendig ist, subkutan gegeben werden. Im Beginn der Erkrankung wird der Darm durch Calomel gründlich entleert, später
werden täglich Eingiessungen verordnet, denn regelmässige Entleerungen sind für eine richtige intraabdominelle Cirkulation von
der grössten Wichtigkeit. In chronischen Fällen kann eine Kombination des Jods mit Eisen ohne Bedenken verordnet werden,
nicht aber in akuten Erkrankungen, welche sich in Folge der
dadurch herbeigeführten Gefässreizung verschlimmern würden.
Absolute körperliche und geistige Ruhe ist unumgänglich nothwendig; die Füsse sind warm zu halten. Ableitung durch einen
grossen Senfteig und heisse Fussbäder (in halbliegender Stellung)
wären zu versuchen; bei sehr kleinem Puls sind die Nitrite indicirt.

Endocarditis. — Die Behandlung dieser Krankheit ist bei
Kindern viel aussichtsvoller als bei Erwachsenen, denn es kommt
in dieser Lebensperiode weit eher zur völligen Genesung als später.
Aus diesem Grunde ist die frühzeitige Stellung der Diagnose von
der weitgehendsten Bedeutung. Damit uns unangenehme Ueber-
raschungen erspart bleiben, müssen wir daran denken, dass eine
Endocarditis mindestens eine Zeit lang bestehen kann, ohne dass
Geräusche auftreten, ja es giebt Fälle besonders von ulceröser
Endocarditis, bei denen es im ganzen Verlauf nicht dazu kommt.
Andererseits darf man nicht vergessen, dass funktionelle Geräusche
bei Kindern nicht so häufig wie bei Erwachsenen sind, und dass
daher jedes Geräusch, wenn sich auch noch keine Hypertrophie
entwickelt hat, den Verdacht auf eine organische Erkrankung
erwecken muss. Das Gleiche gilt für die meisten Fälle akuter
Chorea, welche zuweilen der Endocarditis vorangeht oder in ihrem
Verlauf auftritt anstatt ihr zu folgen, und für jeden akuten Gelenkrheumatismus, dessen Symptome, wie ich in einem früheren
Kapitel auseinandergesetzt habe, wegen ihrer Geringfügigkeit leicht
übersehen werden (p. 173). Die akute Endocarditis tritt auch häufig
im Verlauf der chronischen Form oder als eine Theilerscheinung
der Septico-Pyämie auf, entsteht nicht selten im Anschluss
an eine akute oder chronische Nephritis, an Infektionskrankheiten wie Scharlachfieber, Masern, Abdominaltyphus, Variola,
Tuberkulose und Carcinose und komplicirt sich oft — gewöhnlich

durch Vermittlung einer Pericarditis — mit einer Pneumonie oder Pleuritis. Häufige und sorgfältige Untersuchungen bei den genannten Krankheiten werden daher ausser einer exakten und vollständigen Diagnose auch eine entsprechende Prophylaxe ermöglichen. Da die meisten Fälle von Endocarditis bei Kindern im Anschluss an einen akuten Rheumatismus entstehen, so muss jeder derartige auch noch so leicht erkrankte Patient genau beobachtet, in's Bett gelegt und mit Natrium salicylicum behandelt werden. Fast immer erfordern die „Wachsthumsschmerzen" eine solche Therapie, und bei keiner Infektionskrankheit soll der Patient das Bett verlassen, bevor er seine früheren Kräfte zum grössten Theil wiedererlangt hat.

Bei der speciellen Behandlung der akuten Endocarditis ist absolute Bettruhe und im Beginn eine Calomeldosis zur Stuhlentleerung nothwendig, während im weiteren Verlauf der Krankheit hierfür besser Einläufe als Abführmittel angewendet werden. Die Mahlzeiten sollen stets klein sein, dafür aber häufig gegeben werden und aus den oben (p. 382) angeführten Nahrungsmitteln bestehen; sind die Kranken durstig, so lässt man sie lieber häufig als viel auf einmal trinken, giebt aber im Beginn keinen Alkohol. Eine Blutentziehung durch Blutegel ist selten indicirt und zwar nur in Fällen, wo es sich um Komplikationen mit schmerzhaften Pleuritiden handelt; sie ist bei der rheumatischen Endocarditis überhaupt nicht angezeigt und wird bei den eben erwähnten auf Pleuritis beruhenden Schmerzen auch besser durch eine kleine Morphiuminjektion ersetzt. Zuweilen leisten in derartigen Fällen trockene und blutige Schröpfköpfe gute Dienste, häufig genügen aber andere Ableitungsmittel wie Sinapismen, während ich die Anwendung von Vesikatoren in akuten Fällen nicht empfehlen möchte, da der Patient schon gerade genug durch seine Krankheit zu leiden hat. Eine nicht zu stark gefüllte Eisblase oder gut ausgerungene Eiswasserumschläge sind bei den meisten auf rheumatischer oder anderer Basis entstandenen Fällen von günstiger Wirkung. Kopf und Rumpf müssen erhöht gelagert werden, damit der Kranke möglichst bequem gebettet ist. Inunktionen von grauer Salbe in der Herzgegend und an anderen Körpertheilen, welche von einigen Autoren empfohlen sind, kann ich nicht anrathen. Auch starke Diuretica, welche durch Steigerung des Blutdruckes wirken, dürfen nicht gegeben werden, dafür sind milde salinische Mittel und gelegentlich kleine Calomelgaben zu verwenden. Nach den oben angeführten Indikationen wird man einem sechsjährigen Kinde täglich 1,0—1,75 Jodkalium ohne oder mit einem Opiat geben. Abends kann als Schlafmittel ein Opiat, im Laufe des Tages Kal. bromat. genommen werden. Wenn es sich, wie es meistens der Fall ist, um die rheumatische Form handelt, so wird das salicylsaure Natrium in Tagesdosen von 1,0—2,0 gut vertragen und hat entschieden Erfolg; zuweilen kann dafür Phenacetin (0,5—1,5), das gleichzeitig als Antipyreticum, Antirheumaticum und Sedativum wirkt, zur Verwendung gelangen. Im allgemeinen ist es dem Chinin vorzuziehen, das freilich in einzelnen Fällen, besonders während der Remissionen, von Nutzen sein kann; Antipyrin und Acetanilid (Antifebrin) sind aber zu vermeiden. Schwere dyspnoische Anfälle werden am besten durch Morphium intern oder subkutan oder durch Blei und Opium gemildert. Drastica sind selten indicirt und haben auch in diesen Fällen gewöhnlich nicht den gewünschten Erfolg. Nitrite können versucht werden, haben sich aber nicht so bewährt, wie ich früher glaubte erwarten zu dürfen, sie finden vorzüglich Verwendung, wenn der Puls bedenklich klein wird. Beherrschen Cachexie und Schwäche das Krankheitsbild, so wird man frühzeitig zu tonisirenden und stimulirenden Mitteln greifen müssen; bei septischen Fällen wird die Anwendung von Eisenchlorid eher nöthig als bei einfach entzündlichen oder rheumatischen Erkrankungen. Von den Excitantien sind nach meiner Ansicht Kampher und Ammonium am wirksamsten; von den oben erwähnten Mitteln, welche direkt die Herzaktion günstig beeinflussen, darf Digitalis erst gegeben werden, wenn die akuten Veränderungen im Herzmuskel (es verläuft kaum ein Fall von Endocarditis ohne eine Myocarditis) völlig ausgeheilt sind. Hier hat die Erfahrung des Arztes eine wichtige Frage zu entscheiden; im weiteren Verlaufe der Erkrankung findet Digitalis mit Chinin, Belladonna, Strychnin, Brom- oder Jodpräparaten unter gleichzeitiger Anregung der peripheren Cirkulation durch Frottiren mit trockenen oder feuchten Tüchern (Alkohol mit heissem oder kaltem Wasser) je nach Umständen Verwendung.

Ueber die hygienische Behandlung der chronischen Endocarditis ist schon weiter oben gesprochen; die wirksamsten Medikamente sind Digitalis und Eisen, ausserdem muss für Vermeidung von Obstipation und Ueberanstrengung gesorgt werden. Unter Berücksichtigung des letzteren Punktes ist die Erziehung und der Unterricht des Kindes derartig zu regeln, dass es für seinen zukünftigen Beruf genügend vorbereitet wird, denn da sich bei der Endocarditis schliesslich so häufig Klappenfehler mit konsekutiver Hypertrophie entwickeln, so soll ein derartiger Kranker später womöglich nicht starken Aufregungen und schweren körperlichen Anstrengungen ausgesetzt werden. Für ein Kind, welches an dieser Affektion leidet, ist Kaffee, Thee und Alkohol in jeder Form schädlich.

Die Behandlung der aus der Endocarditis entstehenden Klappenfehler hat bei Kindern bessere Chancen als bei Erwachsenen. Die Kompensation wird durch die konsekutive Hypertrophie bewirkt und daher während der Pubertät durch das schnelle Wachsthum des Herzens befördert; einen besonders günstigen Einfluss hat ferner die zu dieser Zeit sich entwickelnde Grössenzunahme der Aorta und der Arterien überhaupt, da hierdurch eine Erleichterung der Blutcirkulation gegeben ist. Ausserdem bilden die bei Erwachsenen so häufigen Gefässerkrankungen hier verschwindende Ausnahmen. Mässige Körperbewegungen tragen ihrerseits zur Volumenzunahme aller muskulösen Organe bei und sollten daher nach BENEKE empfohlen werden.[1]

Pericarditis. Für die Behandlung der Pericarditis steht uns in der Eisanwendung ein sehr wirksames Mittel zur Verfügung; der Effekt ist gewöhnlich ein befriedigender, da die Erkrankung aber nur selten primär entsteht, wird man in vielen Fällen auf einen zweifelhaften Erfolg oder Misserfolg gefasst sein müssen. Myocarditische Veränderungen (bei Erwachsenen meistens fettige Degeneration), chronische interstitielle Myocarditis, Tuberkel, Gummigeschwülste, Komplikationen mit eitriger Mediastinitis oder Pleuritis sind nichts Ungewöhnliches; ferner kommt es häufig im Verlauf einer Pneumonie und Pleuritis sowie im Anschluss an Rheumatismus und Scharlachfieber zur Entwicklung einer Pericarditis; aus diesem Grunde richtet sich die Therapie zum Theil nach diesen Komplikationen. Digitalis ist besonders bei derartigen komplicirten Fällen indicirt; Strophantus, Convallaria und Jodkalium können an ihre Stelle treten oder mit ihr kombinirt werden. Der Gebrauch von Morphium wird in den meisten Fällen nothwendig, wenn auch nur, um dem Kranken ruhige Nächte zu verschaffen. Bei Temperatursteigerung kann Phenacetin oder (während einer Remission) Chinin angezeigt sein; nach Schwinden oder während des Abfalles des Fiebers wird man durch Coffein, Spartein, Diuretin, Jodpräparate und ein Blasenpflaster in der Herzgegend die Resorption des Ergusses zu beschleunigen versuchen. Die Menge desselben ist selten so bedeutend, dass dadurch Suffokation herbeigeführt wird, doch glaube ich, dass die Punktion des Herzbeutels bei bedenklichen Kompressionserscheinungen nicht so häufig gemacht wird, wie es nöthig ist. Diagnostische Irrthümer sind glücklicher Weise nicht leicht möglich, kommen aber vor; so wurde ich in einem Fall zur Ausführung der Paracentese zugezogen, während es sich nur um eine geringe Pericarditis und hauptsächlich um Hypertrophie und Pleuritis handelte. Die Operation ist nicht schwer, da es sich um eine so beträchtliche Flüssigkeitsansammlung handelt, dass das Herz bei halbliegender Stellung des Patienten nach

---

[1] Von der Geburt bis zum siebenten Jahr wächst das Volumen des Herzens von 23 auf 100 ccm, was in keinem Verhältniss zum Körpergewicht steht. Diese Zunahme ist viel bedeutender als diejenige der Weite der Arterien verglichen mit der Körperlänge. Die Lungenarterie ist bis zur Pubertät weiter als die Aorta, später sind die Gefässe gleich oder die Aorta wird grösser. Die Art. subclavia und die Carotis communis sind im Verhältniss zur Körperlänge sehr weit (und bewirken daher unter physiologischen und pathologischen Bedingungen Kongestionen zum Schädel und seinem Inhalt). Zwischen dem siebenten und fünfzehnten Jahr beträgt das Volumen des Herzens 130—140 ccm; zu dieser Zeit nehmen die Arterien in Uebereinstimmung mit den vorher besprochenen Regeln an absoluter Weite zu.

hinten sinkt. Die Aspiration wird in der Mammillarlinie im sechsten Intercostalraum ausgeführt; in derselben Gegend am oberen Rand der fünften oder sechsten Rippe kann die Incision zur Entleerung des Eiters und für daran anzuschliessende Irrigationen gemacht werden; auch die Drainage ist in derartigen Fällen versucht worden. Bei der Aspiration ist das Herz ohne üble Folgen punktirt, aber ich kann mich doch nicht dem BIEDERT'schen Ausspruch, dass „die Punktion des Herzens ganz ungefährlich ist", anschliessen.

Für die Behandlung des Hydropericardium, gleichgültig auf welcher Basis es entstanden ist, gelten dieselben Regeln wie beim Hydrothorax.

Syphilis des Perikards und des Herzens erfordert, wenn die Diagnose gestellt werden kann, eine entsprechende specifische Behandlung.

Kongenitale Anomalien des Herzens machen in einer Reihe von Fällen sofort nach der Geburt ein Eingreifen des Arztes nöthig; bei Cyanose der Neugeborenen besteht Neigung zur Asphyxie, auf deren Behandlung ich hier nicht noch einmal einzugehen brauche. Da die Erkrankungen das Resultat embryonaler Hemmungsvorgänge oder fötaler Entzündungsprocesse darstellen, so sind sie unheilbar, und man wird sich darauf beschränken müssen, die Kinder vor der Einwirkung weiterer Schädlichkeiten zu bewahren. Wenn sie trotz ihrer Leiden am Leben bleiben, müssen sie jede stärkere körperliche Anstrengung vermeiden. Alkohol ist nur bei Kollapszuständen indicirt, Blutentziehungen sind nicht am Platze, Abführmittel dürfen nur in geringen Mengen gegeben werden; sehr wichtig ist es, dass die Kinder sich in gleichmässiger Temperatur aufhalten und warme, bequem sitzende Kleidung tragen. Treten entzündliche Krankheiten auf, so darf nicht wie bei anderen gesunden Kindern Kälte angewendet werden, da derartige Patienten sie gewöhnlich schlecht vertragen. Milde Pflanzensäuren nehmen sie meistens gerne, Digitalis und Strophanthus dürften erst nach Entwicklung von Herzhypertrophie zu verordnen sein, durch kleine' Mengen eines Opiats werden häufig die Beschwerden, speciell die Dyspnoe gebessert. Der Monate lang fortgesetzte Gebrauch einer Kombination von Digitalis mit Jodpräparaten hat einer Anzahl Patienten, die vier Jahre oder noch länger lebten, Erleichterung geschafft. Ausserdem werden Anomalien des kindlichen Herzens beobachtet, welche angeboren (oder kurz nach der Geburt erworben) sind, aber nicht dieselbe Bedeutung wie die Entwicklungshemmungen haben. Rheumatismus, Scharlachfieber (selten) oder frühzeitig acquirirte Entzündungen der Brusteingeweide können zu Erkrankungen der linken Herzhälfte führen (die fötale Endocarditis lokalisirt sich in der überwiegenden Mehrzahl der Fälle in der rechten Herzhälfte). Sofort oder bald nach der Geburt kann es zur Bildung eines subendocardialen Hämatoms an dem freien Rande der Mitralis kommen. Dasselbe kann wieder verschwinden und damit auch gleichzeitig das davon herrührende systolische Mitralgeräusch, andererseits bleiben aber auch als Residuen Excrescenzen, harte Knoten (CRUVEILHIER), Narben und Mitralinsufficienz bestehen (LUSCHKA, Virch. Arch. XI). Die zuletzt genannte Affektion ist leicht zu diagnosticiren und macht die Einleitung derselben Behandlung wie bei der später entstandenen chronischen Endocarditis nöthig.

Kongenitale Hypoplasie des Herzens scheint nicht so häufig zu sein wie die gleiche Beschaffenheit der Arterien; in einer Reihe von Fällen, wo die Arterien abnorm eng waren, ist sogar ein normales oder noch etwas über die Norm vergrössertes Herz gefunden worden; im letzteren Falle handelte es sich durchaus nicht immer um Hypertrophie, sondern verschiedentlich um fettige Degeneration. Wie alle anderen Organe kann auch ein kleines Herz durch sorgsam und vorsichtig durchgeführte gymnastische Uebungen, kleine Strychnindosen (dreimal täglich Wochen oder Monate lang), kalte Waschungen mit Frottiren und Höhenklima (1000—1500 Fuss) gestärkt werden; die sich dabei wahrscheinlich entwickelnde Muskelhypertrophie ist entschieden wünschenswerth, denn die Arbeit, welche das Herz zu leisten hat, erfordert entweder ein genügend grosses oder ungewöhnlich starkes Organ.

2. Erkrankungen der Blutgefässe.

Eine abnorme Struktur der Blutgefässe äussert sich in grosser Dünne, Brüchigkeit und Durchgängigkeit ihrer Wandungen; in solchen Fällen kommt es häufig zu geringeren oder stärkeren Blutungen. Die oft bei Neugeborenen auftretenden Hämorrhagien, welche, falls sie die Schädelhöhle betreffen, zu Asphyxie, Konvulsionen, Idiotie oder frühem Tod führen, beruhen auf einer abnormen Dünne der Gefässwände, deren Gewebe noch einen embryonalen Charakter zeigen. Dieser oder ein ähnlicher Zustand kann das ganze Leben bestehen, die Hypoplasie braucht aber durchaus nicht immer allgemein zu sein, sondern kann auch lokalisirt bleiben. Das in früher Zeit auftretende Nasenbluten einiger Kinder, welche nicht an einem Herzfehler leiden, und die Neigung zur Entwicklung von Aneurysmen an Stellen, wo das elastische Gewebe entweder in Folge lokaler Entwicklungshemmungen oder bakterieller Schädlichkeiten nur spärlich entwickelt ist oder ganz fehlt (hauptsächlich an den Theilungsstellen) beweist, dass diese umschriebenen und lokalen Defekte zuweilen vorkommen. Allgemeine Dünne der Arterien wird dagegen in den meisten Fällen höchst wahrscheinlich mit einer abnormen Enge komplicirt sein, deren Beziehungen zu unheilbarer Chlorose, Herzpalpitationen und Herzasthma von VIRCHOW, SÉE und Anderen studirt sind. So weit mir bekannt ist, bin ich der Einzige, welcher diese zur fettigen Degeneration der Intima und Media, zur Sklerose der Adventitia, zur atheromatösen Endarteriitis und zur Bildung von Aneurysmen im frühen Alter prädisponirende Dünne der Gefässwände zu behandeln versucht hat. Die Zahl derartiger Fälle ist natürlich im Vergleich zur Gesammtzahl einer grossen Praxis oder einer Klinik gering, aber ich bin trotzdem überzeugt, dass mir nur die Anwendung des Phosphors — nicht irgend welcher Phosphate — durch seine Wirkung auf die Zunahme des Bindegewebes überhaupt bei Neigung zur habituellen Haut-, Schleimhaut- und innerlichen Blutungen gute Dienste geleistet hat. Hämophilie mässigen Grades schien sich unter dieser Medikation zu bessern, und die Kinder machten einen gesünderen und besseren Eindruck. Die Dosis für ein dreijähriges Kind beträgt 0,001 bis 0,002 täglich d. h. 2—3 Tropfen des Oleum phosphoratum oder täglich einen bis anderthalb Theelöffel des Elixir. phosphor. (Amerikanische Pharmakopoe, U. S. cf. p. 205).

Thrombosen der Venen im allgemeinen und speciell der Sinus der Dura mater entstehen bei Verlangsamung der Cirkulation im ganzen Körper oder in einzelnen Organen und durch Blutkoagulation in Folge marastischer Zustände, durch rapiden Wasserverlust (Cholera infantum), Herzschwäche, Druck auf die Venen oder Entzündungen in der Nachbarschaft (z. B. Caries des Felsenbeins). Auf gleiche Weise können Peritonitis oder Beckentumoren Thrombosen der Schenkelvene herbeiführen. Im Schädel wird der rechte Sinus transversus am häufigsten betroffen, sehr oft aber auch der Sinus petrosus inferior, der Sinus cavernosus und die Sinus longitudinales. Die Thrombosen führen zur Hyperämie, Oedem und Extravasaten, so dass aus diesen Symptomen die Diagnose zu stellen ist. Da unsere Therapie hier völlig ohnmächtig ist, so kann es sich nur um eine rechtzeitige Prophylaxe handeln; die besten Präventivmassregeln sind frühzeitige Behandlung der Erkrankungen des Ohres und des Processus mestoideus, der Diarrhöen, ehe es zur Bluteindickung und Herzschwäche kommt, sowie eine excitirende und roborirende Therapie vor Verfall der Kräfte. Subkutane Injektionen grosser Mengen sterilisirter warmer Kochsalzlösung ($7^0/_{00}$) können die durch akute und kopiöse Diarrhöen entstehende Eindickung des Blutes verhindern und wirken oft lebensrettend.

Kongenitale circumscripte Erweiterungen von Blutgefässen, Kapillaren, kleinsten Venen und Arterien mit gleichzeitiger Vermehrung ihrer Zahl und meistens auch einer mangelhaften Struktur der Wandungen werden als Naevi, Telangiectasiae, Angiomata verzeichnet. Ihre Farbe hängt von der Art der sie bildenden Gefässe und ihrer Entfernung von der Oberfläche, die Grösse von der Ausdehnung des Krankheitsprocesses, die Konsistenz von der Menge des dabei betheiligten Bindegewebes ab. Man findet sie in allen Geweben und Organen, vorzüglich an der Oberfläche des Körpers; im subkutanen Gewebe können sie bei starker Binde-

gewebsbetheiligung Jahre lang unverändert bleiben und dann
sarkomatös entarten. Aus diesem Grund und wegen der Tendenz
zum raschen Fortschreiten nach allen Richtungen, wodurch eine
immer grössere Entstellung resultirt und die Gefahr einer Blutung
steigt, ist die frühzeitige Entfernung aller dieser Geschwülste,
welche nicht von Anfang an eine Tendenz zur Verkleinerung und
zum Schwinden zeigen, indicirt. Zu diesem Zweck sind zahlreiche
Methoden angegeben; die Vaccination im Bereich des Naevus zerstört ihn im allgemeinen aber nicht immer vollständig und hinter-
lässt eine hässliche Narbe, die Wirkung eines Pflasters aus Tartarus emeticus und der Wiener Aetzpaste kann nicht so genau
kontrollirt werden, dass nur der Tumor davon betroffen wird; Injektionen von Ferrum sesquichloratum und subsulphuricum haben
ausgedehnte Thrombosen, Gangrän und Tod herbeigeführt. Injektionen von Alkohol sind versucht worden, haben aber, wie
ich glaube, in der Praxis keinen Eingang gefunden. Sublimat-
kollodium (1 : 8) ist ein ausgezeichnetes Causticum besonders für
Naevi am Kopf, wenn sie nicht zu gross sind, und gewöhnlich
genügt eine einmalige Applikation. Acidum nitricum fumans ist
das beste aller lokal wirkender Mittel, der Schmerz schwindet
rasch, und die Wirkung bleibt lokalisirt, geht aber doch genügend
in die Tiefe; die Anwendung ist indessen nur bei oberflächlichen
Naevis möglich und muss auch hier mehrfach wiederholt werden.
Die Excision ist zu empfehlen, wenn die Operation in kurzer Zeit
vollendet und alles Krankhafte ohne einen zu starken Blutverlust
entfernt werden kann. Das Abbinden der Angiome ist indicirt,
wenn sie ohne oder mit Hülfe von Nadeln, welche durch die
Basis gestossen werden, vollständig abgeschnürt werden können,
es vergeht aber eine gewisse Zeit, bis sie sich abgestossen haben,
und die Wunde erfordert eine sorgsam durchzuführende antiseptische Behandlung, bis die Gefahr einer lokalen Infektionen vorüber ist und sich eine glatte Narbe gebildet hat. Die Elektrolyse
ist besonders für die Behandlung dunkelrother Naevi sehr gerühmt
worden, ich persönlich habe mich aber nicht von ihrer guten
Wirkung überzeugen können; es kommt danach zur Bildung
kleiner weisslicher gesprenkelter Narben, andere Hautpartien
bleiben ganz unverändert, und es entsteht ein Bild, welches entschieden nicht als eine Verbesserung gegenüber dem ursprünglichen Zustand aufgefasst werden kann. Das sicherste Mittel zur
Zerstörung dieser Naevi ist die Glühhitze, die jetzt fast ausschliesslich in Form des Thermo- oder Galvanokauter angewendet wird.
Die Hitze darf nicht zu excessiv sein, denn Weissgluth zerstört
die Gefässe so rasch, dass das Blut nicht gleichzeitig koagulirt,
und es kann daher zu Hämorrhagien kommen; dunkle Rothgluth
genügt auch vollständig. Bei oberflächlichen Naevis ist nur eine
kurz dauernde Berührung mit dem Ferrum candens nöthig, dessen
Wirkung kontrollirt und genau lokalisirt werden kann. Der sich

darüber bildende Schorf bietet Schutz gegen eine Infektion von
aussen. Auch grosse Geschwülste sind auf diese Weise zu behandeln, doch ist es rathsam, hier zuerst nicht zu ausgiebig zu
kauterisiren, denn eine vollständige Zerstörung des Tumors ist
unnöthig, da lange nach Schwinden der ursprünglichen Wirkung
durch Koagulation in den Blutgefässen und langsam fortschreitende
Vernarbung die Geschwulst allmählich kleiner wird; sollte hierin
ein Stillstand eintreten, so wird die Operation — häufig erst nach
Wochen oder sogar nach Monaten — wiederholt. Die Kauterisation wird dann an derselben Stelle wie das erste Mal ausgeführt,
damit keine neue Narbe entsteht. Im allgemeinen kommt es bei
dieser Art der Behandlung zu keiner bedeutenden Entstellung,
und die davon herrührenden Narben werden von Jahr zu Jahr
weniger sichtbar.

3. Erkrankungen der Lymphgefässe.

Unter Lymphangiom versteht man vereinzelte oder multiple
Erweiterungen der Lymphgefässe mit oder ohne proliferirende
Vorgänge von den Wänden der Lymphgefässe aus. Unvorsichtige
Operationen mit dem Messer können Lymphorrhoe herbeiführen;
eine Reihe derartiger Tumoren habe ich mit dem Ferrum candens
zerstört. Wenn die Lymphangiome multipel an der Haut auftreten und sich mit circumscriptem (Nacken-, Schulter-, Rücken-
Extremitäten) oder diffusem Oedem und Hypertrophie derselben
kombiniren, so spricht man von Elephantiasis. Eine Operation
ist möglich, wenn die Affektion nicht so ausgedehnt ist, dass eine
spätere Transplantation ausgeschlossen erscheint.

Bei einem elfjährigen Kind habe ich einmal Chylurie (Ueber-
tritt von Lymphe in die Harnorgane) beobachtet, in den Tropen
wird die Affektion häufig durch Filaria sanguinis veranlasst;
Bouchut sah einen Fall bei einem fünfzehnjährigen hysterischen
Mädchen, ohne eine Ursache dafür auffinden zu können. Kamienski
berichtet über chylösen Ascites bei einem fünfwöchentlichen Kind,
die Paracentese schien schädlich zu wirken, später erfolgte die
Genesung spontan (Jahrb. f. Kinderheilk. XLI).

Cystische Lymphangiome (Hygrome am Hals und in der
Achselhöhle) sind unilokulär oder multilokulär, etwas verschieb-
lich, fluctuirend und nicht komprimirbar, da keine Kommunikation
mit dem Lymphgefässsystem besteht. Am Hals können sie mit
Hygromen verwechselt werden, welche aus unvollständig oblite-
rirten Kiemengangsresten entstehen. Womöglich ist die Totalexstirpation vorzunehmen; die Punktion mit nachfolgender Einspritzung reizender Flüssigkeiten (Alkohol, Lugol'sche Lösung,
3—5 % Karbolsäure) muss bei multilokulären Cysten mehrfach
wiederholt werden, und deshalb ist die Excision und Drainage
mit Jodoformgaze entschieden vorzuziehen.

XI.

Hautkrankheiten.

Brandwunden. Bei Brandwunden ersten Grades genügen meistens kühle Umschläge, Ruhe (örtlich und allgemein), Wasser, Bleiwasser, Oel und Watte; permanente kalte Umschläge werden nicht vertragen. Haben sich grosse Blasen gebildet, so wird nach Entfernung der Epidermis die Wundfläche mit einer antiseptischen Flüssigkeit oder sterilisirter $6\,^0/_{00}$ Kochsalzlösung abgespült und mit Wismuth oder Dermatol bestreut. Wenn man nach 8 bis 10 Tagen den darüber angelegten aseptischen Verband entfernt, ist die Vernarbung meistens schon vollendet. In einzelnen Fällen oder in Folge äusserer Umstände kann eine andere Behandlung nothwendig werden. Kalkwasser und Leinöl āā event. mit einem Zusatz von $^1/_{20}\,^0/_0$ Thymol wird noch vielfach angewendet; darüber muss genügend sterile Gaze gelegt werden. Beim Wechseln des Verbandes wird die Wunde mit Wismuthpulver bestreut und das Ganze wieder mit Gaze bedeckt, oder es kann eine Salbe aus Wismuth, Wismuth und Borsäure oder Wismuth mit Zink dazu benutzt werden. Zur Verhütung einer Infektion empfiehlt es sich, die Wunde mit einer $3\,^0/_0$ Karbolsäurelösung, mit Salicyl- oder einer (nicht so schmerzhaften) Borsäurelösung abzuspülen, ehe die Gaze, welche mit Wismuthpulver oder mit einer Mischung von Wismuth und Stärke event. unter Zusatz von $1-2\,^0/_0$ Salicylsäure bestreut ist, aufgelegt wird; ein derartiger Verband kann dann Wochen lang liegen bleiben. Bei ausgedehnten Verbrennungen fühlen sich die Kranken in dem permanenten warmen Bad am wohlsten. Bleiben grosse Defekte zurück, so wird später eine Transplantation gemacht; bei Kontrakturen ist rechtzeitig ein Extensionsverband anzulegen, später müssen die Kinder passende Apparate tragen.

Je jünger die Patienten sind, desto leichter kommt es auch bei anscheinend geringfügigen Verbrennungen zu schweren Allgemeinerscheinungen. Die nervösen reflektorisch entstehenden Symptome sind nicht annähernd so gefährlich wie die Verwandlung des Hämoglobins in Methämoglobin oder die auf toxischen Einflüssen beruhenden Lymphdrüsenschwellungen, denn diese Folgen ausgedehnter Verbrennungen sind prognostisch besonders ungünstig. Nach 24 Stunden kann eine heftige Reaktion mit hohem Fieber und Konvulsionen einsetzen, deshalb muss bald nach dem Anfall die Körpertemperatur gemessen werden, damit diese Erscheinungen verhütet oder doch behandelt werden können. Diarrhöen treten nicht selten auch nach leichten Verbrennungen auf, Therapie: Opium und Regulirung der Diät; bei Kollapszuständen sind Excitantien innerlich oder subkutan, bei Schlaflosigkeit Narcotica anzuwenden.

Brandwunden sind häufiger als Erfrierungen; die leichten Grade der Letzteren kommen allerdings nicht selten vor und sind auch schmerzhaft, haben aber sonst keine grosse Bedeutung. Reiben der rothen, juckenden und geschwollenen Theile mit Schnee (oder mit Petroleum) ist recht wirksam; das Jucken wird oft durch verdünnte Jodtinktur oder durch eine 3—$10^0/_0$ Höllensteinlösung oder eine 1—$2^0/_0$ wässrige Chlorcalciumlösung gelindert; Volksmittel wie Talg und Whisky oder noch besser Tischlerleim, Bedecken der erfrornen Stelle mit einem Schutzpflaster schaffen ebenfalls Erleichterung. Mit Blut gefüllte Blasen an den Zehen und Hacken, aus denen sich Ulcerationen entwickeln, werden mit Bismuthum subnitricum, Naphthalin, mit Argentum nitricum-Aetzungen bis zur Entwicklung von Granulationen oder mit einer Perubalsamsalbe, der Zinkoxyd oder Wismuth zugesetzt werden kann, behandelt. Gangrän der Haut einer ganzen Extremität ist glücklicher Weise selten und würde ein chirurgisches Eingreifen erfordern.

Erytheme kommen in jeder Periode des Säuglings- und Kindesalters vor und können die verschiedensten Ursachen haben; die Therapie muss daher zum Theil symptomatisch, zum Theil kausal sein. Bei dem Neugeborenen wird die Haut mit dem plötzlichen Beginn einer stärkeren Blutcirkulation und dem Aufhören des intrauterinen amniotischen Drucks roth, nimmt durch Veränderung des Hämatins eine gelbe Farbe und hierauf im gewöhnlichen Verlauf — event. nach ausgiebiger Schuppung — wieder ihr früheres rosiges Aussehen an. Das Erythem ist aber nicht immer gleichmässig ausgesprochen, zuweilen ähnelt es dem Masernausschlag und geht mit Fieber einher, dabei fehlen aber katarrhalische Erscheinungen. Im allgemeinen ist eine Behandlung nicht nöthig, sondern es ist nur prophylaktisch Sorge zu tragen, dass das Bad und das Bett nicht zu warm, die Zimmertemperatur nicht abnorm hoch ist und die Decken nicht drücken. Vaselin, Cold cream oder Lanolin sind bei Tendenz zur Röthung oder starken Abschilferung zu empfehlen.

In den folgenden Lebensmonaten werden häufig Erytheme beobachtet, wenn die Säuglinge der Einwirknng drückender oder reibender Kleidungsstücke, überheizter Oefen, dicker Federbetten, zu hoch temperirter Bäder oder der Sommerhitze ausgesetzt sind, und wenn der Urin die Haut reizt. Ferner können sie nach Infektionskrankheiten wie Masern, Angina, Diphtherie, Abdominaltyphus oder Influenza auftreten. In einer Reihe dieser Fälle kommt es zur Desquamation, die bei längerer Dauer und grösserer Ausdehnung leicht zu falschen Diagnosen Anlass geben kann. Bei drei- bis vierjährigen Kindern mit Diarrhoe und konsekutiver Kachexie zeigt sich häufig ein — meistens auf die Glutäalgegend und die Extremitäten beschränktes — papulöses Erythem; bei mageren und schwachen Kindern entwickelt sich oft eine allgemeine, zuweilen scheckige Röthe, welche so lange anhält, bis mit Besserung des Allgemeinzustandes die Cirkulation wieder normal wird.

Die Indikationen für die Therapie dieser verschiedenen Formen ergeben sich aus den Ursachen. Die Haut darf nicht gereizt, der Patient nicht abnormen Wasser- oder Lufttemperaturen ausgesetzt und muss richtig ernährt werden; Diarrhöen und sich daraus entwickelnde Abmagerung sind entsprechend zu behandeln; den Umständen entsprechend sind Fette und Vaselin einzureiben. Vielfach verhütet schon die Zufuhr einer . genügenden Menge Trinkwassers, das den Kindern nur zu häufig vorenthalten wird, das Leiden, da hierdurch die Hautcirkulation und die im ersten Monat fast ganz fehlende, im zweiten und dritten Monat nur wenig ausgebildete Schweisssekretion angeregt wird.

Dyspeptische und obstipirte Kinder leiden in Folge intestinaler Autoinfektion häufig an Erythemen, welche durch ihre Ausdehnung Verwechslungen mit Scharlach nahelegen; diese diagnostische Schwierigkeit wird noch grösser, wenn gleichzeitig ein von der Verdauungsstörung herrührendes Fieber auftritt, ein durchaus nicht seltenes Vorkommniss. Ob die Obstipation angeboren oder erworben ist, kommt in dieser Beziehung nicht in Betracht. Die Diagnose ist auch zuweilen nicht leicht, weil der Magen anscheinend gesund ist, Diarrhöen fehlen und Flatulenz angeblich oder wirklich nicht besteht. Dieses Erythem ist keine seltene Erscheinung, es kann Stunden oder Tage anhalten oder mit akuten Anfällen von Urticaria abwechseln. Diese selbst beruht also in der akuten oder chronischen Form nicht immer auf gastrischen und nervösen Störungen, sondern kann auch durch toxische Einflüsse herbeigeführt werden und ist ätiologisch mit vielen Fällen von Akne und Pruritus senilis gleichzustellen. Wenn das Erythem ausschliesslich das Gesicht befällt, sind Verwechslungen mit Erysipel möglich.

Dieses Erythem wird zuweilen hauptsächlich an den Händen und Füssen beobachtet, tritt symmetrisch auf und führt dann und wann (ähnlich wie bei Herpes iris) zur Bläschen- oder Blasenbildung. Handelt es sich ursächlich um eine intestinale Autoinfektion, so finden sich gewöhnlich in dem spärlichen und hoch gestellten Urin Aether-Schwefelsäuren und Indican und in den Fäces Skatol und Indol. In den meisten Fällen schafft ein Abführmittel (besonders Calomel) rasch Erleichterung, eine wirkliche und dauernde Heilung kann aber nur durch eine fortgesetzte Desinfektion des Darms mit Naphthalin, Salol, Resorcin, Pfefferminzöl, kleinen Sublimatmengen, hohen Einläufen, welche $^{1}/_{20}\,^{0}/_{0}$ Thymol enthalten oder aus aromatischen Aufgüssen (Kamillen, Pfefferminz) bestehen, durch gelegentlich zu verabreichende Abführmittel und durch Regulirung der Diät, welche nicht zur Gährung oder Fäulniss führen darf, erzielt werden. Schwefelsaures Natrium und Magnesium kann ich nicht empfehlen, ebenso nicht den Gebrauch von Menthol, das nur in Kapseln geschluckt werden kann und keine besonderen Vorzüge besitzt, wohl aber örtlich eine Reizwirkung ausübt.

Im Anschluss hieran möchte ich das Erythema nodosum besprechen; dasselbe besteht aus grossen Knoten, deren rothe Farbe den normalen Hämatinveränderungen entsprechend allmählich in's Gelbe übergeht. Gewöhnlich tritt die Erkrankung an den Unterschenkeln auf, doch findet sie sich auch an anderen Körperstellen vom Hinterkopf an abwärts. Die Patienten müssen im Bett bleiben und bei einem Zusammenhang mit Rheumatismus oder Malaria (MONCORVO) salicylsaures Natrium resp. Chinin nehmen. Zum äusserlichen Gebrauch ist eine $6\,^{0}/_{0}$ Höllensteinlösung empfohlen, ich selbst glaube mit Einreibungen von Oleum gaultheriae, Jodkalium in Glycerin und Jodkalium-Lanolinsalben (1:2—4) gute Erfolge erzielt zu haben.

Unter Intertrigo versteht man ein Erythem mit Verlust der Epidermis (zu dem es entweder spontan oder durch Reizung von Urin und Fäces, durch Reibungen der aneinanderliegenden Flächen der Nates, der Zehen, der Achselhöhle und der Halsfalten kommt) und gleichzeitiger Sekretion und event. auch Krustenbildung. Hauptsächlich beobachtet man diese Erkrankung bei fetten, schlaffen und rhachitischen Säuglingen, sie ist sehr schmerzhaft und quälend und kann durch Uebergang in Gangrän oder durch Entwicklung von Diphtherie oder Erysipel direkt gefährlich werden. Aus diesen Gründen muss die Affektion möglichst rasch zur Heilung gebracht werden. Die Windel müssen weich sein, dürfen während des Schlafes nur lose sitzen und sind häufig zu wechseln; die Kinder sind peinlich sauber zu halten und mindestens einmal täglich (besser mit einer $7\,^{0}/_{00}$ Kochsalzlösung als mit gewöhnlichem Wasser) zu baden. Diarrhöen sind durch Aenderungen in der Ernährung, Medikamente und Einläufe zu beseitigen; eine lokale Behandlung mit adstringirenden Lösungen würde nützlich sein, doch stellen sich der regelmässigen Anwendung Schwierigkeiten in den Weg, und deshalb sind Salben aus Zinkoxyd, Wismuth, Tannin oder Blei vorzuziehen. Feine Pulver aus Bismuthum subnitricum, Talcum, Amylum oder einer Mischung davon mit oder ohne Zusatz von $1—2\,^{0}/_{0}$ Salicylsäure haben einen günstigen Effekt, das Gleiche ist aber nicht von dem populären

Lycopodium zu sagen, dessen einzelne Körner mit einander ver-
kleben und dann als Fremdkörper reizend wirken.

Zu den cirkumskripten Hautentzündungen, welche hauptsächlich bei älteren Kindern vorkommen, gehören Akne, Lichen
und Prurigo. Die Akne entsteht in Folge von Sekretstauung
der Talgdrüsen, welche sich etwa in der Mitte des intrauterinen
Lebens rasch zu entwickeln beginnen und sich bei der Geburt in
grosser Zahl und bedeutender Grösse besonders an der Nase,
den Ohren, Augenbrauen und um den Mund herum finden. Wenn
sie sich verstopfen, entwickelt sich beim Säugling keine schwarze
Spitze wie bei jungen Leuten und Erwachsenen, sondern sie
bleiben weiss. Normaler Weise sondern sie reichlich Talg ab,
welcher der Gesichtshaut der Kinder oft ein glänzendes, glattes
Aussehen verleiht; sammelt dieser sich an, trocknet ein und ver-
mischt sich mit Epidermisschuppen, Staub etc., so kommt es zur
Entstehung der Seborrhoe, welche die verschiedensten Farben-
nuancen zwischen weiss und schwarz darbietet. Die Heilung der
Affektion ist nicht allzu schwer, wenn unserer Therapie nicht
Hindernisse seitens abergläubischer Mütter in den Weg gelegt
werden. Der Erkrankung kommt eine gewisse Bedeutung zu, da
das Wachsthum der Haare darunter leidet und lokale Entzündungen der Kopfhaut entstehen können; nachdem die Schuppen
durch Oel, Fett, Seife, heisses Wasser und Bürsten beseitigt sind,
werden wegen der zu Tage tretenden Hyperämie adstringirende
Salben verordnet.

Bei der Akne älterer Kinder müssen die Comedonen ausgedrückt werden, was mindestens ebenso gut mit einem breit-
kantigen altmodischen Uhrschlüssel wie mit komplicirten Instrumenten ausführbar ist. Häufige Waschungen mit heissem Seifenwasser oder Seifenspiritus, dann mit eiskaltem Wasser haben mir
sehr gute Dienste geleistet; ausserdem muss die Haut viermal
täglich mit einer wässerigen oder alkoholischen Sublimatlösung
(1 : 20—2000 oder 1 : 20—1000) abgespült werden.

Essig löst die Epidermiszellen auf und trägt auf diese
Weise zur Lockerung und Entfernung der angesammelten Massen
bei. Ferner können verschiedene Mischungen von Bleipflastern
und Bleisalben benutzt werden, oder es wird nach gründlicher Reinigung mit Seife abends eine Mischung von gleichen
Theilen Schwefelmilch, Glycerin und Alkohol (in fest verschlossener
Flasche aufzubewahren) aufgestrichen und am nächsten Morgen
wieder abgewaschen. Ausserdem kann folgende Paste β-Naph-
thol (10), Sulphur. praecip. (50), Lanolin oder Vaselin (25),
Sap. virid. (25), welche 15—20 Minuten liegen bleibt, verordnet
werden; die Haut wird dann abgewaschen und mit Talcum oder
Amylum bestreut. Nur in den schwersten Formen von Akne (die
bei Kindern glücklicher Weise sehr selten sind) müssen Skarifikationen ausgeführt werden.

Lichen kommt gewöhnlich nur in den leichtesten Formen vor; Strophulus-Efflorescenzen sind nadelkopfgross und an der Spitze leicht eingesunken; sie entwickeln sich um ein Haar herum, sind nicht schwer zu beseitigen, aber recidiviren leicht. Dagegen ist Lichen scrophulosorum ein höchst hartnäckiges, meistens bei älteren Kindern auftretendes Leiden; die Efflorescenzen sind von gelblich oder rother Farbe und bilden Gruppen um ein Haar herum. Das Exanthem juckt nicht stark, ist aber wegen seiner Hartnäckigkeit und aus kosmetischen Rücksichten lästig. Zu empfehlen sind häufige lokale Bäder und Waschungen mit Essig und Wasser (1 : 3—6), gegen das Jucken abends Antipyrin, das zugleich durch Anregung der Schweisssekretion die Heilung begünstigt; ausserdem ist eine entsprechende Allgemeinbehandlung der Skrophulose nöthig. Bei Lichen acuminatus und planus entwickeln sich um eine pigmentirte Stelle herum konische Knötchen, welche bei der ersten Form in Reihen angeordnet stehen, bei der zweiten flach sind; beide Affektionen sind bei Kindern selten.

Die Prurigo besteht aus Stecknadelkopf grossen hellröthlichen Efflorescenzen, welche an den Streckseiten der Extremitäten, in der Glutäalgegend und am Abdomen auftreten; in der Umgebung schwellen die Lymphdrüsen an, häufig kommt es zu chronischen Pigmentirungen. Das Jucken ist unerträglich, und die Kranken können schliesslich in Folge davon an Erschöpfung zu Grunde gehen. Einen derartigen Ausgang beobachtete ich bei zwei Kranken, die gleichzeitig an Diabetes litten. Zu versuchen sind Einreibungen von Glycerin oder Fett oder warme Bäder (von gewöhnlichem oder alkalischem Wasser), in denen die Patienten Stunden oder halbe Tage bleiben. Essig löst die Epidermis, Pilokarpin wirkt in genügend grossen subkutanen Injektionen durch Anregung der Schweisssekretion günstig, soll nach Möglichkeit mit Antipyrin kombinirt werden und kann, falls die subkutanen Injektionen nicht ausführbar sind, auch innerlich gegeben werden. Sehr nützlich erweist sich die über vier bis sechs Wochen fortzusetzende und durch warme Bäder zu unterbrechende Behandlung mit Theer, Schwefel und grüner Seife, den Bestandtheilen der WILKINSON'schen Salbe (Flor. sulph. Ol. rusc. āā 10, Sap. virid. Vaselin āā 20); KAPOSI empfiehlt eine 5 % Naphtholsalbe. Die Prognose wird mit jedem Monat oder Jahr der Erkrankungsdauer schlechter, und deshalb ist die Allgemeinbehandlung und eine entsprechende Praeventivbehandlung von der grössten Wichtigkeit. Da das Leiden meistens im zweiten Jahr auftritt, so ist in vielen Fällen jedenfalls an einen hereditären Einfluss zu denken; häufig sind die Eltern tuberkulös. Bei Prurigo und Lichen (ebenso bei Acne rosacea Erwachsener) sind 5—20 % Ichthyolsalben (Thiol ist zu demselben Zweck empfohlen) entschieden nützlich; bei starren und empfindlichen Infiltraten kann man das

Mittel auch innerlich in Tagesdosen von 0,3—0,8 geben. Abgesehen von Arsen ist von sonstigen Medikamenten nichts zu erwarten, und man beschränkt sich auf gelegentlich zu verabreichende Abführmittel und Beruhigungsmittel (Camphora monobromata abends 0,125—0,4). Reizmittel sind streng zu verbieten und Fleisch ist nur in beschränktem Mafse zu gestatten.

Die Furunkulose hat bei kleinen Kindern gewöhnlich nicht denselben Charakter wie bei Erwachsenen, denn, da die Schweiss- und Talgdrüsen weite Ausführungsgänge besitzen, kommt es nicht zu so grossen und harten Indurationen. Die Furunkulosis komplicirt sich häufig mit Akne und Scabies, entwickelt sich im Anschluss an Ekzeme und betrifft vorzugsweise kachektische Säuglinge und durch protrahirte Diarrhöen heruntergekommene Kinder. In diesen Fällen tritt sie gewöhnlich in Form multipler kalter Abscesse, die zu ausgedehnten Bindegewebsvereiterungen führen können, auf; zuweilen besteht dabei ein Zusammenhang mit Tuberkulose. Die Haut muss mit grauer Salbe oder Sublimat- lösung (1 : 2000—5000) desinficirt werden, Abscesse — wenn auch noch so zahlreich — sind zu incidiren, mit Sublimat oder Jodoform zu desinficiren, nach Lage der Sache event. mit dem scharfen Löffel zu behandeln oder mit antiseptischer Gaze auszustopfen. Zuweilen kommen diese Abscesse in der Nähe des Nagelbettes vor, sie treten dann nicht wie bei Syphilis multipel sondern vereinzelt auf und führen, falls sie nicht zur rechten Zeit incidirt und antiseptisch behandelt werden, zur Zerstörung des Nagelbettes. Gutartige Drüsenschwellungen am Halse bilden sich nach einiger Zeit zurück; ist dies nicht der Fall, so sind sie wahrscheinlich tuberkulös und müssen, falls sich keine Tendenz zur Verkleinerung zeigt, exstirpirt werden. Prophylaktisch emfiehlt es sich, die beginnenden Furunkel mit einem indifferenten Pflaster (Seifen-, Belladonna-, nicht Terpentinpflaster) zu bedecken, damit Reibung durch die Kleider vermieden wird. Fortgesetzte kleine Arsengaben haben eine günstige Wirkung.

Eine der gewöhnlichsten Hautentzündungen bei Kindern ist das Ekzem in seinen verschiedenen Stadien, von der kleinvesikulösen und papulösen Form mit nur geringer Abschuppung oder dünnen Borken bis zu der mit Krustenbildung einhergehenden eitrigen Form (Impetigo) und der rasch fortschreitenden Rupia und Ecthyma; alle diese Affektionen sind nur verschiedene Stadien desselben Processes. In einzelnen Fällen kann es sich um eine bakterielle Invasion handeln, gewöhnlich ist dies aber nicht der Fall, dagegen kommen Komplikationen mit parasitären Erkrankungen wie Scabies vor. Eine Disposition zur Entwicklung von Ekzemen besteht bei Skrophulose, worunter wir eine Neigung zu kongestiven, katarrhalischen und entzündlichen Erkrankungen verstehen (nicht aber bei Tuberkulose), ebenso bei Rhachitis, chronischen Verdauungsstörungen, Anämie und fieberhaften Zuständen z. B. beim

Vaccinefieber; nicht selten wird bekanntlich das erste Auftreten eines Ekzems auf die Impfung zurückgeführt. Diese konstitutionellen und Gelegenheitsursachen müssen bei der Allgemeinbehandlung des Ekzems berücksichtigt werden, und gerade derartige Fälle werden durch eine entsprechende Diät, später durch einen fortgesetzten Arsengebrauch, Hypophosphite, Leberthran und Eisen gebessert. Dagegen darf eine solche Behandlung niemals bei akutem Auftreten des Ekzems eingeleitet werden; hier erzielt man durch einige kleine Chiningaben und Abführmittel gewöhnlich rasch Besserung.

Das akute Ekzem verläuft häufig unter beträchtlicher Schwellung und Entzündung der Haut, ähnelt also in dieser Beziehung dem Erysipel. Wasser wird dabei absolut nicht vertragen, ebenso im Anfang keine Salbe, während Pulver aus Amylum, Bismuthum subnitricum oder Zinkoxyd allein oder in verschiedenem Verhältniss gemischt mit oder ohne einen Zusatz von $1—3\,^0/_0$ Salicylsäure gute Dienste leisten. Nach einiger Zeit können dann dieselben Medikamente in Salbenform gebraucht werden.

Die meisten der zur Behandlung kommenden Fälle sind chronische nässende, mit Krusten- oder Schuppenbildung einhergehende Ekzeme; bei vielen besteht Juckreiz, Neigung zu Hautinfiltrationen, die sogar zur Elephantiasis führen können. Oft bestehen die ursprünglichen lokalen Ursachen noch und können und müssen gebessert oder beseitigt werden; dazu gehören Seborrhoe, Unreinlichkeit, Ausfluss aus der Nase, den Ohren und Augen, der nicht behandelt ist und die Nachbarschaft reizt, eine übermässige Speichelsekretion, welche zur Exkoriation der Wangen und des Kinns führt, Infektion bei Durchstechung der Ohrläppchen und Ungeziefer auf der Haut. Ausserdem wird an denjenigen Körpertheilen, wo das Ekzem am häufigsten auftritt (Kopf und Gesicht), eine Prädisposition zur Entwicklung desselben durch die Grösse der Carotiden, den physiologischen Blutreichthum und das rasche Wachsthum des Kopfes und seiner Organe geschaffen. Eine verkehrte Auffassung von den hier bestehenden Beziehungen hat dazu geführt, dass selbst der Zahndurchbruch als Ursache des Ekzems angeschuldigt wird. Jedenfalls kann alles, was eine träge Cirkulation und Kongestion der Körperoberfläche bewirkt, z. B. die Verstopfung fetter Säuglinge, heisses Baden, Einwirkung der Sonnen- und Ofenhitze, zur Entwicklung der Erkrankung führen.

Zu den bedenklichen Folgeerscheinungen lange Zeit bestehender Kopfekzeme gehören Behinderung des Wachsthums der Haare, anhaltende Ohren- und Nasenkatarrhe, Blepharitis, Conjunctivitis oder Keratitis, ulcerative Processe, welche die Einwanderung der Erysipelkokken und (wahrscheinlich noch häufiger) der Tuberkelbacillen begünstigen, Entzündung und Anschwellung der benachbarten Lymphdrüsen und die sich daraus entwickelnde

Hyperplasie und Tuberkulose. Daraus ergiebt sich die Nothwendigkeit der Behandlung bei jedem Ekzem, denn je schneller
es geheilt wird, desto geringer ist die Gefahr von Komplikationen,
welche direkte Folgen einer in den meisten Fällen lokalen Affektion
bilden.

Aus diesen Gründen ist sowohl eine lokale als auch eine
allgemein hygienische und konstitutionelle — hauptsächlich prophylaktische — Behandlung einzuleiten. Der Körper des Kindes
muss sauber gehalten, das Ekzem selbst aber nicht mehr als absolut nothwendig mit Wasser in Berührung gebracht werden, da
z. B. die Reaktion nach einem Bade einen neuen Nachschub veranlassen kann. Bei Kopfekzemen ist das Haar kurz zu schneiden,
ebenso sind die Nägel kurz zu halten, um das Kratzen nach Möglichkeit zu verhindern. Dünne oder dicke Borken werden mit
warmem Wasser, Seifenwasser, warmen Umschlägen (doch nicht
bei Kopfekzemen), Oel, Fett, Liq. Kali in Oel oder Leberthran
(1:8—12), lose Borken mit einem Kamm entfernt. Unter denselben ist die Haut hyperämisch und nässend, das Sekret muss
daher abgetupft und die Absonderung möglichst bald beseitigt
werden. Hier sind adstringirende Lösungen nicht so empfehlenswerth wie Salben; meistens genügt die officinelle Zinksalbe, Vaselin
allein reizt die Haut. Recht wirksam ist eine Salbe aus Bismuthum
subnitr. (5) mit Ung. Zinc. und Vaselin ($\bar{a}\bar{a}$ 20), die zwei- bis
fünfmal täglich aufgelegt wird, oder die HEBRA'sche Salbe, welche
auf Leinen gestrichen wird; derartige Salbenverbände können Tage
und Wochen lang angewendet werden. Blei ist auch bei länger
dauerndem Gebrauch unschädlich, ich habe mindestens niemals
einen Fall von direkter kutaner Resorption gesehen oder von
einem solchen gehört, der einer ernsten Kritik Stand hielt; dagegen habe ich eine Bleivergiftung bei einem Kind beobachtet,
welches die Salbe vom Gesicht abgewischt und sie Wochen lang
verschluckt hatte. In den medicinischen Zeitschriften finden sich
zahlreiche Vorschriften für derartige Salben, jeder Arzt wird sie
sich aber selbst aus Wismuth, Zink, Blei und Tannin kombiniren
können. Für veraltete Fälle und stark schuppende Ekzeme möchte
ich ausserdem Theer (Theer, Alkohol, grüne Seife zu gleichen
Theilen oder Ol. cadin., Ol. olivar. $\bar{a}\bar{a}$ 1,0, Lanolin 10,0), Hydrargyrum
ammoniatum, und schliesslich Argentum nitricum empfehlen. Ganz
besonders bei chronischen mit Borken- und Schuppenbildung einhergehenden Fällen heilen ausgedehnte Ekzeme nach Anwendung
einer 3—10$^0/_0$ Höllensteinlösung.

Der Theer hat die höchst unangenehme Eigenschaft, dass es
bei rascher Resorption seitens der Haut leicht zu einer bedenklichen Einwirkung auf die Nieren kommt. Dabei werden Uebelkeit,
Erbrechen, Diarrhöen, Kopfschmerzen, Schwindel, eine dunkle oder
selbst schwarze Färbung des Urins und zuweilen eine doch nicht
ganz gleichgültige Albuminurie beobachtet. Dasselbe gilt in noch

höherem Maſse von der Karbolsäure, welche wegen des Juckens den Salben $(2—3^0/_0)$ zugesetzt wird und daher nur unter sorgfältiger Beobachtung der Kranken angewendet werden darf. Wenn sie contraindicirt scheint, kann Cocain $(2—5^0/_0)$ oder eine Blei-, Zink- oder Wismuthsalbe verordnet werden. Bei geringer Tendenz zur Heilung wirkt eine $10^0/_0$ Perubalsamsalbe günstig. BULKLEY empfiehlt selbst für akute Ekzeme $1—5^0/_0$ Lösungen oder $10—20^0/_0$ Salben von Alumnol. Bei „Eczema seborrhoicum" (Unna), einer mykotischen Krankheit ist Zinksalbe mit $4—6^0/_0$ Resorcin oder Resorcin in Alkohol und Glycerin $(5—10^0/_0)$ zweimal täglich zu verwenden.

Pemphigus kommt häufiger bei Neugeborenen und kleinen als bei älteren Kindern vor; die Blasen, deren Prädilektionsstellen das Gesicht und der Rumpf sind, entwickeln sich auf einer blassen oder hyperämischen Basis. Die Krankheit verläuft einschliesslich der Borkenbildung in sechs bis zwölf Tagen, wird selten chronisch und ist gewöhnlich so leicht, dass keine Narben zurückbleiben, wenn nicht eine Komplikation mit Diphtherie oder allgemeiner Kachexie vorliegt. Das albuminöse, meistens neutral oder alkalisch reagirende Serum der Blasen wird nach einigen Tagen trübe, aber nur selten sanguinolent. Gewöhnlich besteht dabei kein Fieber; Nachschübe kommen vor. STRELITZ und ALMQUIST erzeugten bei sich selbst durch Kokken Pemphigus, RIEHL fand in einem einzigen Fall einen Pilz, der dem Trichophyton tonsurans sehr ähnlich war. Die Erkrankung kommt häufig bei Kindern in Krippen etc. vor und geht auf das Wartepersonal oder andere Familienmitglieder über, ist also wohl ansteckend und kann durch Nachlässigkeit der Hebammen weiterverbreitet werden; isolirte Fälle entstehen durch heisses Baden und übermässig warme Betten. Es scheint also, als ob der Pemphigus einerseits eine zymotische Krankheit ist (Staphylokokken wie beim Impetigo) und andererseits durch einfache Reizung der Haut herbeigeführt werden kann, besonders wenn dieselbe wie beim Neugeborenen sehr empfindlich ist. Die in diesem Alter auftretende Dermatitis exfoliativa ist die Folge heisser Bäder, heisser Lufttemperatur und vielleicht auch von Sepsis. Die Behandlung besteht in Einpuderungen mit Dermatol, Aristol, Bismuth. subnitr. oder in der Anwendung derartiger 5 bis $15^0/_0$ Lanolinsalben; der Körper wird mit weichen Decken bedeckt, die Füsse werden warm gehalten, die Kinder excitirt und nicht gebadet. Im übrigen ist die Therapie durch die aufgeführten Ursachen vorgeschrieben. Neben den prophylaktischen Massnahmen — Behütung vor Ansteckung und Hitze, Reinlichkeit und Desinfektion — dienen zur Lokalbehandlung adstringirende Salben und Wismuthpulver, besonders wenn die Epidermisdecke fehlt. Bei elenden kachektischen Kindern ist eine allgemeine roborirende Behandlung, bei sehr hohen Temperaturen ein Antipyreticum nothwendig; derartige Fälle sind selten, doch ist sogar Delirium dabei beobachtet. In den meisten Fällen leisten Pulver aus Wismuth, Talcum, Amylum, Zinkoxyd etc. gute Dienste.

Der Pemphigus foliaceus, bei dem es nicht zur Ueberhäutung kommt, sondern peripher fortschreitend neue Blasen aufschiessen, ist eine ernste event. zum Tode führende Erkrankung. Der Pemphigus exfoliativus, welcher nach RITTER am Mund beginnt, sich über den ganzen Körper verbreitet, mit entzündlicher Röthe, Gangrän und Bildung von Phlegmonen einhergeht, führt in der Hälfte der Fälle zum Exitus und erfordert eine sorgfältige roborirende Ernährung, adstringirende Salben und Bäder sowie excitirende Mittel.

Die neuropathischen Hautaffektionen sind häufig kongenital; wenn es sich auch nicht immer um cerebrale, zur Lähmung oder Epilepsie führende Defekte handelt, wie bei den von NEUMANN beschriebenen Papillomen (rissige Warzen, welche dem Verlauf der Nerven folgen und eine ganze Körperhälfte bedecken), so sind sie doch als recht ernste Erkrankungen aufzufassen, welche zuweilen keiner Behandlung zugängig sind. Die angeborene Disposition zur Blasenbildung ist im späteren Leben oft mit anderen neuropathischen Erscheinungen verbunden, z. B. bei dem von mir beschriebenen Pemphigus neuroticus chronicus.[1]) Zu derselben Klasse gehört auch die Urticaria pigmentosa, bei welcher es andauernd zu Nachschüben und in Folge davon häufig zur persistirenden Pigmentirung kommt. Selbst die gewöhnlichen Warzen sind wahrscheinlich oft trophische Störungen auf neurotischer Basis, dafür spricht ihr plötzliches Auftreten in grosser Zahl und ihr zuweilen ganz unerwartetes Verschwinden. Neben der lokalen Behandlung mit Acidum nitricum fumans ist der innerliche Gebrauch von Arsen indicirt; ganz sicher besteht ein solcher Zusammenhang bei der von HEBRA zuerst als „verrucae planae juveniles“ bezeichneten und von THIN genau beschriebenen Form. Diese Warzen kommen bei Kindern und jungen Leuten im Gesicht und am Hand- und Fingerrücken vor, sind gelblich oder röthlich-braun, erbsengross oder kleiner, flach mit einer centralen Einziehung und werden wahrscheinlich oft mit Lichen ruber planus verwechselt.

WIDOWITZ hat ein neuropathisches Oedem beschrieben, dass nach Einwirkung von Kälte in Form einer sehr ausgedehnten Schwellung mit lividen Rändern auftritt, ohne dass eine Herz- oder Nierenerkrankung vorliegt. TORDEUS hat über eine neurotische Cyanose berichtet und sie mit der Dentition in Verbindung gebracht, WLADIMIROFF beobachtete Vitiligo bei einem sechsjährigen Knaben.

Ueber einen Fall von symmetrischen Hauthämorrhagien in Zusammenhang mit cerebralen Störungen hat EPSTEIN Mitthei-

---

[1]) Transactions of the Association of American Physicians, 1894.

lung gemacht, über Erythromelalgie bei einem Kind Baginsky, über symmetrische Hautgangrän (Raynaud) der Füsse, Nase und Ohren mit Hämoglobinurie bei einem dreijährigen Kind Abercrombie, über dieselbe Erkrankung bei Kindern von 7, 11 und 13 Jahren aus einer Familie Bramann.

Die glücklicher Weise seltene Sklerodermie kommt verhältnissmässig häufig bei Kindern vor; Barth sah sie bei einem einjährigen Kind, ich selbst beobachtete das Leiden bei zwei Mädchen von 3 und 6 Jahren sowie bei zwei Knaben von 10 und 13 Jahren. Die Erkrankung beginnt meistens symmetrisch, es bilden sich hauptsächlich längliche farblose Infiltrate, nach langer Zeit kommt es (gewöhnlich) zur Atrophie, zu Schrumpfungsprocessen, Bewegungsstörungen und Kontrakturen. Alle von mir bei Kindern und Erwachsenen beobachteten Fälle machten den Eindruck, dass es sich um eine Entwicklung auf nervöser Basis (lokal, häufiger central) handelte. Bei frischen Fällen erzielte ich durch eine lange fortgesetzte Behandlung mit kleinen Quecksilbermengen einen gewissen Effekt; neuerdings ist Salol (Salicylsäure) von A. Philippson empfohlen, der über zwei geheilte Fälle (Erwachsene) berichtet; die Tagesdosis betrug 2,0—3,0. L. Weber hat einen Fall durch Schilddrüsenbehandlung gebessert (Med. Monatsschr. Okt. 1897).

Die Scabies wird bei Kindern leicht chronisch, da sie häufig mit den verschiedenen Formen des Ekzems und mit ekzematösen und manchen papulösen Hauteruptionen verwechselt oder für eine Komplikation davon gehalten wird. Ein Irrthum in der Diagnose kann um so leichter vorkommen, da die Finger in diesem Alter keine besondere Prädilektionsstelle bilden, sondern auch das Gesicht, die Glutäalgegend, das Abdomen und die Gelenke betroffen werden; dadurch ist auch ein Unterscheidungsmerkmal gegenüber der Prurigo gegeben, die hauptsächlich an den Streckseiten der Extremitäten auftritt. Die Haut muss jeden Morgen gründlich mit Seife gereinigt werden, nachdem am Abend vorher Perubalsam, Perubalsam und Alkohol (15 : 10) oder Perubalsam und Vaselin āā in genügender Menge eingerieben ist. Wenige derartige Einreibungen führen völlige Heilung herbei. Die gebräuchliche Schwefelsalbe irritirt die kindliche Haut, kann aber durch einen Zusatz von Fett, Styrax liquidus und Olivenöl zu gleichen Theilen abgeschwächt werden; auch Kreolin (5—10 Theile in 100 Theilen Olivenöl) und Naphthol mit Fett (5—15 : 100) leisten gute Dienste. Die Wäsche muss in heissem Wasser gründlich gewaschen oder mit Schwefel desinficirt werden. Sowohl Naphthol wie Styrax können die Nieren reizen und sind daher bei Kindern mit Nierenerkrankungen contraindicirt, hier ist der Gebrauch der Wilkinson'schen Salbe (Ol. Rusc. Flor. sulph. āā 20,0, Sap. virid. Vaselin āā 40,0, Cret. alb. 10) indicirt.

Bei Impetigo contagiosa entstehen Bläschen, die aber zarter als beim Pemphigus sind, es fehlt ihnen die entzündliche Basis und es tritt kein Fieber dabei auf. Die Erkrankung kommt an den unbedeckten Körperstellen, dem Gesicht, den Händen und Füssen vor; die Blasen sind klein oder gross, verbreiten sich rasch weiter, Nachschübe treten häufig auf. Ernste Folgen sind mit Ausnahme eines Falles, wo sich bei einem zwölfjährigen Mädchen als Nachkrankheit eine Nephritis entwickelte, nicht beobachtet. Die Erkrankung tritt in Schulen und nach Massenimpfungen in Folge von Infektion durch die Vaccine auf. LASSAR fand dabei den Staphylococcus aureus; in einer einzigen Epidemie sind mehr als tausend Fälle beobachtet. Bei Ausbruch einer solchen sind Präventivmassregeln anzuordnen, die betreffenden Schulen sind zu schliessen und zu desinficiren. Die lokale (und allgemeine) Behandlung deckt sich mit derjenigen eines leichten Ekzems.

Der Favus ist durch das ihn verursachende Achorion Schoenleini übertragbar, sowohl von Kind zu Kind als auch von Thieren (Kaninchen, Katzen, Hunden) auf Kinder, wird durch Betten, Kopfbedeckungen etc. verschleppt und lokalisirt sich nicht ausschliesslich auf dem behaarten Kopf. Im Anfang ist eine milde Behandlung zu versuchen: grüne Seife und warme Umschläge dienen dabei zur Beseitigung der eingetrockneten Massen, dann können Lösungen von Sublimat (1 : 100—300) und Salben von Naphthol ($5^0/_0$), Pyrogallussäure ($10^0/_0$) angewendet werden. Nach WOLFF benutzt man eine $10^0/_0$ oder schwächere Chrysarobinsalbe sechs Wochen lang täglich abwechselnd mit einer $1^0/_0$ Sublimatsalbe; wird die Behandlung gut vertragen, so lässt man die Salben dann jeden zweiten Tag und später einmal wöchentlich gebrauchen und sucht schliesslich völlige Heilung durch das Ung. hydrargyr. ammoniat. zu erzielen. Ich habe selten Besserung gesehen, ohne dass nach gründlicher Entfernung der gelben Krusten durch grüne Seife und Umschläge die Epilation ausgeführt war. Diese kann mit einer Pincette oder, wie es früher geschah, mit der Pechkappe nach Kürzung der Haare auf ein Drittel oder die Hälfte ihrer Länge vorgenommen werden. BIEDERT hat diese Vorschrift modificirt, er lässt 250 Theile Weisspech und 4 Theile Talg zusammenschmelzen und bestreicht hiermit ein fünfzehn bis zwanzig qcm grosses Stück Leinen, welches mit einem heissen Eisen auf den Haarstümpfen befestigt und nach einer Stunde abgerissen wird. Diese Procedur wird alle sechs bis acht Tage wiederholt, bis der Kopf vollständig kahl ist; wegen der bei diesem grausamen Verfahren sonst nicht zu vermeidenden Schmerzen kann die Narkose indicirt sein. In ganz hartnäckigen Fällen muss an den betreffenden Stellen eine Auskratzung vorgenommen werden.

Herpes tonsurans (der durch Trichophyton tonsurans, einen dem Achorion ähnlichen Parasiten verursacht wird, bei Hausthieren häufig vorkommt und unter Bildung von Bläschen in der Peripherie fortschreitet) erfordert eine ähnliche Behandlung wie der Favus einschliesslich der Epilation; vorher kann aber ein Versuch mit Salben aus Schwefel, Ichthyol, Salicylsäure oder Chrysarobin oder mit einer $1^0/_0$ Sublimatlösung und einer Naphtholsalbe gemacht werden.

Molluscum contagiosum. Hierunter verstehen wir kleine weisslich glänzende Tumoren, welche sich mit Vorliebe an unbedeckten Hautstellen entwickeln; aus denselben lassen sich weissliche gelappte Massen ausdrücken, welche glänzende ovale Körper, wahrscheinlich Protozoen enthalten. Die Erkrankung ist sehr ansteckend und kommt epidemisch vor. Eine Uebertragung von einem Kind auf ein anderes oder auf die Wärterin muss verhütet werden, die Geschwülste sind mit dem scharfen Löffel zu entfernen, die Wunden antiseptisch (am besten mit Karbolsäure) und schliesslich, falls es nöthig wird, mit Perubalsam oder Perubalsamsalben zu behandeln.

Der Lupus ist in einigen seiner Formen (L. exfoliativus, tuberosus, exulcerans, serpiginosus) nur einer äusserlichen Behandlung zugänglich, doch ist die Allgemeinbehandlung der Kranken, welche gewöhnlich mehr Symptome der Skrophulose als der Tuberkulose zeigen, nicht zu vernachlässigen. Pasten aus Chlorzink und der zwei- bis dreifachen Menge Stärke sind äusserst schmerzhaft und wirken langsam, dasselbe gilt von den LANNELONGUE'schen Injektionen einer $10^0/_0$ wässerigen Chlorzinklösung und in erhöhtem Maße von dem lange Zeit fortzusetzenden Gebrauch der Karbolsäure und einer $12^0/_0$ Lösung von Kal. hypermanganic. (MILTON) unter gleichzeitiger interner Verabreichung von Jodkalium, Quecksilber und Arsen. Andere Methoden sind wiederholte Anwendung gesättigter Milchsäurelösungen, Auskratzungen mit dem scharfen Löffel und im Anschluss daran für drei oder fünf Tage Gebrauch einer $10^0/_0$ Pyrogallussäurelösung. Wenn die Erkrankung nicht zu ausgedehnt ist und die betreffende Hautpartie. dafür geeignet erscheint, soll aber stets die Excision mit nachfolgender Naht vorgenommen werden oder, falls eine Vereinigung der Wunderänder nicht möglich ist, später eine Transplantation ausgeführt werden; an Stellen, wo diese Operation nicht ausführbar ist, wird die ausgiebigste Zerstörung des erkrankten Gewebes durch den Thermokauter oder Galvanokauter erreicht. Tuberkulin hat bei dieser wie bei anderen tuberkulösen Erkrankungen versagt. Eine Paste aus Acid. arsenicos. 1,0, Hydrargyr. sulph. rubr. 3,0, Vaselin 15,0, welche mehrere Tage hintereinander aufgelegt wird, kann ebenfalls zu diesem Zweck empfohlen werden.

Beim Lupus erythematosus bilden sich umschriebene entzündliche Infiltrate nahe der Oberfläche, was besonders bei frischen Nachschüben leicht zu erkennen ist; aus diesem Grunde ist bei dieser Form von der Behandlung am ehesten ein Erfolg zu erwarten. J. SCHÜTZ behandelte 9 Fälle zweimal täglich mit einer Mischung von FOWLER'scher Lösung (4) und Aq. destill. (20—30); wenn die Haut nach 4—6 Tagen gereizt war, so wurden einige Tage lang indifferente Pulver aufgestreut, und die Behandlung konnte dann nach einigen Tagen wieder aufgenommen werden.

Die Hauttuberkulose (die verrucöse und ulceröse Form) ist mit dem Glüheisen oder Quecksilberpflaster, Scrophuloderma (Knötchen in und unter der Haut des Gesichts, des Halses und der Extremitäten mit centraler Erweichung und Bildung eines käsigen Eiters) mit Arsen innerlich, Auskratzen sowie mit Jodoform und Perubalsam zu behandeln.

Die akute Psoriasis, eine wegen des heftigen Juckens äusserst quälende Erkrankung, erfordert zur Entfernung der Schuppen zahlreiche protrahirte Seifenbäder oder auch den Gebrauch von Hydrargyrum ammoniatum. In dem einzigen Fall, den ich seit Jahren gesehen habe, leistete mir eine $5-10\,^0/_0$ Ichthyolsalbe gute Dienste; andere rühmen die Wirkung von $5-10\,^0/_0$ β-Naphtholsalben. NEISSER empfiehlt $5-10$ oder $20\,^0/_0$ Chrysarobin oder Anthrarobinsalben, die aber in derartigen grossen Dosen bei Kindern wegen der Möglichkeit eines ausgedehnten Erythems oder einer Conjunctivitis entschieden gefährlich sind. Am Kopf wendet er deshalb auch Pyrogallussäure an, die aber die Haare dunkel färbt und nicht so wirksam ist. Das Princip der Therapie ist bei chronischen Fällen dasselbe; das Exanthem ist lokal mit Ichthyol-, $1-2\,^0/_0$ Chrysarobinsalben oder Chrysarobin-Traumaticin täglich einmal oder in etwas grösseren Zwischenräumen zu behandeln; grüne Seife oder Liquor. kal. lösen die Schuppen und befördern daher die Wirkung der genannten Medikamente. Bei der Psoriasis syphilitica ist Jod zu verschreiben. Thyreoidtabletten in kleinen Dosen $(0,06-0,125)$ täglich haben neben den zahlreichen Misserfolgen einige günstige Resultate aufzuweisen. Das beste interne Medikament ist das Arsen, welches lange Zeit in kleinen Dosen genommen werden muss.

Zu den angeborenen Erkrankungen der Haut und des Unterhautzellgewebes, welche der Behandlung zugänglich sind, gehören die Neubildungen. Lipome kommen als circumscripte abgekapselte Tumoren und als diffuse Schwellungen vor; die erstere Form ist wie bei Erwachsenen leicht zu entfernen, die letztere aber zuweilen inoperabel. Hierher gehören besonders diejenigen Fälle, wo die Erkrankung grössere Flächen einnimmt oder eine mehr oder weniger hochgradige Hyperplasie des normalen Fettes darzustellen scheint. In einem Fall musste ich eine derartige Operation unterbrechen. Harte Fibrome (circumscripte Tumoren aus Bindegewebe) sind zu exstirpiren, ehe es zur Leontiasis facialis oder Elephantiasis (TRENDELENBURG) kommt; ebenso sind die weichen Fibrome (Fibroma molluscum VIRCHOW), welche meistens multipel auftreten, Neigung zur Bildung ungemein grosser Tumoren zeigen, gestielt sein können und aus weitmaschigem Bindegewebe bestehen, zu entfernen.

Bei dem Keloid, einer rasch wuchernden hypertrophischen

Narbe, deren Ausgangspunkt das Corium bildet, ist die Exstirpation nutzlos, da sich sofort ein neues Keloid bildet; zu versuchen ist tägliches Bepinseln mit Liq. kal. arsenicos. und eine Ichthyolsalbe (mit Lanolin und Vaselin 5—8 āā). Auch sind zweimal wöchentlich vorzunehmende Injektionen einer $10\,^0/_0$ alkoholischen Thiosinaminlösung (0,04—0,1 für Erwachsene) empfohlen, ebenso für Narbenkontrakturen nach Lupus etc. (SINCLAIR, TONSEY). Cysten und Dermoidcysten sind häufig kongenital, werden aber in vielen Fällen erst nach Monaten oder Jahren bemerkt. Atherome (kleine oberflächlich unter der Haut liegende — Milia) kommen häufig am Kopf (den Augenbrauen etc.) vor, können leicht enukleirt werden und sind stets zu entfernen, ehe sie mit der Haut verwachsen und vereitern. Ist das Letztere der Fall und ist die Exstirpation schwer oder unmöglich, so kann eine Lösung von Tartarus emeticus (1 : 30) oder von Kaliumhydrat eingespritzt werden, da hierdurch die Cystenwände so weit zerstört werden, dass nach einem oder zwei Tagen die Entfernung mit einer Pincette möglich wird. Kongenitale Sarkome sind von einigen Autoren beobachtet, u. A. von NEUHAUS (Arch. f. Kinderheilk. XXII, 1897), der die wenigen bis jetzt beschriebenen Fälle zusammengestellt hat. Alle diese Tumoren gingen von dem subkutanen Gewebe aus; den einzigen Fall, in dem der Tumor sich in der Cutis selbst entwickelte, habe ich 1897 vor der Americ. Pediatr. Society beschrieben. Die Geschwulst sass am oberen Theil des Scrotum, am Dorsum penis hatten sich kleine Metastasen gebildet, die Lymphdrüsen waren aber nicht vergrössert. Nach der Excision der Geschwulst wurden die Metastasen mit dem Thermokauter zerstört und das Kind mit Arsen behandelt.

Die kongenitale Ichthyosis entsteht in der zweiten Hälfte des intrauterinen Lebens in Folge einer übermässigen Absonderung des normaler Weise schon reichlich vorhandenen Sebum. Die durch Sebum, Epidermiszellen etc. gebildeten Inkrustationen können sich abstossen, werden aber rasch wieder neu gebildet und führen zur Entstehung von Fissuren und Warzen. Die Erkrankung muss nicht in allen Fällen tödtlich enden; ein fünfzehnjähriger Knabe wurde durch ein über 5 Tage ausgedehntes permanentes Bad von den Schuppen befreit. Zu empfehlen sind Einreibungen von Lanolin mit oder ohne Ichthyol $(5—10\,^0/_0)$ und Arsen innerlich. Mit der Schilddrüsenbehandlung habe ich keine eigenen Erfahrungen, jedenfalls wäre sie hier und ebenso bei der idiopathischen Atrophie der Haut (des Kopfes, des Gesichts, der Hände, der Füsse, der Nägel mit völligem Fehlen der Haare), welche jeder anderen Therapie spottet, zu versuchen. Die Erfolge bei der auf Myxödem beruhenden Alopecie ermuthigen jedenfalls dazu.

Die schwersten Formen der kongenitalen Ichthyosis werden nicht Gegenstand der Therapie, da die Kinder nach wenigen Tagen sterben. Die partielle Ichthyosis follicularis, bei der aus den Haar- und Talgfollikeln harte Hornsäulchen hervorragen, ohne dass der Allgemeinzustand dabei leidet, erfordert häufiges Baden, Einreibungen von grüner Seife, von Fett und einer $10\,^0/_0$ Schwefelsalbe.

Kongenitale Neoplasmen des Halses sind: Hygrome (Lymphangiome mit albuminösem Inhalt und Endothelien), Cysten mit serösem Inhalt und Dermoidcysten, welche zuweilen unter und längs des M. sterno-cleido-mastoideus so dicht gedrängt angeordnet sind, dass die Unterscheidung von Lymphdrüsentumoren Schwierigkeiten machen kann, ferner Cysten mit blutigem Inhalt, (gewöhnlich Venendivertikel oder in seltenen Fällen rudimentäre Anlagen der V. jugularis). Die Therapie besteht in der Exstirpation oder in ausgiebiger Incision mit aseptischer Tamponade.

An dieser Stelle sind noch der Naevus pigmentosus und verrucosus zu erwähnen, deren Behandlung sich mit derjenigen der Naevi vasculosi und Gefässtumoren deckt. Dieselben unterscheiden sich nur dadurch von einander, dass es bei dem Naevus verrucosus durch Verlängerung der Papillen und Hyperplasie des Bindegewebes zu einer stärkeren Prominenz kommt. Der Naevus lipomatodes stellt eine sphärische oder cylindrische, mit normaler Haut bedeckte, zum Theil aus Fett bestehende Exkrescenz dar, welche zuweilen gestielt ist, in anderen Fällen breitbasig aufsitzt. Einige dieser letzteren Tumoren können schnell wachsen, meistens ist dies aber nicht der Fall, und gewöhnlich wird der Arzt den Zeitpunkt für einen operativen Eingriff wählen können. Neben den oben angeführten Methoden kommt die totale Exstirpation in Frage, welche unzweifelhaft am meisten zu empfehlen ist. Die kleine Operation kann unter lokaler Anästhesie durch Einspritzung einer schwachen Cocainlösung $(0,03-0,1 : 100)$ oder der SCHLEICH'schen Lösung ohne beträchtlichen Blutverlust ausgeführt werden. Die Wunde wird dann genäht und mit Kollodium bedeckt; nach einigen Tagen ist ohne Erneuerung des Kollodiums vollständige Heilung eingetreten.

XII.

Krankheiten der Muskeln.

Die akute Entzündung der Muskeln, die Myositis, spielt sich im äusseren oder inneren Perimysium und in den kontraktilen Elementen ab; dabei kann es zur Zellinfiltration, Coagulations-, fettigen und hyalinen Degeneration, zur Kernwucherung und Bildung von neuem Bindegewebe und in Folge davon entweder zu unheilbaren Retraktionen oder zu besserungsfähigen Kontrakturen kommen. Bei der traumatischen Myositis sind absolute Ruhe, Umschläge von kaltem Wasser oder Eis, später Jodtinktur täglich oder jeden zweiten Tag, Jodkalium-Lanolinsalbe mehrmals täglich oder vorsichtige Massage ohne die Salbe nothwendig; ausserdem wird bei zurückbleibenden Verdickungen Jodkalium innerlich gegeben. Wenn nach längerer Zeit der Muskel zwar schmerzlos aber doch nicht normal ist, wird durch die elektrolytische Wirkung des galvanischen und die stimulirende Wirkung des faradischen Stroms in kurzen Sitzungen entschieden Besserung erzielt. Sowohl bei der traumatischen als auch bei der rheumatischen Myositis besteht eine Tendenz zu Rückfällen; die Behandlung der letzteren Erkrankung ist nach den oben gegebenen Gesichtspunkten zu leiten, nur sind hier heisse (trockene) Umschläge wirksamer und das Natrium salicylic. ist nicht zu entbehren; häufig leisten auch Einreibungen mit Oleum pyrolae und schweisstreibende Mittel gute Dienste. Bei der infektiösen Myositis der exanthematischen und septischen Erkrankungen kommt es zu einer serösen oder eitrigen Durchtränkung der Muskulatur; ausser der entsprechenden Behandlung der Grundkrankheit wird hier ein exspektatives oder operatives (und antiseptisches) Verfahren nothwendig. Wenn, wie es allerdings nur selten vorkommt, gleichzeitig Purpura auftritt, so hat die Myositis wahrscheinlich einen hämorrhagischen Charakter. Syphilis erzeugt Gummata oder führt zu Hyperplasien und erfordert neben der internen specifischen Therapie entweder Inunktion von Quecksilberoleat, von grauer Salbe oder Sublimatinjektionen. Die tuberkulösen Herde sind käsig oder eitrig; nach Incision, Auskratzung und Ausspülung wird die Höhle mit Jodoformgaze tamponirt. Die purulente Myositis ist kaum jemals idiopathisch, und es muss deshalb nach den Ursachen (Syphilis, Tuberkulose, Sepsis) gefahndet werden.

Die bei Kindern vorkommenden chronischen Formen der Myositis entwickeln sich gewöhnlich aus akuten Entzündungen. Die seltenen Formen der Myositis traumatica ossificans und der Myositis petrificans werden mit Ausnahme der zuweilen zur Beobachtung gelangenden Myositis ossificans progressiva multiplex kaum jemals beobachtet. Hier handelt es sich um Entzündung und Knochenbildung im Gewebe der Fascien, der Aponeurosen und Sehnen, der Muskeln der Brust, des Rückens, der Extremitäten und der Masseteren. Zuweilen besteht bei dieser auf Ernährungsstörungen beruhenden kongenitalen Erkrankung eine Komplikation mit Defekten oder Ankylose der Daumenphalangen; eine erfolgreiche Behandlung ist nicht bekannt.

Ischämische Muskelparalysen sind die Folge von (meistens lokaler, z. B. durch Kälteeinwirkung entstehender) Anämie. Die Schmerzen, der Verlust der Elasticität und die daraus resultirenden Kontrakturen erfordern Massage, Gymnastik, passive Bewegungen und Elektricität.

Tropho-neurotische Ernährungsstörungen und Paralysen können zwei verschiedene Ursachen haben. In dem einen Fall handelt es sich um eine Gelenkentzündung, die zur Inaktivitätsatrophie und zu einer mehr oder weniger hochgradigen Paralyse der Muskulatur geführt hat, während bei der zweiten Form Veränderungen in den spinalen Centren wie z. B. bei der Poliomyelitis Grund der fettigen Degeneration und Atrophie sind. Bei beiden Formen der Erkrankung, besonders aber bei der ersteren, leistet die unter Berücksichtigung der anatomischen Verhältnisse systematisch durchgeführte Massage gute Dienste; damit kann eine elektrische Behandlung und Verordnung von Strychnin kombinirt werden. Die Atrophie nimmt rasch zu, bleibt aber lokalisirt; die Veränderung der elektrischen Erregbarkeit ist wenig ausgesprochen, nie kommt es zu Entartungsreaktion. Den Entzündungen der einzelnen Gelenke entspricht die Atrophie bestimmter Muskeln: Kniegelenk — M. quadriceps, Hüftgelenk — M. glutaei, Schultergelenk — M. deltoideus, infraspinatus, teres minor, Ellbogengelenk — M. triceps, Handgelenk — Extensoren des Unterarmes, Fingergelenke — M. interossei.

Die „Pseudo-Paralyse" rhachitischer Kinder ist nichts als Schwäche. Ueber Muskelatrophie, progressive juvenile Muskeldystrophie und Pseudo-Hypertrophie ist weiter oben gesprochen (p. 228).

Die als schwere pseudoparalytische Myasthenie beschriebene Erkrankung besteht in einer bei leichtesten Anstrengungen eintretender Erschöpfung der Muskeln; die Kranken können dabei nur schwer aktive Bewegungen ausführen, und die elektrische Erregbarkeit nimmt rasch ab. Die Ursachen sind wahrscheinlich eine mangelhafte Innervation oder chemische Veränderungen. In dem einzigen Fall, den ich gesehen habe, erzielte ich durch Massage und Strychnin einen gewissen Erfolg; von anderen Seiten wird Veratrin, Physostigmin und Digitoxin empfohlen. Bei Neurasthenie ermüden die Muskeln ebenfalls abnorm leicht, zum Unterschied von der Myasthenie bleibt die elektrische Erregbarkeit der Nerven aber erhalten.

Unter Torticollis (Caput obstipum) versteht man eine Verkürzung des M. sterno-cleido-mastoideus gewöhnlich in seiner sternalen Portion; der Kopf ist dabei nach der erkrankten, das Gesicht nach der entgegengesetzten Seite gerichtet; die erkrankte Seite ist nicht selten mehr oder weniger atrophisch. Die Behandlung hängt zum grossen Theil von der Ursache der Verkürzung ab; das reflektorisch von den sensibelen Nerven des Plexus cervicalis aus entstehende Caput obstipum erfordert die Durchschneidung desselben. In einigen Fällen besteht ein direkter Zusammenhang mit einer fehlerhaften Stellung des Kindes im Uterus oder auch mit den während der Geburt oder später entstehenden Hämatomen, über welche bereits an anderer Stelle gesprochen ist (p. 70). Bei ganz kleinen Kindern ist ein Caput obstipum bilaterale beobachtet, der Kopf wird dabei nach hinten gezogen. In einem Fall SHAFFERS trat der entgegengesetzte Effekt ein; in den Muskeln waren keine Hämorrhagien aufzufinden, sondern nur festes Bindegewebe und Atrophie der Muskelfasern nachweisbar. Diese interstitielle fibröse Myositis war wahrscheinlich durch eine Reihe geringfügiger traumatischer Läsionen bei der Geburt herbeigeführt. Die gleiche Wirkung auf die Funktion des Muskels können Tumoren, z. B. Sarkome haben; bei älteren Kindern kommt noch plötzliche Ueberdehnung, z. B. beim Steigenlassen von Luftdrachen oder beim Tragen schwerer Lasten auf einer Schulter in Betracht. Weitere Ursache hierfür bilden eine abnorme Kopfstellung, die bei Lähmung der Augenmuskeln zur Vermeidung der Doppelbilder eingenommen wird (LANDOLT), Muskelrheumatismus und rheumatische Erkrankungen eines oder mehrerer Wirbelgelenke sowie Wirbelcaries. Die Therapie besteht hier wie beim Muskelrheumatismus überhaupt im Gebrauch von Natrium salicylicum und Einreibungen von Oleum gaultheriae und Ammoniak- oder Kampherlinimenten. Der Torticollis ist ferner ein Symptom des akuten Rheumatismus der Nackenmuskulatur, bei dem wegen der bedenklichen Symptome (Fieber, Erbrechen, Delirium, aber keine Unregelmässigkeit des Pulses), Verwechslungen mit Meningitis vorgekommen sind. Zuweilen hängt die Erkrankung von einer Neurose (Neuritis?) des N. accessorius ab, in diesem Fall sind der Scalenus und Trapezius ebenfalls afficirt. Reflektorisch soll der Torticollis bei Anwesenheit von Würmern im Darm

und bei kariösen Zähnen entstehen; FORCHHEIMER hat über eine
intermittirende, mit Malaria zusammenhängende Form berichtet.
Im letzteren Fall wären Chinin und Arsen nicht ·zu entbehren,
Würmer müssen abgetrieben, kariöse Zähne behandelt werden.
A. GILLETTE will einen Fall durch Entfernung adenoider Vegetation geheilt haben: In denjenigen Fällen, wo schwere auf einer
Seite getragene Lasten die Ursache der Verkürzung auf der
anderen sind, werden systematische Uebungen der erkrankten
Partien das Gleichgewicht wieder herstellen; forcirte Schwingungen
der Arme bewirken dabei Mitbewegungen und Uebung der Nackenmuskulatur. Ausserdem sind die Muskeln und die Processus
articulares des dritten bis fünften Halswirbels zu massiren und
schwache galvanische Ströme zur Beseitigung des Spasmus zu
versuchen. Vorsichtige Einreibungen mit Lanolin (in entzündlichen Fällen mit Jodkalium oder Quecksilber) sind von guter
Wirkung; niedrige Temperaturen sind zu vermeiden. Fälle, die
jeder sonstigen Therapie spotten, erfordern die Tenotomie nach
Freilegen der Sehne; auf diese Weise ist die V. jugularis viel
besser zu schützen als bei der alten Operation von innen nach
aussen. Genügt die Tenotomie nicht, so kann man nach MIKULICZ
den ganzen Muskel exstirpiren. Zu forcirte Redressionsversuche
können bedenkliche Folgen haben; so berichtet BRACKETT über
dabei auftretende beängstigende Erscheinungen seitens der Athmung und des Pulses, welche er auf Adhäsionen und Verkürzung
des Vagus bezog (11. Versammlung der Amerikanischen Ortho-
pädischen Gesellschaft 1897).

XIII.

Erkrankungen der Knochen und Gelenke.

1. Kongenitale Anomalien.

Eine grosse Zahl der kongenitalen Missbildungen der Extremitäten (der Knochen und Weichtheile) ist keiner Therapie zugänglich, dazu gehören die Entwicklungshemmungen und spontanen Amputationen. Verkrümmungen der unteren Extremitäten (angeborene, durch Fraktur der Tibia) können die Ausführung der Osteotomie oder Osteoklasie nöthig machen; doch sind die Indikationen für diese Operationen beschränkt, da in der überwiegenden Mehrzahl der erworbenen rhachitischen Verkrümmungen spontan Heilung eintritt. Beobachtungen auf der chirurgischen Klinik zu Tübingen, welche sich über eine Reihe von Jahren erstrecken, beweisen, dass $75^0/_0$ aller solcher Verkrümmungen in zwei bis vier Jahren wieder zur Norm zurückkehren. Bei der ersten Vorstellung der Patienten wurde ein Gypsabguss der Deformität gemacht, nach etwa $4^1/_2$ Jahren wurde eine zweite Untersuchung vorgenommen und dabei wurde konstatirt, dass sich noch $15,3^0/_0$ gebessert hatten und nur in $9,7^0/_0$ keine spontane Heilung oder Besserung stattgefunden hatte. Derartige Fälle machen dann eine Operation nöthig. Bei überzähligen Fingern oder Zehen wird entweder die häutige Verbindung durchtrennt oder sie werden exartikulirt. Eine kongenitale Vergrösserung der Zehen in Folge von Hypertrophie des Knochens und des Fetts wird durch Amputation beseitigt. Allgemeiner Riesenwuchs ist stets angeboren, aber nicht erblich; die sich aus dem Mesordem entwickelnden Gewebe (Bindegewebe, Muskeln und Knochen) sind gleichmässig afficirt, das Nervensystem und die Gelenke sind normal, die Haut ist zuweilen verdickt, die Nägel entsprechen den Phalangen. Ob Beziehungen zur Akromegalie (welche erst in späteren Jahren zur vollen Entwicklung kommt, vielleicht aber schon früher beginnt) bestehen, ist zur Zeit nicht zu entscheiden. Eine erfolgreiche Behandlung der Krankheit ist bis jetzt nicht möglich. Synechien der Finger und Zehen (Schwimmhäute) sind zu durchtrennen; da die Operation schwierig ist, so empfiehlt es sich, dieselbe zu verschieben, aber doch nicht zu lange zu zögern, damit keine Störungen im Wachsthum eintreten. Nach Durchschneidung der Schwimmhaut wird die restirende Haut mit dem einen Finger durch die Nath vereinigt und der Substanzverlust des anderen Fingers durch THIER'sche Transplantationen gedeckt, oder es werden an beiden Fingern Transplantationen vorgenommen.

Die multiplen infantilen Exostosen sind kongenital, zuweilen hereditär, selten syphilitischen Ursprungs und dann durch andere Symptome dieser Erkrankung ohne Schwierigkeiten zu diagnosticiren. Sie entwickeln sich auch in frühester Kindheit aber nur selten erst nach der Pubertät. Sie entstehen nahe dem Intermediärknorpel, zwischen Epiphyse und Diaphyse, zuweilen am Epiphysenknorpel selbst, finden sich dann und wann am Schulterblatt, Becken und Schädel und entwickeln sich nur selten nach vollendetem Wachsthum des Körpers; in einzelnen Fällen sind sie von einer Synovialmembran überzogen (Exostosis bursata). Sie können knorplig bleiben oder verknöchern und im letzteren Fall das Wachsthum der Knochen erschweren; eine Funktionsstörung der langen Röhrenknochen und Gelenke kommt dadurch selten zu Stande, doch ist in einigen Fällen eine Verkrüppelung der Ulna beschrieben; falls Ulcerationen der Haut und Abhebung der Synovialkapsel durch eine Exostose, welche zu nahe dem Gelenk entsteht, auftreten, wird eine entsprechende Behandlung einzuleiten sein. Im allgemeinen wird dies nicht nöthig, so lange sie vereinzelt bleiben und keine Beschwerden machen; immerhin würde ich in dem nächsten Fall bei einem jugendlichen Individuum eine systematische Phosphorbehandlung (cf. p. 205) einleiten, um die lokale und allgemeine Knochenbildung anzuregen. Die Exstirpation ist nur bei dem Vorhandensein weniger grosser Exostosen indicirt und dann bei sorgfältiger Asepsis ohne jede Gefahr. Das bei dieser Erkrankung vielfach empfohlene Jodkalium ist wirkungslos; besteht Verdacht auf Syphilis, so ist eine kombinirte Quecksilber-Jodbehandlung einzuleiten.

2. Kongenitale Luxationen.

Kongenitale Luxationen des Hüftgelenks entstehen mit Ausnahme der seltenen Fälle, in denen sie das Resultat von Traumen während der Geburt sind, in Folge von abnorm geringer Fruchtwassermenge, welche bei der gekrümmten Haltung des Fötus ein Ausweichen des wachsenden Schenkelkopfes aus der Pfanne begünstigt, oder durch Entwicklungshemmung des Acetabulum, welche zuweilen hereditär ist und mit anderen Missbildungen kombinirt sein kann. Der Femurkopf findet keine Pfanne, und der Trochanter ist oberhalb seiner normalen Stelle nachweisbar; besonders ausgeprägt ist dies an dem steil abfallenden Darmbein weiblicher Individuen. Bei einseitiger Luxation ist der Gang hinkend, bei doppelseitiger watschelnd; durch Extension wird die Extremität verlängert und die Difformität verdeckt. Die Behandlung ist entweder mechanisch oder operativ. Bis vor wenigen Jahren wurde ausschliesslich die Erstere empfohlen, VOLKMANN wandte besonders bei einseitiger Luxation die permanente Extension an, HESSING erzielte mit seinen Apparaten gute Erfolge, SCHEDE benutzt Schienen mit einer Beckenstütze, um auf diese Weise zwei bis vier Jahre die Extension und Abduction der Extremität fortsetzen zu können. Nach seiner Ansicht ist diese Behandlung bei doppelseitiger Luxation bis zum vierten, bei einseitiger bis zum neunten Jahr indicirt, denn die rudimentäre Pfanne, auf deren Grössenverhältnisse häufig günstig eingewirkt werden könne, bleibe bis zu diesem Alter bestehen. PACI verlor ein siebenjähriges Kind (an Dysenterie) vier Monate nach der Reposition und Extension der doppelseitigen Luxation; bei der Autopsie fand er zwei neugebildete Gelenke, welche, wenn das Kind am Leben geblieben wäre, den Femurkopf wohl in der neuen Stellung fixirt hätten. Seit kurzer Zeit sind die Resultate der Operation recht gut geworden; 1894 konnte LORENZ, 1895 HOFFA auf dem deutschen Chirurgenkongress über eine sehr günstige Statistik berichten und die betreffenden Patienten vorstellen. Beide Operateure schonen die Muskeln und reponiren die Luxation durch forcirte Extension; HOFFA's Incision ist longitudinal wie bei der Resektion nach LANGENBECK, Kapsel und Weichtheile werden subperiostal vom Trochanter gelöst, das Acetabulum wird vergrössert und der Kopf eingepasst; darauf wird das überflüssige Kapselgewebe exstirpirt, die Wunde mit Jodoformgaze ausgestopft und ein Extensionsverband angelegt. Die Extremität beginnt zu wachsen, die Verkürzung wird geringer und Kopf und Acetabulum nehmen allmählich an Grösse zu. HOFFA führte seine Operationen zwischen dem zweiten und achten Jahr aus und berichtet über 112 Operationen ohne Muskeldurchschneidung bei 82 Patienten. Bei den letzten 75 Fällen kam kein Todesfall vor. LORENZ legt die Incision an der Vorderseite an, verletzt die Muskelinsertion aber nicht.

Kürzlich hat LORENZ[1]) seine Bedenken gegen die permanente Extension publicirt, welche den Kranken event. Jahre lang zur Rückenlage zwingt und die Ernährung sowie die Funktion der Extremität oder der Extremitäten behindert. Er führt statt dessen in Narkose eine forcirte Extension aus und reponirt den Femurkopf unter gleichzeitiger starker Abduktion. Der Kopf wird dann in die kleine Pfanne durch entsprechende Apparate eingepresst

---

[1]) Centralbl. f. Ch. 1895 No. 33. Samml. klin. Vortr. 1896 No. 150—151.

und die Abduktion langsam vermindert. Nach einiger Zeit wird
Stehen und Gehen gestattet; während der Abduktion sind diese
Bewegungen zwar zuerst noch ungeschickt und schwierig, doch
werden sie, sobald das Körpergewicht und die fortgesetzte Reibung
die Pfanne vertieft haben, allmählich leichter. Das älteste Kind,
bei dem dieses Verfahren wegen doppelseitiger Luxation mit Erfolg ausgeführt ist, war sechs Jahre und drei Monate alt; in einem
Fall von einseitiger Luxation wurde Stehen und Gehen nur drei
Tage lang untersagt, in den übrigen einige Wochen, doch zögerte
er damit selbst bei doppelseitiger Verrenkung nie lange, zwei der
kleinen Patienten konnten schon nach 6 Wochen stehen. Um
das erzielte Resultat genau kontrolliren zu können, ist vor und
nach der Reposition eine Durchleuchtung mit X-Strahlen vorgenommen. Auf Grund weiterer Erfahrungen haben sich aber jetzt
die Chirurgen allgemein wieder der unblutigen Reduktion zugewandt,
und SCHEDE, HOFFA, LORENZ, WOLF, KÜMMELL (Deutsche Naturfor-
scherversammlung 1896) verwerfen einstimmig selbst für schwere
Fälle die blutige Operation; jedenfalls soll man erst nach Erschöpfung
aller anderen Methoden dazu schreiten, denn die Aussichten bei der
nicht ungefährlichen Operation sind ungünstig. SCHEDE berichtete
über 98 kleine und grössere Kinder bis zum fünfzehnten Lebensjahr, die unblutig behandelt und geheilt sind, LORENZ uber 38 Fälle,
in denen er durch das unblutige Verfahren und Extension mit
Abduktion Erfolge erzielte. Diese mechanische Behandlungsmethode ist einfach, gefahrlos, und es ist jede Narbenbildung sowie
die spätere Entwicklung von Kontrakturen ausgeschlossen.

Kongenitale Luxationen des Kniegelenks kommen
nicht so häufig vor wie die oben besprochenen Affektionen, immerhin konnte MUSKAT im Arch. f. klin. Chirurg. 7 derartige genuine
Luxationen, 4 Flexionskontrakturen und 71 unvollständige Luxationen zusammenstellen. Zur Behandlung sind empfohlen Massage,
vorsichtige Mobilisirungsversuche und — in den schwersten Fällen
— Eröffnung des Gelenks.

Aeusserst selten ist es durch Traumen bei der Geburt zu
kongenitalen Schultergelenksluxationen gekommen. F. S.
EVE (Lancet 1. May 1897) beschreibt 2 derartige Fälle; in dem
einen stand der Humeruskopf unter der Spina scapulae, in dem
anderen war das Gelenk „normal, der Kopf verlängert und schräg
nach hinten verschoben". Die Reposition wurde nach Abtragung
des überflüssigen Knochens ausgeführt.

3. Erkrankungen der Knochen.

Frakturen heilen um so schneller, je jünger der Patient ist;
die Callusbildung geht rasch vor sich und, da die Muskeln noch
schwach sind, kommt es zu keiner irgendwie nennenswerthen Dis-

lokation der Knochenstücke. Bei schwachen und anämischen Kindern wird die Konsolidirung durch Phosphorelixir in steigenden Dosen beschleunigt. Für die bei der Geburt entstandenen Humerusfrakturen ist nur ein leichter wenig gepolsterter Schienenverband nothwendig, dafür genügen ein Stück Pappe und einige Heftpflasterstreifen, eine Binde und eine Schlinge oder ein Verband, welcher den Arm am Körper fixirt. Clavicularfrakturen heilen rasch, wenn der Arm in ein dreieckiges Tuch gelegt und am Körper fixirt wird; ist eine Beschmutzung durch Urin etc. zu befürchten, so werden die Gazebinden mit einer Lösung von Dammarharz in Aether (1 : 10) bestrichen.

Perichondritis und Osteochondritis kommen in frühester Kindheit nur auf rhachitischer oder syphilitischer Basis vor, betreffen hauptsächlich die Extremitäten, sowie Rippen und Schlüsselbeine und führen schliesslich zur Infiltration der Haut oder Epiphysenlösung. Selten bestehen dabei Schmerzen; die PARROT'schen „Pseudo-Paralysen" sind nur funktionelle Störungen in Folge von Infiltration der Gewebe. Eine Disposition zur Entwicklung der Periostitis, Ostitis und Osteomyelitis ist in erster Linie durch den regen Stoffwechsel und die physiologische Sukkulenz der Knochen, deren Wachsthum vom Periost, vom Knochenmark und vom Intermediärknorpel aus stattfindet, gegeben, ausserdem sind skrophulöse und hereditäre Einflüsse in Betracht zu ziehen. Als Ursachen der Entzündung werden angeführt: Traumen, Erkältungen, Infektionskrankheiten wie Keuchhusten und Masern sowie die Invasion von Kokken und Bacillen vom Nabel, Mund, von den Tonsillen oder irgend einer Hautwunde aus. Bei der Periostitis kommt es schliesslich zur Resorption, Verdickung oder Eiterung; bei der „Périostite albumineuse" findet sich statt des Eiters Serum und Fett. Die Ostitis skrophulöser Kinder entwickelt sich hauptsächlich in den kleinen Knochen und den Epiphysen, es bildet sich eine Anschwellung von weicher Konsistenz, im Innern kommt es durch Eiterbildung zur Lockerung des Gewebes, Dilatation der Markräume und Aufblähung und Ausdehnung der dünnen äusseren Schicht (Spina ventosa). Durch die tuberkulöse Ostitis werden die Knochen in eine gelbliche käsige oder fungöse Masse verwandelt, dadurch entstehen Höhlen, welche entweder unter Resorption des flüssigen Inhalts und Verkalkung der zurückbleibenden festen Bestandtheile ausheilen oder — was gewöhnlich der Fall ist — zu Caries, Nekrose, Fistelbildung, lang dauernder Eiterbildung und nicht selten zu amyloider Degeneration führen. Die Intensität der einzelnen Formen ist sehr verschieden; so kann z. B. die Nekrose oberflächlich sein (günstige Prognose), oder sie ist central und führt zur Entstehung eines Sequesters, nach dessen Entfernung Granulationen aufschiessen und die Knochenneubildung beginnt. Oder es handelt sich um eine totale Nekrose, durch welche ganze Knochen wie der Calcaneus, das Os cuboideum, ganze Phalangen oder die Diaphyse der Tibia eliminirt werden.

Die Prognose ist am günstigsten, falls es sich um eine oberflächliche Erkrankung handelt. Die Therapie der akuten Periostitis besteht in absoluter Ruhe, Hochlagerung des Gliedes, kalten Umschlägen, Bepinselung mit Jodtinktur und bei heftigen Schmerzen, welche auf die Anwesenheit von Eiter deuten, in tiefen Incisionen. Chronische Verdickungen werden gewöhnlich durch einen mässigen Druckverband, Jodkalium innerlich und (oder) eine Jodkalium-Lanolinsalbe verringert event. auch beseitigt. Bei der syphilitischen Periostitis ist Jodkalium in steigenden Dosen event. mit Quecksilber kombinirt zu verordnen. Ostitis und Osteomyelitis (ungemein heftige Schmerzen in der Tiefe mit geringer Anschwellung im Beginn) erfordern eine ähnliche Therapie wie die Periostitis; die Extremität muss auf einer Schiene ruhig gestellt und hochgelagert werden, ausserdem ist das Auflegen einer Eisblase indicirt. In leichten und langsam verlaufenden Fällen hat Jodtinktur und die KOCHER'sche Ignipunktur gute Erfolge. Bei Syphilis ist selbstverständlich eine specifische Behandlung einzuleiten, unter dem Bild der Spina ventosa auftretende Dactylitis syphilitica kann klinisch von der tuberkulösen Form nicht unterschieden werden; in solchen zweifelhaften Fällen ist daher eine specifische Behandlung nicht zu umgehen. Abscesse sind zu incidiren und drainiren, der Sequester wird entfernt, und es kommt dann, falls es sich nicht um eine schwere Allgemeinkrankheit handelt, zu Neubildung von Knochen. In den meisten derartigen Fällen sind antiseptische Ausspülungen indicirt, ausserdem müssen dauernd antiseptische Umschläge gemacht werden, falls die Wundhöhle oder die Fistel nicht mit Gaze ausgestopft wird. Handelt es sich um ausgedehnte Verkäsung, so kann nur die einfache Auskratzung oder die Resektion in Frage kommen. Bei Osteomyelitis ist eine frühzeitige Operation, zuweilen wenige Tage nach Auftreten der ersten Symptome, angezeigt; unter Blutleere wird mit Meissel und scharfem Löffel der Krankheitsherd völlig freigelegt und ausgeräumt, ausserdem kann die Anlegung von Gegenöffnungen und Tamponade der Wundhöhle nothwendig werden. Bei Spina ventosa ist in ähnlicher Weise zu verfahren, ein Theil der zurückbleibenden äusseren Knochenlamelle muss entfernt und die Höhle mit Jodoform- oder einer anderen antiseptischen Gaze ausgefüllt werden. Falls die Ausheilung der Fisteln sich verzögert, so ist die Auskratzung zu wiederholen; die vorsichtig durchgeführte BIER'sche Stauungshyperämie und parenchymatöse Injektion einer Jodoformemulsion in das umgebende Gewebe, nicht in die Fisteln selbst, begünstigen in vielen Fällen die Heilung.

Bei allen derartigen Fällen — überhaupt bei jedem Fall subakuter oder chronischer Knochenentzündung ist Phosphor in den oben angegebenen Dosen (p. 205) für 2 bis 3 Monate zu verordnen.

Bei der Spondylitis handelt es sich beinahe stets um eine Tuberkulose des Wirbelkörpers (seltener um eine solche des Wirbelbogens oder der Fortsätze). In vielen Fällen wird ein Trauma als Gelegenheitsursache bezeichnet, in anderen entwickelt sich der Process spontan ohne bedeutende Erscheinungen. Steifheit bei Bewegungen, Schmerzen bei Bewegungen und Druck, geringe Temperatursteigerungen (die aber auch fehlen können), Unfähigkeit der Kinder zum Bücken oder Aufrichten, ohne dass sie sich auf das Knie oder einen festen Gegenstand stützen, sind häufig die einzigen charakteristischen Symptome. Die Spondylitis cervicalis kann Kopfschmerzen, Dyspnoe und Retropharyngealabscesse, die Spondylitis lumbalis Schmerzen im Bein und ähnliche Symptome wie die Coxitis hervorrufen. Gewöhnlich handelt es sich dann schon um Ansammlung von Eiter im Innern oder in der Nähe des Knochens, der sich einen Weg längs der Fascie, selten in den Wirbelkanal bahnt oder sich nach der Glutäalgegend, dem kleinen Becken, dem Verlauf der M. psoas und iliacus int. entsprechend oder am Rectum entlang senkt; im letzteren Falle kommt es — wenn überhaupt — nur sehr langsam zur Heilung. Lumbal- und Glutäalabscesse sind leichter als Psoasabscesse zu diagnosticiren und daher auch eher einer Behandlung zugänglich; wenn die Eiterung und der tuberkulöse Process im Wirbel zur Ausheilung kommt, so kann der Kranke durch Incision des Abscesses, Auswischen mit aseptischer Gaze (Ausspülungen sind weniger zu empfehlen) und Injektionen einer $5\,^0/_0$ Jodoform-Glycerin-Emulsion hergestellt werden. Selbst Psoasabscesse heilen auf diese Weise, nachdem die Abscessmembran zur Einschmelzung gelangt ist. Bei der Spondylitis kommt es leider selten zur Heilung ohne Difformitäten, durch rechtzeitige Einleitung der Behandlung (Korsett mit oder ohne jury-mast) können dieselben aber in einer Reihe von Fällen verhütet werden. Vor allen Dingen ist die Entstehung eines Gibbus zu verhindern; bei sehr beträchtlicher Eiterung kommt es zu persistirender ausgesprochener Kyphose (POTT'sche Krankheit), Skoliose oder Kypho-Skoliose. Sobald die Diagnose gestellt ist, muss der Kranke in mässiger Extension auf einer Matratze liegen, gegen die lokalen Schmerzen wird Eis, wenn sie nicht sehr heftig sind, Jodtinktur verordnet. HUETER empfiehlt subkutane Injektionen von $2\,^0/_0$ Karbolsäurelösung; besteht kein Fieber, so ist die Anlegung des Gypskorsetts nach SAYRE indicirt, doch darf das Kind nicht zu jung sein, da das Korsett nur bei einer gewissen Länge der Wirbelsäule von Nutzen sein kann. Die beste Wirkung entfaltet es daher bei der Spondylitis dorsalis älterer Kinder; die Anbringung eines jury-mast wird bei Spondylitis cervicalis zum Stützen des Kopfes und Druckentlastung nothwendig. Abscesse, welche sich nach unten senken, sollen, ehe sie die Oberfläche erreichen, nicht eröffnet werden, dann sind, ehe es zur spontanen Perforation kommt,

antiseptische Ausspülungen und Einspritzungen einer Jodoformemulsion zu machen.

Die Spondylitis beruht meistens auf Tuberkulose, die sich
häufig dabei entwickelnden Abscesse sind schwer zu diagnosticiren.
Wegen des tuberkulösen Ursprungs und der Folgeerscheinungen
ist die Krankheit als entschieden gefährlich zu bezeichnen und
erfordert daher eine sorgfältige Prophylaxe und eine vorsichtig
zu leitende mechanische Behandlung. Dass die Calot'sche Methode
der forcirten Geraderichtung mit oder ohne Abmeisselung der
Proc. spinos. (30 unter 37 Fällen) verschiedene Todesfälle zur Folge
gehabt hat, kann nicht überraschen. Man muss wirklich die Kühn-
heit, mit welcher sich dieser Arzt über Menschenleben und die öffentliche Meinung hinwegsetzt, anstaunen; die zuletzt erwähnte Modifikation seiner ursprünglichen gewaltsamen Methode scheint denn
doch das Mass des Erlaubten weit zu überschreiten.

Bei einer Anzahl der als chronischer Gelenkrheumatismus bezeichneten Fälle handelt es sich entschieden um Arthritis deformans. Die Diagnose auf Rheumatismus wird unzweifelhaft in vielen gar nicht dahin gehörigen Fällen gestellt,
denn die einzige Krankheit, welche diesen Namen mit Recht verdient, ist der akute (oder subakute) Gelenkrheumatismus, die
rheumatische Polyarthritis, welche sich in den Synovialmembranen lokalisirt. Bei der Gicht (auch hier ist die Bezeichnung „rheumatische Gicht" gebraucht), handelt es sich um Harn-
säureabscheidung, also einen ganz anderen Process. Die Arthritis
deformans ist eine Affektion der Knorpel (deren Entstehung
durch Knochenanomalien beeinflusst wird?); zuerst kommt es
zu Proliferationsvorgängen, dann zu Absorption und endlich zu
hyperplastischer Eburnisation an dem rarificirten Knorpel und
Deformation der Extremität (die Hand steht meistens in Ulnar-
flexion, der Daumen ist intakt und die Endphalangen sind beträchtlich verlängert). Aehnliche Processe entwickeln sich an der
Schulter, dem Ellenbogen, dem Knie, den Zehen und Wirbeln.
Sehr ausgesprochene Fälle, wie ich sie selbst zu beobachten
Gelegenheit hatte, sind kürzlich von A. G. Nichols (Montreal
Med. Journ. 1896), H. Koplitz (Arch. Ped. 1894), der 18 Fälle
zusammenstellte, und Vargas (Bull. offic. de Barcelona April 1897)
publicirt; der letztgenannte Autor zählt irrthümlicher Weise
„Jacobi zu denjenigen, welche diese Erkrankung nicht erwähnen".
Sehr instruktiv sind auch die schon früh dabei auftretenden Veränderungen in der Haut, den übrigen epidermoidalen Geweben
und den Muskeln. Die Letzteren — langsam fortschreitende
Atrophie und sich daraus ergebende Lähmung, keine Entartungsreaktion, Herabsetzung der galvanischen und faradischen Erregbarkeit entsprechend der Muskelatrophie —, die trophischen Störungen
an den Finger- und Zehennägeln (Verdickung, Brüchigkeit, Exfoliation) und an der Haut (Vitiligo, Chloasma, Andeutung von

Sklerodermie und in einigen Fällen sogar Ichthyosis)[1] scheinen
die Unabhängigkeit dieser Affektion vom Rheumatismus und ihre
nahen Beziehungen zu Erkrankungen des Nervensystems, dessen
Einfluss auf Knochen und Gelenke bekannt ist (S. WEIR-MITCHELL,
Clinic. Less. on Nerv. Dis. 1897), zu beweisen. Die antirheuma-
tische Behandlung mit Salicylsäure bleibt daher vollständig
wirkungslos; am meisten Nutzen sah ich von der Anwendung des
galvanischen Stromes, lange Zeit fortgegebenen steigenden Arsendosen und vorsichtiger Massage. Die Arthritis deformans ist keine
unheilbare Krankheit.

4. Erkrankungen der Gelenke.

Gelenkentzündungen kommen oft vor — häufiger allerdings
bei kleinen als bei älteren Kindern, welche ihre Muskeln mehr
in der Gewalt haben und vorsichtiger sind, während die Ersteren
sich oft verletzen. Ausser der Phlebitis der Neugeborenen prädisponiren in diesem Alter Infektionskrankheiten wie Scharlach
und Diphtherie besonders zur Entstehung von Gelenkaffektionen.
Die syphilitischen Gelenkerkrankungen treten bei Säuglingen und
grösseren Kindern in verschiedenen Formen auf, als Epiphysitis
mit Erguss in das Gelenk ohne Synovitis und Eiterung, als Ostitis
mit Erguss und mit gummöser Infiltration der Synovialmembranen,
als primäre gummöse Synovitis (selten), als symmetrische Synovitis
(meistens der Knie) bei Kindern von 8—15 Jahren zur gewöhnlichen Zeit des Auftretens von interstitiellen syphilitischen Hornhaut-
entzündungen. Alle diese Erkrankungen erfordern eine energische
lange Zeit fortgesetzte specifische Behandlung. Die Synovialmembran, die fibröse Kapsel und der Knorpel erkranken entweder einzeln oder zusammen, und es kommt zur Bildung von
seröser und eitriger Flüssigkeit oder fungöser Massen. Dass im
letzteren Falle eine tuberkulöse Erkrankung vorliegt, war lange,
vor Entdeckung der Tuberkelbacillen bekannt, denn schon 1873
hatte KÖSTER die tuberkulöse Natur des Tumor albus festgestellt.
Falls es sich um seröse Flüssigkeit — die in chronischen
Fällen zur Bildung eines „Hydarthros" führt — handelt, ist die
Prognose günstig; die Fluktuation ist leicht nachweisbar. Die
Behandlung besteht in erster Linie in absoluter Ruhigstellung der
Extremität, dabei muss während des akuten Stadiums auf die
Flexionsstellung Rücksicht genommen werden, welche die Patienten
entweder freiwillig, weil dadurch die Spannung vermindert wird,
oder in Folge von Reflexkontraktur einnehmen. Weitere thera-
peutische Massnahmen sind kalte Umschläge, Senfteige, in weniger
schweren Fällen ein bis zweimal täglich Bepinselung mit reiner

---

[1] CURSCHMANN in SCHMIDT's Jahrb. 1895, No. 8, p. 220.

oder mit Alkohol verdünnter Jodtinktur, in chronischen Fällen Blasenpflaster entweder bis zur vollen Wirkung oder für eine halbe Stunde mehrmals täglich wiederholt, später Bepinselung des ganzen Gelenks mit Jodoformkollodium (1 : 8—20), Jodkalium-Lanolinsalben und Quecksilberpflaster (das Pflaster, welches das ganze Gelenk bedecken soll, wird nach einigen Tagen durch ein neues Stück ersetzt) sowie Einwicklung mit einer Gummibinde über einer passenden Papp- oder Holzschiene (zum Schutze der benachbarten grossen Blutgefässe). Bei rein entzündlichem Charakter der Entzündung leistet auch Jodkalium innerlich gute Dienste. Etwa zurückbleibende Kontrakturen müssen durch Massage, vorsichtig ausgeführte passive Bewegungen, falls keine Schmerzen bestehen, und forcirte Extension event. in Narkose beseitigt werden. Die subakute seröse Entzündung, ebenso Kontusionen und Distorsionen werden durch Massage gebessert; nach Ausführung derselben wird das Gelenk immobilisirt und in leichtem Kompressionsverband hochgelagert. Eine günstige Wirkung dieser Behandlung beobachtet man auch bei der chronischen (rheumatischen) Entzündung mit Verdickung der Kapsel. Zottenartige Wucherungen müssen mechanisch gelöst und in Detritus verwandelt werden.

Die tuberkulösen Erkrankungen haben eine entschiedene Neigung zur Eiterung oder Bildung fungöser Massen. Bei Kniegelenkaffektionen befindet sich der Abscess häufig ausserhalb der Kapsel (auch in diesen Fällen besteht allerdings fast immer eine Kommunikation mit der Letzteren) und kann dann ohne Eröffnung des Gelenkes incidirt werden; aber auch bei intrakapsulären Abscessen ist die Operation, welche früher für höchst bedenklich und fast für strafbar galt, heute ungefährlich; die Gefahren der Erkrankung sind durch die aseptisch ausgeführten Punktionen des Eiters mit nachfolgenden Injektionen sterilisirter Jodoform-Oel oder Jodoform-Glycerinemulsionen (1 : 5—10) oder einer Mischung von Jodoform mit flüssigem Vaselin, durch intra-artikuläre Operationen (Auskratzung, Resektion) mit Tamponade und Drainage bedeutend verringert, so dass sich die Berichte über günstige Erfolge andauernd mehren. In den meisten Fällen ist auch eine Allgemeinbehandlung zur Beseitigung des anämischen und kachektischen Zustandes sowie ganz besonders eine antituberkulöse Hygiene und Therapie nothwendig.

Kürzlich (Deutsche Zeitschrift f. Chirurgie 1895, 30. Juli) hat E. WIELAND einen Beitrag zur Behandlung der chirurgischen Tuberkulose mit Jodoforminjektionen veröffentlicht, welche nach meiner Ansicht Alles, was jetzt über diesen Gegenstand bekannt, und Alles, was richtig und empfehlenswerth ist, enthält. Die Jodoformbehandlung ist sicherlich keine Panacee, denn es werden z. B. tuberkulöse Hüftgelenkentzündungen mit grossen Abscessen und Perforation der Pfanne, welche der Irrigation, der gründlichen

Reinigung, den Injektionen und der Kompression grosse Schwierigkeiten bereiten, ihr ebenso gut Widerstand leisten, wie sie bei Radikaloperationen ungünstige Resultate ergeben. In der Mehrzahl der Fälle aber haben die Injektionen von Jodoformemulsionen gute Erfolge; wichtig ist es, dass gleichzeitig ein orthopädisches Verfahren (Gyps- und Streckverbände) eingeleitet und etwa nothwendig werdende kleine Operationen ausgeführt werden. Ein ganz besonderer Werth ist dabei auf Hebung des Allgemeinbefindens durch gute Luft, nahrhafte Kost, richtige Kleidung, Bäder und Verabreichung von Arsen, Kreosot oder besser Guajakol zu legen. Die Behandlung verlangt allerdings Geduld und Zeit, ist kostspielig und liefert dem leicht zu imponirenden Laien keine Proben chirurgischer Geschicklichkeit, dafür ist sie aber wirksam und hat den Vortheil, dass sie das Wachsthum und die Entwicklung der Extremitäten nicht beeinträchtigt, welche meistens bei der Radikaloperation der Epiphysenknorpel dauernd Schaden leiden. Da sich in einigen wenigen Fällen bei Anwendung einer Jodoformlösung eine toxische Nephritis entwickelt hat, können die Aether- oder Oellösungen nicht empfohlen werden; es soll ja nur eine lokale, keine allgemeine Wirkung des Jodoforms erzielt werden und Emulsionen sind aus diesem Grunde vorzuziehen; KRAUSE benutzt eine Suspension von Jodoform $(10\,^0/_0)$ in Wasser unter Zusatz von etwas Glycerin und Gummi arabicum.

Nach diesem Autor werden die Injektionen in das Handgelenk unterhalb des Proc. styloideus ulnae, in das Ellenbogengelenk oberhalb des Capitulum radii, in das Schultergelenk nach aussen vom Processus coracoideus, in das Hüftgelenk oberhalb des Trochanter major, in das Kniegelenk unterhalb der Patella, in das Sprunggelenk unterhalb des Malleolus in der Richtung nach oben gemacht. KÜSTER, der diese Behandlungsmethode seit 10 Jahren anwendet, macht die Injektionen in das Hüftgelenk an dem inneren Rand des M. satorius in einer Linie zwischen A. femoralis und der Protuberanz des Trochanter major, also an der Stelle, wo bei mageren Personen der Femurkopf fühlbar ist, und wo bei der Coxitis nicht selten fühl- und sichtbare Schwellungen auftreten. Denn an diesem Punkte ist die Kapsel am dünnsten, und hier befindet sich auch die Bursa subiliaca, welche in $10\,^0/_0$ der Fälle mit dem Gelenk kommunicirt. Da durch einen Trocar eine Verletzung des Knorpels herbeigeführt werden kann, so benutzt man eine Spritze zu subkutanen Injektionen mit einer 5—7 cm langen und einer 1 mm dicken Nadel. KÜSTER irrigirt das Gelenk nicht, da in einer grossen Zahl der Fälle überhaupt keine Flüssigkeit vorhanden ist (parenchymatöse Synovialtuberkulose), dieselbe einen sero-fibrinösen Charakter hat (Hydrops tuberculosus) oder eitrig ist (kalter Abscess). Weder BRUNS noch KÜSTER glauben, dass Ausspülungen mit einer $3\,^0/_0$ Borsäurelösung oder einem anderen Antisepticum eine bessere Wirkung haben als die einfachen Jodoforminjektionen. Bei der parenchymatösen Form werden 5—10 ccm einer Mischung von Jodoform (20) und Glycerin (80) wöchentlich einmal (BRUNS) injicirt; bei der serösen oder eitrigen Form werden nach Aspiration oder spontanem Ausfluss des Inhalts 10—30 ccm eingespritzt, so dass man eine mittlere Füllung der Gelenkhöhle erzielt. Die Operation wird alle 14 Tage oder 4 Wochen wiederholt (O. BÜGNER Cbl. f. Chir. No. 51, 1892, p. 1057—64). Periartikuläre Abscesse sind vor den Einspritzungen zu incidiren und auszukratzen, ebenso fungöse Wucherungen der Gelenkkapsel; Knochen, welche zum grössten Theil durch die Erkrankung zerstört sind — z. B. der Talus — müssen exstirpirt werden; falls der Eiter nicht vollständig zu entfernen ist, sind Gegenöffnungen anzulegen. Zur Reinigung und Desinfektion können zuerst Ausspülungen mit einer schwachen Sublimatlösung (1 : 5000) und darauf für kurze Zeit mit einer stärkeren (1 : 1000—2000) gemacht werden. In allen Fällen muss möglichst konservativ verfahren werden, und es ist eine derartige konservative Therapie nach der Ansicht sämmtlicher Autoren um so mehr indicirt, je jünger der Patient ist. Radikaloperationen sind nur bei ausgedehnter, langdauernder, nicht zu beseitigender Eiterung mit fortschreitender Gewebsnekrose anzurathen, die Resektion darf aber den Knorpel zwischen Epi- und Diaphyse nicht überschreiten. Bei ausgedehnter lokaler oder allgemeiner Tuberkulose ist die Amputation der Resektion vorzuziehen. In Fisteln, welche keine Tendenz zur Heilung zeigen, sind Gazestreifen, die mit gleichen Theilen Perubalsam und Alkohol getränkt sind, einzuführen; falls sie sehr trocken und indolent sind, wären VILLATE'sche Injektionen (Cuprum sulph., Zinc. sulph. āā 10,0, Aq. dest. 120,0) zu versuchen. Besonders wichtig ist es, dass beim Knie- und Ellenbogengelenk die konservative Behandlung vorsichtig und mit grosser Geduld durchgeführt wird.

Eine andere Methode der konservativen Behandlung bei tuberkulösen Gelenkerkrankungen hat A. BIER (Arch. f. klin. Chir. 1894, p. 306) vorgeschlagen. Auf Grund der Thatsache, dass bei Herzkrankheiten und Kyphosen die Lungen, welche sich im Zustand passiver Hyperämie befinden, gegen Tuberkulose in gewisser Weise immun sind, räth er, eine passive venöse Stauung der tuberkulösen Gelenke hervorzurufen; dies geschieht dadurch, dass die Extremität bis unterhalb des erkrankten Gelenkes fest eingewickelt und darüber zur Kompression ein ESMARCH'scher Schlauch angelegt wird. Um eine mässige Hyperämie zu erzielen und dabei doch zu starken Druck zu vermeiden, wird die Schnürstelle mindestens zweimal täglich gewechselt. Durch eine derartige passive Hyperämie wird die Bindegewebsneubildung und Schwielenbildung begünstigt, und dadurch soll ein gewisser Schutz gegen die Vermehrung und Wirkung der Bacillen geschaffen werden, wie es auch von LANDERER durch Zimmetsäure und von

Lannelongue durch Chlorzinkinjektionen angestrebt wird. Bekanntlich ging auch Koch bei Einführung des Tuberkulins von ähnlichen Erwägungen aus.

Da sich nur sehr folgsame Kinder dieser Behandlung ohne Widerstand unterwerfen, ist es empfehlenswerth, den kleinen Patienten die Methode mehrere Tage vorher als Spiel zu zeigen. Bier setzt die Behandlung mindestens 3 Monate fort und hat jetzt auf die früher dabei vorgenommene Massage verzichtet. Die besten Erfolge erzielte er bei der Tuberkulose des Sprung-, Knie- und Ellenbogengelenks, ebenso bei tuberkulöser Erkrankung der Hoden, weniger günstige Resultate bei dem Schultergelenk, während das Verfahren bei Hüftgelenkserkrankungen ihn vollständig im Stich liess. Ausserdem beobachtete er, dass sich bei starker Eiterung in den umschnürten Extremitäten zuweilen akute Entzündungen, Lymphangitis und Erysipel entwickelten. Die Ulcerationen nahmen an Umfang zu, in einigen Fällen kam es zu sehr starker Granulationsbildung, aber schliesslich wurde doch Heilung erzielt; tuberkulöse Sequester kamen häufig zur Resorption oder wurden auch in dem sie umgebenden Knochengewebe fest eingebettet gefunden. Selbst tuberkulöse Hautaffektionen besserten sich unter Anwendung trockener Schröpfköpfe, wenn auch nicht in demselben Mafse wie die Knochen und Gelenke bei der angegebenen Therapie. Erkrankungen der Drüsen mit Ausnahme der Kubitaldrüsen waren derselben nicht zugänglich, Sarkome, Lupus und ausgebreitete Streptokokken- und Staphylokokkeneiterungen verschlechterten sich darunter. Bei dem akuten Rheumatismus waren die Erfolge verschieden, bei gonorrhoischen Gelenkentzündungen, chronischem Gelenkrheumatismus und Arthritis deformans recht befriedigend. Eine sorgfältige und konsequente Durchführung der Bier'schen Methode ergiebt zuweilen staunenswerthe Resultate (W. Meyer Amer. Med. Surg. 1895).

Die Behandlung beschränkt sich aber nicht auf diese Methode. Abscesse werden womöglich an der höchsten Stelle punktirt, um einen dauernden Abfluss zu verhindern, und mit einer $10^0/_0$ Jodoformemulsion angefüllt, darüber kommt ein leichter Druckverband. Die Injektion wird nach einer Woche wiederholt; falls eine beträchtliche Eiterabsonderung anhält, ist die Jodoformbehandlung fortzuführen oder durch die Villate'sche Lösung, welche Knochenfisteln rasch zur Heilung bringt, zu ersetzen. Lose Knochenstücke müssen womöglich entfernt werden; ausserdem kommen in Frage forcirte Extension durch besondere Apparate in Narkose, Tenotomien, Gypsverbände, passive Bewegungen, Massage und warme Bäder besonders bei funktioneller Ankylose. Wahre Ankylose erfordert, falls die falsche Stellung der Extremität unerträgliche Beschwerden macht, die Resektion, denn eine bedeutende Krümmung der unteren Extremität und die Streckstellung und Hyperextension im Ellenbogengelenk wird den Patienten ungemein beschwerlich.

Dass eine reichliche Ernährung, eine entsprechende hygienische Behandlung sowie eine antiskrophulöse und antituberkulöse Therapie· bei einer Krankheit, welche entweder das Resultat oder der Beginn einer allgemeinen Infektion sein kann, nicht vernachlässigt werden darf, ist selbstverständlich. Die besten Erfolge sind bei der Behandlung einer tuberkulösen Erkrankung des Calcaneus zu erwarten; meistens lokalisirt sich die Tuberkulose in dem vorderen Abschnitt, da die spongiöse Substanz verhältnissmässig schlecht ernährt wird, und aus demselben Grund kann es hier auch zur Bildung von Sequestern kommen, während man sie in den anderen Fusswurzelknochen selten findet. Da der Calcaneus nur wenige Verbindungen mit anderen Knochen besitzt, so bleibt die Tuberkulose meistens lokalisirt, kann aber auf die sich inserirenden Sehnen übergehen (FINOTTI).

Was die Therapie der Tuberkulose mit Guajakol betrifft, so kann ich nur das an anderer Stelle (International Medical Magazine Nov. 1892 und Transactions of the American Climatological Association 1892) hierüber Gesagte wiederholen. Keine andere Behandlung aller Formen der Tuberkulose hat mich jemals so befriedigt wie diejenige mit Guajakol; in den verschiedenen Stadien der Lungentuberkulose, wo der destruktive Process nicht zu rasch fortschritt, hat sich dabei stets der Appetit und der Allgemeinzustand gehoben, der Auswurf wurde weniger eitrig, das Körpergewicht nahm zu, und das Aussehen der Kranken wurde ein besseres. Je chronischer der Process verläuft, desto deutlicher tritt die Wirkung des Guajakols zu Tage, und daher ist dieselbe bei der Tuberkulose der Knochen besonders befriedigend. Die Dosis für ein kleines Kind beträgt ein bis zwei Tropfen drei- bis viermal täglich; falls die Kinder das Medikament wegen des Geschmacks zurückweisen, kann dafür das Guajakolcarbonat (ein fast geschmackloses Pulver) in Dosen von 0,05—0,2 drei- bis viermal täglich verordnet werden. Beide Präparate besonders das letztere, können je nach Umständen mit anderen Medikamenten, bei allgemeiner Tuberkulose der Weichtheile vorzüglich mit Arsen, bei ausgedehnter chronischer oder subakuter Entzündung der Knochen mit Phosphor kombinirt werden.

Die Coxitis beginnt gewöhnlich im Femurkopf und ist selten von sehr akuten Erscheinungen begleitet; da die Erkrankung bei rechtzeitiger Stellung der Diagnose heilbar ist, so muss Hinken, frühzeitige Ermüdung, Bevorzugung eines Beins beim Gehen, unbestimmter Schmerz und geringe Steigerung der Abendtemperatur stets zu wiederholter Vornahme sorgfältiger Untersuchungen auffordern. Der von einer Reizung des N. obturatorius und saphenus int. abhängige Knieschmerz wird durch Druck nicht verstärkt, scheinbare Verlängerung des Beins mit Abduktion und Verkürzung mit Adduktion ist nicht real, sondern beruht auf einer Verschiebung des Beckens. Die Erkrankung kann durch Ruhe,

die oben geschilderten lokalen Massnahmen und sorgfältige Extension im Bett beseitigt werden; später, wenn alle akuten Entzündungserscheinungen geschwunden sind, geht man zur Kontra-
extension und Extension mit Apparaten, welche aktive Bewegung
ermöglichen (TAYLOR und PHELP'sche Extensionsschienen), über;
bei zunehmender Schwellung, Bildung eines Abscesses und Eintritt einer Perforation kommt es zur spontanen Luxation mit Verlängerung oder Verkürzung (Luxation nach oben und hinten mit
Abduktion und Rotation nach innen). Das Os ilium kann perforiren, der Rest des Kopfes nach dem Foramen ischiadicum oder
nach oben luxiren und der ganze Kopf durch Eiterung zu Grunde
gehen. Aber selbst in diesen schweren Fällen ist noch eine partielle Heilung möglich, es kann sich ein neues Gelenk oder
eine wirkliche Ankylose durch Verwachsung der ausgeheilten
Theile unter einander bilden. Die Länge der Incision hängt von
der Grösse der Abscesse ab, die Operation an den Knochen von
der Ausdehnung ihrer Erkrankung, vollständige Resektionen sind
thunlichst zu vermeiden.

Die tuberkulöse Coxitis betrifft vorzugsweise jugendliche Individuen, fast $50^0/_0$ aller Fälle kommen auf die erste und ungefähr $40^0/_0$ auf die zweite Dekade; bei einem Drittel aller Fälle
tritt keine Eiterung auf, von diesen heilen $77^0/_0$, von den eitrigen
nur $42^0/_0$ aus. Ungefähr in $40^0/_0$ aller Fälle wird der letale
Ausgang durch Tuberkulose der Lungen und Meningen, allgemeine
Miliartuberkulose, amyloide Degeneration, Erschöpfung in Folge
andauernder Eiterung oder durch Sepsis herbeigeführt. Etwa
$55^0/_0$ heilen bei konservativer Behandlung, doch resultirt eine
verminderte Beweglichkeit des Hüftgelenks durch Kontrakturen
und Abduktion (in $^2/_3$ der Fälle) oder Abduktion mit realer oder
scheinbarer Verkürzung der Extremität. Eine reale Verkürzung
beruht auf Wachsthumshemmung oder (bei Zerstörung des Knochens)
auf einer Pfannenwanderung, die häufiger ist als eine spontane
Fraktur, eine scheinbare Verkürzung auf einer Beckenverschiebung.

Die allgemeinen Regeln für die konstitutionelle und lokale
Behandlung gelten auch für die Gonitis (Entzündungen des Kniegelenks), in deren Aetiologie die Tuberkulose eine hervorragendere
Rolle spielt als bei irgend einer anderen Gelenkerkrankung.
Frühzeitig kommt es zu einer starken Deformität des Gelenks,
und der Unterschenkel kann nach hinten luxirt werden; Pseudo-
Ankylosen (bindegewebige Vereinigung der Knochenenden) sowie
wahre Ankylosen (feste Vereinigungen der Knorpel oder Knochen)
sind häufige Folgezustände der Erkrankung.

Die Entzündungen der Sprung- und der Tarsalgelenke
sind gewöhnlich tuberkulösen Ursprungs, ihr Verlauf ist in den
meisten Fällen ein langsamer, und nach der Ausheilung bleiben
gewöhnlich Deformitäten zurück, wenn nicht rechtzeitig eine operative oder konservative Therapie einsetzt. Die Erkrankungen

werden leider häufig durch allgemeine Tuberkulose komplicirt, und es kommt daher nicht selten vor Ablauf des lokalen Processes zum letalen Ausgang. Bei den Entzündungen des Ellenbogengelenks besteht dieselbe Tendenz zur Deformität und Ankylose, doch führen sie selten zu hektischen Erkrankungen und zum Tod. Die Behandlung besteht in frühzeitiger Anlegung eines Wasserglas- oder Gypsverbandes bei fast rechtwinkliger Stellung des Gelenks und Tragen des Arms in einer Schlinge. Bei Fussgelenksentzündungen wird das Gelenk in derselben Stellung fixirt, während bei Coxitis und Gonitis auf eine vollständige oder fast vollständige Streckung Werth zu legen ist.

Das Genu valgum (Bäckerbein) ist eine Steigerung des physiologischen Zustandes, welcher auf einer geringen Vertiefung der äusseren Theile der Gelenkfläche, besonders am Unterschenkel beruht. Die Disposition zur Entstehung des Leidens wird durch rhachitische Erweichung der Knochen (in späteren Jahren vorzüglich in Folge eines zu anhaltenden Druckes, der bei bestimmten Berufsarten — Bäckern, Kellnern, Verkäuferinnen — auf der Extremität lastet) erhöht. Das beste Mittel zur Verhütung der Difformität ist eine rasche Heilung der Rhachitis. Ein Gypsverband, welcher in leichter Flexion angelegt wird (und nach einigen Wochen zu wechseln ist) sichert eine normale Stellung, während der Knochen unter Phosphor etc. seine richtige Konsistenz gewinnt. Die an der Taille befestigten Strumpfbänder, welche jetzt vielfach an Stelle der früher unterhalb oder oberhalb des Knies getragenen Gummibänder gebraucht werden, dürfen nicht zu straff sein, da hierdurch der stumpfe Winkel vergrössert würde, und müssen an der Innenseite oder an der Innen- und Aussenseite befestigt werden. In schweren und chronischen Fällen wird die Osteotomie oberhalb der Condylen des Femur (Mc. Ewen) sowie an der Diaphyse der Tibia ausgeführt und dann ein Extensionsverband angelegt. Das Genu varum ist fast stets die Folge einer rhachitischen Auswärtskrümmung im Bereich (und unterhalb) der Epiphyse der Tibia, und nur selten betheiligt sich der Oberschenkel an der Difformität. Falls sie frühzeitig bemerkt wird, kann sie, während die Knochen noch biegsam sind, durch eine orthopädische Behandlung beseitigt werden, später bleibt nichts übrig, als die Osteotomie oder Osteoklasie auszuführen.

Der Pes varus (Klumpfuss) ist häufig angeboren; die Bewegungen sind schon normaler Weise beim Fötus beschränkt und werden dies in noch höherem Mafse, falls nur wenig Fruchtwasser vorhanden ist. In vielen Fällen besteht bei der Geburt eine Difformität des Talus, so dass der Hals auf der Aussenseite in die Länge gezogen und der Kopf nach innen gedreht ist, ebenso eine solche des Calcaneus, dessen vorderer Fortsatz ungemein hoch und dessen Gelenkverbindungen etwas verschoben sind. Nach H. v. Meyer ist der M. tibialis posticus stets primär afficirt. Der paralytische Klumpfuss entsteht bei Nichtgebrauch der Extremität in Folge vollständiger Lähmung, im Verlauf einer Krankheit, welche dauernde Bettruhe nöthig gemacht hat, oder durch Paralyse der Extensoren der unteren Extremität in Folge von Poliomyelitis. Eigentlich handelt es sich mehr um einen Pes equinovarus als um einen einfachen Pes varus. Durch eine rechtzeitige Prophylaxe kann die Entwicklung der Difformität verhindert werden.

Die Behandlung muss sofort beginnen, da die Gelenkverbindungen schon frühzeitig in Mitleidenschaft gezogen werden und das Wachsthum des Fusses sehr schnell vor sich geht. Der Fuss, welcher bei der Geburt 75 mm lang ist, misst nach einem Jahr 107 mm, nach zwei Jahren 122,3 mm und nach drei Jahren 136,4 mm. Im ersten Jahr findet eine Zunahme um $43^0/_0$ statt und zwar um so schneller, je jünger das Kind ist; nach drei Monaten hat der Fuss um $^1/_4$ seiner ursprünglichen Länge und im zweiten Vierteljahr um ein weiteres Neuntel zugenommen. Daher wird die Heilung eines mässigen Klumpfusses, falls die Behandlung sofort nach der Geburt beginnt, in drei Monaten, falls sie nach einem Jahr beginnt, in zwölf Monaten vollendet sein.

Mehrmals täglich muss die fehlerhafte Stellung manuell korrigirt werden, nachts verträgt der zarte Fuss des Neugeborenen eine gut gepolsterte Pappschiene, die durch Bindentouren befestigt wird; später — in verschleppten Fällen sofort — wird die Anlegung eines Gyps- oder Wasserglasverbandes nöthig, um den Fuss in der normalen Stellung zu halten, doch ist dabei wegen der zuweilen bestehenden Anästhesie grosse Vorsicht am Platz, damit kein zu starker Druck ausgeübt wird. Nachdem durch diese Behandlung ein genügender Effekt erzielt ist, trägt der Patient einen SCARPA'schen, STROMEYER'schen, SAYRE'schen oder irgend einen anderen Schuh, mit dem er gehen kann. In sehr vielen Fällen wird eine Tenotomie der Achillessehne, des M. tibialis anticus, die Durchtrennung der Plantaraponeurose oder eine Kombination dieser kleinen Operationen nöthig. Sehr beliebt ist jetzt die offene Operation nach PHELPS, der die Weichtheile der Fusssohle successiv durchschneidet, dabei die Aeste des Plantarnervs schont und die Gelenkverbindungen des Talus, des Os naviculare und cuneiforme int. mehrfach incidirt; die Heilung erfolgt unter dem feuchten Blutschorf. Gelähmte Muskeln sind mit dem galvanischen und faradischen Strom zu behandeln; auf diese Weise kann die Funktion der Muskeln gebessert werden, vorausgesetzt dass Arzt und Patient genügend Geduld haben.

Der Pes equinus entsteht in Folge lokaler, spinaler und cerebraler Lähmung und ist mit Atrophie der Waden- und Fusssohlenmuskulatur komplicirt; die Fusssohle wird dabei konkav und die Zehen sind nach unten gerichtet; auch hier ist die Durchschneidung der Achillessehne und der Plantaraponeurose sowie Anwendung des galvanischen und faradischen Stroms indicirt. Zur Hebung des vorderen Theils des Fusses ist ein besonderer Apparat nöthig, ausserdem kann sich der Patient bald nach der Operation im Liegen und Sitzen üben, mit einem richtig angelegten Zügel den Fuss temporär in die normale Stellung zu bringen. Kinder betrachten diese Uebung rasch als Spiel.

Die leichte Form des Pes calcaneus ist häufig angeboren und zuweilen mit Pes valgus komplicirt. Die richtige Stellung wird durch einen Schuh mit erhöhter Hacke, der den Fuss zugleich nach unten drückt, wieder hergestellt. In neuester Zeit scheint die operative Chirurgie hier grosse Triumphe zu feiern.

NICOLADONI durchtrennte zur Heilung eines Talipes calcaneus mit Lähmung der Wadenmuskulatur die M. peronei hinter dem Malleolus und die Achillessehne oberhalb der Hacke und vereinigte die centralen Enden der Peronealsehnen mit dem Stumpf der Achillessehne. POCAS stellte in einem Fall von paralytischem Pes valgus eine Verbindung zwischen der Sehne des M. extensor hallucis longus und dem gelähmten M. tibialis anticus her. GHILLINI durchschnitt bei Lähmung des M. tibialis anticus die Sehne M. peroneus longus nahe dem Os cuboideum und diejenige des M. tibialis anticus 6 cm oberhalb der Insertion und erzielte durch Vernähung beider ein gutes Resultat. Sehnen- und Muskelüberpflanzungen sind bei Difformitäten in Folge von Kinderlähmung mit Erfolg ausgeführt. S. E. MILLIKEN (N. Y. Med. Rec. 28. Nov. 1896) berichtet über 14 Operationen bei 9 Patienten. Es handelt sich um Ueberpflanzung des M. sartorius in den quadriceps, um Vereinigung des M. extensor hallucis longus mit dem gelähmten M. tibialis antic., des M. gastrocnemius mit dem M. peroneus longus und brevis, des M. extensor digitorum communis mit dem M. tibialis anticus und umgekehrt, des M. extensor hallucis longus mit dem M. extensor digitorum communis, des M. flexor hallucis longus mit dem M. tibialis anticus, und eines Theils des M. deltoideus mit der Sehne des gelähmten M. triceps.

Der Pes valgus (Plattfuss) ist nicht selten angeboren, der Talus ist dabei nach unten und vorn verschoben; in anderen Fällen beruht die Difformität auf Rhachitis; zur Prophylaxe und Heilung ist eine antirhachitische Behandlung und zeitweise Ruhigstellung nothwendig. Ausserdem kommen (selten) paralytische Plattfüsse durch Lähmung der Supinatoren vor, bei denen eine elektrische Behandlung, subkutane Strychnininjektionen, Massage, stimulirende Einreibungen und Frottiren mit kaltem oder heissem Wasser gute Dienste leisten. In allen schweren Fällen darf das Gehen erst nach geraumer Zeit gestattet werden, der Fuss wird erhöht gelagert, etwa vorhandene entzündliche Erscheinungen sind durch kalte Umschläge zu beseitigen, und das Gelenk wird mit einem Gypsverband, der Wochen und Monate lang getragen werden muss, in der richtigen Stellung fixirt. Wenn Umhergehen erlaubt werden kann, ist der innere Fussrand durch eine Einlage in die Sohle zu erhöhen, oder es wird dasselbe durch Anbringen von Stahlsohlen erreicht, die so elastisch sind, dass sie keinen schädlichen Druck ausüben können. J. WOLF lässt die Kranken nicht liegen, sondern sofort nach Anlegung eines Gypsverbandes umhergehen.

Praktisch unterscheidet man drei Grade der Skoliose, der erste umfasst diejenigen Fälle, bei denen die Difformität durch Suspension völlig zu beseitigen ist, bei dem zweiten wird dieser Effekt nur theilweise, bei dem dritten überhaupt nicht erreicht. Die Prognose ist im ersten Fall gut, im zweiten nicht ungünstig, falls das Wachsthum des Skeletts noch nicht vollendet ist, im dritten nicht gut aber auch nicht absolut schlecht. Hauptsächlich richtet sie sich danach, ob die Skoliose von einer relativen oder absoluten Muskelschwäche (in Folge lokaler Processe oder centraler Veränderungen bei Poliomyelitis, FRIEDREICH'scher Krankheit oder in einigen Fällen durch progressive Muskelatrophie) abhängt, oder ob sie durch eine Difformität der Wirbelkörper, die kongenital oder (häufiger) das Resultat rhachitischer Erweichung ist, bedingt wird. Im letzteren Fall darf die gründliche antirhachitische Behandlung mit entsprechender Ernährung, Hygiene und Phosphor keinen Tag verschoben werden. Die habituelle Skoliose der ersten acht oder zehn Jahre ist muskulären Ursprungs, bildet meistens eine totale linkskonvexe oder auch (seltener) nur eine lumbale Verkrümmung; die Difformität kommt bei Säuglingen, welche andauernd auf dem linken Arm getragen werden, vor, ferner bei Schulkindern, welche den linken Arm auf dem Tisch aufstützen, während der Körper der Lage des Buches entsprechend nach rechts geneigt wird, sowie bei Mädchen, welche von der Seite in die Bank hineintreten und dabei den Rock unter die rechte Glutäalgegend schieben. Die Gefahr der Skoliosenbildung ist bei kurzsichtigen Schulkindern besonders gross; bei denjenigen, welche viel stehen und dabei die rechte Schulter vorschieben, entwickelt sich eine rechtsseitige Dorsal- und kompensatorische linksseitige Lumbalskoliose. Die Prophylaxe dieser Difformitäten besteht in der Vermeidung der Ursachen; das Kind soll nicht andauernd auf demselben Arm getragen werden, eine Vorschrift, die wohl eher von den Müttern als von Wärterinnen befolgt werden wird, die Muskeln müssen schon frühzeitig mit einfachen gymnastischen Bewegungen, durch welche die Kinder aber nicht überanstrengt werden dürfen, geübt werden, daneben ist für tägliche Waschungen mit kühlem oder kaltem Wasser, gute Ernährung und Luft und viel Schlaf auf einer Haarmatratze zu sorgen. Die Schulstunden dürfen nicht länger als vierzig oder fünfundvierzig Minuten dauern und nicht zu zahlreich sein; während die Kinder schreiben oder lesen, muss genügend Licht von der linken Seite auf das Buch fallen, kurzsichtige Augen sind durch Gläser zu korrigiren und die Bänke oder Stühle mit einer Stütze für den unteren Theil der Brustwirbelsäule zu versehen. Während der Schulstunden können die Kinder ein leichtes Korsett und nachts einen Apparat tragen, welcher die Difformität ausgleicht; die Massage der erkrankten Seite und der Muskeln überhaupt hat entschieden eine günstige Wirkung, ausserdem kann die konkave Seite durch forcirte tiefe Inspiration, während die Hand fest auf die Konvexität gelegt wird, geübt werden. Dr. TESCHNER hat durch systematische Uebung und Kräftigung der gesammten Körpermuskulatur gute Erfolge erzielt.

In hartnäckigen Fällen lässt man eine erhöhte Sohle anfertigen; VOLKMANN empfahl den Sitz auf einer schiefen Ebene, das SAYRE'sche Korsett wird entweder permanent getragen oder ist abnehmbar, der RAUCHFUSS'sche Apparat ist so konstruirt, dass, während der Patient liegt, die kranke Seite nur wenig oder gar nicht gestützt wird.

Bei der Kyphose schwacher rhachitischer Kinder ist vor allen Dingen eine allgemeine antirhachitische Behandlung angezeigt. Das Kind darf nicht aufsitzen, ehe die Muskeln kräftiger geworden sind, dass Bett muss eine Haarmatratze enthalten, und der kleine Patient soll auch auf einer solchen, in einem Drahtkürass oder einem genügend gepolsterten Apparat aus Blech, Pappe oder Leder an die Luft gebracht werden. Auch in späterer Zeit sollen die Kinder nicht zum Laufen ermuntert werden; sobald die Knochen hart und die Muskeln kräftig genug sind, thun sie dies schon von selbst.

XIV.

Krankheiten des Ohres.

Missbildung des äusseren und inneren Ohres sind gewöhnlich die Folge einer Entwicklungshemmung und werden daher selten einer Behandlung zugängig sein. Eine falsche Stellung der Ohrmuschel kann nach der Geburt beseitigt werden; so gelingt es z. B. durch mehrwöchentliches Tragen eines Binden- oder Heftpflasterverbandes übermässiges Abstehen des Organs zu bessern. Verlegungen des Gehörganges entstehen durch epitheliale oder bindegewebige Membranen, im ersten Fall genügt die Durchbohrung mit einer Metallsonde, im letzteren müssen nach einer kreuzförmigen Incision die Lappen exstirpirt werden.

Fremdkörper finden sich in allen von aussen zu erreichenden Körperhöhlen; die im Ohr häufig vorkommenden Gegenstände (Perlen, Bohnen, Erbsen etc.) können schwierig zu entfernen sein, besonders wenn es sich um pflanzliche Stoffe handelt, welche aufquellen und den Gehörgang dann vollständig verstopfen. Bei der Untersuchung wird zur Stellung der Diagnose die Anwendung der Sonde häufig nöthig, doch entstehen dadurch auch Irrthümer; die Spiegelbeleuchtung ist jedenfalls nie zu unterlassen. Nachdem das Sekret eines etwa bestehenden sekundären Katarrhs durch Ausspritzen und Austupfen beseitigt ist, kann man einen nicht zu fest eingeklemmten Fremdkörper mit einer Pincette, einen DAVID'schen Löffel oder — besonders falls es sich um Bohnen und Erbsen handelt — mit dem stumpfen Ende einer umgebogenen Haarnadel entfernen. Während der Extraktionsversuche ist das Ohr häufig mit warmem Wasser auszuspülen, damit nach Fortschwemmen von kleinen Partikelchen der Fremdkörper und des etwa angesammelten Bluts die Inspektion besser vorgenommen werden kann. Vor Beginn der Operation wird eine Cocainlösung in das Ohr geträufelt, der Aetherspray angewendet oder, falls es nothwendig erscheint, die Chloroformnarkose eingeleitet. Die Extraktion von Fremdkörpern ist so wichtig, dass man sich zuweilen sogar zur Abmeisselung von Knochenstücken entschliessen muss, um zum Ziel zu kommen.

Insekten etc. sterben in Wasser, Oel, Alkohol oder einer
$2\,{}^0/_0$ Karbolsäurelösung ab; eingetrocknetes Sekret oder Cerumen
wird durch Anfüllung des Gehörganges mit Oel oder Glycerin
erweicht und durch kräftiges Ausspritzen mit Seifenwasser entfernt. Bei der Nachbehandlung können alle für Entzündungen
in Betracht kommenden Massnahmen — Ruhe, Kälte, Desinficentien,
erhöhte Lage des Kopfes, Narcotica — nöthig werden.

Otitis externa (die Entzündung des äusseren Gehörganges)
entsteht durch den Reiz, welchen Fremdkörpern, (reine oder
schmutzige) Fingernägel, Pinsel Schwämme und Ohrlöffel, starker
Wind oder Zug ausüben, oder kann die Folge eines von aussen
nach innen fortschreitenden Ekzems sein. Gonokokken und Tuberkelbacillen sind im äusseren Gehörgang gefunden. Diphtherie ist
hier nicht selten, und schmutziges Badewasser bildet wahrscheinlich viel häufiger die Ursache von Ohrerkrankungen, als man gewöhnlich annimmt. Zuweilen ist die Otitis externa die Komplikation einer inneren Ohrerkrankung, besonders bei Infektionskrankheiten wie Scharlach, Masern und Abdominaltyphus; die allgemeine Disposition zur Skrophulose d. h. zu subakuten, und chronischen Entzündungen der Gewebe mit raschem Verlust des Ober-
flächenepithels und ungenügender Tendenz zum Ersatz spielt ebenfalls bei der Entstehung der äusseren Ohrerkrankungen eine Rolle
und erfordert eine konstitutionelle Behandlung. Die prophylaktischen Massnahmen ergeben sich aus den aufgeführten Ursachen;
auf Fremdkörper ist zu fahnden und, falls sie vorhanden sind,
müssen sie entfernt werden.

Bei der Otitis externa unterscheidet man eine erythematöse,
eine katarrhalische und eine phlegmonöse Form (zu der auch die
Furunkelbildung gehört). Bei der erythematösen Form kommt
es zu einer allgemeinen Röthung und Desquamation (weniger zur
Sekretion); in derartigen Fällen genügt gewöhnlich die Anwendung von Bleiwasser, von Blei- oder Zinksalben oder von fein
gepulvertem Wismuth. Bei stark ausgeprägter Röthung und heftigem Jucken wird zu der Salbe ein Zusatz von $5\,{}^0/_0$ Cocain gemacht oder eine $2{-}6\,{}^0/_0$ wässrige Cocainlösung einige Male auf
die entzündete Fläche gepinselt.

Die katarrhalische Form der Otitis externa verläuft durchaus
nicht immer unter denselben Erscheinungen und ist nicht in allen
Fällen eine leichte Erkrankung. Es können Schmerzen bestehen,
das Sekret kann einfach katarrhalisch, übelriechend (durch Fettsäuren) oder käsig sein, häufig kommt es zu Erosionen, Ulcerationen und Anschwellung der benachbarten Lymphdrüsen. Die
häutige Auskleidung des Gehörgangs ist oft stark geschwollen
und zuweilen mit Granulationen bedeckt, unter und hinter den
polypenähnlichen Excrescenzen kann es auch zu Knochenaffek-
tionen oder in Folge ungenügender Ossifikation des vorderen
unteren Theils des Gehörgangs zur Fistelbildung nach der Gegend

der Parotis und selbst nach dem Kiefergelenke hin kommen. Der
Eiter kann sich längs der Incisurae Santorini einen Weg durch den
knorpligen Theil des Gehörgangs bahnen. Das Trommelfell wird
häufig in Mitleidenschaft gezogen, und zwar kommen alle Formen
der Myringitis von leichter Hyperämie bis zur Verdickung und
Trübung und selbst bis zur Perforation vor. Aus diesem Grund
ist frühzeitig eine energische Therapie einzuleiten. Der Ohrtrichter
soll aber bei der Untersuchung im Beginn der Erkrankung nicht
benutzt werden, wenn es sich nicht um ältere und folgsame Kinder handelt, da es für die kleinen Patienten unangenehm und
schmerzhaft ist, sie ängstlich macht, und hier wegen der horizon-
talen Stellung des Trommelfells höchstens ein kleiner Theil desselben zu übersehen ist. Das Sekret muss durch häufiges und
kräftiges Ausspritzen entfernt (der Wasserstrahl ist aber nicht
direkt auf das Trommelfell zu richten) und der Kopf dabei nach
der Seite geneigt werden, so dass die Flüssigkeit sofort wieder
abfliessen kann. Dieselbe kann aus warmem Wasser, Seifenwasser,
Salzwasser $(6—7\,^0/_{00})$ oder schwachen adstringirenden Lösungen
von Plumbum acetic., Zinc. sulphur., Tannin, Alaun $(1—2\,^0/_0)$ bestehen, oder das Sekret wird mit Wicken aus Verbandwatte,
Bor- oder Salicylwatte, die mit einer Pincette gefasst und nicht
an den Wänden des Gehörgangs reiben sollen, ausgetupft. Eine
gesättigte $(4\,^0/_0)$ Borsäurelösung ist reizlos und wirkt desinficirend;
fein gepuderte Borsäure kann nach Austrocknung des Gehörgangs
eingeblasen werden, so dass er vollständig damit ausgefüllt ist.
Wenn das Pulver durch das sich wieder ansammelnde Sekret nach
kurzer oder längerer Zeit gelöst ist, so werden beide durch Ausspritzen oder Austupfen entfernt; nach gründlicher Austrocknung
des Gehörgangs wird dann wiederum Borsäure eingeblasen. Subli-
mateinspritzungen (1 : 5000) eignen sich besonders für die mit
Hyperämie und Infiltration einhergehenden Formen (mehrmals täglich), ebenso Umschläge mit derselben Lösung. Karbolglycerin
(1 : 10—20), das zweimal täglich angewendet werden soll, reizt und
ätzt nach meiner Ansicht. Polypöse Granulationen sind durch
die Ligatur entfernt worden; Chromsäure hat selbst bei vorsichtiger Anwendung geringer Mengen häufig eine zu intensive Wirkung,
so dass das Trommelfell gefährdet werden kann; Aetzungen mit
dem Höllensteinstifte und nachfolgender Neutralisation durch Salzwasser sind unbedenklicher. Sehr wirksam und zugleich ungefährlich sind tägliche Touchirungen mit Liquor ferr. sesquichlorat.
oder subsulphuric., BIEDERT empfiehlt zu diesem Zweck das Hydrargyrum sozojodolic. Das Ansetzen von Blutegeln wird bei Otitis
ext. selten und eigentlich nur in Fällen mit sehr beträchtlichen
Schwellungen nöthig; bei lokalen Schmerzen und einem Gefühl
von Spannung sind Cocainlösungen wirksamer als Morphium; das
Morphin. oleinicum reizt die wunde Fläche. Wegen der Schmerzen
kann auch der innerliche Gebrauch von Morphium, einem anderen

Opiat oder Chloral nöthig werden; der Kranke muss bei jeder katarrhalischen oder entzündlichen Erkrankung des Ohres eine halbliegende oder fast völlig aufrechte Lage einnehmen und ein kühles Kissen benutzen. Eine Otitis ext., welche mit reichlicher Sekretion einhergeht, mit einem Ekzem komplicirt oder im Anschluss daran entstanden ist, wird durch die ein- oder zweimal tägliche Anwendung einer kleinen Menge Sublimat, das mit Lanolin gut verrieben ist (1 : 300—500), erheblich gebessert; bei sehr hartnäckigen Ekzemen empfiehlt es sich, die erkrankten Partien in Zwischenräumen von einigen Tagen mit einer Höllensteinlösung (1 : 10—50) zu bepinseln, die LASSAR'sche Paste (Zinkoxyd und Amyl. āā 25, Salicylsäure 1, Vaselin 50), welche bei dem Verbandwechsel nicht entfernt werden muss, oder eine Salbe aus Ac. tannic. und Glycerin āā 4, Fett 30, Karbolsäure 0,3 zu benutzen.

Die phlegmonöse Form der Otitis ext. ist gewöhnlich leicht zu diagnosticiren, der Schmerz ist ungemein heftig, die Schwellung sehr ausgesprochen, mehr oder weniger lokal, circumscript und mit starker Röthung der betreffenden Partie verbunden. Wenn eine Incision — die möglichst frühzeitig zu machen ist — noch nicht angebracht erscheint, so sind Umschläge mit einer Sublimatlösung (1 : 5000 Wasser) besser als Fomentationen mit warmem Wasser. Nach der Incision tritt sofort Erleichterung ein. Bei den Furunkeln des äusseren Gehörgangs ist entweder sofort zu incidiren oder eine Behandlung mit Karbolsäure einzuleiten, in beiden Fällen aber eine lokale Cocainanästhesie wegen der sehr heftigen Schmerzen vorauszuschicken. Die Incision muss ebenso ausgiebig sein wie bei Furunkeln an anderen Körpertheilen, häufig wird eine gründliche Behandlung mit koncentrirter Karbolsäure — bei frühzeitigem Beginn genügt oft eine einmalige (oder wiederholte) Anwendung — diese ersetzen können und ist, da die Wirkung völlig lokal bleibt, auch gänzlich ungefährlich. Wenn der Furunkel zugespitzt und die Spitze ausserordentlich schmerzhaft ist, so empfiehlt es sich, die Säure mit einer leicht gebogenen Sonde in das Centrum der Schwellung einzubringen.

Die begleitende Myringitis bessert sich nach Beseitigung der Ursache — der Otitis etc. — rasch; ein Blasenpflaster oder Jodtinktur in der Gegend des Warzenfortsatzes unterstützt die Heilung. Eine Schädigung des Trommelfelles beim Baden in kaltem Wasser oder Salzwasser kann durch Einlegen eines Wattetompons verhütet werden.

Die katarrhalische und eitrige Otitis media ist eine sehr häufige Krankheit des Säuglings- und Kindesalters. Selbst bei Neugeborenen finden sich im Mittelohr häufig Massen, die auf eine Otitis zu beziehen sind oder doch zu ihrer Entstehung disponiren. Nach einigen Autoren bestehen sie aus Detritus, der vom fötalen Epithel stammt, andere führen sie auf Aspiration während und sofort nach der Geburt zurück. Eine dritte Partei leitet die Veränderungen von einen ex vacuo entstandenen Oedem ab; das Vacuum soll nach Ansicht dieser Autoren durch das plötzliche Auseinanderreissen der vorher aneinander liegenden Schleimhautflächen entstehen. Kleine Kinder haben eine weite Tuba mit einer trichterförmigen pharyngealen Oeffnung, daher findet der Infektionsstoff bei den exanthematischen Krankheiten hier leicht Zutritt; dasselbe gilt auch für Strepto- und Staphylokokken, die Bacillen der diphtherischen Rhinitis und selbst für Gonokokken. Bei der lobulären Pneumonie kommt die Otitis media recht häufig vor; bei Scharlach, Masern und auch beim Abdominaltyphus kann sie sehr bedenklich werden. Nasenrachenraumkatarrhe, ebenso adenoide Vegetationen und hypertrophische Tonsillen spielen in der Aetiologie der Mittelohrerkrankungen eine wichtige Rolle. Heftige Keuchhustenanfälle, kräftige medikamentöse oder anderweitige Einspritzungen in die Nase und heftiges Schneuzen können Fremdkörper in die Ohrtrompete und das Mittelohr treiben, besonders wenn die Uvula zweigetheilt ist (bifida), und noch leichter, wenn eine Gaumenspalte besteht, da in solchen Fällen die M. levatores palati keinen Stützpunkt haben, und die Muskeln der Tuba insufficient und atrophisch sind.

Die Prophylaxe ist von der grössten Bedeutung; hierfür spricht ebenso die Anzahl der Fälle von Otitis media — nach SCHWARTZE sind $22\,^0/_0$ aller Erkrankungen des Gehörorgans eitrige Mittelohrkatarrhe — wie die mannigfaltigen dazu führenden Ursachen. Erkrankungen der Nase, des Nasenrachenraumes und des Rachens müssen von Anfang an behandelt werden; durch eine sorgsame Beobachtung der Nasenerkrankungen kleiner Kinder könnten manche derartige Leiden verhütet werden. Gehörstörungen sind nämlich weit häufiger als wir im allgemeinen annehmen, BEZOLD fand z. B. 1886, dass von 1918 Schulkindern $25\,^0/_0$ nur ein Drittel und $11\,^0/_0$ nur ein Fünftel der normalen Hörschärfe besassen, und diese Untersuchungsergebnisse sind später vielfach bestätigt worden. Viele Perforationen des Trommelfelles, chronische Ohreneiterungen, Abscesse des Warzenfortsatzes, persistirende Lähmungen des N. facialis und Hirnabscesse können durch eine richtige Therapie und durch Heilung der zu Grunde liegenden Ursachen verhindert werden. Die hypertrophische Nasenschleimhaut muss behandelt werden, adenoide Vegetationen sind zu entfernen und vergrösserte Tonsillen rechtzeitig zu reseciren. Das Innere der Nase soll mindestens einmal täglich nach den p. 347 gegebenen Regeln ausgewaschen — irrigirt — werden. Durch vorsichtige Lufteinblasungen mit einem POLITZER'schen Apparat oder einen Gummischlauch, der in das eine Nasenloch eingeführt wird, während das andere nicht komprimirt wird, reinigt man die Nasenhöhle von dem darin enthaltenen Schleim. Die Nothwendigkeit derartiger prophylaktischer Massnahmen ist ohne weiteres klar.

Ein Kind mit einer akuten Mittelohrerkrankung soll mit erhöhtem Kopf im Bette liegen. Die Symptome sind nicht immer heftig und eindeutig, denn die Weite der Tuba bei sehr kleinen Kindern erleichtert den Abfluss des im Innern abgesonderten Sekrets nach dem Rachen hin, so dass das Trommelfell vielfach nicht in Mitleidenschaft gezogen wird, und der Schmerz durch Druck von innen nur gering ist; bei sorgfältiger Untersuchung wird aber nur selten ein Zweifel über den eigentlichen Sitz der Erkrankung bestehen bleiben. Durch ein mildes Antipyreticum, eine kleine Dosis eines Narcoticum oder ein Abführmittel werden die Erscheinungen gebessert. Im Anfang sind Lufteinblasungen in die Tuba (Politzer), wenn überhaupt, nur sehr vorsichtig vorzunehmen, ältere Kinder, denen der Vasalva'sche Versuch gelehrt werden kann, müssen vor einer zu heftigen und häufigen Ausführung desselben gewarnt werden; erst nach Ablauf des akuten Stadiums sind beide Verfahren mehr indicirt. Heftige Schmerzen werden durch Instillation einer 2—10 $^0/_0$ Cocainlösung in das Ohr, durch Ansetzen eines oder zweier Blutegel an den Proc. mastoideus der erkrankten Seite — gewöhnlich handelt es sich um eine einseitige Erkrankung — gelindert; in leichten Fällen genügt schon das Aufpinseln von Jodtinktur. Bei Röthung des Trommelfelles erreicht man durch Auflegen eines mit Sublimatlösung (1 : 5000) getränkten Tuches auf das Ohr und häufigen Wechsel, sobald es warm geworden ist, obenso viel wie durch die beliebten Kataplasmen. Bei zunehmender Ansammlung von Schleim oder Eiter wird zuerst die hintere Hälfte des Trommelfelles, später die vordere Hälfte vorgewölbt und zwischen beiden ist — besonders bei älteren Kindern — der Hammer zu erkennen. Eine spontane Perforation kommt am leichtesten in der vorderen Hälfte zu Stande, das Vorhandensein einer weissen Verfärbung spricht aber nicht immer für die Anwesenheit von Eiter. Bei sehr hochgradiger Vorwölbung der Membran kann eine Incision, am besten hinten unten, gemacht werden, doch neigen im allgemeinen die Specialisten nicht mehr zu der unterschiedslos in allen Fällen vorzunehmenden frühzeitigen Paracentese. Der Eiter wird dann durch Lufteinblasungen in der Nase (Politzer) herausgetrieben, ausgetupft oder vorsichtig mit einer warmen Kochsalzlösung oder Borsäurelösung (3—4 $^0/_0$) ausgespritzt, und der Kranke wird angewiesen, auf der erkrankten Seite zu liegen. Ausserdem wird nach den oben bei Besprechung der Otitis externa gegebenen Regeln Borsäure eingeblasen, oder der Kanal wird vorsichtig mit einer schwachen Sublimatlösung oder einer adstringirenden Flüssigkeit — Zinc. sulphur., Aluminium acetico-tartaric. (2 : 100—300) — ausgespritzt. Wie weit während dieser ganzen Zeit narkotische, lokal oder allgemein anästhesirende Mittel angewendet werden müssen, hängt von dem einzelnen Fall und der Ansicht des Arztes ab; das Gleiche gilt in Betreff einer etwa einzuleitenden antiskrophulösen und einer (bei Kindern nur selten in Frage kommenden) antisyphilitischen Behandlung. Bei chronischem Ausfluss wird eine häufige aber vorsichtige Ausführung des POLITZER'schen Verfahrens sowie der Gebrauch von Borsäure und Adstringentien, bei sekundären Polypen die oben beschriebene Behandlung nothwendig.

Die sekundären Erkrankungen des Proc. mastoideus erfordern die Anwendung von Blutegeln, Eis und Jodtinktur; zeigt sich Oedem, so sind warme Umschläge und tiefe Incisionen zu machen. Bei Abscessen des Warzenfortsatzes und des Gehirns ist rechtzeitig von sachverständiger Hand eine Operation vorzunehmen; die von TRÖLTSCH hierfür gegebenen allgemeinen Regeln sind noch massgebend. Gehirnerkrankungen in Folge von Ohrenleiden lokalisiren sich, falls sie vom äusseren Gehörgang und Schläfenbein ausgehen, im Sinus transversus und Cerebellum, wenn eine Mittelohrerkrankung zu Grunde liegt, im Grosshirn, und falls das Vestibulum und die Cochlea den Ausgangspunkt bilden, in der Medulla oblongata.

Meiner Ansicht nach besteht eine der wichtigsten Errungenschaften der modernen Chirurgie in der operativen Eröffnung aller Räume und Winkel des Mittelohres nach SCHWARTZE und der Pars epitympanica nach ZAUFAL. In Erwägung zu ziehen ist dieselbe bei allen chronischen Mittelohreiterungen, welche von Empfindlichkeit oder Eiterung der Oberfläche des Proc. mastoideus begleitet sind oder mit Bildung von Fisteln, knöchernen Stenosen des Gehörgangs und Facialislähmung einhergehen; ferner kommt sie in Frage bei Mittelohrerkrankungen mit Hirnsymptomen mit oder ohne Fieber, wenn auch keine äussere Entzündung vorhanden ist, ebenso bei sehr grossen Cholesteatomen, wenn im Verlauf der Operation besonders im Anschluss an Injektionen drohende Hirnerscheinungen auftreten. Die Indikation für diesen Eingriff ist auch in Fällen gegeben, wo Sequester und Fremdkörper, welche Hirnsymptome herbeiführen, zu entfernen sind, sowie bei profuser dünnflüssiger jauchiger Sekretion, bei Aktinomykose und Tuberkulose des Mittelohrs.

Die Taubstummheit ist selten eine primäre Erkrankung des Gehörganges, obgleich Entwicklungshemmungen und Veränderungen durch fötale Entzündungen nichts Ungewöhnliches sind; das Leiden, welches übrigens auch bei Cretinismus vorkommt, würde besser bei den Nervenkrankheiten besprochen werden, da die meisten angeborenen und erworbenen Fälle die Folge von Gehirnaffektionen sind. Die Erkrankung ist nur selten hereditär; sollte eine grössere Statistik den bis jetzt noch zweifelhaften Zusammenhang mit Ehen von Blutsverwandten beweisen, so wird eine weisere sociale Hygiene in dieser Beziehung die Entstehung verhüten können. Aetiologisch wichtig ist jedenfalls Alkoholismus der Eltern, ebenso sind unsere verkehrten socialen

Anschauungen und staatlichen Einrichtungen, welche Unwissenheit und Störungen der Gesundheit gross ziehen, für die Taubstummheit, soweit sie nicht direkte Folge anderweitiger Erkrankungen ist, verantwortlich zu machen. Die Hälfte aller Fälle ist erworben und der grössere Theil davon durch cerebrale oder cerebro-spinale Entzündungen; nach BIEDERT gehören $55\,^0/_0$ aller Fälle hierher, $28\,^0/_0$ hängen von akuten Infektionskrankheiten (Abdominaltyphus, Scharlach, Variola und Masern), $3,3\,^0/_0$ von Traumen und $2,5\,^0/_0$ von Ohrerkrankungen ab; demnach wären viele der angeborenen und die meisten erworbenen Fälle zu verhüten. Die Behandlung muss, so weit dies durch Medikamente oder operatives Eingreifen möglich ist, gegen die pathologischen Veränderungen des Gehirns, des N. acusticus oder des Ohres gerichtet werden. Chronische (meistens interstitielle) Entzündungen des Gehirns dürfen nicht als unheilbar angesehen werden, ehe nicht durch einen lange Zeit fortgeführten Gebrauch von Quecksilber und Jod ein Versuch zur Beseitigung der pathologischen Produkte gemacht ist. Auch die leichtesten Fälle von Otitis ext. und int., von Nasen-Rachenkatarrh, Hypertrophie der Tonsillen und adenoiden Vegetationen sind frühzeitig zu behandeln.

XV.

Krankheiten des Auges.

Die am Auge vorkommenden Missbildungen sind von verschiedener Bedeutung; bei einigen wie bei der Kyklopie, dem Microphthalmus und Albinismus kommt eine Behandlung überhaupt nicht in Frage, bei anderen wie bei der gewöhnlichen (vertikalen) Form des Coloboma iridis oder der kongenitalen Atresie der Pupille ist sie nicht nöthig. Bei der letzteren Affektion bleibt ein Theil der Pupillarmembran nach der Geburt bestehen und verschwindet allmählich. Andere Missbildungen können durch Operationen beseitigt werden; der Epicanthus — eine abnorme Hautduplikatur an der Nasenwurzel — wird, falls nicht spontan Rückbildung erfolgt, durch einen operativen Eingriff entfernt.

Neoplasmen der Augen und Lider sind im Säuglings- und Kindesalter nicht häufig, dagegen kommen die verschiedenartigsten Naevi angeboren vor. Oberflächliche Naevi der Augenlider sollen nicht sofort operirt werden, denn, wenn sie blass sind, so kann spontan Heilung eintreten. Falls ein Netzwerk erweiterter Blutgefässe an den Lidern oder der Conjunctiva sichtbar ist, lässt sich häufig ein centraler Punkt bestimmen, durch dessen Kompression mit einer Knopfsonde sämmtliche Verzweigungen entleert werden können; dieses Centrum wird dann durch die einmalige Anwendung des Thermo- oder Galvanokauters oder durch eine Spur rauchender Salpetersäure zerstört oder mit einem Seidenfaden ligirt. Für Naevi, welche kleinere oder grössere Tumoren bilden, wählt man besser den Galvanokauter als das Messer; ersterer darf nur vorsichtig und behutsam angewendet werden — lieber zu wenig als zu viel nach den oben (p. 399) gegebenen Regeln — so dass die Entstehung eines konsekutiven Ektropium vermieden wird.

Dermoidcysten kommen an der Innenfläche der Lider, am Augapfel und in der Augenhöhle, wo sie recht schwer zu entfernen sind, vor. Sobald die Diagnose feststeht, müssen sie enukleirt werden; Verwechslungen mit einer Encephalocele am inneren Augenwinkels sind vorgekommen. Lipome sind selten, noch seltener als der Cysticercus cellulosae; einige Fälle sind berichtet, in denen in der hinteren Kammer und unter der Lidhaut der Blasenwurm bei Kindern gefunden ist.

Das Chalazion (das nicht immer, wie behauptet wurde, auf tuberkulöser Basis beruht), ist eine im Tarsus sitzende Schleimcyste mit Tendenz zur Induration. Das Lid wird umgestülpt, der kleine Tumor incidirt, der Inhalt ausgekratzt und Jodoform aufgestreut; da die Wunde vom Lid bedeckt ist, heilt sie schnell.

Das Gliom der Retina (BEER's amaurotisches Katzenauge) wächst rasch und unterscheidet sich durch die gefässreiche, zuweilen rothe und blutende Oberfläche von Vereiterung des Glaskörpers; es muss sofort enukleirt werden, da es nach allen Richtungen hin rapid wächst.

Gummata sind vereinzelt bei Syphilis tarda beobachtet; ihre Symptome sind die der Iritis, die Behandlung ist eine antisyphilitische.

Tuberkel der Iris sind glücklicher Weise selten, sie führen zur unheilbaren chronischen Iritis und machen die Enukleation des Auges nothwendig. Tuberkel der Chorioidea werden zuweilen im Beginn, zuweilen im vorgerückten Stadium der tuberkulösen Meningitis beobachtet, eine erfolgreiche Behandlung ist hier nicht möglich.

Fremdkörper müssen aus den Augenlidern sofort entfernt werden, da sie schnell zur Entstehung einer Conjunctivitis führen; häufig werden sie schon durch die reichliche Thränensekretion fortgespült. Das untere Lid kann leicht ektropionirt werden, so dass der entsprechende Theil der Conjunctiva zu untersuchen ist, bei dem oberen Lid ist dies wegen des Widerstandes der Kinder schwieriger, doch in Folge der grösseren Verschieblichkeit der Haut leichter als beim Erwachsenen; zur besseren Inspektion kann der Bulbus vorsichtig in die Orbita zurückgedrängt werden. Der Fremdkörper wird dann mit einer Pincette, einem feinen Schwamm, einem Stückchen Gaze entfernt oder nach der Nase zu fortgewischt. Falls es angezeigt erscheint, kann das Auge durch einen Tropfen einer $2^0/_0$ Cocainlösung anästhetisch gemacht werden, ein Verfahren, welches bei der instrumentellen Entfernung eines in der Cornea befindlichen Fremdkörpers nicht zu umgehen ist. Eisensplitter können mit einem starken Magneten extrahirt werden; haben sie sich tief in das Gewebe eingebohrt, so ist vorher ein operativer Eingriff nothwendig, sitzen sie oberflächlich, so ist derselbe nicht nöthig. Ob der eingedrungene Fremdkörper das Auge gefährdet und ob die Operation sofort vorgenommen werden muss oder aufgeschoben werden kann, wird im einzelnen Falle zu entscheiden sein, denn ein aseptischer Fremdkörper kann zu geringen Bedenken Anlass geben, während auf der anderen Seite mechanische oder chemische Verletzungen oder infektiöse Stoffe ein schleuniges Eingreifen nöthig machen. Im allgemeinen sind Fremdkörper in der vorderen Augenkammer, der Iris und Linse leicht zu diagnosticiren und sollen nach den in den Lehrbüchern der Augenheilkunde gegebenen Vorschriften sofort extrahirt werden.

Traumen des Auges durch Stiche, Schnitte, Schläge etc. erfordern absolute Ruhe, Entfernung der Fremdkörper, Eis, Atropin (Eserin bei peripherem Sitz der Wunde) und einen leichten Druckverband. Ausgedehnte Substanzverluste oder Zerstörungen des Auges sind entweder unheilbar oder müssen specialistisch event. operativ behandelt werden.

Verbrennungen werden nach allgemeinen Grundsätzen behandelt. Bei Verätzungen durch Säuren irrigirt man ausgiebig mit Wasser und macht im Anschluss daran kühle Umschläge, Verätzungen mit Kalk erfordern Auswaschen mit Oel (nicht mit Wasser), Entfernung der Kalkpartikelchen und Eisumschläge.

Blepharitis kommt hauptsächlich bei skrophulösen Kindern vor, da hier die oberflächlichen Gewebe durch Staub, Rauch und die verschiedensten Infektionsstoffe leicht afficirt werden; oft ist sie Begleiterscheinung eines Kopf- oder Gesichtekzems und beruht auf Uebertragung durch die Finger. Daher sind Seife und Wasser, Gebrauch einer Nagelbürste und Kurzhalten der Nägel die besten Präventivmassregeln, ebenso eine erfolgreiche Behandlung des Ekzems. Die bei Masern auftretende Blepharitis und Conjunctivitis erfordert keine besondere Lokalbehandlung; die gewöhnlichen Formen heilen unter Zink- oder gelber Präcipitatsalbe $(1—2^0/_0)$. Das Sekret darf nicht eintrocknen, harte Krusten werden mit einer warmen Lösung von Natrium carbonicum $(0,5—1^0/_0)$ oder durch häufiges Abspülen mit Seifenwasser abgelöst. In schweren Fällen ist die Epilation nicht zu umgehen, dabei muss — soweit es nothwendig erscheint — jede einzelne Wimper gefasst und langsam ausgezogen werden, so dass das ganze Haar sicher entfernt ist. Bleisalben und Lösungen sind womöglich zu vermeiden, da bei Erkrankungen der Lider und der Bindehaut leichte und schwere Hornhautgeschwüre häufig vorkommen und selbst die unbedeutendsten derselben durch Bleisalze unauslöschlich gefärbt werden können.

Da die Haut und das Bindegewebe der Augenlider sehr locker und dehnbar ist, so kommen hier sehr häufig Oedeme vor. Insektenstiche sind gewöhnlich circumscript, punktförmig und daher leicht zu erkennen; bei Oedemen in Folge von Herz- und Nierenkrankheiten ergeben sich die Indikationen aus dem Grundleiden, ebenso bei der auf verschiedenster Basis entstandenen Hydrämie, welche ausserdem den Gebrauch von Eisen, Chinin und Arsen indiciren kann.

Die Conjunctiva wird durch Medikamente und Gifte sehr

leicht afficirt; nach SILBERMANN veranlassen Anilin, Kal. chloric.
und Sublimat Thrombosen, stechende Gase Hyperämie der Conjunctiva und Conjunctivitis, Antipyrin Urticaria der Lider, Kupfer-
arsenit Röthung und Verätzung, Arsenwasserstoff eine braun-röth-
liche oder ikterische Verfärbung, Bromkalium eine einfache oder
phlyctänuläre Conjunctivitis (jedoch ohne dass die Blutgefässe im
Innern in Mitleidenschaft gezogen werden), Chrysarobin eine lokale
Entzündung, Coniin ein brennendes Gefühl, Ergotin Hämorrhagien,
Jodkalium Entzündungen, Jodoform bei lokaler Verwendung erysipelatöse Schwellung, salicylsaures Natrium Oedem und bläuliche
Verfärbung, in grösseren Dosen Schwellung und eine Eruption
von Bläschen. Immerhin sind Bindehauterkrankungen in Folge
dieser Mittel verhältnissmässig selten.

Die Mehrzahl der Conjunctivalerkrankungen haben einen
entzündlichen Charakter; in vielen Fällen von Conjunctivitis
ist die Conjunctiva bulbi nicht stark betheiligt. Zu den Ursachen
der akuten Conjunctivitis gehören fieberhafte Erkrankungen,
Keuchhusten und besonders Masern; zuweilen ist nur geringe
Röthung sichtbar, und die Lider sind verdickt und stark öde-
matös, in anderen Fällen besteht starke schleimige oder eitrige
Sekretion, zuweilen mit einer Tendenz zur Koagulation, die
aber niemals so bedeutend ist, dass die Unterscheidung von
Diphtherie der Augenlider schwer werden könnte. Der Schleim
muss mit Verbandwatte oder feuchten Läppchen entfernt werden,
ausserdem wird $3^0/_0$ Borsäurelösung in Form von Umschlägen
oder zum Einträufeln benutzt und kaltes Wasser in Zwischenräumen von einer bis zehn Minuten aufgelegt. Falls frisches
Chlorwasser erhältlich ist, kann es zu Umschlägen (ein Theelöffel
auf ein Glas Wasser) gebraucht werden, bei starker Sekretion ist
Sublimat (1 : 4000—5000), bei eitriger Absonderung Argentum
nitricum (1 : 100—500) einmal täglich anzuwenden; am vortheilhaftesten wird es mit einem Pinsel aufgetragen und dann mit
reinem Wasser abgespült. Hochgradige Kongestion mit Phlyktänen-
bildung, die zuweilen nur einseitig auftritt und nicht selten mit
Blepharitis kombinirt ist, erfordert dauernde Kälteeinwirkung. Zu
diesem Zweck benutzt man am praktischsten eine Anzahl Leinen-
läppchen, die auf einem Stück Eis liegen und, sobald sie warm
werden, gewechselt werden. Ein- oder zweimal täglich wird Atropin
(1 : 200—500) instillirt; die Lider sollen möglichst ruhig gehalten
werden, bei sehr kleinen Kindern erreicht man dies am leichtesten,
wenn man nach Abtrocknen des Auges einen Bausch Verbandwatte mit Kollodium darauf befestigt. Später kann die Behandlung mit gelber Präcipitatsalbe ($1—2^0/_0$) oder mit Einpuderung
von fein gepulvertem Calomel (einmal täglich) fortgeführt werden.

Die chronische Conjunctivitis verläuft vielfach ohne besondere objektive Symptome, die geringe Hyperämie stimmt häufig
nicht mit den Klagen über Brennen überein, das Sekret ist nur

spärlich und sammelt sich gewöhnlich im inneren Augenwinkel an. Zu den Ursachen gehören Ueberanstrengung der Schulkinder, besonders wenn diese hypermetropisch oder astigmatisch sind, katarrhalische oder ulceröse Nasenkrankheiten, Indigestion und Konstipation, Anämie, Skrophulose und Trichiasis, die entsprechend medikamentös und hygienisch durch Luftwechsel (Landaufenthalt und kühle oder kalte Bäder) behandelt werden müssen. Diese Massregeln genügen oft, um die sich leicht entwickelnden sekundären Störungen der Lymphcirkulation zu beseitigen; die Lymphgefässe der Augenhöhle gehen zu den tiefen Lymphdrüsen des Gesichts, die der Lider und der Conjunctiva zu den in der Ohr- und Submaxillargegend belegenen Drüsen. Als Medikamente sind desinficirende oder adstringirende Mittel zu benutzen und von Zeit zu Zeit zu wechseln. Hierher gehören Zinc. sulphur. (1 : 250 bis 500) mit oder ohne Cocain. muriat. ($1—2^0/_0$), bei längerer Dauer Salben von Zinc. sulphur. oder Cuprum sulf. (1 : 100—150), Borsäurelösungen ($3^0/_0$), Natrium carbonic. ($^1/_2—1^0/_0$) und bei Eiterung tägliche Pinselungen mit Höllenstein (1 : 250—1000); ausserdem muss selbstverständlich für skrupulöseste Reinlichkeit und Vermeiden aller äusseren Reize gesorgt werden.

Die bei der Conjunctivitis sclerae auftretende Chemosis bedarf keiner besonderen Behandlung, schwache Adstringentien und Ruhe genügen. Reiben der Augen, Obstipation und Husten verursachen eine hämorrhagische Verfärbung (allgemeines bläuliches Aussehen oder Extravasation); hier sind Ruhe und kalte (oder warme) Umschläge indicirt.

Die diphtherische Conjunctivitis ist kaum zu verkennen, die Infiltration ist hart und die Pseudo-Membran nicht zu entfernen, dabei besteht keine Sekretion, sondern das Auge ist derartig trocken, dass der Druck des Exsudats schon zur Ulceration der Cornea genügt. Bei jedem Fall von Diphtherie — besonders von Nasendiphtherie — ist die grösste Vorsicht nothwendig; das gesunde Auge muss, wenn — wie es gewöhnlich der Fall ist — zuerst nur ein Auge erkrankt, mit einem Watte-Kollodiumverband bedeckt werden, darüber wird dann noch ein Wattebausch gelegt und das Ganze mit einer Binde befestigt. Ausserdem ist sofort eine gründliche Quecksilber- und Antitoxinbehandlung einzuleiten, Papayotin (1 : 5—10 Wasser oder Glycerin), das nicht durch „Papoid" zu ersetzen ist, muss stündlich angewendet werden, dagegen ist Höllenstein nicht zu empfehlen. Recht gute Dienste leistet bei vorsichtiger Anwendung Chlorwasser, das womöglich unter Abziehen des Lides vom Augapfel auf die erkrankte Schleimhaut gebracht wird. Eis muss andauernd und vorsichtig angewendet werden.

Die meisten Fälle von Conjunctivitis gonorrhoica entstehen intra partum durch den gonorrhoischen Ausfluss der mütterlichen Scheide, in anderen findet die Uebertragung durch Taschentücher, Handtücher, die Finger oder Badewasser statt. Die Behandlung ist weiter oben besprochen (p. 84).

Das Trachom ist vielleicht bakteriellen Ursprungs, jedenfalls aber eine specifische Erkrankung und dokumentirt sich durch Entwicklung von Granulationen und Proliferation von Zellen, welche das normale Gewebe komprimiren und zur Atrophie bringen. Die Erkrankung dauert lange und muss während dieser ganzen Zeit energisch behandelt werden. Im akuten Anfall oder Stadium sind die erkrankten Partien täglich mit einer $1^0/_0$ Höllensteinlösung zu pinseln, welche, sobald die kaustische Wirkung eingetreten ist, mit Wasser abgespült wird. Subakute Fälle erfordern einmal täglich (oder häufiger) die Anwendung des Cuprum sulphuricum-Stiftes, die Granulationen können auch scarificirt, ausgekratzt oder ausgequetscht werden — eine alte Operation, welche in der modernen Chirurgie wieder Geltung gefunden hat; manche Fälle bessern sich bei Anwendung einer $1^0/_{00}$ Sublimatlösung. Die Conjunctivalduplikatur, die Prädilektionsstelle des Trachoms ist auch excidirt worden, um auf diese Weise einen grossen Theil der Granulationen zu entfernen; zum eignen Gebrauch der Patienten eignet sich eine Salbe aus Cuprum sulph. und Vaselin (1 : 100) mit oder ohne Zusatz von Cocain. Eine ähnliche, nur etwas modificirte und mildere Behandlung ist bei der sogenannten Conjunctivitis granulosa, welche eigentlich stets eine leichte Trachomerkrankung darstellt, einzuleiten; auch die Conjunctivitis follicularis, welche gewöhnlich als eine Entzündung der mikroskopisch kleinen nahe dem Lidrand reihenweise angeordneten Drüsen geschildert wird, ist wahrscheinlich in vielen Fällen hierher zu rechnen. Bei ihrer Entstehung spielen Fremdkörper, Nasenkrankheiten und andere Formen der Conjunctivitis eine Rolle, nicht selten kommt sie bei zahlreichen Mitgliedern derselben Familien und in Schulen vor. Die Behandlung ist milder als bei den vorher erwähnten Formen — Ruhe, Waschungen, Borsäurelösungen, Adstringentien.

Die Keratitis beginnt mit der Bildung eines kleinen Bläschens, welches gewöhnlich nicht bemerkt wird, führt rasch zur Entwicklung eines oberflächlichen Geschwüres und kommt hauptsächlich bei „skrophulösen" Kindern vor, die ausserdem an Schleimhautaffektionen der Nase, Lippen und Ohren, an Ekzem, Drüsenschwellung etc. leiden; bei einigen Kranken handelt es sich auch um Rhachitis. Um den die Untersuchung erschwerenden Spasmus der Conjunctiva zu überwinden, muss man häufig zu Cocaininstillation greifen, dagegen ist das Eintauchen des Kopfes in kaltes Wasser, ein bei Photophobie beliebtes Volksmittel, hier wohl kaum passend. Die konstitutionelle Erkrankung ist durch Reinlichkeit, frische Luft, Bäder, eine reichliche und kräftige Ernährung, Chinin in kleinen Dosen und Jodeisen zu bekämpfen, auch der längere Zeit fortgesetzte Gebrauch kleiner Mengen Jod-

kalium (dreimal täglich 0,05—0,1) hat in vielen Fällen einen guten
Erfolg. Das Zimmer muss etwas verdunkelt und das Auge durch
einen Schirm geschützt werden; zur Lokalbehandlung eignen sich
Chlorwasser mit gewöhnlichem Wasser verdünnt (1 : 20—100),
Lösungen von Sublimat (1 : 5000), Borsäure (3 $\%$), Atropin ($\frac{1}{2}\%$),
Cocain (2 $\%$) oder auch die beiden letzteren Mittel kombinirt. Bei
Ulcerationen in der Nähe des Hornhautrandes wird Eserin anstatt
des Atropins empfohlen, doch darf dabei nicht vergessen werden,
dass es eine Kongestion der Iris herbeiführt und daher zum Fortschreiten des Processes hierher prädisponiren kann. Veraltete
Fälle bessern sich unter vorsichtiger Behandlung mit Höllenstein
(1 : 200—500 täglich oder jeden zweiten Tag) oder — besonders
bei blasser Conjunctiva — unter Calomeleinpuderungen; die Letzteren sind auch bei zurückbleibenden Hornhauttrübungen seit
langer Zeit empfohlen und müssen in diesem Fall Wochen und
Monate lang fortgesetzt werden. Handelt es sich um alte Fälle,
bei denen sich die Restitutio in integrum verzögert, so wird der
Heilungsvorgang durch leichte Massage der Lider und des Aug-
apfels mit einer 2 $\%$ gelben Präcipitatsalbe befördert. In manchen
Fällen wirkt das eine Mittel besser als das andere, und es ist
aus diesem Grund häufig mit ihnen zu wechseln. Ein einfaches Ge-
schwür heilt, — gleichgültig welche Behandlung eingeschlagen wird
— besser oder vielmehr am besten, wenn jede Reibung der Lider
vermieden wird, deshalb müssen diese durch einen sorgfältig angelegten Verband, der nur bei Vornahme der Lokalbehandlung zu
entfernen ist, immobilisirt werden; recht vortheilhaft ist es, durch
denselben eine mit Sublimat (1 : 5000) oder Borsäurelösung (3 $\%$)
getränkte Kompresse auf dem Auge zu befestigen. Eiternde Geschwüre können zu Hypopion und Perforation führen, ihre Behandlung besteht in Instillation von Atropin oder, falls die Geschwüre sich in der Nähe des Hornhautrandes befinden, von Eserin
und in dem Gebrauch von Sublimat (1 : 2000) oder Höllenstein (1 $\%$).
Biedert empfiehlt, die Geschwüre nach vorausgeschickter Cocaini-
sirung auszubrennen oder auszukratzen; nach seiner Ansicht sind
die hauptsächlichsten Hindernisse für eine rasche Heilung Komplikationen mit Conjunctivitis, Blepharitis, Nasenaffektionen, Stenosen der Thränenröhrchen, Blennorrhoe des Thränensackes (nur
selten kongenitaler Verschluss desselben) und Blepharophimose
mit Photophobie und Rhagadenbildung.

Eine besondere Form der Hornhautentzündung ist die Keratitis parenchymatosa oder diffusa. Die Trübung und Verdickung der beiden Hornhäute (die Erkrankung ist gewöhnlich
beiderseitig) ist sehr intensiv, aber nicht überall gleichmässig entwickelt sondern oft disseminirt, dabei besteht Gefässinjektion um
die Cornea herum und event. Synechie der Iris. Viele dieser Fälle
— nach einigen Autoren die grosse Mehrzahl, nach Parinand
96 $\%$, nach Siklossy 30 $\%$ — sind die Folge von heriditärer oder

acquirirter Syphilis oder von Lues hereditaria tarda und müssen daher energisch antisyphilitisch mit Jodkalium (und Quecksilber) behandelt werden. Weitere Ursachen sollen Rhachitis, Malaria und Arthritis sein; unzweifelhaft hat die Jod- und Quecksilberbehandlung auch nicht immer Erfolg, einige Fälle bessern sich unter dem Gebrauch von Natrium salicylicum, in allen ist Atropin indicirt.

Bei der Keratitis neuroparalytica sind Conjunctiva und Cornea anästhetisch, die Lider sind unbeweglich, das Auge kann nicht geschlossen werden, die Cornea ist trocken (Xerosis), und es kann unter Erweichungsprocessen (Keratomalacie) Perforation, unheilbare Trübung und Verdickung der Hornhaut daraus resultiren. Derartige Fälle kommen oft lange Zeit nicht zur Beobachtung, da die meisten Patienten an der Grundkrankheit, — es handelt sich in der Hauptsache um schwere Infektionskrankheiten, um unbesinnliche Typhuskranke oder um das komatöse Stadium einer Encephalitis — sterben; ausserdem sieht man sie während und nach dem Auftreten eines Herpes zoster frontalis und conjunctivae. Bei allen diesen Fällen muss der Augapfel mit Salzlösung (6—7 $^o/_{oo}$) angefeuchtet werden, die Lider sind durch eine Binde oder einen Kollodiumwatteverband — ein Verfahren, das gewöhnlich ebenso wirksam ist wie das Zusammennähen der beiden Lider — geschlossen zu halten. Xerosis der Conjunctiva kommt ferner bei kleinen Kindern in Folge schlechter Ernährung und eines sich daraus entwickelnden marastischen Zustandes vor; die meisten dieser Patienten sind zwei bis sechs Monate alt. In einigen Fällen genügt eine richtige und ausreichende Ernährung zur Besserung des Augenleidens und des allgemeinen Gesundheitszustandes, im allgemeinen ist hierbei aber die Mortalität sehr gross. Der gleiche Zustand kommt nach THALBERG und FÖRSTER auch bei drei bis neunjährigen Kindern vor, wobei einige Male eine Komplikation mit Hemeralopie beobachtet ist.

Bei Keratoconus — einer kugligen Hervorwölbung in der Mitte der Hornhaut — besteht die Therapie in vorsichtiger Thermo- oder Galvanokauterisation, bei Pannus, dessen Centrum nicht vaskularisirt ist, in der Anwendung von Reizmitteln; hier leisten besonders täglich vorzunehmende Einstäubungen von feingepulvertem Calomel, die Wochen oder Monate lang fortgesetzt werden müssen, gute Dienste. Da bei einer Infektion mit Erysipel und Gonorrhoe Wiederherstellung der Cirkulation und Absorption beobachtet ist, hat man auch die Ueberimpfung der letzteren Erkrankung in Anwendung gezogen.

Die akute Iritis kommt im Säuglings- und Kindesalter selten vor, noch seltener eine Komplikation mit Glaucom. Die beiden wichtigsten Ursachen sind Syphilis und Rheumatismus; die erstere ist fast stets hereditär, bei Rheumatismus ist vor allen Dingen die Entstehung einer Endocarditis zu fürchten.

Die chronische Iritis kommt in dieser frühen Lebensperiode, ausser in Fällen, wo es sich um eine Komplikation mit einer diffusen Keratitis handelt, selten vor. Die Behandlung der Iritis ist dieselbe wie bei Erwachsenen: Quecksilber, Jod- oder Salicyl-präparate entsprechend der Aetiologie, Instillationen von Atropin-lösungen (1:100—500) zwei- bis zehnmal täglich oder häufiger, falls die Bildung von Synechien zu fürchten ist, Einträufelungen einer $2^0/_0$ Cocainlösung bei heftigen Schmerzen, absolute Ruhe bei der akuten Form, trockene Wärme, Dunkelzimmer, Vornahme der Iridotomie oder besser der Iridektomie wegen der Synechien und zur Bildung einer Pupille. Subconjunctivale Injektionen einer $1^0/_{00}$ Sublimatlösung (einige Tropfen zur Zeit) sind 1892 von DARIER und von DEUTSCHMANN vorgeschlagen; sie werden unten nahe dem Hornhautrand gemacht und sind hauptsächlich bei syphilitischen Affektionen sämmtlicher Theile des Auges mit Ausnahme des N. opticus empfohlen, sollen jedoch auch bei der nicht syphilitischen parenchymatösen Keratitis und Iritis Erfolg gehabt haben. Die neueren Berichte über diesen Gegenstand sind allerdings weniger günstig ausgefallen.

Cyclitis suppurativa und ein wahrer Abscess des Corpus vitreum kommen gewöhnlich zusammen vor. Hier ist die Gefahr der Erblindung ungemein gross, und fast in allen Fällen wird zur Rettnng des zweiten Auges die Enukleation nöthig. Eine Ausnahme ist nur bei kleinen Kindern zulässig, da der Process hier häufig unter Erblindung zum Stillstand kommt und eine sympathische Ophthalmie nicht mehr zu fürchten ist. Wenn es sich nur um einen kleinen Abscess handelt, so kann der Eiter zum Theil resorbirt werden und als einzige Folge der Erkrankung eine weissliche Wolke im unteren Theil des Glaskörpers und Herabsetzung des Sehvermögens zurückbleiben.

Eine unkomplicirte Entzündung der Chorioidea ist bei Kindern selten; die idiopathische Chorioretinitis beider Augen kommt erst in späteren Jahren zur Beobachtung, nachdem sie bereits lange bestanden hat. Ihr Beginn ist jedenfalls in eine frühe Lebensperiode zu verlegen, es dauert aber Jahrzehnte, bis sie unter Einengung des Gesichtsfeldes, Degeneration des Sehnervs und der Retina, Trübung des Glaskörpers und der hinteren Linsen-kapsel abgelaufen ist. In allen Fällen, mögen sie syphilitischen oder anderen Ursprungs sein, kommt ausschliesslich eine Behand-lung mit Quecksilber und Jodpräparaten in Frage.

Die Cataracta congenita erfordert bei ungenügendem Seh-vermögen ein operatives Verfahren; bei partiellem Staar genügt Atropin und die Ausführung der Iridektomie. Eine totale Cataract kommt in der Jugend selten vor, häufiger ist der Schichtstaar, bei dem sich um den Kern herum eine oder mehrere trübe Schichten bilden, während die periphere Linsensubstanz klar bleibt. Da in einer Reihe von Fällen gleichzeitig auf Rhachitis deutende Veränderungen der Zähne beobachtet sind, wird vielfach ein Zusammenhang mit dieser Krankheit angenommen, während andere Autoren auf vorangegangene Konvulsionen Gewicht legen. Ausserdem sind verschiedene konstitutionelle Erkrankungen für die Aetiologie herangezogen worden, eine Behandlung ist aber nicht vorgeschlagen, und es bestehen auch, abgesehen von der begleitenden Myopie, keine Indikationen hierfür.

Die Erkrankungen der Retina, des N. opticus und der Orbita unterscheiden sich weder in den Symptomen noch der einzuschlagenden Therapie von den gleichen Affektionen Erwachsener. In vielen Fällen akuter und chronischer Leptomeningitis mit sehr beträchtlichem Erguss bildet die Erblindung in Folge einer starken Flüssigkeitsausschwitzung in und um das Gewebe des N. opticus ein Frühsymptom der Erkrankung. Die frühzeitige Diagnose dieses Zustandes und die Behandlung mit Quecksilber, Jodpräparaten und ableitenden Mitteln (Diureticis, Purgantien und Diaphoreticis) kann zur Verringerung des Oedems sowie zur Verhinderung der Kompression und der Atrophie des N. opticus beitragen. Eine Reihe derartiger Fälle kommt auf diese Weise zur Heilung.

Da das kindliche Auge weich und elastisch ist und dem intraokularen Druck leicht nachgiebt, so kommt in dieser Lebensperiode das Glaukom nur selten zur Beobachtung. Dafür sieht man Hydrophthalmus (Buphthalmus) auftreten, welcher, wie das Glaukom der Erwachsenen, die Ausführung der Iridektomie oder Sklerotomie indicirt.

Strabismus wird bei Säuglingen in den ersten Lebensmonaten in Folge der noch nicht genügend entwickelten Muskelkraft und der Schwäche der Akkomodationsmuskeln häufig beobachtet. Eine Behandlung ist hierbei nicht nöthig. Der während der Rekonvalescenz oder bei allgemeiner Hydrämie auftretende Strabismus giebt eine gute Prognose. Diphtherische Lähmungen der Akkomodationsmuskeln heilen entweder spontan oder unter reichlicher Ernährung und der Anwendung von Eisen und Strychnin; die Therapie der von Hirnleiden abhängenden Muskelparalysen richtet sich — wenn überhaupt ein Versuch zu machen ist — nach der Grundkrankheit; die gewöhnliche Form der Ophthalmoplegie beruht z. B. auf Kernerkrankungen; allerdings hat GOURZEIN über eine Anzahl hereditärer Fälle berichtet, welche er ausschliesslich als Muskelaffektionen auffasst, die Ptosis war sehr ausgesprochen, es bestand Nystagmus und Amblyopie. Bleibt der Strabismus bei fünf- oder sechsjährigen Kindern unverändert, so sind dieselben Operationsmethoden wie bei Erwachsenen indicirt.

Nachtrag (zu Seite 190).

STEPP und FISCHER haben das Bromoform (drei bis viermal täglich 2 bis 6 Tropfen) sehr warm empfohlen; eine Vergiftung nach Verabreichung von 2 Tropfen vierstündlich in einer Mischung von Alkohol, Wasser und Zucker, welche zu Aufregungszuständen und Coma geführt hatte, besserte sich bei Anwendung von Strychnin.

Berichtigung.

Auf Seite 283 ist „Antacida" statt Antacidia zu setzen.

Register.

(Die beigesetzten Ziffern bedeuten die Seitenzahlen.)